Das Lymphödem und die Komplexe Physikalische Entstauungstherapie
Ein Handbuch für die Praxis in Wort und Bild
5. erweiterte und vollständig überarbeitete Auflage

Hans Pritschow/
Christian Schuchhardt
(Hrsg.)

Das Lymphödem

und die

Komplexe Physikalische Entstauungstherapie

Ein Handbuch für die Praxis in Wort und Bild

5. erweiterte und vollständig überarbeitete Auflage

H. Pritschow und C. Schuchhardt
(Hrsg.)

Unter Mitarbeit von
P. Gerstlauer, O. Gültig, M. Hörner, N. Pötzl,
K. Pritschow, U. Schwarz, A. Vollmer und E. Weiss

Bibliographische Information der Deutschen Nationalbibliothek
Die Deutsche Nationalbibliothek verzeichnet diese Publikation in der Deutschen
Nationalbibliographie; detaillierte bibliographische Daten sind im Internet über
www.dnb.de abrufbar.

ISBN 978-3-934371-60-6

Köln 2018
© WPV. Wirtschafts- und Praxisverlag GmbH
Belfortstraße 9
D-50668 Köln
www.der-niedergelassene-arzt.de
info@wpv-verlag.de
Satz und Layout: Andrea Dotzauer & Rainer Ebertz
Lektorat und Projektleitung: Katrin Breitenborn
Druck: D+L Printpartner GmbH, Bocholt
ISBN 978-3-934371-60-6

Dieses Buch sowie alle in ihm enthaltenen Beiträge und Abbildungen sind urheberrechtlich geschützt. Jede Verwertung, die nicht ausdrücklich vom Urheberrechtsgesetz zugelassen ist, bedarf der vorherigen Zustimmung des Verlages. Das gilt insbesondere für Vervielfältigungen, Bearbeitungen, Übersetzungen, Mikroverfilmungen sowie die Einspeicherung und Verarbeitung in elektronischen Systemen. Auch die Rechte der Wiedergabe durch Vortrag, Funk- und Fernsehsendungen, im Magnettonverfahren oder ähnlichen Wegen bleiben vorbehalten.
Die Nennung von Warenzeichen, Handelsnamen usw. berechtigt auch ohne besondere Kennzeichnung nicht zu der Annahme, dass im Sinne der Warenzeichen- und Marken-Gesetzgebung solche Namen als frei betrachtet und deshalb von jedermann benutzt werden dürfen.
Von den Autoren wurde große Sorgfalt darauf verwendet, dass die in diesem Buch erwähnten Dosierungen und Applikationen dem Wissensstand bei Fertigstellung des Buches entsprechen. Für Angaben über Dosierungsanweisungen und Applikationsformen kann vom Verlag und den Autoren jedoch keine Gewähr übernommen werden. Derartige Angaben müssen vom Anwender im Einzelfall durch genaues Studium des Beipackzettels, anhand anderer Literaturstellen oder durch Konsultation eines Spezialisten auf ihre Richtigkeit geprüft werden.

Hinweis zu geschlechtsneutralen Bezeichnungen
Wenn in diesem Buch bei Personen- und Berufsbezeichnungen die weibliche Form nicht der männlichen Form beigestellt ist, so ist der Grund dafür allein die bessere Lesbarkeit. Dort, wo es sinnvoll ist, ist selbstverständlich immer auch die weibliche Form gemeint.

Inhaltsverzeichnis

A Theoretische Grundlagen der Lymphologie 13

1 Historischer Rückblick 14
- 1.1 Die historische Entwicklung der Manuellen Lymphdrainage 14
- 1.2 Die „Geburt" der Manuellen Lymphdrainage 15
- 1.3 Entwicklung in Deutschland 16
- 1.4 Die neue Zeit 18

2 Anatomie des Lymphgefäßsystems 19
- 2.1 Das Lymphgefäßsystem 20
- 2.2 Lymphgefäßsystem der oberen Extremität 24
- 2.3 Lymphgefäße der unteren Extremität 26
- 2.4 Anatomische Varianten 26
- 2.5 Für die Therapie wichtige Lymphknotengruppen, Lymphstämme und lymphatische Wasserscheiden 30

3 Physiologie 31
- 3.1 Das Blutgefäßsystem 31
- 3.2 Transmuraler Flüssigkeits- und Stoffaustausch im Bereich der Blutkapillare 31
- 3.3 Permeabilität des Blutkapillarsystems 32
- 3.4 Physikochemische Austauschvorgänge im Bereich der Blutkapillare 34
- 3.5 Starling'sches Gleichgewicht 35
- 3.6 Das Lymphgefäßsystem 37
- 3.7 Aufgaben des Lymphgefäßsystems 40

4 Pathophysiologie 45
- 4.1 Insuffizienzformen des Lymphgefäßsystems 45
- 4.2 Übersicht: Ödemzuordnung zu den Insuffizienzformen des Lymphgefäßsystems 48

5 Klinik der Ödeme 49
- 5.1 Einführung 49
- 5.2 Das Lymphödem 51
- 5.3 Diagnostik des Lymphödems 58
- 5.4 Klassifikation des Lymphödems 62
- 5.5 Lymphödem und Schmerz 71

6 Kombinationsformen des Lymphödems 76
- 6.1 Lipödem (Synonyme: Pannikulitis, Lipomatose) 76
- 6.2 Phlebo-lymphostatisches Ödem 79
- 6.3 Idiopathisches Ödem (zyklisch) 82
- 6.4 Das lymphatische Kind 82
- 6.5 Seltene Erkrankungen, die mit einem Lymphödem einhergehen können 84

7 Therapie des Lymphödems 86
- 7.1 Chirurgische Behandlung des Lymphödems 86
- 7.2 Medikamentöse Behandlung des Lymphödems 88
- 7.3 Apparative Entstauung 88
- 7.4 Diätetische Maßnahmen 89
- 7.5 Hautpflege und Lymphödem 89
- 7.6 Komplexe Physikalische Entstauungstherapie 90
- 7.7 Komplikationen und Lymphödemtherapie 93
- 7.8 Therapieversagen der KPE 97

B Die Manuelle Lymphdrainage (MLD) 102
   1 Griffe der Manuellen Lymphdrainage 102
      1.1   Der Stehende Kreis 103
      1.2   Der Pumpgriff.. 104
      1.3   Der Schöpfgriff.. 104
      1.4   Der Drehgriff.. 105
      1.5   Die Knetung „Auswringgriff" 105
      1.6   Der Kieblergriff.. 106
      1.7   Der Ödemgriff... 106
   2 Griffreihenfolge der Manuellen Lymphdrainage 106
      2.1   Behandlung Hals 107
      2.2   Behandlung Gesicht... 108
      2.3   Behandlung Rücken 111
      2.4   Behandlung Lende 113
      2.5   Behandlung Bein.. 114
      2.6   Behandlung Arm 118
      2.7   Behandlung Brust 120
      2.8   Behandlung Bauch 122
      2.9   Bauchatemgriffe (früher Bauchtiefdrainage).................................. 125
      2.10 Mundinnendrainage 126

C Kompression in der KPE und ergänzende Maßnahmen 128
   1 Kompressionsbandage... 128
      1.1   Grundlagen 128
      1.2   Die Befunderhebung beim Bandagepatienten................................. 135
   2 Technik der Extremitäten-Kompressionsbandage............................. 138
      2.1   Die Armbandage 139
      2.2   Die Beinbandage.. 143
   3 Spezielle Kompressionsbandage beim Kopf-, Brust-, Rumpf- und Genitallymphödem 148
      3.1   Sekundäres Kopflymphödem 149
      3.2   Sekundäres Brust-/Thoraxwandlymphödem.................................. 151
      3.3   Genitallymphödem 155
   4 Theorie und Praxis der Kompressionsstrumpfversorgung venöser und lymphostatischer Extremitätenödeme............................. 163
      4.1   Kompressionsklassen: Lymphostatische Krankheitsbilder 164
      4.2   Fehler bei der Kompressionsstrumpfanmessung und deren Folge 168
      4.3   Technik der Kompressionsstrumpfabmessung nach A. Vollmer................ 183

D Ödemkrankheitsbilder – Komplexe Physikalische Entstauungstherapie 204
   1 Behandlungssystematiken 204
      1.1   Behandlungssystematik der MLD beim einseitigen sekundären Armlymphödem nach Ablatio mammae (Brustamputation).................. 204
      1.2   Behandlungssystematik beim sekundären Armlymphödem beidseits nach beidseitiger Ablatio mammae 207
      1.3   Behandlungssystematik beim einseitigen sekundären Beinlymphödem nach Unterleibskrebsoperation 210
      1.4   Behandlungssystematik beim beidseitigen sekundären Beinlymphödem nach Unterleibskrebsoperation 214
      1.5   Behandlungssystematik beim primären oder sekundären Genitallymphödem...217
      1.6   Behandlungssystematik beim sekundären Lymphödem im Kopf-Halsbereich nach Neckdissektion 220

  1.7 Sekundäres Lymphödem: Strahlenschäden und Therapie 222
  1.8 Chronische venöse Insuffizienz (CVI):
    Mögliche Ödeme und ihre Behandlungssystematik 225
  1.9 Lipödem-Syndrom 228
  1.10 Das posttraumatische/postoperative Ödem (passager) 229
  1.11 Komplexes Regionales Schmerzsyndrom (CRPS) 234
  1.12 Manuelle Lymphdrainage in einer komplexen Schmerztherapie. 236
  1.13 Das lymphatische Kind 237
  1.14 Selbstbehandlung, Compliance, Selbstmanagement bei Lymphödempatienten . 240
 2 Funktionell elastisches Taping in der Lymphödemtherapie 242
  2.1 Behandlungsbeispiele 243
 3 Klinisches und ambulantes postoperatives Ödemmanagement von Patientinnen
   mit Mammakarzinom 250

E Bewegungs- und Trainingsgrundlagen für Patientinnen
 mit sekundärem Armlymphödem nach Brustkrebstherapie 267
 1 Einführung 267
 2 Trainingsmöglichkeiten 268
  2.1 Differenzierung von Bewegungsmöglichkeiten. 268
  2.2 Trainingsmöglichkeiten bei Erschöpfungszuständen nach Tumorbehandlung . . 268
  2.3 Trainingsmöglichkeiten mit Thera-Band®-Übungsbändern. 269
  2.4 Die Entwicklung eines persönlichen Trainingsplans. 276

F Therapeutisches Qualitätsmanagement 280
 1 Qualitätsmanagement in der Ödemtherapie 280
  1.1 Ödemtherapeut als „Schnittstellenmanager" der
    Hand-in-Hand-Zusammenarbeit in der Versorgungskette 286
  1.2 Lymphödemtherapie in der Fachklinik und/oder in der ambulanten
    physiotherapeutischen Praxis. 287
  1.3 Kontrolle des Lymphödems durch MLD-Selbstbehandlung, Selbstbandage
    und körperliche Fitness 288
  1.4 Körperliche Fitness und Bewegung in der Lymphödemtherapie. 292
 2 Qualitative Lymphödemtherapie in der ambulanten physiotherapeutischen Praxis . . . 293
  2.1 Die Befundung. 293
  2.2 Rezepttextvorschläge für Deutschland entsprechend dem Heilmittelkatalog
    mit ICD-10-Beispielen 298
 3 Lymphologische Physiotherapeutische Schwerpunktpraxis (LPS) 303
  3.1 Fragen zur Standortbestimmung 303

G Anhang 309
 1 Befunde aus der ambulanten Praxis. 309
  Fall 1: Phlebo-lymphostatisches Ödem und Lipohypertrophie der Oberschenkel 309
  Fall 2: Sekundäres Arm-, Thorax-, Hals- und Wangenlymphödem. 312
  Fall 3: Beidseitiges sekundäres Beinlymphödem. 315
  Fall 4: Akutes Lymphödem 319
  Fall 5: Sekundäres Handlymphödem. 321
 2 Fragen zur Selbstkontrolle 324
 3 Sachwortverzeichnis. 329
 4 Verzeichnis. 339
  4.1 Autorenverzeichnis. 339
  4.2 Lymphologische Institutionen 339

Vorwort zur 1. Auflage

Durch die umfangreiche interdisziplinäre Abhandlung des Problems Lymphödem und verwandter Erkrankungen werden mit diesem Buch mehrere Zielgruppen angesprochen: Lymphdrainagetherapeuten, Bandagisten und weitere medizinische Berufsgruppen einerseits, an der Lymphologie interessierte Ärzte und deren Mitarbeiter andererseits. Auch für Patienten kann dieses Buch eine wertvolle Hilfe sein, ihre Erkrankung zu verstehen und mithilfe von Arzt und Therapeut zu meistern. Deshalb wurde Wert darauf gelegt, die medizinischen und therapeutischen Aspekte der Lymphödemtherapie auch für Laien in gut verständlicher Weise darzustellen.

Wir hoffen, dass die hier beschriebenen theoretischen und praktischen Wege dazu beitragen, Brücken zu schlagen zwischen Arzt, Therapeut, Bandagist und Patienten mit Lymphödemen. Nur in der intensiven Zusammenarbeit der drei genannten Berufsgruppen mit dem Patienten wird es gelingen, die vielschichtige Erkrankung Lymphödem kompetent und nachhaltig zum Nutzen der Patienten zu behandeln.

Neue Aspekte in der Lymphödemtherapie der letzten Jahre wurden bei der vollständigen Überarbeitung dieses früher schon einmal erschienenen Buches berücksichtigt. In der Zusammenarbeit mit dem Verlag wurde das völlig neue Layout entwickelt und mit Einarbeitung von zahlreichen Tabellen und über 250 farbigen Abbildungen so ausgestattet, dass es nicht nur für die Ausbildung, sondern auch als Nachschlagewerk für den Praktiker geeignet ist.

Wir danken den Mitautoren, wie der Bandagistenmeisterin Angela Vollmer, dem Fachlehrer für MLD Markus Schuster, Diplom-Sportlehrerin Nicole Severin, die mit fachlich versierten Artikeln zum Gelingen dieses Buches beigetragen haben. Bei Kirsten Pritschow bedanken wir uns für die tatkräftige fachspezifische und gestalterische Unterstützung.

Den Ärzten, Patienten und Kollegen, die für die Anfertigung der Bilderdokumentation zur Verfügung standen, danken wir für ihre Bereitschaft und ihr Engagement. Abschließend gilt unser besonderer Dank den Firmen Jobst und BSN, die dieses Buchprojekt großzügig unterstützten.

Hans Pritschow   Christian Schuchhardt
Waldkirch   Menzenschwand

August 2003

Vorwort zur 5. Auflage

Die große Resonanz auf die 4. Auflage dieses Buches, der Erkenntniszuwachs der Lymphologie sowie neue ergänzende physiotherapeutische Maßnahmen in der Lymphödemtherapie machten es notwendig, eine 5. Ausgabe zu konzipieren. Neben der Straffung von Textanteilen und der Aktualisierung des Bildmaterials wurde die Darstellung der Anatomie des Lymphgefäßsystems, speziell der Extremitäten, vertieft. Ebenso fanden neue Erkenntnisse des anatomischen Wandaufbaus des Lymphkollektors (Arbeitsgruppe *Wilting*) und die hierdurch gewonnene bessere Vorstellung der physiologischen Abläufe der Lymphangiomotorik sowie das erst kürzlich entdeckte Zusammenspiel von meningealen Lymphgefäßen und perivaskulären Räumen der zerebralen Blutgefäße (Glymphatics, Virchow-Robin-Räume) Eingang in die aktuelle Version.

Dem aktuellen Workflow in der ambulanten Lymphödemtherapie wurde durch Umstrukturierung und Ergänzungen, kurzer und prägnanter Beschreibung des Krankheitsbilds, der Selbstbehandlung und von ärztlichen Verordnungsmöglichkeiten Rechnung getragen.

Wir sind glücklich und dankbar, als neue Co-Autoren *Monika Hörner* und *Erich Weiss* gewonnen zu haben. So gelang es, einen neuen Schwerpunkt mit der Erfassung des Lymphödems nach verschiedenen brustchirurgischen Eingriffen zu konzipieren unter besonderer Berücksichtigung der Früherfassung des Lymphödems der Brust und der betroffenen Extremität. Erfreulicherweise entwickelt sich inzwischen die Frühbehandlung, ja auch die präventive Manuelle Lymphdrainage im Latenzstadium des Lymphödems, zum Standard des postoperativen Managements in der Mammachirurgie.

Das neue Layout, die überarbeiteten und erweiterten Kapitel sowie das aktualisierte Literatur- und Stichwortverzeichnis sollen allen Lesern, vor allem aber der Zielgruppe Arzt, Physiotherapeut, Orthopädietechniker, Pflege- und Wundmanager und nicht zuletzt dem Patienten selbst, die ambulante Lymphödemtherapie verständlich nahebringen. Wir hoffen, der interdisziplinären Zusammenarbeit der oben genannten Berufsgruppen so gerecht zu werden, dass die effektive ambulante Lymphödemtherapie in der „Versorgungskette" des Patienten mit Lymphödem erleichtert wird.

Unser Dank gilt den Mitautoren dieses Buches sowie den Ärzten, Patienten und Kollegen, die für die Anfertigung der Bilderdokumentation zur Verfügung standen. Herausragender Dank gilt *Katrin Breitenborn* vom Wirtschafts- und Praxisverlag, die mit ihrer großartigen Fachkenntnis und unendlicher Geduld den Entstehungsprozess der neuen Auflage begleitete. Abschließend gilt unser besonderer Dank den Firmen Juzo und BSN-Jobst, die dieses Buchprojekt großzügig unterstützten.

Hans Pritschow Christian Schuchhardt
Waldkirch   Freiburg

September 2018

Geleitwort zur 1. Auflage

Der progrediente Verlauf eines unbehandelten lymphostatischen Ödems (Lymphödem) und seiner Kombinations- und Sonderformen lässt sich nur durch eine konsequente Anwendung physikalischer Entstauungsmaßnahmen wirksam beeinflussen. Voraussetzung ist allerdings der richtige Einsatz und die kompetente Durchführung der verschiedenen Einzelmaßnahmen sowie eine intensive und konstante Mitarbeit des betroffenen Patienten.

Es besteht kein Zweifel, dass der Behandlungserfolg wesentlich durch Qualität und Erfahrung des Lymphtherapeuten und Bandagisten beeinflusst wird. An dieser Tatsache hat sich seit dem Erscheinen der ersten Ausgabe dieses Buches nichts geändert.

Für die fachgerechte Behandlung lymphostatischer Ödeme ist seit einigen Jahren eine Spezialausbildung zum „Lymphdrainage-Therapeuten" gesetzlich vorgeschrieben. Leider hat es der Gesetzgeber bisher versäumt, ein vergleichbares Training auch für die Bandagisten einzuführen. Fehler bei der Kompressionsstrumpfversorgung mit negativen Auswirkungen auf Behandlungserfolg, Patienten-Compliance und Kosten sind häufige Folgeerscheinungen.

Die von erfahrenen Spezialisten verfasste zweite Auflage dieses Buches vermittelt in übersichtlicher und einprägsamer Form das Diagnose- und Behandlungskonzept der Autoren. Einleitend werden die notwendigen Basiskenntnisse über Aufbau und Wirkungsweise des Lymphgefäßsystems abgehandelt. Es folgt eine Darstellung der verschiedenen lymphostatischen Krankheitsbilder und ihrer Besonderheiten. Anschließend werden, dem Schwerpunkt des Buches entsprechend, die einzelnen Behandlungsschritte der Manuellen Lymphdrainage, der damit verbundenen Kompressionsbandagierung und der nachfolgenden Versorgung mit medizinischen Kompressionsstrümpfen ausführlich besprochen. Instruktive Bildsequenzen bei der Beschreibung der manuellen Arbeitsabläufe erläutern die einzelnen Schritte der Griff- und Bandagetechnik sowie der Kompressionsstrumpfversorgung und werden der gewünschten praxisnahen Darstellung voll gerecht.

Dem interessierten Arzt, Lymphtherapeuten und Bandagisten, aber auch anderen medizinischen Berufsgruppen wird dieses Buch in der täglichen Praxis eine wertvolle Hilfe in Wort und Bild sein.

Prof. Dr. med. Horst Weissleder

Freiburg, August 2003

Geleitwort zur 5. Auflage

Voraussetzung für umfassende Kenntnisse über lymphatische Strukturen und ihre Funktionen, aber auch über Lokalisation und Nachweis von Lymphgefäßen und Lymphknoten sowie diagnostische und therapeutische Möglichkeiten bei Erkrankungen des Lymphgefäßsystems ist die Notwendigkeit einer kontinuierlichen Anpassung des Wissens, sowohl an aktuelle Erfahrungen aus der täglichen Praxis, insbesondere aber durch die Berücksichtigung neuer wissenschaftlicher Ergebnisse.

Auch die 5. Auflage des Handbuches „Das Lymphödem und die Komplexe Physikalische Entstauungstherapie" wurde wiederum vollständig überarbeitet und durch neue Erkenntnisse ergänzt. Die von Spezialisten mit langjähriger Berufserfahrung verfassten Kapitel vermitteln in übersichtlicher und einprägsamer Form das Diagnose- und Behandlungskonzept der beteiligten Autoren.

Die theoretischen Grundlagen beginnen wie bisher mit einem historischen Rückblick, gefolgt von Anatomie, Physiologie und Pathophysiologie des Lymphgefäßsystems. Anschließend folgen viele Details zur Klinik der Ödeme, den Kombinationsformen und der Therapie.

Das Kapitel über die Manuelle Lymphdrainage (MLD) konzentriert sich auf eine Beschreibung der Grifftechnik und Griffreihenfolge. Hier oder bei den Krankheitsbildern wären in Zukunft auch Hinweise auf Indikationen der MLD bei nicht sichtbaren ödematösen Erkrankungen hilfreich. Nach neuen Erkenntnissen ist beispielsweise das Zusammenspiel der kürzlich entdeckten meningealen Lymphgefäße und der perivaskulären Räume der zerebralen Blutgefäße („Glymphatische Transportwege", Synonym: Virchow-Robin-Räume) verantwortlich für die Ver- und Entsorgung des Hirngewebes. Es ist durchaus denkbar, dass in Zukunft neben posttraumatischen auch andere Hirnerkrankungen, die mit Störungen und Veränderungen an den genannten Transportwegen einhergehen, durch die MLD der Zervikalregion positiv beeinflusst werden können.

„Aus der Praxis für die Praxis" steht als Motto für die ausführliche Abhandlung der Behandlungssystematik. In einem neuen Kapitel wird über das postoperative Management bei Patientinnen mit einem Brust- und/oder Thoraxwandödem nach Mammakarzinom berichtet. Die darin beschriebene Netzwerk beeinflusste Behandlungsstrategie soll neben einer Optimierung der Behandlungsergebnisse und Vermeidung von Komplikationen letztlich zu einer Verbesserung der Lebensqualität für die Betroffenen führen.

Ein besonderer Schwerpunkt des Buches ist das „Therapeutische Qualitätsmanagement", verbunden mit einer ausführlichen Beschreibung positiver Erfahrungen der Autoren in der eigenen „Lymphologischen Physiotherapeutischen Schwerpunktpraxis".

Der verständliche Text und die Vielzahl der instruktiven Abbildungen werden ebenso wie das Literatur- und Sachwortverzeichnis der gewünschten praxisnahen Darstellung voll gerecht.

Prof. Dr. med. Horst Weissleder

Freiburg, September 2018

Einführung

Die Autoren dieses Buches entstammen ganz unterschiedlichen Berufsgruppen. Beteiligt sind der Arzt/die Ärztin, der/die Lymphdrainagetherapeut/in, die Orthopädietechnikerin und die Diplomsportlehrerin. Die Fachkompetenz jeder einzelnen Berufsgruppe stellt aus ihren verschiedenen Ansätzen heraus das Lymphödem in den Brennpunkt und schafft in der Summe die Handlungskompetenz, die erforderlich ist, um Lymphödeme und lymphödemassoziierte Erkrankungen zu erkennen und im zweiten Schritt effektiv zu behandeln. Diese Vielfalt der Beteiligten ergibt die Notwendigkeit der intensiven interdisziplinären Kommunikation, die jedoch immer den Patient in den Mittelpunkt stellt.

Den Patienten mit seinem Krankheitsbild im Zentrum zu sehen, bedeutet den ganzen Menschen mit seiner familiären, gesellschaftlichen, beruflichen, das heißt gesamten persönlichen Struktur zu erfassen und die erforderlichen Maßnahmen zur möglichen Genesung wirksam anzuwenden. Dies kann nur mit einer vertrauensvollen Zusammenarbeit aller beteiligten Experten und durch Einbindung des Patienten in das therapeutische Geschehen mit Entwicklung einer Selbstverantwortung realisiert werden. Das bedeutet, die Aufgabenbereiche und Verantwortlichkeiten der jeweils anderen medizinisch wie therapeutisch Beteiligten gut zu kennen und zu definieren.

Die persönliche Kommunikation kann dieses Buch nicht ersetzen, aber es vermag einen vorläufigen Einblick in die Kompetenzen der einzelnen Fachgebiete zu vermitteln und so die unersetzliche, persönliche Interaktion zu erleichtern. Ein besonderes Anliegen der Autoren ist es, dem/der sich in der Ausbildung befindenden Physiotherapeuten/in, medizinischen Masseur/in, Bandagisten/in und interessierten Laien mit diesem praxisorientierten Handbuch eine Anleitung zu geben, wie umfassend die Ödemtherapie zur Anwendung kommen kann, ganz besonders auch bei problematischen Ödemen wie dem Genital- oder Gesichtslymphödem.

Eine zentrale Bedeutung kommt dabei der Komplexen Physikalischen Entstauungstherapie zu. Sie umfasst folgende Maßnahmen: Manuelle Lymphdrainage, Hautpflege, den lymphologischen Kompressionsverband, Bewegungstherapie (Physiotherapie) und die Hochlagerung der betroffenen Extremität. Nach der ersten Phase der Entödematisierung folgt die zweite Phase der Konservierung und Optimierung der Ödemsituation im Alltag. Die Komplexität der verschiedenen Behandlungsmaßnahmen erfordert unbedingt die Einbindung des Patienten in das therapeutische Geschehen mit Entwicklung einer Mitverantwortung für den therapeutischen Erfolg, z.B. durch notwendige Änderungen des Lebensstiles oder zu erlernende Selbstbehandlungsmaßnahmen.

Dieses Buch hat zum Ziel, zum einen die wichtigsten Ursachen der Entstehung von Ödemen, zum anderen aber auch das Erkennen und Einteilen von verschiedenen Ödemzuständen und damit die Entwicklung der richtigen Indikationen zur Komplexen Physikalischen Entstauungstherapie transparent und verständlich in Wort und Bild darzustellen.

Hans Pritschow, Christian Schuchhardt

A Theoretische Grundlagen der Lymphologie

C. Schuchhardt, H. Pritschow

Unter Lymphologie verstehen wir die Lehre von Aufbau und Funktion des Lymphsystems.

Wir unterscheiden die Lymphangiologie (Lymphgefäßsystem) von der Lymphadenologie (Lymphknoten und immunkompetente lymphatische Gewebe). Die Lymphangiologie beschreibt die Anatomie, Funktion und Pathophysiologie des Lymphgefäßsystems. Die Lymphadenologie beschäftigt sich mit Lymphknoten, Tonsillen, Milz, Thymus, Peyer'schen Plaques, Knochenmark (Abb. A-1) und ist eng verknüpft mit den Fachgebieten Immunologie, Hämatologie und Onkologie.

Im Folgenden beschäftigen wir uns vor allem mit dem Lymphgefäßsystem, dem Transportsystem, das verantwortlich ist für den Abtransport der lymphpflichtigen Lasten aus dem Interstitium. Die Insuffizienz dieses Systems führt zum Ödem. Das Ziel unserer physikalisch-therapeutischen Maßnahmen in der Entödematisierung ist die Wiederherstellung einer annähernd funktionalen, ausgeglichenen Gewebedrainage.

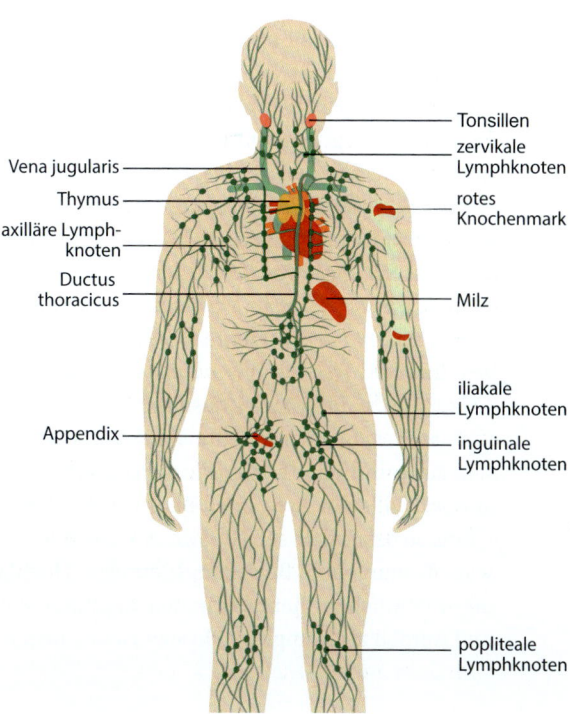

Abb. A-1: Menschliches Lymphgefäßsystem.
(Foto: shutterstock/eveleen)

A Lymphologie

1 Historischer Rückblick

1.1 Die historische Entwicklung der Manuellen Lymphdrainage

Die Manuelle Lymphdrainage (MLD) ist eine Art der Massage, durch die speziell das Lymphgefäßsystem und das flüssigkeitsführende interstitielle Gewebe (Zwischenzellgewebe) mit dem Ziel beeinflusst werden, eine Anschwellung (Ödem) – das heißt die Ansammlung von interstitieller (Zwischenzell-) Flüssigkeit – zu beseitigen.

Hentschel schreibt zur Entwicklung der Massage: *„Das spezifisch Menschliche an der Massage liegt darin, dass die anfangs spontan und unüberlegt durchgeführten Handgriffe im Laufe der Zeit ausgestaltet, tradiert und schließlich zu regelrechten Massagesystemen entwickelt wurden."*

Entsprechend scheint in den letzten 130 Jahren eine spezifische ödemorientierte Massagemethodenentwicklung stattgefunden zu haben.

Schon *Mosengeil* berichtet 1868 von seinen Versuchen, eine intraartikuläre (im Gelenk), durch Tuscheinjektion hervorgerufene Knieschwellung durch Massage zu beseitigen. Er schreibt: *„Spritzt man nun eine Spritze voll der angeriebenen Tuschflüssigkeit in das Knie, so kann man in zwei Minuten das dick geschwollen gewesene (Knie) … wieder völlig dünn durch Massieren bringen. Bei nachfolgender Obduktion konnte man die Tusche in allen Saftkanälen und Lymphbahnen zwischen Synovialis und den Inguinaldrüsen finden."*

1893 beschreibt *Winiwarter* in seinem Buch über die chirurgischen Krankheiten der Haut seine Vorgehensweise und das Ziel der Therapie des elephantiastischen Beinödemes so: *„Die Therapie der Elephantiasis ist darauf gerichtet, entweder den erkrankten Teil zur Norm zurückzuführen oder, wenn dies nicht möglich sein sollte, die Beschwerden des Kranken möglichst zu lindern."* Weiter schreibt er: *„Die Behandlung kann in ein bis zwei täglichen Sitzungen von 15–20 Minuten je nach Umfang des zu massierenden Teils geübt werden, die sogenannten Masseure vom Fach, die sich gewöhnlich sehr viel auf ihre Kraft zugute tun und dem Patienten mit Stolz blaue Flecken drücken, leisten, wie ich oft genug gesehen habe, weit weniger als ein verständiger Laie. Am besten ist es freilich, wenn der Chirurg selbst die Massage ausführt."*

Winiwarter wies also schon damals darauf hin, dass der Massagedruck nicht zu groß sein dürfe und keine blauen Flecken entstehen sollten. Er beschreibt weiter, dass vor dem angeschwollenen Arm oder Bein immer die Extremitätenwurzel, also Schulter oder Hüfte, zu behandeln sei. Die von ihm beschriebene Kombination der Maßnahmen Massage, Kompression, Bewegungsübungen, Hochlagerung und Hautpflege sind bis heute die wesentlichen therapeutischen Maßnahmen einer effektiven Lymphödemtherapie und werden als Komplexe Physikalische Entstauungstherapie (KPE) bezeichnet.

A Lymphologie

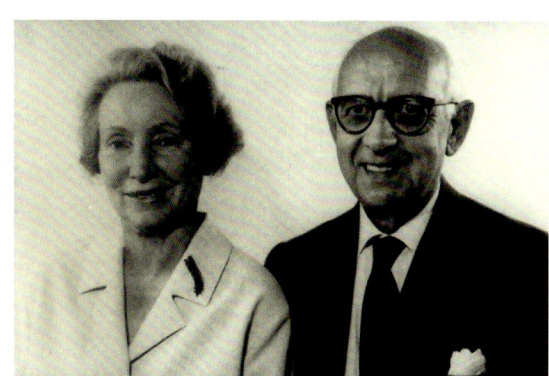

Abb. A-1.1: Dr. Emil and Estrid Vodder.
(Quelle: H. Wittlinger/Walchsee, Österreich)

1.2 Die „Geburt" der Manuellen Lymphdrainage

Anfang der dreißiger Jahre des 20. Jahrhunderts entwickelte der Däne *Dr. phil. Emil Vodder* (1896–1986) (Abb. A-1.1) eine Lymphdrainagemassage und nannte sie „Manuelle Lymphdrainage ad modum Vodder". *Vodder,* der 1932 als medizinischer Masseur an der Cote d'Azur arbeitete, schrieb: *„… ich kam auf die Idee, einen Lymphatiker mit hart geschwollenen Halslymphknoten mittels einer leichten Massage zu behandeln … Es war riskant, aber ich hatte Erfolg …".*

Er stellte sich die Frage: *„Wäre es möglich, dass die in diesen Ablaufkanälen und Schleusen (Lymphgefäße und Lymphknoten) entstandenen Stauungen durch eine adäquate Massageart behoben werden können?"*

Vodder siedelte 1933 nach Paris um und setzte dort seine Studien fort. Er begegnete unter anderem dem bedeutenden Lymphgefäßanatomen *Rouvière* und erwarb das Buch „Die Anatomie der Lymphgefäße" von *Sappey* (1874) (Abb. A-1.2). An diesen *Sappey*'schen Darstellungen des Lymphgefäßsystems orientieren sich die Vodder'schen Lymphdrainagegriffe mit ihrer Druckrichtung und Reihenfolge bis heute.

1936 stellte *Vodder* erstmals seine Methode auf der „Exposition de Beauté et Santé" in Paris vor. Seine MLD-Grundgriffe, nämlich der Stehende Kreis, der Pumpgriff, der Schöpfgriff und der Drehgriff, unterscheiden sich von den klassischen, schwedischen Massagegriffen durch den immer kreisförmig im Sekundenrhythmus durchgeführten Bewegungsablauf, den in Lymphabflussrichtung ansteigenden und dann wieder abnehmenden Druck, die Großflächigkeit und dadurch, dass nicht über die Haut gerieben bzw. gerutscht wird.

Die Manuelle Lymphdrainage darf niemals schmerzen oder unangenehm sein, da daraus ein Lymphgefäßspasmus resultiert. Stark hyperämisierende Maßnahmen sind unbedingt zu vermeiden, weil diese zu einer Erhöhung der lymphpflichtigen Lasten führen.

In den folgenden Jahren und Jahrzehnten wurde *Vodders* Methode trotz guter Erfolge von der Schulmedizin nicht ernst genommen, ja sogar angefeindet. Das lag zum einen sicherlich an dem noch fehlenden physiologischen und pathophysiologischen Wissen

A Lymphologie

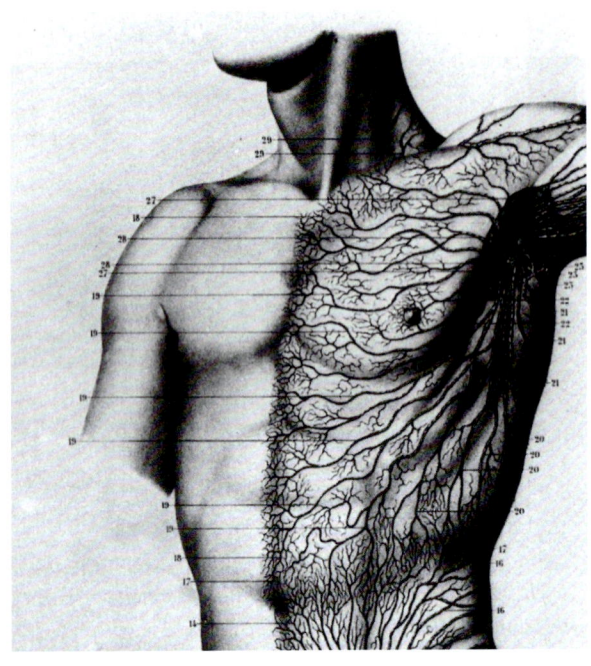

Abb. A-1.2: Lymphgefäße im Thoraxbereich.
(Illustration von Sappey)

über die Aufgabe des Lymphgefäßsystems und der Lymphknoten, auf der anderen Seite aber sicher auch am von *Vodder* propagierten Glauben an die universale Wirkung seiner Manuellen Lymphdrainage.

1.3 Entwicklung in Deutschland

In Deutschland fand 1958 ein erster Kurs in Manueller Lymphdrainage nach *Dr. Vodder* statt. 1963 lernte *Dr. Johannes Asdonk* (1910–2003) (Abb. A-1.3) die Manuelle Lymphdrainage durch seine spätere Ehefrau *Christa Bartetzko* kennen. Sie hatte als Kosmetikerin einen MLD-Kurs bei *Vodder* besucht. *Asdonk* selbst erlernte die Grifftechnik der Manuellen Lymphdrainage 1964 bei *Vodder* in Dänemark. In seiner allgemeinärztlichen Praxis in Essen setzte *Asdonk* die Manuelle Lymphdrainage in Verbindung mit der von ihm praktizierten Chirotherapie mit großem Erfolg ein. Im Jahr 1966 führte *Asdonk* mit *Vodder* in Essen erstmals einwöchige Lymphdrainagekurse durch.

Asdonk schrieb 1966 über *Vodders* Manuelle Lymphdrainage: „*Die Griffe (Vodders) werden im Übrigen in mannigfacher Weise abgewandelt und kombiniert. Dieses ganze Spiel, das von Vodder in eleganter und m.E. nicht mehr verbesserungswürdiger Weise entwickelt worden ist, lässt sich jedoch nur in persönlichem Unterricht erlernen …*".

Gemeinsam wurde 1967 in Essen die „Gesellschaft für Manuelle Lymphdrainage nach Dr. Vodder" gegründet. Die Gesellschaft führte jährlich wissenschaftliche und praktische

A   Lymphologie

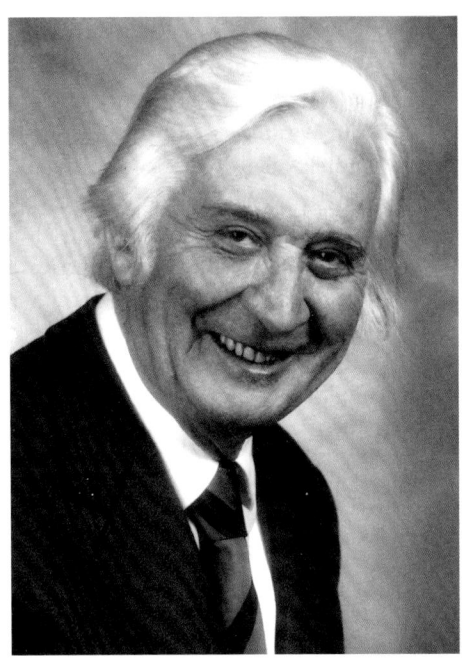

Abb. A-1.3: Dr. Johannes Asdonk (1910–2003).
(Quelle: Feldbergklinik Dr. Asdonk/St. Blasien,
www.feldbergklinik.de)

Arbeitstagungen durch, mit dem Ziel, die Wirksamkeit der MLD zu beweisen. Kurz darauf entstand das „Dr. Vodder-Zentrum für Manuelle Lymphdrainage, Forschung – Schulung – Behandlung" in Essen als Schule unter *Asdonks* Leitung. Die zunehmende Zahl von Patienten mit Lymphödemerkrankungen ermutigte *Asdonk* 1972 im Schwarzwald die erste Klinik für Lymphödemtherapie weltweit zu gründen.

Die Manuelle Lymphdrainage nach *Dr. Vodder* wurde 1973 erstmals von den Ersatzkassen in Deutschland in den Abrechnungskatalog aufgenommen. Nun wurde die Manuelle Lymphdrainage von den Krankenkassen als verordnungsfähige Leistung anerkannt. Parallel zu den Kursen in Essen wurde von *Vodder* in Zusammenarbeit mit *Günther Wittlinger* 1969 der erste MLD-Kurs in Österreich am Walchsee durchgeführt. 1973 wurde die „Österreichische Gesellschaft für MLD nach Dr. Vodder" gegründet, die für das deutschsprachige Ausland zuständig war.

Die 8. wissenschaftliche und praktische Arbeitstagung der „Gesellschaft für Manuelle Lymphdrainage nach Dr. Vodder" 1975 war die letzte Veranstaltung der Gesellschaft unter diesem Namen, noch im selben Jahr wurde die Gesellschaft umbenannt in „Gesellschaft für Manuelle Lymphdrainage". 1976 wurde auch diese Gesellschaft aufgelöst und ging in der noch heute bestehenden „Deutschen Gesellschaft für Lymphologie" auf.

In dieser turbulenten Zeit, sicherlich auch wegen einer Spezialisierung der Behandlung von chronischen Lymphödemen, benannte *Asdonk* die von ihm praktizierte Manuelle Lymphdrainage in „Therapeutische Lymphdrainage" um.

Was war passiert? Die bisherige erfolgreiche Zusammenarbeit zwischen *Asdonk* und *Vodder* war beendet.

Auf der einen Seite stand *Vodder*, der Erfinder der Manuellen Lymphdrainage mit der von *Wittlinger* geführten Dr. Vodder-Schule Walchsee (Österreich) und der weiterhin bestehenden österreichischen „Gesellschaft für Manuelle Lymphdrainage nach Dr. Vodder" und auf der anderen Seite *Asdonk* mit der „Therapeutischen Lymphdrainage", die er in seiner Klinik am Feldberg lehrte und der „Deutschen Gesellschaft für Lymphologie".

Aus Partnern waren Gegner geworden, weil *Asdonk Vodder* unterstellte, dessen Griffe seien nicht für die Lymphödemtherapie geeignet. Ein nicht enden wollender Griffestreit und Streit über deren Wirkung ließ keinerlei Kooperation zwischen den Gegnern mehr zu. Trotzdem zahlten viele Schulen *Vodder* bis zu seinem Tode 1986 für die Verwendung seines Namens und seiner Grifftechniken Tantiemen aus den Kurseinnahmen.

1.4 Die neue Zeit

Unter der Federführung des Verbandes Physikalische Therapie gelang es der „Sachverständigenkommission für Manuelle Lymphdrainage" 1985, einen einheitlichen Rahmenlehrplan festzulegen, der für alle Lymphdrainageschulen in Deutschland gleich und bis heute verbindlich ist. Bei den Beratungen zeigte sich, dass alle bestehenden Lymphdrainageschulen ihre Schüler mit dem Ziel ausbildeten, Ödeme zu beseitigen. Dafür verwendeten sie Grifftechniken, die zwar unterschiedliche Namen trugen, sich aber insofern glichen, als sie weder stark hyperämisierten noch schmerzten und einen großflächigen, kreisförmigen Bewegungsablauf aufwiesen, entsprechend der Manuellen Lymphdrainage *Vodders*.

Die Griffe der Manuellen Lymphdrainage wurden schon immer von erfahrenen Lymphdrainagetherapeuten entsprechend der zu behandelnden Ödeme modifiziert. Dass dabei der besonderen Gewebekonsistenz, einer eventuellen Schmerzhaftigkeit und der zu erwartenden Insuffizienz des Lymphgefäßsystems Rechnung getragen wurde, ist selbstverständlich.

Die Manuelle Lymphdrainage ist die physikalisch-therapeutische Maßnahme, über deren Wirksamkeit ein wissenschaftlicher Nachweis vorliegt *(Kuhnke,* 1979). Heute ist die Manuelle Lymphdrainage nicht mehr aus der Physikalischen Therapie wegzudenken. Ob in der Krebsnachsorge, der Sportphysiotherapie, der Traumatologie oder bei Erkrankungen des rheumatischen Formenkreises, überall wo Ödeme in Zusammenhang mit Lymphabflussstörungen auftreten, kommt die Manuelle Lymphdrainage zumeist in Verbindung mit anderen physikalisch-therapeutischen Maßnahmen zur Anwendung. Diese Erweiterung der Indikationspalette hat dazu geführt, dass heute die Komplexe Physikalische Entstauungstherapie nicht mehr ausschließlich in entsprechenden lymphologischen Fachkliniken als Entödematisierungsbehandlung (s. Kap. A 7.6), sondern auch in ambulanten physiotherapeutischen Schwerpunktpraxen durchgeführt werden kann.

In Deutschland wurden in den 1960er-Jahren ca. 400–500 Therapeuten, in den 1970er-Jahren ca. 2000–3000, in den 1980er- und 1990er-Jahren ca. 20.000 Lymphdrainagetherapeuten ausgebildet. Heute gibt es ca. zwölf Schulen mit insgesamt ca. 240 Niederlassungen in ganz Deutschland verteilt.

Die von *Vodder* in genialer Weise entwickelte „Manuelle Lymphdrainage" hat mit der Hilfe und dem ärztlichen Wirken *Asdonks* und der zusätzlichen Untermauerung in der theoretischen Lymphologie durch *Földi* ihren festen Platz in der heutigen Physikalischen Therapie gefunden.

Im Gegensatz zum früheren Schattendasein der Lymphologie in der Medizin ist in den letzten 20 Jahren das Interesse vieler medizinischer Fachrichtungen an dieser neuen Disziplin stetig gewachsen. Hierzu beigetragen haben die phänomenalen neuen Erkenntnisse der Genetik der Lymphangiogenese. Dieser Zuwachs an Wissen ermöglicht die Darstellung der molekularen Ursachen verschiedener Formen der „primären" Lymphödeme. Der Begriff „primär" als Synonym für „nicht bekannte Ursache" eines Lymphödems ist heute nicht mehr gerechtfertigt. Neue Kenntnisse über die Entstehungsmechanismen verschiedener Lymphödemformen erlauben auch neue therapeutische Ansätze: Der Traum einer medikamentösen Beeinflussung der Neubildung von Lymphgefäßen (Lymphangioneogenese) wird langsam Realität. Diese intensive Auseinandersetzung verschiedener Grundlagenfächer mit lymphologischen Fragestellungen hat zu einer erfreulichen Öffnung auch zahlreicher klinischer Fächer für die Lymphologie geführt. Inzwischen wird die früher hauptsächlich in europäischen Ländern wie Deutschland, England, Frankreich, Finnland, Italien angesiedelte lymphologische Forschung weltweit betrieben, und Kanada wie die USA sind dabei, Europa zu überholen. Das zunehmende Interesse für die Mitbeteiligung des Lymphgefäßsystems an zahlreichen Krankheitsprozessen erklärt die Dynamik dieses jungen Faches der Medizin.

2 Anatomie des Lymphgefäßsystems

Seit den genauen Untersuchungen des 18. und 19. Jahrhunderts *(Mascagni*/Italien, *Sappey*/Frankreich) ist die Anatomie des Lymphgefäßsystems bestens bekannt. In den letzten Jahrzehnten hat sich insbesondere die anatomische Schule von *Kubik* in Zürich mit modernen Darstellungen der Anatomie des Lymphgefäßsystems verdient gemacht.

Die Schwierigkeit der Beschreibung des Lymphgefäßsystems liegt darin, dass es außerordentlich viele Normvarianten in allen Gefäßabschnitten des Lymphgefäßsystems gibt. So lässt sich anatomisch bei 70–80 % der Menschen der Verlauf der größeren Kollektoren, der Lymphstämme und auch des Ductus thoracicus vorhersagen, in 20–30 % der Fälle bestehen jedoch erhebliche Lage- und Entwicklungsvarianten.

Sämtliche Organe und Gewebestrukturen des Körpers verfügen über Lymphgefäße, außer dem Zentralnervensystem (ZNS). Gehirn, Rückenmark, die Augäpfel, das Knochenmark, die Finger- und Zehennägel besitzen keine Lymphgefäße. Sicher ist, dass sowohl die

Hirnhäute meningeale Lymphgefäße wie auch die perivaskulären Räume (Synonym: Virchow-Robin-Räume) der zerebralen Blutgefäße Lymphgefäße (sog. Glymphatics) aufweisen, die bis in die Tiefe des ZNS führen. Das eigentliche Hirnparenchym verfügt jedoch nicht über Lymphgefäße. Ob hieraus zukünftig weitere Behandlungsindikationen für die MLD entstehen, wie z.B. neben posttraumatischen auch für Hirnerkrankungen, die mit Störungen und Veränderungen an den genannten Transportwegen einhergehen, wird sich zeigen (siehe auch Geleitwort dieser Auflage von *H. Weissleder*).

> **Merke:** Alle Gewebestrukturen außer dem Zentralnervensystem, den Augäpfeln, dem Knochenmark, den Finger- und Zehennägeln verfügen über Lymphgefäße.

2.1 Das Lymphgefäßsystem

Das lymphatische Gefäßsystem beginnt im Interstitium (Zwischenzellgewebe). Im Interstitium selbst finden sich die prälymphatischen Kanäle (Gewebekanäle), welche gerichteten Faseranordnungen entsprechen. Sie leiten die interstitielle Flüssigkeit (Zwischenzellflüssigkeit/Gewebeflüssigkeit) in Richtung der zapfenförmig in das Interstitium ragenden initialen Lymphgefäße als erster anatomischer Struktur des Lymphgefäßsystems. Die prälymphatischen Kanäle besitzen keinerlei Wandstruktur. Das initiale Lymphgefäßsystem (Synonym: Lymphsinus, früher Lymphkapillare) besitzt dagegen einen typischen, zweischichtigen Wandaufbau. Dem Endothelschlauch liegt eine gering entwickelte, sehr lückenhafte Basalmembran in Form eines feinen Filzwerkes zarter Retikulinfasern und Kollagenfasern auf. Die Endothelzellen überlappen sich in ihren Randbereichen, wobei zwischen den Zellen je nach Füllungszustand Öffnungen (Open Junctions) bestehen können, die sich wie schwingende Zipfel öffnen und schließen.

Die netzartig im Interstitium ausgebreiteten initialen Lymphgefäße werden durch sogenannte Ankerfasern offen gehalten; diese sind im Interstitium an kollagenen Fasern verankert. Je stärker die Gewebedilatation (Aufquellen) durch ein Ödem ist, desto größer wird der Zug an den Ankerfasern, und die Öffnungen zwischen den Endothelzellen der initialen Lymphgefäße erweitern sich (Abb. A-2.1). Die interstitielle Flüssigkeit kann in das Lumen (Lichtung) der initialen Lymphgefäße (Durchmesser bis zu 100 µm) einsickern, der intravasale Druck (Gefäßinnendruck) steigt an, und die Interendothelialzellfugen schließen sich wieder. Dieser Vorgang des Eintritts der interstitiellen Flüssigkeit in das initiale Lymphgefäß wird als Lymphbildung bezeichnet.

Im Bereich der Haut wie auch der Schleimhäute unterscheiden wir eine oberflächige Schicht initialer Lymphgefäße sowie ein tiefer gelegenes Lymphgefäßnetz, welches von Präkollektoren (Durchmesser 20–200 µm) gebildet wird, die zunächst noch unregelmäßig Klappen und Muskelzellen aufweisen. Sie stellen das Bindeglied zu den nächstgrößeren Gefäßen, den Lymphkollektoren, dar und werden von einzelnen Autoren wegen des lediglich schütteren Besatzes mit Klappen und Muskulatur noch dem initialen Lymphgefäßsystem zugerechnet *(Behrens von Rautenfeld, persönliche Mitteilung).* Ab

A   Lymphologie

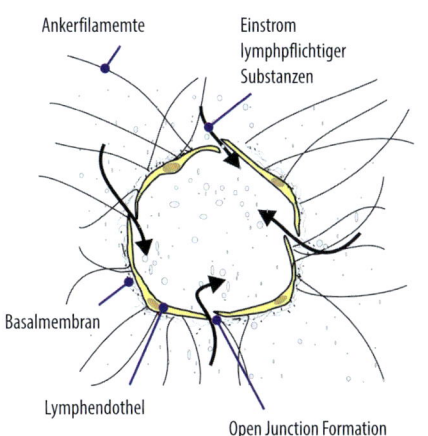

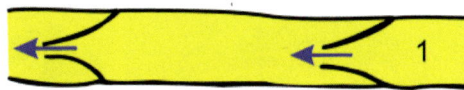

Kontinuierlicher Durchfluss der Lymphe
bei beidseitig geöffneten Klappen

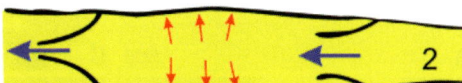

Füllungsphase mit Wanddehnung
durch vermehrten Lymphzustrom

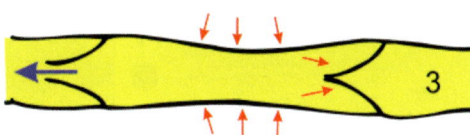

Beginnende Entleerungsphase
bei einsetzender Kontraktion der Wand

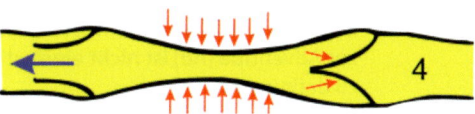

Ausstoß des Lymphinhalts nach proximal
bei maximaler Wandkontraktion

Abb. A-2.1 (oben): Einstrom von Gewebeflüssigkeit in ein initiales Lymphgefäß (Lymphsinus) durch die geöffnete Endothelzellüberlappung.
(Grafik: H. Zöltzer/Kassel)

Abb. A-2.2: Füllung und Kontraktion des Lymphangions (nach Castenholz/Zöltzer, 1985). Kontraktionsfrequenz in Ruhe 6-10 x pro min, eine Steigerung auf 20 x pro min und mehr ist möglich. Die Kontraktion wird durch die vom ansteigenden Lymphvolumen verursachte Wandspannung ausgelöst. Zudem ist eine vegetative Regulation nachgewiesen.
(Grafik: H. Zöltzer/Kassel)

Höhe der Lymphkollektoren (Durchmesser 100–600 µm) findet sich ein regelmäßiger dreischichtiger Gefäßwandaufbau mit Endothel (Tunica intima), Muskelschicht (Tunica media) und Adventitia (Tunica externa). Die Mehrheit der glatten Muskelzellen weist eine Anordnung in Längsrichtung auf, eine geringere Anzahl in der Außenschicht des Kollektors ist eher zirkulär verlaufend. Dies führt zu einer „raupenartigen" Kontraktion des Lymphangions mit entsprechendem Lymphtransport. Dank der Klappen, welche segmentartig die Lymphgefäße unterteilen, ist die zentripetale Lymphflussrichtung vorgegeben. Sämtliche Lymphgefäße vom Niveau der Präkollektoren an sind mit Klappen, Muskelschicht und einer nervösen Versorgung ausgestattet (s. Kap. A 3.6.2). Das Segment eines Lymphgefäßes, begrenzt von einer distalen und einer proximalen Klappe, bezeichnet man als Lymphangion (Länge 1–20 mm) (Abb. A-2.2). Wie die Blutgefäße sind auch die Lymphgefäße ab etwa Präkollektorniveau mit Vasa vasorum („Gefäße der Gefäße") als eigene, die Wand versorgende Blut- und Lymphgefäße ausgestattet (Abb. A-2.3 und A-2.4).

A Lymphologie

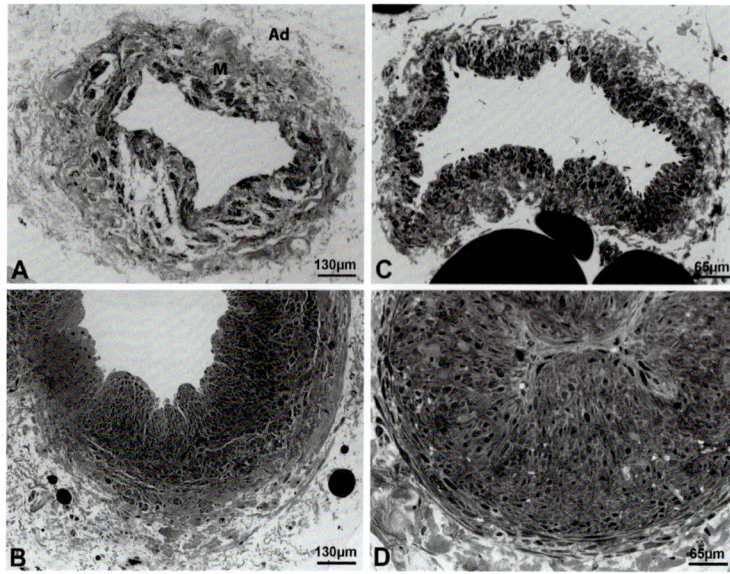

Abb. A-2.3: Semi-dünn-Schnitte von Lymphkollektoren mit unterschiedlich ausgeprägter Media (M). (Quelle: Sperling A et al. LymphForsch 2017;21(1):13-20)

A) Kollektor mit locker strukturierten Zügen glatter Muskelzellen und reichlich Kollagenfaserbündeln. Die Grenze zur Adventitia (Ad) ist nicht eindeutig zu definieren.
B) Muskelstarker Kollektor mit Bündel glatter Muskelzellen in longitudinaler und zirkulärer Vorzugsrichtung.
C) Kollektor mit geschlossener Schicht glatter Muskulatur innen und Kollagenfaserbündeln außen.
D) Muskelstarker Kollektor mit Bündel glatter Muskelzellen in longitudinaler und zirkulärer Vorzugsrichtung.

Jedes Lymphangion wird von einem autonomen Nervenzentrum (Schrittmacher) gesteuert, welches schrittmacherartig Impulse zur Muskulatur leitet und hier eine Kontraktion (ca. sechs bis zehn Kontraktionen pro Minute in Ruhe) verursacht.

Zusätzlich besteht eine nervöse Versorgung des Lymphgefäßsystems über vegetative Bahnen, vorwiegend des sympathischen, geringer auch des parasympathischen Nervensystems.

Die Kollektoren verlaufen zu den regionären Lymphknoten (Längsdurchmesser 0,2–30 mm), beispielsweise in der Leiste oder der Achselhöhle (Axilla) (Abb. A-2.5). Die nächstgrößere anatomische Lymphgefäßstruktur stellt der Lymphstamm (Truncus lymphaticus) dar. Das größte Lymphgefäß ist der Ductus thoracicus (Milchbrustgang).

Merke: Das initiale Lymphgefäß
1. besitzt keine Klappen,
2. weist eine äußerst lückenhafte Basalmembran auf,
3. hat keine Wandmuskulatur.

Abb. A-2.4: Immunfluoreszenz-Untersuchungen humaner Lymphkollektoren.
(Quelle: Sperling A et al. LymphForsch 2017;21(1):13-20)

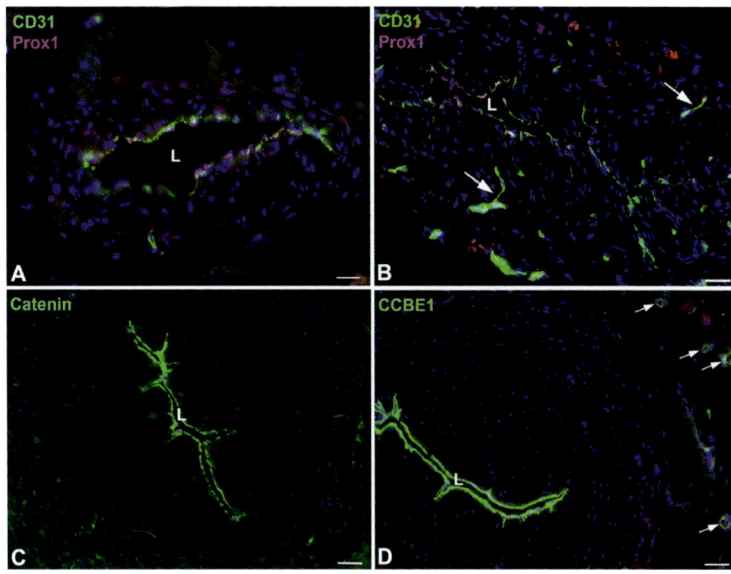

A, B) Mit den Markern CD31 (grün) und Prox1 (Magenta; in den Zellkernen) können Lymphendothelzellen eindeutig charakterisiert werden. Beachte die CD31-positiven/Prox1-negativen Vasa vasorum in der Media muskelstarker Lymphkollektoren (Pfeile in B). Balken = 50 µm in A,B.

C) Nachweis von β-Catenin im Endothel der Kollektoren.

D) Nachweis von CCBE1 im Endothel der Kollektoren und begleitender Blutgefäße (Pfeile). Balken = 40 µm in C, D.

Im Bauchraum münden die beiden lumbalen Lymphstämme (Tr. lumbales) und der Lymphstamm des Magen-Darmtraktes (Tr. gastrointestinalis), welcher auch die Lymphe des Darms (Chylus) transportiert, in den Ductus thoracicus. Der Zusammenfluss dieser Lymphstämme, retroperitoneal in Höhe des zweiten bis dritten Lendenwirbels, wird als Cisterna chyli („Sammelbecken für die Darmlymphe") bezeichnet.

Der Ductus thoracicus mündet in den linken Halsvenenwinkel, gebildet von der Vena jugularis interna und der Vena subclavia. Über den Ductus thoracicus wird die Lymphe der Beine, der unteren Rumpfquadranten, des linken oberen Rumpfquadranten und des linken Armes sowie der linken Hals- und Gesichtsseite transportiert.

Die Lymphe des rechten Armes, des rechten oberen Rumpfquadranten, der rechten Halsseite wie auch der rechten Gesichtshälfte fließt über den Ductus lymphaticus dexter in den rechten Venenwinkel.

Die großen Lymphstämme, wie der Ductus thoracicus und der Ductus lymphaticus dexter, zeigen bei der Einmündungssituation in die Venenwinkel viele anatomische Varianten.

A Lymphologie

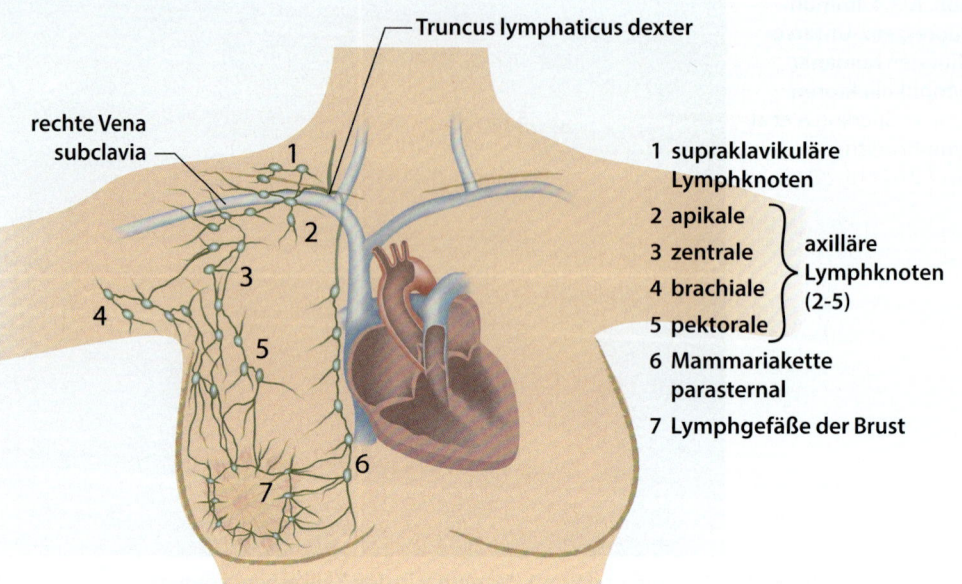

Abb. A-2.5: Lymphgefäße und Lymphknoten von Mamma und Axille.
(Foto: shutterstock/Alila Medical Media)

2.2 Lymphgefäßsystem der oberen Extremität

Das oberflächige Kollektorsystem des Armes beginnt an dem zweiten Glied der Finger mit zwei bis drei Kollektoren an den Fingerrändern. Von hier ziehen sie über das lockere subkutane Fettgewebe Richtung Handrücken und verbinden sich mit dem am dorsalen Unterarm befindlichen ulnaren und radialen Kollektorbündel. Auch die Handinnenfläche wird im Wesentlichen über die Handrückenkollektoren drainiert. Die Mitte der Unterarminnenseite wird über das dritte Unterarmbündel, das mediane Kollektorbündel drainiert. Alle drei Unterarmbündel münden in das mediane Oberarmbündel und führen entlang der kurzen Bizepssehne zu den axillären Lymphknoten (Abb. A-2.5). Das dorsolaterale und dorsomediale Bündel der Oberarmregion ist für die Drainage der entsprechenden Oberarm- und Schulterregionen zuständig. Speziell das dorsolaterale Oberarmbündel gibt häufig Kollektoren in die Supraklavikularegion ab unter Aussparung der Axille (Abb. A-2.6, A-2.7).

Die Kollektoren der subfaszialen Region verlaufen entlang den größeren Blutgefäßen und führen die Lymphe von Knochen, Muskeln und Gefäßen in die axillären Lymphknoten.

A Lymphologie

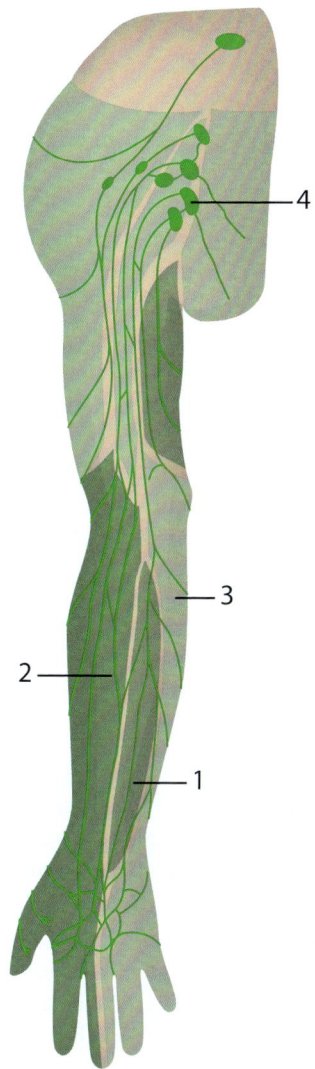

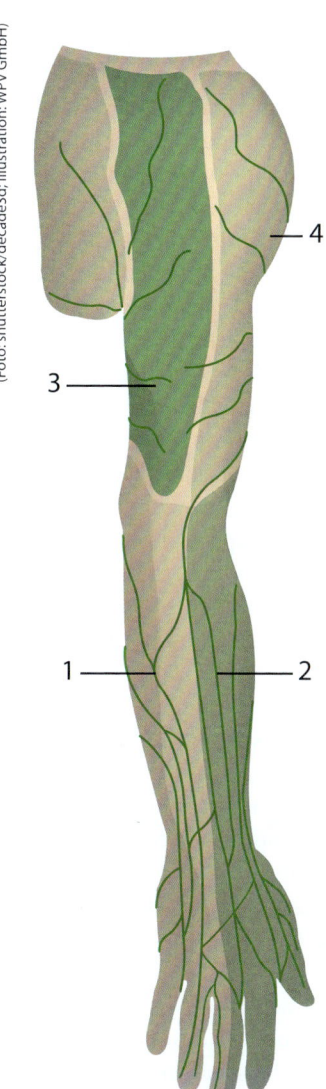

Abb. A-2.6: Lymphgefäßbündel und Lymphterritorien der Arme, Volarseite.

1 medianes Unterarmbündel
2 volare Seite des radialen Unterarmbündels
3 ulnares Unterarmbündel
4 axilläre Lymphknoten

Abb. A-2.7: Lymphgefäßbündel und Lymphterritorien der Arme, Dorsalseite.

1 ulnares Unterarmbündel
2 radiales Unterarmbündel
3 dorsomediales Oberarm (OA)-Territorium, drainiert durch dorsomediales OA-Bündel
4 dorsolaterales OA-Territorium, drainiert durch dorsolaterales OA-Bündel

2.3 Lymphgefäße der unteren Extremität

Entsprechend der Hand beginnt das Kollektorsystem des Beines am zweiten Glied der Zehen an den Zehenrändern. Die Kollektoren führen die Lymphe der Zehen und Plantarregion Richtung Fußrücken, um sich in Höhe der Malleolen mit dem ventromedialen Kollektorbündel zu verbinden. Anatomisch relevant sind häufig bestehende Engstellen dieses Kollektorbündels am medialen Malleolus und hinter dem medialen Femurkondylus. Der laterale Fußrand und die mittlere Wade werden durch das dorsolaterale Bündel drainiert, welches sich nach Passage der poplitealen Lymphknoten mit dem ventromedialen Bündel verbindet (Abb. A-2.8). Wie beim Arm werden die subfaszialen Strukturen durch Kollektorsysteme drainiert, welche meist dem Verlauf der Blutgefäße folgen.

Zusammenfassend kann festgestellt werden, dass ein großer Variantenreichtum der Verläufe der Kollektorbündel, ähnlich den venösen Systemen, mit zahlreichen Anastomosierungen der verschiedenen Bündel untereinander vorliegt.

Eine außerordentlich umfangreiche, detaillierte Abhandlung der Anatomie des menschlichen Lymphgefäßsystems findet sich in dem Buchbeitrag von Kubik S, Kretz O. Anatomie des Lymphgefäßsystems, in Földi M, Kubik S (Hrsg.). Lehrbuch der Lymphologie für Mediziner, Masseure und Physiotherapeuten. 6. Aufl. Elsevier, Urban & Fischer, Stuttgart 2005:1-150.

2.4 Anatomische Varianten

Die Ischiasanastomose entlang des Nervus ischiadicus sowie Lymphkollektoren entlang der Arteria femoralis profunda und entlang der Glutealarterien transportieren einen Teil der Lymphe der Beine unter Umgehung der inguinalen Lymphknoten direkt in die Nodi lymphatici (Nll.) iliacales. Hier ergeben sich therapeutische Drainagemöglichkeiten, z.B. nach inguinaler Lymphknotendissektion (Ausräumung der Leistenlymphknoten).

16 % der Bevölkerung verfügen über eine Lymphgefäßanastomose von der Hand direkt in die oberhalb des Schlüsselbeins gelegenen Lymphknoten (kephalisches Bündel via Nll. supraclaviculares). Dies erklärt, warum gelegentlich die Hand bei sekundären Armlymphödemen ödemfrei bleibt.

A Lymphologie

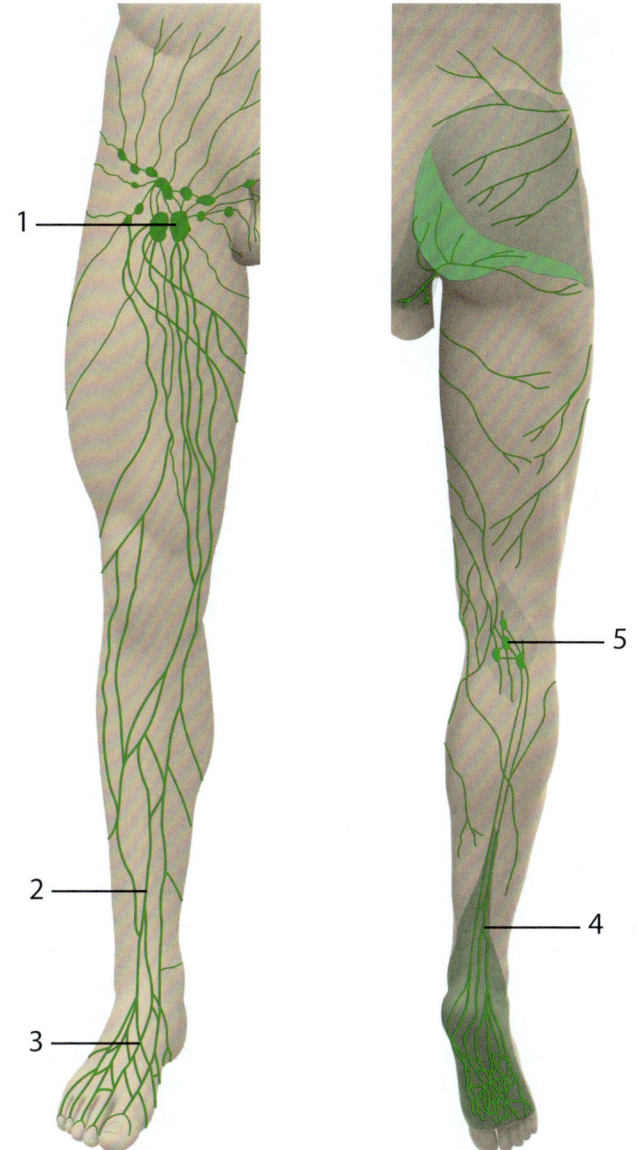

Abb. A-2.8: Lymphgefäßbündel und Lymphterritorien der Beine, ventral und dorsal.

1 inguinale Lymphknoten
2 ventromediales Bündel
3 Kollektoren Fußrücken
4 dorsolaterales Bündel
5 Popliteallymphknoten

A Lymphologie

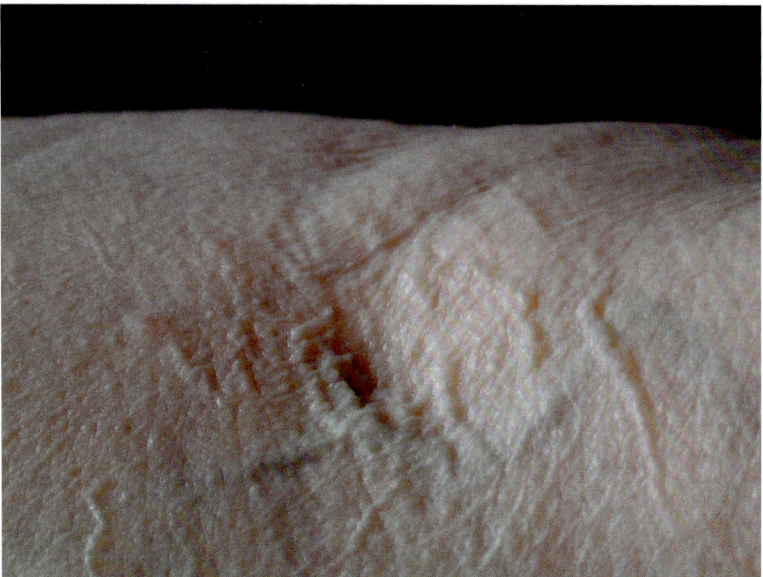

Abb. A-2.9: Hautlymphgefäße gestaut, in einer Ellenbeuge deutlich sichtbar.

Das oberflächige Lymphgefäßsystem der Haut (Abb. A-2.9), das für die Manuelle Lymphdrainage von besonderer Bedeutung ist, wird von lymphatischen Wasserscheiden (WS) (Abb. A-2.10) in verschiedene Territorialzonen (Einzugsgebiete von Lymphknoten) unterteilt. Der Bereich des Rumpfes wird von der median-sagittalen und der transversalen Wasserscheide in vier Quadranten unterteilt. Jeder Quadrant verfügt über eine regionäre Lymphknotengruppe, in deren Richtung die Lymphe abfließt. Das Grenzgebiet zwischen zwei Quadranten nennen wir lymphatische Wasserscheide („lymphgefäßarme interterritoriale Zone" nach *Kubik*). Diese Wasserscheiden sind jedoch nicht vollständig undurchlässig. Das oberflächige kutane Lymphgefäßnetz überzieht als klappenloses Netz die Haut des gesamten Körpers ohne Grenzbarrieren. Auch auf dem tiefer liegenden Niveau der Präkollektoren finden sich lympholymphatische Anastomosen (Lymphgefäßverbindungen), welche die Wasserscheiden überbrücken können. Verbindungen auf dem Niveau von Kollektoren zweier Quadranten sind jedoch selten.

Bei Lymphgefäßblockaden konnten lymphovenöse Anastomosen röntgenologisch dargestellt werden. Die Einmündung des Ductus thoracicus in den Venenwinkel kann auch als eine lymphovenöse Anastomose (Verbindung des Lymphgefäßsystems mit dem venösen Kreislauf) angesehen werden.

A Lymphologie

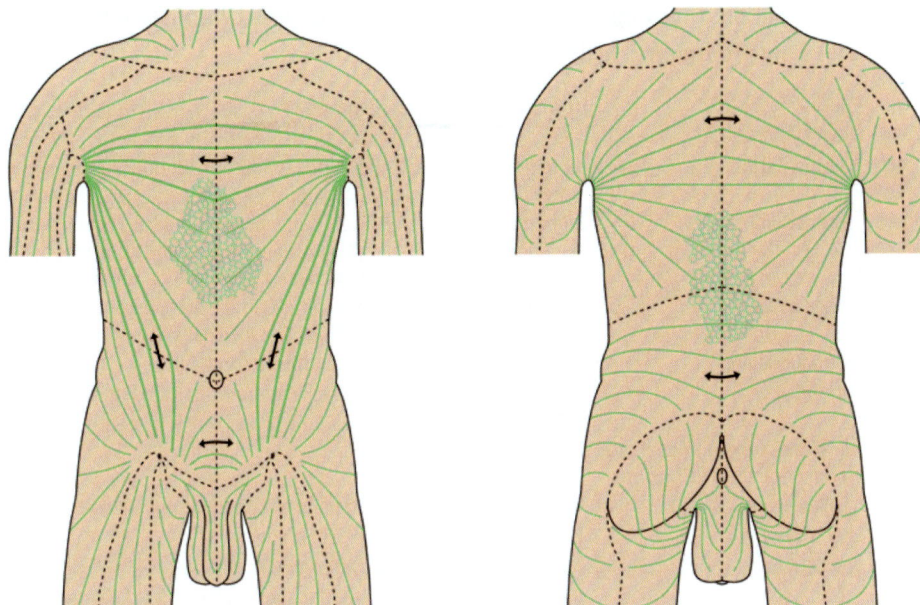

Abb. A-2.10: Lymphatische Wasserscheiden begrenzen das Einzugsgebiet regionaler Lymphknoten. Das kutane klappenlose Lymphgefäßnetz ermöglicht die Drainage in alle Richtungen.
(Grafik: H. Pritschow/Waldkirch)

2.5 Für die Therapie wichtige Lymphknotengruppen, Lymphstämme und lymphatische Wasserscheiden

Nodi lymphatici (Lymphknoten)	Tributargebiete (Einzugsgebiete)
submentales	Unterlippe mittlerer Anteil, Kinn, Zahnfleisch, Zungenspitze, vorderer Anteil des Mundbodens
submandibulares	Lippen, äußere Nase, Wangen, Augenunterlid, medialer Anteil des oberen Augenlides, Zahnfleisch und Zähne, Zungenkörper, Mundboden, Gaumen, Wangen, Unterzungenspeicheldrüse, Kinn lateraler Anteil
praeauriculares	Ohrmuschel, äußerer Gehörgang, Stirn, Schläfen, Nasenwurzel, lateraler Teil des Augenoberlides, Ohrspeicheldrüse
retroauriculares	Ohrmuschel von hinten, benachbarte Kopfhaut
occipitales	Haut der Hinterhaupt- und Nackengegend, Rachenmandeln (nicht regelmäßig)
cervicales superficiales et profundi, superiores et inferiores	Kopf und Hals
axillares	Brustdrüse, obere Extremität und oberer Rumpfquadrant
pectorales	Brustdrüse, oberer lateraler Quadrant
parasternales	medialer Teil der Brustdrüse, angrenzende Haut
cubitales	ulnare Haut des Unterarmes, Knochen, Gelenke, Muskeln und Bindegewebe des Unterarmes und der Hand
poplitei	Ferse, laterale Achillessehnenregion, tiefe Teile des Unterschenkels
inguinales	untere Extremität, unterer Rumpfquadrant, äußere Genitalien, Glutealregion, unteres Drittel der Vagina
iliacales	lymphpflichtige Last von inneren Geschlechtsorganen, Blase, Enddarm und von Nll. inguinales
paraaortales	Hoden, Eierstöcke, Gebärmutter
Lymphstämme	**Einzugsgebiete**
Ductus thoracicus	untere Körperhälfte, tiefe Schichten des Rückens, hinteres Mediastinum, paravertebrale Pleuraabschnitte, oberer linker Rumpfquadrant
Ductus lymphaticus dexter	Trunci jugularis, subclavicularis und bronchiomediastinalis
Truncus jugularis dex./sin.	Nll. cervicalis superiores et inferiores
Truncus subclavius dex./sin.	Nll. axillaris
Truncus bronchomediastinalis dex./sin.	Mediastinum, Lunge
Truncus gastrointestinalis	Darm, Mesenterium, Magen, Bauchspeicheldrüse, Milz, Leber
Truncus lumbales dex./sin.	Nll. lumbales, iliacales, inguinales
Lymphatische Wasserscheiden (WS)	**Verlauf**
Kopfhörer-WS	von Ohr zu Ohr, über Scheitel
untere transversale WS	Nabel - Dornfortsatz Lendenwirbelkörper 2 - Nabel
median-sagittale WS	Kopf, Oberkörper, Genital mittig
obere transversal WS	WS über der Klavikula WS über Spina scapulae
Hosenboden-WS	oberes Ende der Analfalte nach lateral zur Mitte Musculus gluteus max. von dort nach distal in Richtung Kniekehle bis Handbreit über Kniekehle

3 Physiologie

3.1 Das Blutgefäßsystem

Das arterielle und venöse Blutgefäßsystem weisen anatomisch wie auch physiologisch Unterschiede auf, welche in erster Linie durch die intravasalen (im Gefäß) Druckunterschiede bedingt sind. Am ausgeprägtesten finden sich diese Unterschiede im Bereich der unteren Extremitäten.

Die starke Pumpe des linken Herzens erlaubt eine hohe und rasche Durchblutung sämtlicher Körperregionen. Im Gegensatz hierzu ist der venöse Rückfluss insbesondere aus dem unteren Körperareal durch die Schwerkraft erschwert. So beträgt die durchschnittliche Blutfließgeschwindigkeit in der Aorta rund 23 cm pro Sekunde, in der Vena cava dagegen 7–8 cm pro Sekunde.

Dennoch ist der venöse Rückfluss, obwohl deutlich langsamer, hämodynamisch ausgeglichen. Zum einen ist dies der Fall, weil die venöse Rückflusskapazität wesentlich höher ist, zum anderen, weil der größte Blutanteil von ca. 75 % sich im venösen Gefäßsystem befindet und nur ca. 25 % in den arteriellen Gefäßen.

Im Blutkapillarbereich sämtlicher Körperorgane finden die Austauschprozesse zwischen Blut und Interstitium statt.

3.2 Transmuraler Flüssigkeits- und Stoffaustausch im Bereich der Blutkapillare
(transmural = durch die Blutgefäßwand hindurch)

Im Wesentlichen finden sich drei physikochemische Austauschvorgänge im Bereich der Blutkapillare:

- Diffusion,
- Pinozytose/Transzytose/Zytopempsis,
- Filtration/Reabsorption.

Beim Austausch von Nährstoffen, Stoffwechselendprodukten, Flüssigkeiten und Atemgasen steht in erster Linie der Austausch durch Diffusion im Vordergrund. Hierbei handelt es sich um einen Stoffaustausch, welcher auf dem Boden von Konzentrationsunterschieden stattfindet. Die „treibende Kraft" für diesen Stoffaustausch ist die „Brown'sche Molekularbewegung". Die notwendige Voraussetzung stellt eine hohe kapillare Austauschrate dank der bestehenden Permeabilität (Durchlässigkeit) im Kapillarbereich dar. Große Austauschflächen, niedrige Blutströmungsgeschwindigkeiten sowie die starke Aufzweigung der Kapillargefäße erklären die Tatsache, dass über 99 % des Gas-, Stoff- und Flüssigkeitsaustausches im Organismus über Diffusionsprozesse ermöglicht werden. Dank der Poren in der Kapillarmembran (Permeabilität), deren Größe je nach Organ variiert, besteht in Abhängigkeit von der Molekülgröße auch durchaus die Möglichkeit des Stoffaustausches größerer Moleküle durch Diffusion.

Ein zweiter Transportmechanismus besteht in Form der Pinozytose/Transzytose. Hierunter verstehen wir den aktiven Transport von Flüssigkeiten (Zytopempsis) oder gelösten Stoffen durch Endothelzellen mittels Bläschentransport (Schleusenmechanismus). Besonders Eiweißkörper werden auf diese Art aus dem Gefäßinneren in das Interstitium transportiert (Carrierproteine).

Einen dritten und vierten Transportmechanismus stellen Filtration und Reabsorption durch die Kapillarmembranen dar. Eine gestörte Kapillarpermeabilität (z.B. bei Entzündungen, Traumen, degenerativen Gefäßschäden) sowie diese beiden Transportmechanismen sind für die Entstehung von Ödemen von besonderer Bedeutung und werden später (s. Kap. A 3.4) ausführlich beschrieben.

Transkapillärer Austritt verschiedener Eiweißkörper	
Albumin	5,0 %/Stunde
Globulin IGG	2,8 %/Stunde
Globulin IGM	1,9 %/Stunde

Tab. A-3.1: Menge der verschiedenen Eiweißkörper in Prozent, die pro Stunde aus der Gefäßbahn in das Interstitium austreten.
(Quelle: Bent-Hansen L. Acta Physiol Scand Suppl. 1991;603:5-10)

3.3 Permeabilität des Blutkapillarsystems

Während Arterien und Venen weitgehend „wasserdicht" sind und keinen Stoffaustausch zulassen, ist das Kapillargebiet des Blutkreislaufes dank porenartiger Endothelöffnungen (3–6 nm weite Lücken, sog. Gap Junctions) und Fensterbildungen (Fenestrationen) für den Stoffaustausch bestens vorbereitet. Die Permeabilität der Blutkapillare ist für unseren Stoffwechselaustausch absolut notwendig. Die Durchlässigkeit der Kapillaren des Blutkreislaufes für Flüssigkeiten und darin gelöster Stoffe ist zum einen von der Porengröße, zum anderen von der Glykokalix, einer der Blutkapillarwandung (Endothelzellen) von innen (lumenseitig) aufliegende Lipopolysaccharidschicht, abhängig. Diese Glykokalix ist für eine Vielzahl von Funktionen im Bereich der Kapillarwand verantwortlich, wie z. B. der Regelung des Leukozytendurchtrittes (immunologische Abwehrfunktionen), der Regelung des kolloidosmotischen Druckes im Interstitium oder dem Schutz des Kapillarendothels.

Je nach Organ finden sich unterschiedliche Permeabilitäten. Die größte Permeabilität findet sich bei den Blutkapillaren der Leber und Milz, sie sind fenestriert (gefenstert). Weitgehend undurchlässig sind hingegen die Blutkapillaren des Zentralnervensystems

A Lymphologie

Leber	ca. 4–6 g/100 ml
Muskulatur	ca. 2–4 g/100 ml
Haut	ca. 2–4 g/100 ml
Gehirn	ca. 0–1 g/100 ml

Tab. A-3.2: Eiweißgehalt der Lymphe verschiedener Gewebe (nach Schad, 1998).

(sog. Blutliquorschranke). Haut, Muskulatur und sonstige Organe stehen zwischen diesen beiden Extremen. Die Durchlässigkeit, d. h. Poren- und Fenstergröße, kann durch verschiedene Einflüsse auch variiert werden: So kann eine vermehrte Durchströmung (Hyperämie) durch mäßige Erweiterung der Blutkapillaren auch die Öffnungen in der Gefäßwand vergrößern. Zum anderen kennen wir hormonelle Einflüsse, welche die Permeabilität (Durchlässigkeit) eines Kapillargebietes beeinflussen können.

Entsprechend der unterschiedlichen Kapillarpermeabilität der verschiedenen Organe findet sich jeweils auch ein sehr unterschiedlicher Eiweißgehalt im jeweiligen, organspezifischen Interstitium und damit auch in den jeweiligen drainierenden Lymphgefäßen (Tab. A-3.2).

Entgegen früherer Angaben mit einer Gesamtmenge von 20 l Kapillarfiltrat *(Guyton, 1963)* werden nach neueren Untersuchungen im Durchschnitt pro 24 Stunden rund 5–7 l mikrovaskuläres Filtrat gebildet *(Koller et al., 1992)*. Nach neueren Untersuchungen *(Schad, 2009)* findet über die gesamte Blutkapillarstrecke nur eine Filtration und keine Resorption statt. Diese erstaunliche Tatsache ist in erster Linie dadurch bedingt, dass im Interstitium der meisten Gewebe ein gegenüber früheren Berechnungen deutlich höherer kolloidosmotischer Druck (KODi) besteht; zusätzlich liegen die hydrostatischen Drücke im Interstitium im negativen Bereich. Selbst experimentelle Erhöhungen des interstitiellen KOD durch Albumininfusionen haben keine Resorption in Richtung Blutkapillare zur Folge *(Hu et al., 2000)*. Die gesamte im Kapillargebiet herausgefilterte Flüssigkeit (Wasser, Elektrolyte, Glukose, Hormone) durchströmt das Interstitium, erreicht die zu ver- und entsorgenden Gewebezellen und wird anschließend mehr oder weniger ausschließlich über das Lymphgefäßsystem aufgenommen. Das Volumen der Primärlymphe (entsprechend dem Gesamtkapillarfiltrat von 5–7 l) wird während der Lymphknotenpassage durch hier stattfindende Resorptionsprozesse auf die Hälfte reduziert. Somit erreichen insgesamt rund 2–4 l Lymphe den Blutkreislauf in Höhe der Venenwinkel. Eine Resorption mikrovaskulären Filtrats findet lediglich in den Organen statt, die für Resorptionsaufgaben zuständig sind (Leber, Darm, Niere und Lymphknoten). Die unterschiedliche Permeabilität der Blutkapillare führt zu deutlichen Unterschieden des Eiweißgehaltes im Interstitium und entsprechend in der dort gebildeten Lymphe (Tab. A-3.2).

3.4 Physikochemische Austauschvorgänge im Bereich der Blutkapillare

Um die physikochemischen Austauschvorgänge im Bereich der Blutkapillare zu verstehen und damit die Pathophysiologie der Ödementstehung zu entwickeln, ist die Kenntnis folgender Grundbegriffe von eminenter Bedeutung:

Peripherer Widerstand
Die Herzaktion führt zu einem systolischen Blutdruck, welcher im Mittel bei 100 mm Quecksilbersäule (systolisch 120, diastolisch 80 mmHg) liegt. Über die großen Arterien wird dieser Blutdruck bis relativ weit in die Peripherie beibehalten und sinkt vor der präkapillaren Arteriole auf ca. 80 mmHg ab. Die präkapillare Arteriole dient als Schutz (peripherer Widerstand) für das empfindliche Blutkapillarsystem, welches den hohen systemischen Drücken des Blutdruckes nicht gewachsen wäre, und steuert die Durchblutung der Blutkapillare. Besonders das präkapilläre Sphinktersystem der Arteriolen entwickelt den sogenannten peripheren Widerstand, der verhindert, dass das Blut mit „Gewalt" in die Blutkapillare einfließt und den Druck auf ca. 35–40 mmHg reduziert. Die präkapillare Arteriole mit ihrem Sphinkter ist also zum einen verantwortlich für die Aufrechterhaltung des Gesamtkreislaufs, zum anderen steuert sie die Durchblutung der Blutkapillare. Die Permeabilität der Blutkapillaren ermöglicht den Stoffaustausch mit dem Interstitium.

Blutkapillardrücke im Kapillarschenkel
Nach Passage des präkapillaren Sphinktersystems tritt das Blut in den Blutkapillarbereich ein. Beim Eintritt in den arteriellen Schenkel liegt der Druck bei etwa 35 mmHg. Dieser Druck wird als Blutkapillardruck (BKD) bezeichnet. Mit der Passage des Kapillarsystems bis hin zum venösen Schenkel sinkt der BKD auf einen Druck von ca. 15 mmHg ab. Auf seinem Weg vom venösen Kapillarausgang bis zum rechten Herzen sinkt der Blutdruck weiter auf einen präkardialen Wert (vor dem rechten Vorhof) von ca. 0 mmHg ab.

Osmose
Unter Osmose verstehen wir das Anziehen von Wasser durch eine semipermeable (halbdurchlässige) Membran mittels einer Teilchenlösung höherer Konzentration, wie z. B. mit Zucker, Eiweiß oder Salz. Aus diesem Grunde entwickelt sich ein Druckgradient, indem die wasseranziehende Teilchenlösung Flüssigkeit durch die semipermeable Membran ansaugt. Besteht die Teilchenlösung aus Eiweiß sprechen wir von Kolloidosmose. Der aufgebaute negative Druck/Sog wird kolloidosmotischer Druck (KOD) oder kolloidosmotischer Sog genannt. Bei einer Konzentration der gesamten Plasmaproteine von 7 g pro 100 ml Blut (7g/dl Plasmaproteinkonzentration) entwickelt sich ein Sog/Druck von ca. –25 mmHg.

> **Merke:** Onkotischer oder kolloidosmotischer Sog/Druck ist die Kraft der Eiweißkörper, Wasser an sich zu binden.

Filtration/Reabsorption

Da sich auch im Interstitium Eiweißkörper befinden (Tab. A-3.2), entwickelt sich auch hier ein kolloidosmotischer Druck. Im arteriellen Kapillarschenkel liegt der Blutkapillardruck mit ca. 35 mmHg deutlich über dem ihm entgegen wirkenden negativen Druck der Eiweißkörper (Plasmaproteine) von ca. 25 mmHg. Solange der Blutkapillardruck größer als der kolloidosmotische Druck ist, wird von den Eiweißkörpern das gebundene Wasser durch die permeable Kapillarmembran in das Interstitium abgepresst. Diesen Vorgang nennen wir Filtration. Etwa in der Mitte des Kapillarsystems besteht durch stetiges Absinken des Blutkapillardruckes ein Druckausgleich. Im venösen Kapillarschenkel sinkt der Blutkapillardruck zwar unter den intravaskulären kolloidosmotischen Druck; der relativ hohe interstitielle KOD von 10–15 mmHg verhindert jedoch eine Reabsorption in die venöse Kapillare oder Venole.

Merke:

Blutkapillardruck:	Blutdruck in den Kapillaren, im Laufe der Kapillarpassage abfallend von ca. 35 mmHg auf ca. 15 mmHg.
hydrostatischer Druck (Gewebedruck):	Unterschiedlicher Druck im Interstitium, je nach Gewebeart zwischen +1 mmHg und –3 mmHg schwankend.
Osmose:	Anziehen von Wasser durch eine semipermeable Membran mittels einer Teilchenlösung höherer Konzentration
kolloidosmotischer Druck:	Anziehen von Wasser durch eine semipermeable Membran mittels einer Teilchenlösung aus Eiweißmolekülen. Der kolloidosmotische Druck im Blutgefäß und der kolloidosmotische Druck im Interstitium sind abhängig vom Eiweißgehalt.
Filtration:	Abpressen von Flüssigkeit aus den Blutkapillaren durch die Kapillarmembran (BKD > KOD)
Reabsorption:	Anziehen von Flüssigkeit aus dem Interstitium durch die Kapillarmembran in das Gefäßinnere durch den kolloidosmotischen Druck der intravasalen Eiweißkörper (BKD < KOD)

3.5 Starling'sches Gleichgewicht

Die von *Starling* 1886 beschriebene Hypothese eines unter physiologischen Bedingungen bestehenden Gleichgewichts zwischen durchschnittlichem Kapillardruck und durchschnittlichem onkotischen Sog der Plasmaproteine wird als Starling'sches Gleichgewicht (Abb. A-3.1) bezeichnet. Sie hat nach wie vor ihre Gültigkeit. Dabei wirken folgende Kräfte im Bereich der Blutkapillare:

- zwei hydrostatische Drücke, nämlich der durch die Herzkraft entwickelte Blutkapillardruck sowie der durch die Gewebespannung entwickelte positive interstitielle Druck und

- zwei kolloidosmotische Drücke, nämlich der durch die Bluteiweißkörper entwickelte kolloidosmotische Druck im Gefäßsystem sowie der im Interstitium entwickelte kolloidosmotische Druck der hier befindlichen Eiweißkörper.

> **Merke:** An der Kapillarmembran sind bei den Austauschvorgängen somit zwei (!) kolloidosmotische Drucke zu berücksichtigen:
> 1. Der intravaskuläre KOD in der Blutkapillare
> 2. Der interstitielle KOD außerhalb der Blutkapillare im Interstitium

Diese vier Drücke sind verantwortlich für den effektiven Filtrations- bzw. Reabsorptionsdruck, der die Flüssigkeitsbewegung über die Kapillarmembran bestimmt. Neuere Untersuchungen haben ergeben, dass den interstitiellen Drücken (Druck (P) hydrostatisch und KOD) wesentlich mehr Aufmerksamkeit geschenkt werden muss. In der Regel ist der interstitielle KOD so hoch, dass keine Resorption in die Blutkapillare erfolgen kann. Zudem ist die gesamte kapilläre Filtrationsmenge deutlich niedriger als früher angenommen. Dies erklärt, dass das Lymphgefäßsystem in der Lage ist, das gesamte Filtrationsvolumen zu bewältigen und einen ödemfreien Zustand aufrechtzuerhalten.

> **Merke:** BKD, KOD in der Blutkapillare, KOD im Interstitium und der hydrostatische Druck im Interstitium beeinflussen den Stoffaustausch im Bereich der Blutkapillare. In der Regel findet keine Reabsorption in die Blutkapillare statt. Dies gilt nicht für: Lunge, Lymphknoten, Darm, Milz (s. auch *Schad, 2009,* und *Brenner, 2018*)

3.5.1 Störungen des Starling'schen Gleichgewichts

In Kenntnis der vier für die Austauschvorgänge zuständigen Drücke sind mehrere pathologische Einflussmöglichkeiten auf das Starling'sche Gleichgewicht denkbar, welche zu einer erhöhten mikrovaskulären Filtration führen können: Eine Erhöhung des Blutkapillardrucks durch vermehrte Öffnung des präkapillaren Sphinkters (aktive Hyperämie) führt zu einer verstärkten Filtration. Dieser vermehrte Flüssigkeitsaustritt führt zu einer erhöhten lymphpflichtigen Last (LL) und muss durch eine vermehrte Lymphgefäßtätigkeit (Lymphangiomotorik) abgefangen werden. Auch das Gegenteil ist denkbar, nämlich dass durch ein venöses Abflusshindernis ein venöser Rückstau entsteht und damit mehr Blut in den Kapillarbereich zurückgestaut und der Blutkapillardruck dadurch erhöht wird. Diesen Vorgang bezeichnen wir als passive Hyperämie. Als Ursache hierfür kann eine Rechtsherzinsuffizienz, eine Venenthrombose oder schon alleine längeres Stehen (Orthostase) verantwortlich sein. Der erhöhte Kapillardruck führt zu einer Erhöhung des Filtrationsdruckes mit vermehrtem Flüssigkeitsaustritt in das Gewebe (erhöhte lymphpflichtige Last), welcher durch die lymphatischen Kompensationsmechanismen abgearbeitet werden muss. Auch Änderungen des Serum-Eiweißgehaltes im Sinne eines Eiweißmangels (Hypoproteinämie) beispielsweise aufgrund von Mangelernährung, Leber-, Nieren- oder Darmerkrankungen, führen zu großer Filtration und damit zu verstärktem Flüssigkeitsaustritt in das Gewebe.

Starling'sches Gleichgewicht im Kapillarbereich

effektiver Filtrationsdruck: arterieller Kapillardruck	P hydrostatisch intravaskulär		KOD vaskulär		P hydrostatisch interstitiell		KOD interstitiell
	35	−	25	+	3	+	10

= + 23 mmHg Filtrationsdruck

effektiver Filtrationsdruck: venöser Kapillardruck	P hydrostatisch intravaskulär		KOD vaskulär		P hydrostatisch interstitiell		KOD interstitiell
	15	−	25	+	3	+	10

= + 3 mmHg Filtrationsdruck

Abb. A-3.1: Das Starling'sche Gleichgewicht und die an der Blutkapillare wirkenden Drücke.

Merke:
- Die aktive Hyperämie, die passive Hyperämie und die Hypoproteinämie führen durch die verstärkte Filtration zu einem Anstieg der interstitiellen Flüssigkeit und damit der lymphpflichtigen Last. Achtung: Ödembereitschaft!!!
- Eine passive Erwärmung (Sauna, Thermalbad, Sonnenbad) macht eine aktive Hyperämie der Haut!

3.6 Das Lymphgefäßsystem

Das Lymphgefäßsystem ist das Transportsystem, welches im Wesentlichen für den Rücktransport der interstitiellen Eiweiße in die Blutbahn verantwortlich ist.

3.6.1 Lymphbildung

Der Eintritt von interstitieller Flüssigkeit in die initialen Lymphgefäße wird als Lymphbildung bezeichnet. Die in der interstitiellen Grundsubstanz (Matrix) zu findenden prälymphatischen Kanäle (Gewebekanäle) leiten die interstitielle eiweißhaltige Flüssigkeit in Richtung der zapfenförmig in das Interstitium ragenden initialen Lymphgefäße. Der Eintritt der interstitiellen Flüssigkeit in das Lymphgefäß geschieht zum einen über einen transendothelialen (durch die Endothelzelle hindurch), zum größten Teil aber über den interendothelialen (zwischen den Endothelzellen) Einstrom. So finden sich im Bereich der initialen Lymphgefäße weit geöffnete interendotheliale Zellfugen, dort wo sich die Endothelzellen lappenartig (schwingende Zipfel) überlagern. Je nach Flüssigkeitsmenge im Interstitium wird durch Straffung der Ankerfasern die Interendothelialzellfuge weit geöffnet und gestattet somit den Eintritt auch großmolekularer Eiweißkörper, von Zellen und Zelltrümmern. Die Lymphgefäßaktivität (Lymphangiomotorik) der nachgeschalteten größeren Lymphgefäße führt zu einem Unterdruck in den initialen Lymphgefäßen. Ein Zusammenfallen der initialen Lymphgefäße wird durch die Ankerfasern verhindert. Ähnlich einem Staubsauger saugt somit das initiale Lymphgefäß das Interstitium frei von überflüssiger interstitieller Flüssigkeit. Die „alten Griechen" bezeichneten die Lymphgefäße als „Saugadern".

3.6.2 Lymphangiomotorik (intrinsische Faktoren)

Unter Lymphangiomotorik verstehen wir die spontane Lymphgefäßtätigkeit (Angiokontraktion), welche für den Lymphtransport sorgt. Die Lymphangione kontrahieren sich regelmäßig wie aneinander gereihte kleine Herzchen, dem Impuls ihres ortsständigen Schrittmachers folgend. Die Grundfrequenz der Kontraktionen der Lymphangione beträgt etwa 5–10/min. Sie wird wahrscheinlich entscheidend ausgelöst durch regelmäßige Depolarisation der interstitiellen Cajal-ähnlichen Zellen (interstitial Cajal-like cells, ICLC) und garantiert den Grundarbeitsrhythmus des Lymphgefäßsystems (Abb. A-3.2). Zusätzlich sind in der Wand des Kollektorsystems in geringer Zahl adrenerge, cholinerge und peptiderge Nerven beschrieben, welche die Einflüsse des vegetativen Nervensystems und der Gewebshormone erklären. Die Stimulation des Sympathikus übt einen chronotropen (frequenzsteigernden), aber keinen positiv inotropen (gesteigertes Auswurfvolumen) aus. Das würde die Neigung zum Lymphangiospasmus unter massivem Sympathikuseinfluß erklären. Die zentripetale Abflussrichtung der Lymphe ist durch die Klappenanordnung in den Lymphkollektoren vorgegeben (Abb. A-2.2).

Die Menge der Lymphe, die pro Zeiteinheit transportiert wird, das Lymphzeitvolumen, ist im Wesentlichen von zwei Faktoren abhängig:

1. der Häufigkeit der Lymphangionkontraktion (Frequenz) und
2. dem Füllungszustand des Lymphangions (Amplitude).

Wie auch das Herz mit steigender Frequenz bei körperlicher Belastung mehr Blut auswirft, so ist auch das Lymphgefäßsystem bei notwendigem größeren Lymphtransport in der Lage, mit häufigeren Kontraktionen das Lymphzeitvolumen zu steigern. Die zweite Möglichkeit der Steigerung des Lymphzeitvolumens besteht in einer besseren Füllung des Lymphangions, welche sowohl zu einem größeren Auswurf an Lymphvolumen wie auch zu einer größeren und damit effizienteren Kontraktionskraft der Muskulatur des

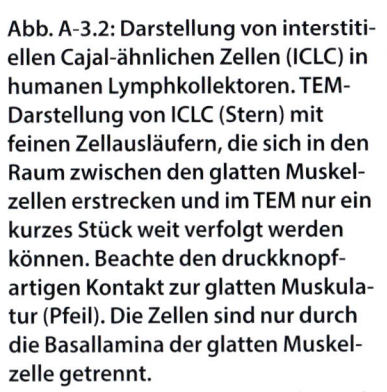

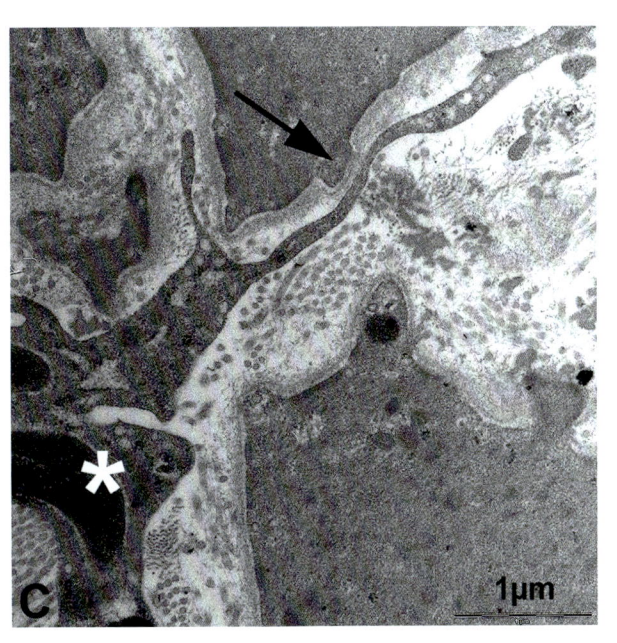

A Lymphologie

Abb. A-3.2: Darstellung von interstitiellen Cajal-ähnlichen Zellen (ICLC) in humanen Lymphkollektoren. TEM-Darstellung von ICLC (Stern) mit feinen Zellausläufern, die sich in den Raum zwischen den glatten Muskelzellen erstrecken und im TEM nur ein kurzes Stück weit verfolgt werden können. Beachte den druckknopfartigen Kontakt zur glatten Muskulatur (Pfeil). Die Zellen sind nur durch die Basallamina der glatten Muskelzelle getrennt.
(Quelle: Sperling A et al. LymphForsch 2017;21(1):13-20)

Lymphangions führt. Diesen Mechanismus bezeichnet man als Frank-Starling-Mechanismus.

3.6.3 Frank-Starling-Mechanismus

Von dem Deutschen *Frank* und dem Engländer *Starling* wurde am Herz-Lungen-Präparat der Zusammenhang zwischen der Herzfüllung und seiner Auswurfleistung untersucht. Dabei beobachteten sie, dass der entscheidende Parameter die Vordehnung der Muskelfasern des Herzens ist. Das heißt, je größer die enddiastolische Herzfüllung ist, desto größer ist die Herzmuskelvordehnung und desto größer ist das Schlagvolumen,

Die Lymphangiomotorik setzt sich zusammen aus verschiedenen Prinzipien:
1. Schrittmacher in Lymphangionwand (autonome Routinetätigkeit des Lymphgefäßsystems, Cajal-ähnliche Zellen)
2. Frank-Starling-Mechanismus (Wanddehnung, Anpassung an Mehrbelastung)
3. Sympathicus/Parasympathicus (vegetative Einflüsse unter Stressbedingungen)
4. Gewebsmediatoren (hormonelle Einflüsse)
5. Hilfsmechanismen

Tab. A-3.3: Verschiedene Faktoren, die die Lymphangiomotorik beeinflussen.

das ausgeworfen wird. Dieses physiologische Grundgesetz lässt sich auf das Lymphangion übertragen. Durch eine erhöhte enddiastolische Füllung des Lymphangions (Vorlasterhöhung) wird am isolierten Lymphgefäß ein größeres Schlagvolumen ausgeworfen (Tab. 3.3).

Hilfsmechanismen

Als Hilfsmechanismen des Lymphtransportes (Tab. A-3.4) können die Muskelpumpe, die Gelenkpumpe und die Sprunggelenkpumpe im Bereich der unteren Extremität bezeichnet werden. Die Atmung bewirkt durch die Druckänderungen im Abdominal- und Thoraxbereich bei der Ein- und Ausatmung eine Sogwirkung auf den Ductus thoracicus. Der durch die Herzpumpe erzeugte negative Druck im zentralen Venenbereich wiederum bewirkt das Ansaugen von Lymphe aus dem Ductus thoracicus in die Vene. Die Pulsation der Arterien wirkt sich auf die mit in der Gefäßscheide liegenden Lymphgefäße angiomotoriksteigernd aus.

3.7 Aufgaben des Lymphgefäßsystems

Die Aufgabe des Lymphgefäßsystems besteht im Rücktransport der so genannten lymphpflichtigen Lasten (LL) in das venöse System.

3.7.1 Die lymphpflichtige Last

Unter der lymphpflichtigen Last (Tab. A-3.5) verstehen wir die verschiedenen Eiweißmoleküle, die im Interstitium anzutreffen sind, welche nahezu ausschließlich über die Lymphgefäße entsorgt werden müssen. Hinzu gesellt sich die interstitielle Flüssigkeit

- Muskelpumpe
- Gelenkpumpe
- Pulsation der benachbarten Arterien
- Atmung
- Herzpumpe (Sog vor dem rechten Herzen)

Tab. A-3.4: Hilfsmechanismen des Lymphtransportes (extrinsische Faktoren).

- Eiweiß
- Wasser
- Zellen
- Fett

Tab. A-3.5: Lymphpflichtige Lasten.

(Wasser), ohne welche die sonstigen lymphpflichtigen Substanzen gar nicht transportiert werden könnten. Aus diesem Grunde ist es unsinnig, ein Lymphödem mit diuretischen Substanzen (Diuretika) zu behandeln, weil der Wasserentzug zu einer Erhöhung der Eiweißkonzentration im Interstitium führt, was unbedingt zu vermeiden ist (s. Kap. A 7.2). Die Darmlymphgefäße nehmen eiweißummantelte Fettmoleküle (Chylomikrone) auf und sind so neben dem Transport der Nahrungseiweiße auch für den Transport der langkettigen Nahrungsfette verantwortlich. Mit den zusätzlichen Fettmolekülen wird die ansonsten wasserklare Lymphe milchig trüb (Chylus). Immer finden sich in der Lymphe auch Zellen wie Lymphozyten, Makrophagen oder bei hydrostatischen Belastungen bzw. Gewebeverletzungen auch Erythrozyten.

Jede Steigerung der kapillären Filtration (Phlebohypertonie, Herzinsuffizienz, Entzündung, Trauma) führt zu einer vermehrten Flüssigkeitsbelastung des Interstitiums. Sofort reagiert das Lymphgefäßsystem mit einer Erhöhung des Lymphzeitvolumens (Frequenz und Amplitude steigen an), um dem drohenden oder bereits bestehenden Ödem mit Ausschöpfung seiner funktionellen Reserve zu begegnen. Auch bei akutem Volumenmangel im Blutgefäßsystem (Schock) stellt das Lymphgefäßsystem mit unmittelbarer Erhöhung der Transportleistung dem großen Kreislauf eiweißreiche Flüssigkeit zur Bewältigung des Schockgeschehens zur Verfügung.

Der ausschließliche Abtransport der interstitiellen Eiweißmoleküle über das Lymphgefäßsystem ist verantwortlich für die ganz speziellen klinischen Aspekte einer Lymphabflussstörung (s. Kap. A 5.2).

- Rücktransport der lymphpflichtigen Last
- Transport der Nahrungseiweiße und Fette
- Sicherheitsreserve: Transportleistung wird zur Verfügung gestellt bei drohendem Ödem (bei Herzinsuffizienz, chronischer venöser Insuffizienz und anderen ödemauslösenden Krankheitsbildern)
- immunologische Funktion: a) Lymphozytenzirkulation, b) Ermöglichung einer Antigen-Antikörperreaktion durch Transport der Antigene (in das Interstitium eingedrungene Eiweißkörper) aus der Peripherie zum regionären Lymphknoten
- Bereitstellung von Volumen bei Volumenmangelsituationen (Schock)

Tab. A-3.6: Funktionen des Lymphgefäßsystems.

3.7.2 Herkunft der interstitiellen Eiweißkörper

Es gibt verschiedene Möglichkeiten, wie Eiweißkörper in das Interstitium gelangen können:

Plasmaproteine beispielsweise verlassen kontinuierlich die Blutbahn, um ihre Vehikelfunktion (Transportfunktion, Carrierfunktion) wahrzunehmen. Ferner werden beim ständigen Auf- und Abbau der Gewebe (Gewebemauserung) Eiweißkörper freigesetzt, die aus dem Interstitium entsorgt werden müssen. Auch eiweißproduzierende Organe wie Leber, hormonproduzierende Drüsen, Bauchspeicheldrüse usw. produzieren Eiweiße. Neben den endogen anfallenden (von innen stammenden) Eiweißkörpern gelangen üblicherweise auch von außen in den Organismus aufgenommene (exogene) Eiweißkörper in das Interstitium. Hierzu gehören in erster Linie Aminosäuren und Polypeptide aus der Nahrungsresorption der Darmwand, aber auch über Haut oder Bronchien aufgenommene kleinste Eiweißmoleküle wie Pollen in der Einatmungsluft, Salbenbestandteile oder durch Injektionen oder Stiche aufgenommene Eiweißkörper. Verletzungen, Entzündungen, hormonelle Einflüsse, die die Permeabilität der Blutkapillaren gegenüber Plasmaproteinen erhöhen, führen zu einer starken Eiweißanreicherung im Interstitium.

> **Merke:** Die gesamte Menge an Plasmaeiweiß von rund 350 g wird täglich im Kapillarbereich ausgeschleust und über das Lymphgefäßsystem dem Blutkreislauf wieder zugeführt *(Schad, 2009)*.

Eine besondere Form des Eiweißanstiegs im Interstitium findet sich bei der mechanischen Insuffizienz des Lymphgefäßsystems (Lymphödem), bei der das Lymphgefäß nicht mehr in der Lage ist, die physiologisch anfallende Eiweißlast abzutransportieren.

Die lymphpflichtige Zelllast kann auch bei Infekten, bei einem Anstieg der Makrophagen oder posttraumatisch gesteigert sein (s. Kap. A 5.5.2). Auch eine lymphogene Tumorzellaussaat bedeutet einen Anstieg der Zelllast.

3.7.3 Lymphzeitvolumen (LZV), Transportkapazität (TK) und funktionelle Reserve (FR)

Das jeweils aktuell pro Zeiteinheit transportierte Volumen an Lymphe stellt das Lymphzeitvolumen (LZV) dar. Die Lymphangiomotorik passt sich der jeweilig gerade anfallenden lymphpflichtigen Last an. So werden bei gesteigerter Filtration, z. B. bei einer aktiven Hyperämie, die Lymphgefäße mit der Erhöhung der Lymphangiomotorik das anfallende Volumen rasch weg arbeiten. Das Volumen an Lymphe, welches das Lymphgefäßsystem bei maximaler Arbeit und seinem gegebenen Fassungsvermögen pro Zeiteinheit transportieren kann, nennen wir Transportkapazität (TK). Üblicherweise übertrifft diese Transportkapazität bei weitem die unter physiologischen Bedingungen anfallende lymphpflichtige Last. Es besteht somit eine große Sicherheitsreserve zur

Bewältigung der Flüssigkeitsbelastungen im Interstitium. Diese Reserve bezeichnen wir als funktionelle Reserve (FR). Sie reicht normalerweise aus, um auch einen massiven Anstieg von lymphpflichtiger Last zu bewältigen, ohne dass es zu einem Ödem kommt.

So muss eine operative oder strahlentherapeutisch bedingte Einschränkung der Transportkapazität, z. B. nach Behandlung eines Mammakarzinoms, nicht automatisch zu einem sekundären Armlymphödem führen. Erst wenn die Transportkapazität kleiner als die normale lymphpflichtige Last ist und damit die funktionelle Reserve völlig „aufgebraucht" ist, entsteht ein Lymphödem (s. Kap. A 4.1 und Kap. A 5.4.2).

> **Merke:** Definition lymphologischer Begriffe:
>
> - **Transportkapazität (TK):**
>   Volumen an Lymphe, welches das Lymphgefäßsystem bei maximaler Arbeit mit seinem gegebenen Fassungsvermögen pro Zeiteinheit transportieren kann.
>
> - **Lymphpflichtige Last (LL):**
>   Alle Substanzen, die über die Lymphgefäße abtransportiert werden müssen (Wasser, Zellen, Eiweiß, Fett).
>
> - **Lymphzeitvolumen (LZV):**
>   Transportiertes Volumen (Menge) an Lymphe, welches pro Zeiteinheit vom Lymphgefäßsystem tatsächlich transportiert wird.
>
> - **Funktionelle Reserve (FR):**
>   Differenz zwischen Transportkapazität und Lymphzeitvolumen oder auch lymphpflichtiger Last.

3.7.4 Aufgaben des Lymphgefäßsystems

Zusammenfassend kennen wir nun die wichtigsten Aufgaben des Lymphgefäßsystems. Sie bestehen im Rücktransport der interstitiell anfallenden Eiweißkörper endogener wie exogener Herkunft. Das Lymphgefäßsystem reagiert auf eine Erhöhung der lymphpflichtigen Lasten mit einer Erhöhung der Frequenz und Amplitude der Lymphangione, das Lymphzeitvolumen steigt an. In seiner speziellen immunologischen Aufgabe transportiert das Lymphgefäßsystem toxische (Radikale) wie auch infektiöse Substanzen (z.B. Viren, Bakterien, Filarien) aus dem Interstitium ab, die dann in den Lymphknoten herausgefiltert und entsorgt werden. Eng verknüpft hiermit ist die Vermittlung von Immunität durch den Eiweißtransport aus dem Interstitium in die regionären Lymphknoten, wo dann eine Antigenpräsentation stattfindet. Mit dieser Funktion gewinnt der Körper Immunität gegenüber zahlreichen Krankheitserregern.

A Lymphologie

> **Merke:** Die wichtigsten Aufgaben des Lymphgefäßsystems sind:
> - Rücktransport der interstitiell anfallenden Eiweißkörper endogener wie exogener Herkunft.
> - Kompensation interstitieller Flüssigkeitsbelastungen.
> - Entsorgung toxischer und infektiöser Substanzen mit Speicherung bzw. Entgiftung in den regionären Lymphknoten.
> - Vermittlung von Immunität durch Eiweißtransport aus dem Interstitium in den regionären Lymphknoten zur Antigenpräsentation.

3.7.5 Schlussbetrachtungen Lymphgefäßsystem

Der ausschließliche über die Lymphbahn stattfindende Transport von Eiweißkörpern aus dem Interstitium ist für den Organismus von lebenswichtiger Bedeutung. Durch die Möglichkeit des Abtransportes gefährlicher exogener, also von außen in das Interstitium eingetretener Eiweißkörper wie Bakterien, Viren oder sonstiger toxischer oder infektiöser Partikel, ist der Organismus in der Lage, über diesen speziellen, immunologisch stark überwachten Entsorgungsweg (Lymphgefäßsystem, Lymphknoten) schnell und gezielt Abwehrmechanismen wie Antikörperbildung einzuleiten. Infekte werden entweder im Keim erstickt oder im zweiten Schritt, im Sinne einer Immunität, kompetent bekämpft. Auch bei der Verhinderung einer Tumorzellaussaat spielt das Lymphgefäßsystem eine wichtige Rolle, indem die regionären Lymphknotenstationen eine erste Barriere vor dem Weitertransport in den Organismus darstellen. Störungen der physiologischen Lymphdrainage der Gewebe mit der Folge eines Lymphödemes führen damit automatisch zu einer lokalen Immunschwäche (s. Kap. A 5.5.2). Über die Albuminbindung organisiert der Organismus auch die Befreiung des Interstitiums von Lipoperoxiden (Radikale).

> **Merke:** Das gesunde Lymphgefäßsystem reagiert auf eine erhöhte lymphpflichtige Last spontan. Die Kontraktionsfrequenz steigt an und die Füllung (Amplitude) der Lymphangione wird größer. Das Lymphzeitvolumen steigt an.

4 Pathophysiologie

4.1 Insuffizienzformen des Lymphgefäßsystems

Insuffizienz des Lymphgefäßsystems bedeutet, dass das System nicht mehr in der Lage ist, die ihm gestellte Aufgabe zu bewältigen. Der Abtransport der lymphpflichtigen Lasten aus dem Interstitium ist nicht mehr gewährleistet, die Folge ist ein Ödem. Einer der wichtigsten Lehrsätze der Lymphologie lautet: Jedes Ödem beruht auf irgendeiner Form der Insuffizienz des Lymphgefäßsystems. Aber Achtung! Nicht jedes Ödem ist ein Lymphödem!

Wir unterscheiden drei Insuffizienzformen:

4.1.1 Dynamische Insuffizienz

Eine pathologisch erhöhte lymphpflichtige Last übersteigt in ihrem Volumen die normale Transportkapazität. Das Lymphgefäßsystem ist anatomisch und physiologisch gesund, d. h. Struktur und Funktion sind völlig intakt. Es arbeitet auf Hochtouren, kann aber die zu große lymphpflichtige Last nicht bewältigen, es ist überfordert.

Bei dieser Insuffizienzform finden wir ein weiches, dellenhinterlassendes Ödem. Es kann unterschiedlichster Genese sein und z. B. auftreten bei Herzerkrankung (kardial), bei Nierenerkrankung (nephrogen), bei Hypoproteinämie (Eiweißmangel im Blut), bei Venenerkrankung oder bei Orthostase (im Stehen, ohne sich zu bewegen).

Das entstandene Ödem ist in der Regel eiweißarm, in seltenen Fällen eiweißreich und kann lokal oder generalisiert auftreten.

Die dynamische Insuffizienz ist die am häufigsten auftretende Form einer Lymphgefäßinsuffizienz, sie wird auch als Hochvolumeninsuffizienz bezeichnet. Zum besseren Verständnis könnte man auch von einer Überforderung des Lymphgefäßsystems sprechen. Sie stellt die bei weitem häufigste Ödemursache dar.

> **Merke:** Dynamische Insuffizienz = gesundes Lymphgefäßsystem, aber die lymphpflichtige Last ist größer als die normale Transportkapazität, häufigste Ödemursache.

4.1.2 Mechanische Insuffizienz

Bei dieser Form der Insuffizienz besteht die funktionelle Reserve des Lymphgefäßsystems nicht mehr, die normale lymphpflichtige Last kann nicht mehr abtransportiert werden. Wir sprechen deswegen auch von einer Niedrigvolumen- oder mechanischen Insuffizienz.

Ist das Lymphgefäßsystem durch Operationen, Verletzungen oder Entzündungen direkt geschädigt, dann sprechen wir von einer organischen mechanischen Insuffizienz.

Wenn die Funktion der Lymphgefäße, d. h. die Kontraktion der Lymphangionmuskulatur und/oder die Klappenfunktion der Lymphgefäße, gestört ist, handelt es sich um eine funktionelle mechanische Insuffizienz. Diese Situation finden wir z. B. bei Lähmung oder Spasmus der Lymphgefäßmuskulatur, z. B. durch Medikamente, Nikotin, Entzündungsmediatoren wie Bradykinin oder Serotonin sowie bei einer hieraus resultierenden Erweiterung (Dilatation) der Lymphgefäße mit mangelhafter Klappenschlussfunktion.

Diese beiden Formen, also die organische und die funktionelle Form der mechanischen Insuffizienz des Lymphgefäßsystems, treten häufig in Kombination auf.

Mechanische Insuffizienz (Unfähigkeit des Lymphgefäßsystems, eine normale lymphpflichtige Last zu transportieren)	
organisch	**funktionell**
Lymphgefäß zerstört oder nicht genügend angelegt	Lymphgefäßfunktion gestört (Spasmus, Paralyse)
Lymphödem (primär oder sekundär)	passagere Lymphabflussstörung
Dauerschaden, chronisch	vorübergehende Störung
Gewebsveränderungen	i.d.R. keine Gewebsveränderungen

Tab. A-4.1: Verschiedene Formen der mechanischen Insuffizienz.

Merke: Mechanische Insuffizienz = krankes Lymphgefäßsystem = chronisches Lymphödem. Die Transportkapazität ist kleiner als die normale lymphpflichtige Last. Das auftretende Ödem ist immer eiweißreich, was im Laufe der Zeit zu Sekundärveränderungen aller beteiligten Gewebestrukturen führt. Wir unterscheiden eine organische mechanische Insuffizienz von einer funktionellen mechanischen Insuffizienz.

4.1.3 Kombinierte Form der Insuffizienz

Diese dritte Form der Lymphgefäßinsuffizienz ist eine Kombination der dynamischen Insuffizienz mit einer mechanischen Insuffizienz. Die lymphpflichtige Last ist größer als die herabgesetzte Transportkapazität des Lymphgefäßsystems, in der Folge kommt es zu einer totalen Versumpfung der Gewebe. Die kombinierte Form der Insuffizienz findet sich bei Erkrankungen des Venensystems, nach Traumen (posttraumatisch), nach Operationen (postoperativ) und bei Entzündungen. Das auftretende Ödem ist immer eiweißreich und wird auch als akutes Lymphödem bezeichnet. Das Resultat ist eine massive Gewebeschädigung, die zu Gewebeuntergängen in Form von Nekrosen führen kann, d. h. das Überleben der Gewebe ist nicht mehr „gesichert" und wird deswegen auch gelegentlich als „Sicherheitsventilinsuffizienz" bezeichnet (*Földi*).

> **Merke:** Kombinierte Insuffizienz = krankes Lymphgefäßsystem. Die herabgesetzte Transportkapazität ist kleiner als die stark erhöhte lymphpflichtige Last. Das auftretende Ödem ist immer eiweißreich und führt zu Bindegewebeproliferationen (Vernarbung).
> Länger andauernde kombinierte Insuffizienz: Nekrosegefahr der betroffenen Gewebe

4.1.4 Lymphangiopathie mit noch suffizienter Lymphdrainage (Latenzstadium)

Hierbei handelt es sich um eine Einschränkung der Transportkapazität, d. h. die funktionelle Reserve ist verringert, die normale lymphpflichtige Last kann jedoch noch bewältigt werden. In dieser Situation sprechen wir auch von Ödembereitschaft.

Wir finden diese Situation immer nach Operationen, durch die das Lymphgefäßsystem geschädigt wurde, z. B. nach chirurgischer Brustkrebsbehandlung mit ausgedehnter Lymphknotenentfernung aus der Achselhöhle (Axilla). Ob diese Patienten ein Lymphödem entwickeln oder nicht, hängt davon ab, ob das Lymphgefäßsystem nach dem Abklingen des postoperativen Ödems (akutes Lymphödem) noch in der Lage ist, die normale lymphpflichtige Last zu bewältigen oder nicht. Den ödemfreien Zeitraum zwischen der Operation und dem ersten Auftreten des Ödems bezeichnen wir als Intervall- oder Latenzstadium.

Das bei einer Insuffizienz des Lymphgefäßsystems auftretende Ödem basiert auf verschiedenen Grunderkrankungen. Im Folgenden wird geklärt, in welchen Fällen das Ödem eine Krankheit ist und wann es als Symptom auftritt.

Patienten, die in einem bestimmten Lebensabschnitt (z. B. Pubertät, Schwangerschaft o. ä.) ein primäres Lymphödem entwickeln, hatten wahrscheinlich auch schon vor Auftreten des Ödems eine Einschränkung der Lymphtransportkapazität.

> **Merke:** Das Latenzstadium eines Lymphödems zu erkennen erlaubt uns, die Patienten besser über die Vermeidung eines definitiven Lymphödems zu beraten.

4.2 Übersicht: Ödemzuordnung zu den Insuffizienzformen des Lymphgefäßsystems

Einteilung von Ödemen

eiweißreiche Ödeme
(beruhend auf einer verstärkten Permeabilität und/oder Verletzung von Gefäß- oder Zellmembranen, oder einer gestörten lymphatischen Drainage)

- entzündlich (akut und chronisch)
- traumatisch
- Lymphödem
- Lipödem Stadium II und III
- CVI Stadium II und III
- postischämisch
- allergisch

eiweißarme Ödeme
(beruhend auf einer verstärkten mikrovaskulären Filtration)

- Eiweißmangel (im Blut)
- kardial
- renal
- hepatogen
- Phlebödem/Lipödem Stadium I
- medikamentös
- endokrin

Merke: Eiweißreiche Ödeme beruhen entweder auf einer Permeabilitätsstörung der Kapillarwand (Entzündung, Trauma, allergische Reaktion) mit zu großem Anfall an Eiweiß oder auf einem mangelhaften Abtransport des Eiweißes (mechanische Insuffizienz des Lymphgefäßsystems) oder beide Ursachen liegen zugrunde (kombinierte Insuffizienz des Lymphgefäßsystems).

5 Klinik der Ödeme

In diesem Kapitel werden die verschiedenen Erscheinungsformen von Ödemen beschrieben.

5.1 Einführung

Eine pathologisch erhöhte Flüssigkeitsansammlung kann intrazellulär (zelluläres Ödem) oder im Zwischenzellraum auftreten (extrazelluläres oder interstitielles Ödem). Im Weiteren steht der Begriff Ödem für ein interstitielles, also extrazelluläres Ödem. Unter Ödem verstehen wir eine sicht- und tastbare Flüssigkeitsansammlung im Interstitium. Schon der Ödembefund sowie die Ödemanamnese erlauben in einem großen Teil der Fälle die Zuordnung dieses Symptoms Ödem zu einer bestimmten Erkrankung. Eine interstitielle Flüssigkeitsanreicherung, ein Ödem, ist nicht immer als Erkrankung zu sehen, sondern tritt häufig als Symptom unterschiedlichster Grunderkrankungen auf. Zahlreiche internistische Erkrankungen wie die Herzinsuffizienz, die Niereninsuffizienz, Lebererkrankungen und hormonelle Erkrankungen können mit Ödemen einhergehen.

Schon die Einseitigkeit eines Extremitätenödemes schließt die oben genannten internistischen Erkrankungen als Ödemursache aus.

Um zu klären, um welche Ödemform es sich handelt, sollten wir uns folgende Fragen stellen (Tab. A-5.1):

1. Besteht ein generalisiertes Ödem?
2. Befindet sich das Ödem an einer oder an beiden Extremitäten (Beine/Arme)?
3. Tritt die Ödematisierung nur vorübergehend auf oder besteht sie dauernd (passager/chronisch)?
4. Ist das Ödem weich, dellenhinterlassend oder derb bis fest mit nur schwer eindrückbarer Delle?

- generalisiertes Ödem
- druckschmerzhaftes Ödem
- einseitig oder beidseitig
- akut aufgetretenes oder chronisches Ödem
- gut verschiebbares, dellenhinterlassendes Ödem oder verhärtetes Ödem

Tab. A-5.1: Fragen zu verschiedenen Ödemformen.

Die Beantwortung dieser Fragen zeigt, ob ein Ödem akut oder chronisch ist, ob es durch eine internistische Erkrankung wie Herzinsuffizienz oder Nierenschwäche verursacht ist, ob eine venöse Grunderkrankung vorliegt oder ob es sich um ein chronisches

Lymphödem handelt. In Kenntnis der Pathophysiologie kennen wir folgende Ursachen (Tab. A-5.2), welche für die Entstehung von Ödemen verantwortlich sein können:

- Hypervolämie mit venöser Hypertension bei Herzinsuffizienz, Niereninsuffizienz
- gestörte venöse/lymphatische Drainage
- aktive Hyperämie nach Trauma, bei Entzündungen, hormonell bedingt
- erhöhte Permeabilität der Blutkapillaren bei Trauma, Entzündungen, allergisch, hormonell bedingt
- Hypoproteinämie
- Disposition

Tab. A-5.2: Mögliche Ursachen für die Ödementstehung.

Die häufigste Ursache beim älteren Menschen ist eine Rechtsherzinsuffizienz, welche über einen erhöhten Venendruck zum beidseitigen (symmetrischen) Unterschenkelödem (dynamische Insuffizienz des Lymphgefäßsystems) führen kann. Als zweithäufigste Ursache sind venöse Abflussstörungen anzusehen (dynamische Insuffizienz oder kombinierte Insuffizienz des Lymphgefäßsystems). Weit seltener finden sich echte chronische Lymphödeme (s. Kap. A 4.1.2 und Kap. A 5.2.3). Eine akute Schwellneigung tritt infolge von Traumen, bei infektiösen Prozessen, sterilen Entzündungen oder im Rahmen rheumatischer Erkrankungen auf.

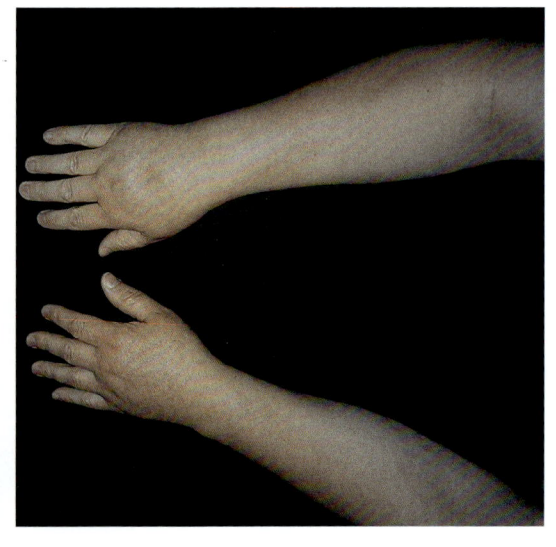

Abb. A-5.1: Dellenhinterlassendes Lymphödem bei primär chronischer Polyarthritis (PCP).

Ob ein Ödem eiweißreich ist oder nicht, lässt sich im akuten Stadium aus der klinischen Untersuchung nicht ableiten. So lassen sich beim eiweißreichen Ödem im akuten Stadium durchaus Dellen eindrücken (Abb. A-5.1). Die schwerere Dellbarkeit eines Ödems ist auf die Bindegewebevermehrung als Reaktion auf die chronische Eiweißablagerung zurückzuführen, nicht auf den Eiweißgehalt an sich. Allein das Zusammenspiel von Anamnese, Inspektion und Palpation erlaubt uns in der Regel die Diagnose Lymphödem (s. Kap. A 5.3.1).

Chronische Ödeme venöser wie auch lymphatischer Ursache führen zu trophischen Störungen der ödematisierten Gewebe, speziell der Haut. Hierfür verantwortlich ist die in ödematös durchtränkten Gewebsbezirken verlängerte Diffusionsstrecke für Sauerstoff, Kohlendioxid sowie Stoffwechselprodukten. Zusätzlich werden die Gewebe durch die schlechtere Entsorgung von Stoffwechselschlacken belastet, was als Auslöser für die chronisch entzündlichen, proliferativen Gewebereaktionen gilt.

> **Merke:** **Mögliche Ödemursachen sind also:**
> - verstärkte kapilläre Filtration (z. B. kardial, chronische venöse Insuffizienz, aktive Hyperämie)
> - Permeabilitätsstörungen (z. B. Entzündungen, hormonell bedingt)
> - gestörte physiologische Lymphdrainage (= Lymphödem)
>
> **Ödemklassifikation:**
> - Ödeme können eiweißreich oder eiweißarm sein.
> - Lymphödeme sind immer eiweißreich.
> - Nicht alle eiweißreichen Ödeme sind Lymphödeme.

5.2 Das Lymphödem

Unter einem Lymphödem verstehen wir den Krankheitszustand, bei dem durch eine ungenügende Transportkapazität aufgrund von zu wenig, fehlgebildeten oder nicht funktionierenden Lymphgefäßen die normale lymphpflichtige Last nicht abtransportiert werden kann (mechanische Insuffizienz). Dies führt in typischer Weise zur Flüssigkeits- und Eiweißbelastung im Interstitium und zu den charakteristischen klinischen Zeichen des Lymphödems. Befindet sich das Lymphödem in der Darmwand, so kommt es im Bereich der Darmlymphgefäße zusätzlich zu einem gestörten Abtransport der langkettigen Fette, die an Albumin gebunden transportiert werden (Chylomikrone).

Im Unterschied zu allen anderen Ödemformen liegt beim Lymphödem die pathophysiologische Ursache des Ödems in einer Unfähigkeit der Lymphgefäße, die anfallende lymphpflichtige Last zu bewältigen.

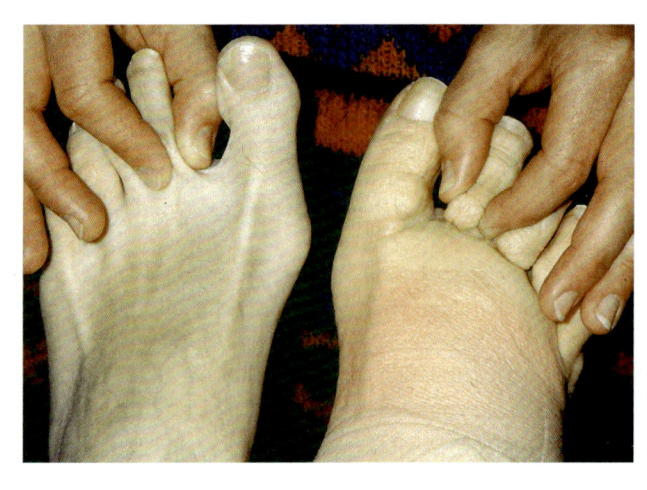

Abb. A-5.2: Das Stemmer'sche Zeichen ist ein diagnostisches Zeichen, das auf ein Lymphödem hinweist. Wenn beide Beine betroffen sind, wird die Hautfalte der Zehen mit jener der Finger verglichen.

5.2.1 Klinik des Lymphödems

Ein Lymphödem kann generalisiert oder nur bestimmte Körperregionen und Organe erfassend auftreten.

In frühen Stadien des Lymphödems lässt sich ein weiches, gut verschiebbares, dellenhinterlassendes Ödem nachweisen. Dieser Ödemnachweis allein gestattet jedoch noch nicht die Diagnose Lymphödem. Besteht das Lymphödem schon länger, wird es immer schwieriger, in das derbe, proliferierte Bindegewebe eine Delle einzudrücken. Die langanhaltende erhöhte Eiweißkonzentration im Interstitium führt im Verlauf von Monaten und Jahren zu einer Hautverdickung und Bindegewebeproliferation. Diese lässt sich im Bereich der unteren Extremitäten speziell am Rücken der zweiten Zehe bzw. des Zeigefingers durch eine im Seitenvergleich verbreiterte Hautfalte dokumentieren. Dieser Hautfaltentest wird als Stemmer'sches Zeichen bezeichnet (Abb. A-5.2). Im Extremfall finden wir sogenannte Kastenzehen, die so hart sind, dass sich keine Hautfalte mehr abheben lässt.

Das Stemmer'sche Zeichen kann als absolutes Frühzeichen des Lymphödems und, wenn positiv, als hundertprozentiger Beweis einer Lymphostase angesehen werden. Ein negatives Stemmer'sches Zeichen schließt allerdings ein Lymphödem nicht aus, z. B. bei einem proximal beginnenden sekundären Lymphödem, das die Hand bzw. den Fuß noch nicht erreicht hat (Stemmer'sches Zeichen falsch negativ).

Hautfaltenverbreiterungen wegen Bindegewebeproliferation lassen sich auch an anderen lymphödematös betroffenen Körperteilen, z. B. am Rumpf, feststellen. Diesen Hautfaltenvergleich bezeichnen wir jedoch nicht als Stemmer'sches Zeichen.

> **Merke:** Das Stemmer'sche Zeichen wird ausschließlich an den Fingern und/oder den Zehen festgestellt. Die Hautfalte ist fester und breiter als auf der kontralateralen Seite.

5.2.2 Sekundäre Hautveränderungen beim chronischen Lymphödem (Stadium II und III)

Durch die Einlagerung der Eiweißkörper im Interstitium kommt es, ähnlich einer Fremdkörperreaktion, zu einer chronischen Entzündungsreaktion des benachbarten Bindegewebes der Haut wie auch der Unterhaut. Im Falle eines unzureichenden Lymphabtransportes fallen vermehrt freie Radikale im Gewebe an mit der Entwicklung von Lipoperoxiden, welche ihrerseits zur Makrophagenanreicherung im lymphatisch gestauten Gewebe führen. Durch Ausschüttung von Zytokinen (Gewebefaktoren wie Interleukine, IGF, Angiogenesefaktoren u. ä.) wird die Zellproliferation sämtlicher beteiligter Gewebetypen ausgelöst.

Zellen der Epidermis
Basal- wie Stachelzellen weisen im Rahmen der chronischen Entzündung eine verstärkte Aktivität wie auch Proliferation auf. Diese führt in typischer Weise zur Hautverdickung (Pachydermie), zur vermehrten Verhornung (Hyperkeratose) sowie zur Entwicklung von Papillomatosen (pickelartig) (Abb. A-5.3 und A-5.4).

Melanozyten
Auch die Pigmentzellen (Melanozyten) nehmen an der verstärkten Proliferation teil. Dies führt zur verstärkten Pigmentierung (Hyperpigmentierung), die als Braunfärbung der Haut beim chronischen Lymphödem zu sehen ist.

Fibroblasten
Die verstärkte Proliferation der Bindegewebezellen (Fibroblasten) führt zur vermehrten Entwicklung von Grundsubstanz und Kollagenfasern im Sinne eines typischen Narbengewebes. Hierdurch kommt es zur Fibrose dem Kardinalsymptom des chronischen Lymphödems.

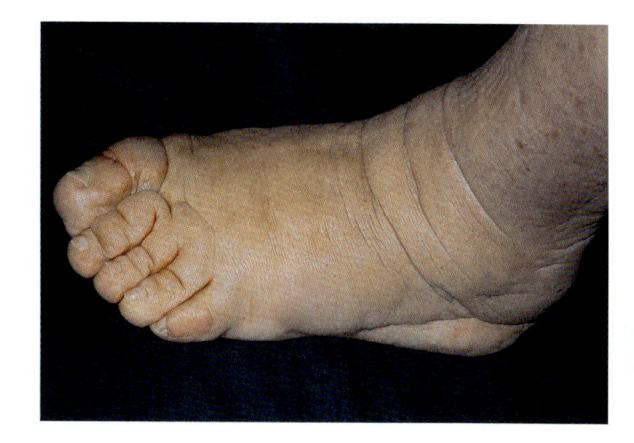

Abb. A-5.3: Lymphödematöser Fuß: Hautfaltenvertiefung im Gelenkbereich, Hyperkeratose und Papillomatose.

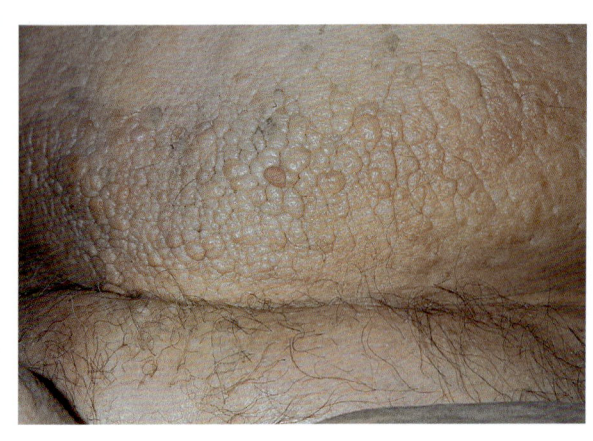

Abb. A-5.4: Papillomatose bei einem Lymphödem der Bauchhaut.

Adipoblasten
Die Fettzellen (Adipoblasten) des Unterhautgewebes nehmen ebenfalls an der Proliferation teil, was sich in einer vermehrt zonalen Verfettung äußert. Diese ist zusammen mit der Bindegewebevermehrung für die Volumenvermehrung beim chronischen Lymphödem mitverantwortlich.

Gefäßzellen
In typischer Weise finden wir beim chronischen Lymphödem eine verstärkte Kapillarisierung der Blutgefäße mit entsprechender Hyperämie. Nicht nur die Blutgefäße nehmen an der Proliferation teil, sondern auch die Lymphgefäße, was auch zur vermehrten Entwicklung von Lymphvarizen und Lymphzysten führen kann.

Die chronische Lymphostase führt also zu den für das Lymphödem charakteristischen Gewebeveränderungen im Bereich der Haut und Unterhaut. So findet sich eine deutliche Hautverdickung (Pachydermie) mit vermehrter Verhornung (Hyperkeratose) (Abb. A-5.3).

Häufig sind rasenartige, körnige Hautveränderungen (Papillomatose), speziell im Bereich der ventralen Unterschenkelgegend, gelegentlich auch an der lymphostatisch gestauten Bauchhaut (Abb. A-5.4) sicht- und tastbar. Die chronisch lymphostatisch gestaute Haut kann Lymphzysten entwickeln, aus welchen sich wasserklare Lymphe entleert. Hält dieser Lymphfluss über die Haut an, nennen wir ihn Lymphorrhoe, die Verbindung zwischen tieferen Lymphgefäßen und der Hautoberfläche Lymphfistel. Im Laufe der Monate und Jahre führt die chronische Lymphostase zu einer massiven Gewebsverhärtung im Sinne einer Gewebefibrose oder Fibrosklerose. Jetzt lässt sich praktisch kein Ödem mehr eindrücken. Häufig verfärbt sich die chronisch gestaute Haut leicht bräunlich (Fuszinose).

Zusammenfassend lassen sich also sämtliche Gewebeveränderungen (Tab. A-5.3) beim chronischen Lymphödem durch die vermehrte Proliferation der beteiligten Zellen erklären.

A Lymphologie

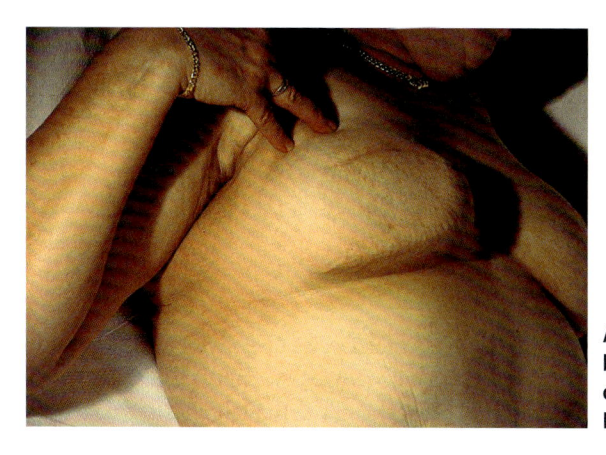

Abb. A-5.5: Brustlymphödem nach brusterhaltender Therapie. Deutlich ist die „starre" Kante der proliferierten Hautfalte zu erkennen.

- Hautverdickung (Pachydermie)
- Hyperkeratose/Papillomatose
- Lymphzysten/Lymphfisteln
- Gewebefibrose/Sklerose
- Hautfaltenvertiefung im Gelenkbereich

Tab. A-5.3: Typische Gewebeveränderungen bei chronischer Lymphostase.

Theoretisch ist bei allen genannten Zellreihen im Rahmen der verstärkten Zellteilung auch an die Entwicklung maligner Tumoren zu denken (Tab. A-5.4).

Es ist beim chronischen Lymphödem die Entwicklung folgender Tumoren bisher beobachtet worden:
- Hautkrebs (Stachelzellkarzinom),
- Liposarkom (bösartiger Tumor der Fettgewebszellen),
- Angiosarkom, das im Lymphödem auftretend auch als Stewart-Treves-Syndrom bezeichnet wird.

Es ist auch durchaus vorstellbar, dass die chronische Entzündung beim chronischen Lymphödem die Entwicklung von Basaliomen, Fibrosarkomen oder Melanomen begünstigt. Das Lymphgefäß selbst kann einen malignen Tumor (Stewart-Treves-Syndrom) entwickeln, der den Lymphabfluss blockiert. Das Stewart-Treves-Syndrom kann bei länger bestehendem Lymphödem durch chronische Überreizung der Lymphgefäßwand mit daraus resultierender Hyperregeneration entstehen (Tab. A-5.14 und A-5.15).

Merke: Die Gewebsfibrose ist das Leitsymptom des chronischen Lymphödems.

- verstärkte chronische Gewebeproliferation
- Einlagerung von Radikalen (Lipoperoxide)
- gestörte Immunabwehr der Gewebe unter chronischem Lymphstau

Tab. A-5.4: Begünstigende Faktoren für die Tumorentstehung bei chronischen Lymphödemen.

5.2.3 Stadieneinteilung des Lymphödems

Ein chronisches Lymphödem entwickelt sich normalerweise über Jahre und Jahrzehnte hinweg. Entsteht es in ganz kurzer Zeit innerhalb weniger Wochen, dann sollte differenzialdiagnostisch ein maligner Prozess als Ursache der Lymphabflussstörung ausgeschlossen werden.

Die im Folgenden genannten Stadien treffen sowohl für anlagebedingte (primäre) als auch für erworbene (sekundäre) Lymphödeme zu.

5.2.3.1 Latenzstadium

Das Latenzstadium (Stadium 0 *Földi*) zeigt bei der klinischen Untersuchung keinen pathologischen Befund. Lediglich die Funktions-Lymphszintigraphie weist mit einem geringeren Transport des radioaktiv markierten Eiweißes auf eine Einschränkung der Lymphgefäßfunktion hin. Diese Situation entspricht einer Lymphangiopathie, es besteht klinisch noch keine Insuffizienz des Lymphgefäßsystems, d. h. ein Ödem ist nicht vorhanden außer bei extremem Anstieg der lymphpflichtigen Last. Beispielsweise nach Ablatio mammae (Brustamputation) mit Axillarevision (Ausräumung axillärer Lymphknoten) besteht immer eine Lymphangiopathie (Ödembereitschaft), die noch kein sekundäres Lymphödem entwickelt hat. Es ist wichtig, dieses Latenzstadium zu kennen. Das erhöhte Risiko dieser Patientengruppen, im weiteren Verlauf ein Lymphödem zu bekommen, ermöglicht, vorbeugende Maßnahmen sowie evtl. prophylaktische Therapiemaßnahmen anzubieten.

5.2.3.2 Stadium I des Lymphödems

Im Stadium I findet sich beim Lymphödem ein weiches dellenhinterlassendes Ödem, das noch nicht zu einer wesentlichen Gewebereaktion (Proliferation) führte. Das Stemmer'sche Zeichen kann bereits positiv sein, dies ist jedoch nicht obligatorisch.

Gelegentlich ist dieses Stadium I äußerst schwer von Ödemformen anderer Ursachen zu trennen. Hier kann lediglich die Anamnese oder eine Spezialuntersuchung, wie z. B. die Funktions-Lymphszintigraphie (s. Kap. A 5.3.2), weiterhelfen. Mit der Lymphszintigraphie lässt sich eine erhebliche Minderung der Transportkapazität des Lymphgefäßsystems nachweisen. Das Stadium I wird auch als spontan reversibel bezeichnet, da in den meisten Fällen das Hochlagern der Extremität noch ausreicht, um das Ödem zurückzubilden.

Das Stadium I findet sich zum einen bei primären und sekundären Lymphödemen, also bei reinen Lymphgefäßerkrankungen, zum anderen bei zahlreichen Krankheitsprozessen, die mit Ödemen einhergehen, bei denen zusätzlich eine lymphatische Komponente mit einer akuten Schädigung des Lymphsystems vorliegt. Dieser zusätzliche Ödemfaktor liegt während der Regenerationsphase des Lymphgefäßsystems nach Operation, Trauma oder Bestrahlung oder bei chronischen rheumatischen Entzündungsprozessen vor. Auch chronische Schmerzen können zu einer funktionellen Einschränkung der Lymphangiomotorik mit entsprechender Ödembildung führen. Wir sprechen dann von einem „akuten Lymphödem".

5.2.3.3 Das „akute" Lymphödem

Das akute Lymphödem stellt eine Sonderform des Stadiums I dar. Ein Lymphödem ist nach *Földi* als passagere oder dauernde Einschränkung der Transportkapazität definiert, die unter die Menge einer normalen lymphpflichtigen Last fällt, welche in einer bestimmten Zeit transportiert wird. Die Störung der Lymphangiomotorik ist hierbei durch eine plötzliche strukturelle Schädigung (mechanische organische Insuffizienz) oder eine Funktionsstörung des Lymphgefäßsystems (mechanische funktionelle Insuffizienz) bedingt. Eine plötzliche Einschränkung der Transportkapazität mit Entwicklung eines akuten Lymphödems sehen wir zu Beginn eines primären Lymphödems, beim malignen Lymphödem (s. Kap. A 5.5.1) oder direkt im Anschluss an ein schweres Lymphgefäß- oder Lymphknotentrauma, wie z. B. eine ausgedehnte Axillarevison. Dieser zusätzliche Ödemfaktor liegt während der Regenerationsphase des Lymphgefäßsystems nach Operation, Trauma oder Bestrahlung oder bei chronischen rheumatischen Entzündungsprozessen vor. Auch chronische Schmerzen können zu einer funktionellen Einschränkung der Lymphangiomotorik mit entsprechender Ödembildung führen. Ebenso kann bei vorbestehender, nicht bekannter Lymphangiopathie eine lymphgefäßbelastende Erkrankung wie ein Erysipel zunächst zu einem akuten Lymphödem mit eventuell späterem Übergang in ein chronisches Lymphödem führen (Tab. A-5.5).

- Beginn eines primären Lymphödems
- direkt im Anschluss an eine ausgedehnte Lymphknotenentfernung (LK-Dissektion)
- direkt nach Lymphknotenbestrahlung
- malignes Lymphödem
- Frühphase des chronischen posttraumatischen Lymphödems
- nach gefäßchirurgischen Eingriffen (komplette Saphenektomie, Gefäßersatz)
- nach Erysipel bei latenter vorbestehender Lymphangiopathie

Tab. A-5.5: Auftreten eines akuten Lymphödems.

5.2.3.4 Stadium II des Lymphödems

Das Stadium II wird auch als spontan irreversibel bezeichnet, d. h. ohne spezielle Therapien bildet sich dieses Lymphödem nicht mehr zurück. Es ist charakterisiert durch eine zunehmende Gewebeproliferation sämtlicher oben genannter Zellarten sowie von Haut, Bindegewebe, Fettgewebe, Gefäßen etc. (s. Kap. A 5.2.2). Die Haut weist zunehmend Hautfaltenvertiefungen auf, der Nagelwuchs ist gestört. Wegen der sekundären Hautveränderungen sowie der gestörten immunologischen Abwehr entwickeln sich zunehmend Infekte (Erysipele, Hautpilzerkrankungen), welche rasch zur Verschlechterung der gesamten Situation führen.

5.2.3.5 Stadium III des Lymphödems

Unter dem Stadium III verstehen wir das Stadium der lymphostatischen Elephantiasis, d. h. sämtliche oben genannten Gewebereaktionen sind maximal vorhanden. So bietet sich tatsächlich das Bild eines Elefantenbeines (Elephantiasis) mit starker Pigmentierung und extrem verdickter Haut, gelegentlich einer lobulären (lappenartigen) Gewebevermehrung mit Hautfalten- und Ödementwicklung, begleitet von immer wieder auftretenden Wundroseinfekten (rezidivierenden Erysipelen).

5.3 Diagnostik des Lymphödems

Die Anamnese, Inspektion und Palpation als Basisdiagnostik sichert die Diagnosestellung des Lymphödems in 95 % der Fälle.

5.3.1 Anamnese, Inspektion, Palpation

Die Diagnostik des Lymphödems, primär wie sekundär bedingt, ist im Wesentlichen mit Erfragung der Krankheitsgeschichte (Anamnese) sowie mit Erheben des körperlichen Sicht- und Tastbefundes möglich. Nur in seltenen Ausnahmen, wie z. B. bei gutachterlichen Fragestellungen oder bei Frühstadien des Lymphödems, ist eine apparative Diagnostik notwendig. Als aussagekräftigste Untersuchungsmethode hat sich hier die standardisierte Funktions-Lymphszintigraphie (s. Kap. A 5.3.2) bewährt.

Anamnese (Befragung zur Krankheitsgeschichte)

Die Krankengeschichte (Entwicklung) des Krankheitsbildes gibt wichtige Hinweise für die Behandlung und den später zu erstellenden Therapieplan.

Wichtige Fragen an den Patienten sind der Zeitpunkt und die Lokalisation des ersten Auftretens der Ödematisierung, auslösende Momente wie Verletzungen, Infektionen oder spezielle Belastungssituationen sowie die bisherige Dauer der Erkrankung und ihre Entwicklung (Tab. A-5.6). Bei Lymphödemen nach Operationen oder Bestrahlungen sollte immer der Ablauf der Wundheilung, ob primär (direkt, ungestört) verheilt oder

A Lymphologie

- Zeitpunkt des Auftretens
- bisherige Dauer der Erkrankung, langsame oder schnelle Ödementstehung
- Vorbehandlungen
- Wundheilungsstörung (z.B. nach Axillarevision)
- durchgemachte Erysipele
- familiäre Belastung
- Schmerzen
- Durchblutungsstörungen der Beine (Claudicatio intermittens)?
  Komorbiditäten
  Hinweise auf Polyneuropathie: Sensibilitätsstörungen, Paresen
  Übergewicht
- Therapieresistenz

Tab. A-5.6: Fragen zur Anamnese.

mit Sekundärkomplikationen (z. B. Wundinfektion) behaftet, erfragt werden. Eventuell durchgemachte Komplikationen wie Wundroseinfekte (Erysipel) oder belastende diagnostische Verfahren wie die ölige Lymphographie müssen dokumentiert werden. In der Regel ist mit diesen anamnestischen Fragen ein primäres Lymphödem von einem sekundären zu unterscheiden. Problematisch kann beim sekundären Lymphödem nach Tumorbehandlungen die Klärung der Frage sein, ob eventuell ein Tumorrezidiv ein sogenanntes „malignes Lymphödem" ausgelöst hat (s. Kap. A 5.5.1). Medikamente weisen auf andere Erkrankungen hin, die das Ödem und die erforderliche Therapie beeinflussen können.

Inspektion (Sichtbefund)

Bei der Inspektion wird die Körperoberfläche, die Haltung und die Beweglichkeit des Patienten sowie das gesamte Ausmaß des vorliegenden Lymphödems und die eingetre-

- Ausmaß des vorliegenden Lymphödems, distal, proximal oder Rumpf
- Hautveränderungen, z.B. Pigmentierungen, Zysten, Fisteln, Papylomatosis, Hyperkeratosis lymphostatika
- Entzündungszeichen (Stauungsdermatitis)
- Lymphorrhoe
- hämatomartige Flecken (Angiosarkom)
  flammende, flächige Rotfärbung der Haut (Lymphangiosis carcinomatosa)
  sicht- und tastbare Knoten
  radiogene Fibrose
- Gesamtbeweglichkeit des Patienten

Tab. A-5.7: Inspektion, Befunde.

tenen sekundären Haut- oder Gewebeveränderungen erfasst. Es sollte hier nicht nur das Ödem und sein direkt angrenzendes Gebiet betrachtet werden, sondern auch die angrenzenden für die Entödematisierung wichtigen Lymphabflussgebiete. Dokumentiert werden muss das Vorhandensein von Hautfaltenvertiefungen, Lymphzysten, Papillomen oder vermehrten Pigmentationen. Eine starke Rötung, begleitet von einer Überwärmung, weist auf die typische Komplikation in Form von Wundroseinfekten hin (s. Kap. A 5.5.2) (Tab. A-5.7).

Palpation (Tastbefund)
Die Palpation bezeichnet das Betasten und das „Begreifen" von Gewebekonsistenz (Festigkeit), Muskelspannung, Hautbeschaffenheit, Temperatur etc. Es wird festgestellt, ob Hinweise des Sichtbefundes sich bestätigen und z. B. in der Tiefe des Gewebes, der Achselhöhle, epi- oder subfaszial Veränderungen vorliegen. Die Palpation hilft, die Einteilung in Stadien (z. B. Stadium I oder Stadium II) vorzunehmen. Die regionären und nächstgelegenen freien Lymphknoten sollten bezüglich Größe und Konsistenz überprüft werden. Die Dellenbildung wie auch die Schmerzhaftigkeit beim Eindrücken erlauben die Differenzialdiagnose zwischen Lipödem und Lymphödem (Tab. A-5.8). Um festzustellen, wie weit sich das Ödem auf die Extremitätenwurzel und auf die Thoraxwand erstreckt, heben wir gleichzeitig eine Hautfalte auf der betroffenen und auf der nicht betroffenen Seite mit Daumen und Zeigefinger ab. Liegt ein Rumpfwandödem vor, so ist die Hautfalte („Hautfaltenvergleich") auf der betroffenen Seite z. B. doppelt so breit wie auf der nichtbetroffenen Seite. Beim älteren Lymphödem lassen sich schwerer Dellen eindrücken, das Gewebe ist fester, es zeigt sich eine Hautverhärtung/-verdickung (Pachydermie).

Diese Auflistungen geben nur ein grobes Raster der zu erhebenden Befunde wieder. Festzuhalten bleibt, dass die Anamnese, Inspektion und Palpation des Lymphödems sowie die Stadieneinteilung mit entsprechender Sorgfalt und in der Regel großem zeitlichen Aufwand (>45 min) erhoben werden.

- Hautbeschaffenheit
- Konsistenz
- Ödemlokalisation
- Verteilung und Ausmaß der Fibroseentwicklung
- Schmerzen bei der Palpation
- Papillome
- Stemmer'sches Zeichen, Hautfaltenvergleich am Thorax
- Knoten, Lymphknotenbeschaffenheit
- Fußpulse?
- Sensibilität

Tab. A-5.8: Palpation, Befunde.

Die Diagnose des Lymphödems ist in der Regel ohne jede apparative Zusatzuntersuchung möglich.

5.3.2 Apparative Diagnostik des Lymphödems

Die Darstellung von Lymphkollektoren mittels der direkten öligen Lymphographie ist heute eine diagnostische Maßnahme, die wegen der erheblichen Nebenwirkungen weitgehend obsolet ist. Bei der stattdessen entwickelten indirekten Lymphographie wird das wasserlösliche Kontrastmittel in das Interstitium injiziert und vom Kollektor aufgenommen. Hiermit gelingt eine Darstellung der Lymphgefäße über eine Distanz von maximal 20 bis 30 cm.

Als diagnostischer Durchbruch hat sich die standardisierte funktionelle Lymphszintigraphie erwiesen: Hierbei wird in das Interstitium radioaktiv markiertes Albumin (99m-Technetium-Albumin) injiziert, welches anschließend von den Lymphgefäßen aufgenommen wird. Bei der Untersuchung der Beine bewegt sich der Patient 30 Minuten lang auf einem Laufband im Spaziertempo (4 km/h). Bei Untersuchung der Arme bewegt der Patient rhythmisch die Hände. Mittels Impulszähler (Gamma-Kamera) kann jetzt über den regionären Lymphknoten
a) die Geschwindigkeit, mit welcher die Radioaktivität erscheint,
b) die Menge der Radioaktivität, die auftritt, bestimmt werden.

Diese beiden Messergebnisse erlauben Aussagen über die Funktion und Leistungsfähigkeit des Lymphgefäßsystems. Bei mäßiger „Kontrastierung" lassen sich auch gelegentlich morphologische Aussagen, z. B. über eine Gefäßunterbrechung o. ä., machen. In standardisierter Technik nach *Brauer* (2003) durchgeführt, ist die Funktions-Lymphszintigraphie die Methode der Wahl (Dauer ca. 1,5–2,5 h), um den Lymphtransport und eventuell die Lokalisation der Lymphabflussstörung zu erfassen.

Ein neues diagnostisches Verfahren zur Erfassung von Lymphabflussstörungen und Darstellung der Lymphgefäße ist die Indocyaningrün-Fluoreszenz-Lymphographie (ICGFL). Hier wird mit einem seit langem in der kardiologischen Diagnostik verwendeten Farbstoff, welcher ausschließlich lymphgängig ist, eine Darstellung des Lymphgefäßsystems mit wesentlich geringerem apparativen Aufwand ohne belastende Radioaktivität erreicht. Da keine radioaktiven Substanzen wie bei der Lymphszintigraphie zum Einsatz kommen, kann dieses diagnostische Verfahren auch während der Durchführung einer Manuellen Lymphdrainage eingesetzt werden. Dies ermöglicht die Darstellung bis dahin unbekannter Abflusswege, die sich unter der Therapie eröffnen. Leider ist die Substanz zurzeit in Deutschland noch „off label", d. h. nicht zugelassen für die Lymphgefäßdiagnostik.

- Einsatz der funktionellen Reserve
- Entwicklung von Kollaterallymphgefäßen
- Neoangiogenese mit lympholymphatischen Anastomosen
- Öffnung lymphovenöser Verbindungen?
- Makrophagenstimulation

Tab. A-5.9: Antworten des Organismus auf eine chronische Lymphostase.

5.3.3 Antworten des Körpers auf eine chronische Lymphostase

Wird der Organismus mit einer plötzlichen Lymphabflussstörung konfrontiert, verursacht z. B. durch ein Trauma, eine Operation oder eine Infektion, entwickelt er entsprechende Kompensationsmöglichkeiten (Tab. A-5.9). Zunächst reagieren die verbliebenen Lymphgefäße mit einer vermehrten Lymphangiomotorik, das Lymphzeitvolumen steigt an, und die vermehrt anfallende Lymphe wird abtransportiert. Reicht dieser Einsatz der funktionellen Reserve nicht aus, kommt es weiterhin zur Entfaltung und Entwicklung von Kollaterallymphgefäßen, welche das Hindernis umgehen und damit die lokal eingeschränkte Transportkapazität steigern. Darüber hinaus entwickelt jede Verwundung, Entzündung oder Operation mit dem Regenerationsgewebe auch neue Lymphgefäße. Diese Neoangiogenese des Lymphgefäßsystems mit Entwicklung lympholymphatischer Anastomosen, z. B. durch eine frische Operationsnarbe hindurch, ist in Tierexperimenten nachgewiesen *(Hutzschenreuter,* 1989).

Als vierte Reaktion des Organismus auf eine chronische Lymphostase wird die Entwicklung lymphovenöser Anastomosen diskutiert. Zuletzt führt die im lymphostatisch gestauten Gewebe erhöhte Makrophagenanzahl zu einem verstärkten Abbau des interstitiellen Eiweißes.

5.4 Klassifikation des Lymphödems

Zum besseren Verständnis der verschiedenen Ursachen eines Lymphödems hat sich folgende Klassifikation bewährt:

I. primär – sekundär
II. maligne – benigne
III. reines Lymphödem – kombiniertes Lymphödem (mit anderen Krankheiten)
IV. akutes Lymphödem – chronisches Lymphödem

5.4.1 Primäres Lymphödem

Das primäre Lymphödem ist durch eine Unterentwicklung und/oder Fehlentwicklung des Lymphgefäßsystems mit Herabsetzung der Transportkapazität unter die normale LL verursacht (mechanische Insuffizienz).

Die Unterentwicklung der Lymphgefäße kann so ausgeprägt sein, dass bereits bei der Geburt ein Ödem besteht. Bei geringerer Ausprägung der Lymphgefäßschwäche wird sich das Ödem erst später im Laufe des Lebens bei entsprechenden Belastungssituationen entwickeln. 10 % der primären Lymphödeme sind familiäre Lymphödeme, 90 % treten sporadisch auf, d. h. ohne sicheren hereditären Zusammenhang. Ein primäres Lymphödem, welches sich bis zum 35. Lebensjahr zeigt, wird als Lymphoedema praecox, ein später auftretendes als Lymphoedema tardum bezeichnet. Erfahrungsgemäß sind die meisten primären Lymphödeme bis zum 20. Lebensjahr sichtbar geworden.

Pathologisch anatomische Ursachen für ein primäres Lymphödem sind die Hypoplasie (Unterentwicklung der Lymphgefäße), d. h. es sind zu wenige, zu kleinkalibrige Lymphgefäße vorhanden, sowie eine Hyperplasie (Überentwicklung), d. h. es gibt zu viele, nicht voll ausgebildete Lymphgefäße. Diese Überentwicklung geht nicht mit einer vermehrten Transportkapazität einher, weil die überentwickelten Lymphgefäße meist Fehlentwicklungen im Sinne von Erweiterungen, Kurzschlüssen und Klappendefekten aufweisen.

Eine Aplasie, d. h. das völlige Fehlen von Lymphgefäßen, ist mit dem Leben nicht vereinbar, jedoch wird eine zonale Aplasie von initialen Lymphgefäßen für möglich gehalten.

Gelegentlich ist das primäre Lymphödem auch mit anderen Entwicklungsstörungen des Körpers kombiniert (Herzfehlern, Blutgefäßmissbildungen, Skelettmissbildungen). Als problematisch stellt sich die Beurteilung der Situation bei der Entwicklung eines Lymphödems nach einem Trauma dar. Es muss die Frage gestellt werden: Ist die Verletzung, also die Schädigung des Lymphgefäßsystems, in ihrem Ausmaß ausreichend für die Entwicklung eines sekundären Lymphödems? Wenn nicht, bestand vor der Verletzung bereits eine Einschränkung der Lymphgefäßtransportkapazität durch eine anlagebedingte primäre Lymphgefäßfehlanlage, wobei vor der Verletzung die lymphpflichtige Last noch bewältigt werden konnte? Diese Unterscheidung ist wichtig, da praktisch alle Patienten, welche im Laufe der Pubertät ein Lymphödem entwickeln, ein auslösendes Trauma schildern (s. Kap. A 4.1.4).

Beispiel: Der Fall eines zwölfjährigen Mädchens, bei dem sich nach einem Bagatelltrauma, einer Distorsion des Fußes, ein Beinlymphödem entwickelte. Das entstandene Lymphödem passt nicht zur Geringfügigkeit der Verletzung. Hier ist ein schon vorher geschwächtes, aber noch suffizientes Lymphgefäßsystem (LL = TK) anzunehmen, welches durch die Verletzung aus dem Gleichgewicht (TK < LL) geraten ist. Wir bezeichnen dieses Ödem im Gegensatz zu dem vorher besprochenen sekundären Lymphödem als primäres Lymphödem, posttraumatisch apparent.

5.4.2 Sekundäres Lymphödem

Wir sprechen von einem sekundären Lymphödem, wenn die Ursache bekannt ist. Es kann auftreten:
- postinfektiös, bei einer Lymphangitis durch Pilze, Bakterien, Parasiten oder Viren,
- postoperativ (nach Operation),
- posttraumatisch (nach Verletzung),
- postradiogen (nach Bestrahlung),
- durch maligne Prozesse mit Verlegung der abführenden Lymphbahnen durch Tumorwachstum,
- artifiziell (verursacht durch Selbstschädigung),
- durch chronische Entzündungen,
- geochemisch (Einlagerung von Silikaten),
- beim Ringbandsyndrom.

In den nun folgenden Kapiteln werden die wichtigsten sekundären Lymphödeme beschrieben.

5.4.3 Das sekundäre, posttherapeutische Lymphödem

Tumoroperation und/oder Bestrahlung maligner Tumoren sind in den westlichen Industriestaaten die häufigsten Ursachen für ein sekundäres Lymphödem.

Solange kein Tumorrezidiv im Spiel ist, handelt es sich um ein benignes Lymphödem. Nach Mastektomie mit Bestrahlung muss in etwa 30–40 % der Fälle mit einem Lymphödem des betroffenen Armes und des Rumpfquadranten gerechnet werden. Bei ca. 75.000 jährlichen Neuerkrankungen an Mammakarzinomen in Deutschland muss auch bei heute meist durchgeführter Wächterlymphknotentechnik (Sentinellymphknotentechnik) in ca. 5–10 % der Fälle mit dem Auftreten eines behandlungsbedürftigen, sekundären Rumpfwand-, Arm- oder/und Brustlymphödems gerechnet werden. Dieses sekundäre Lymphödem stellt damit immer noch die häufigste Lymphödemform nach Tumorbehandlungen dar.

Monate	N	Prozent
0–6	143	29 %
7–12	165	33 %
13–24	159	31 %
später	33	7 %
gesamt	500	100 %

Tab. A-5.10: Zeitpunkt des ersten Auftretens sekundärer Armlymphödeme postoperativ.

Unmittelbar postoperativ bzw. nach Bestrahlung kommt es bei jedem Patienten zu einer Schwellneigung des betroffenen Rumpfquadranten oder der Extremität (postoperatives Ödem). Innerhalb von vier bis sechs Wochen sollte eine ausreichende Wundheilung genügend Kollateralen entwickelt haben, um ein chronisches Lymphödem zu verhindern. Von diesem Moment an besteht definitionsgemäß eine Lymphangiopathie mit noch suffizienter Lymphdrainage (Latenzstadium des Lymphödems). In jedem Falle ist die funktionelle Reserve eingeschränkt.

In der Regel treten die meisten chronischen Lymphödeme nach Tumorbehandlungen innerhalb der ersten zwei Jahre nach den Primärmaßnahmen (OP, Bestrahlung etc.) auf. Später auftretende Lymphödeme sind immer verdächtig auf eine maligne Ursache und müssen differenzialdiagnostisch abgeklärt werden.

Bei brusterhaltenden Operationstechniken kann in der behandelten Brust ein sekundäres Lymphödem auftreten, besonders nach zusätzlicher strahlentherapeutischer Behandlung.

Auch hier kommt die Komplexe Physikalische Entstauungstherapie zum Einsatz, wobei die Kompressionstherapie mit maßgefertigten Kompressionsjacken, in manchen Fällen mit gepolsterten Miedern oder in der Phase I mit spezieller Thoraxbandage, durchgeführt wird.

Das sekundäre Lymphödem ist nach Eingriffen im Bereich des kleinen Beckens mit ca. 15–20 % seltener. Hierfür ist die ausgeprägte Proliferationsfähigkeit der Gewebe des kleinen Beckens mit Kollateralgefäßentwicklung verantwortlich. Anatomisch gesehen hat die Lymphknotenentfernung aus dem kleinen Becken nicht die ausgeprägten Folgen wie die Ausräumung axillärer Lymphknoten. Dagegen hat die totale Lymphknotendissektion der Leiste praktisch immer ein Beinlymphödem und oft auch ein Genitallymphödem zur Folge. Selbstverständlich können auch nach anderen, nicht onkologisch bedingten Operationen sekundäre Lymphödeme auftreten. So können sekundäre Lymphödeme nach operativen oder diagnostischen Eingriffen im lymphologischen Problembereich Leiste beobachtet werden z. B. nach Herniotomie, Lymphknotenexstirpation und gefäßchirurgischen Eingriffen, venös wie arteriell. In unserem Krankengut finden sich zwei Patienten, bei denen eine notwendige Operation wegen einer Nachblutung nach Koronarangiographie zu einem sekundären Lymphödem geführt hat.

5.4.4 Akutes Lymphödem, posttraumatisch/postoperativ

Jede Gewebeverletzung, ob durch Unfall, Operation oder Bestrahlung, führt zu einem lokalen Ödem im Verletzungsbereich. Wir unterscheiden mechanische, thermische, chemische oder durch Bestrahlung verursachte Noxen, die zu einem Trauma führen können. Die einzig immer gleiche Antwort des Körpers auf ein Trauma ist die Entzündung mit begleitendem Ödem.

Zu unterscheiden sind die akuten von den chronischen Verletzungsfolgen. Dementsprechend unterscheiden wir ein akutes posttraumatisches Ödem von dem chronischen posttraumatischen Lymphödem.

A Lymphologie

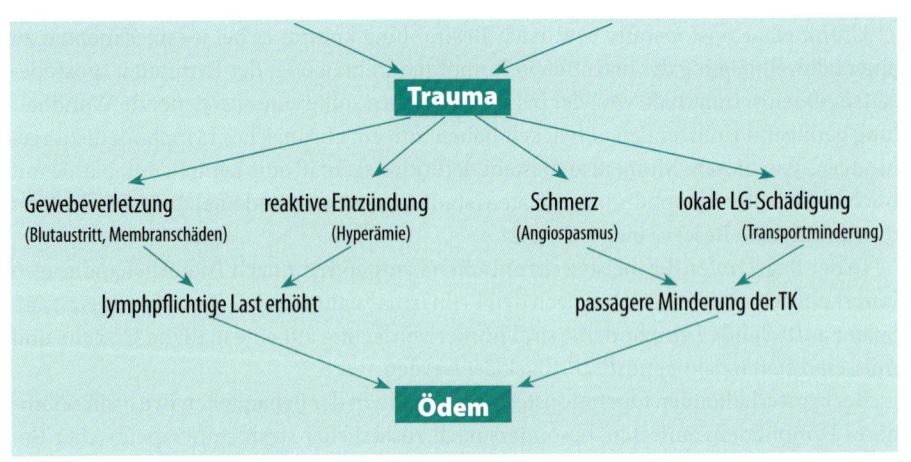

```
                    ┌─────────┐
                    │ Trauma  │
                    └─────────┘
      ↙           ↙            ↘            ↘
Gewebeverletzung    reaktive Entzündung    Schmerz      lokale LG-Schädigung
(Blutaustritt, Membranschäden)  (Hyperämie)   (Angiospasmus)   (Transportminderung)

      ↘            ↙                        ↘              ↙
   lymphpflichtige Last erhöht          passagere Minderung der TK

                       ↘         ↙
                    ┌─────────┐
                    │  Ödem   │
                    └─────────┘
```

Abb. A-5.6: Traumatische begleitende Lymphabflussstörung bei Ödemen, die im Wesentlichen anderer Genese sind.

5.4.4.1 Ödem bei akutem Trauma oder postoperativ: Traumatisches Ödem oder Lymphödem?

Kompliziert ist die Situation bei Traumen: Ob es sich um ein akutes, posttraumatisches Lymphödem oder eine begleitende passagere Lymphabflussstörung bei einem traumatischen oder postoperativen Ödem handelt, hängt vom Ausmaß der Lymphgefäßschädigung ab, die das Trauma oder die Operation verursacht hat.

Eine passagere Lymphabflussstörung sehen wir bei jedem akuten Trauma, bei Entzündungen, bei dem komplexen regionalen Schmerzsyndrom (CRPS I) oder bei Autoimmunerkrankungen (primär chronische Polyarthritis (PCP), Sklerodermie, Psoriasis). Das bedeutet aber noch nicht, dass ein Lymphödem vorliegen muss.

Bei all diesen Krankheitsbildern führt die immer begleitende, entzündliche Reaktion zu einem massiven Anstieg der lymphpflichtigen Last, zu einer Störung der Lymphbildung und durch Verletzung oder Destruktion gleichzeitig zu einer vorübergehenden (kombinierten?) organischen mechanischen Insuffizienz des Lymphgefäßsystems. Der

Die klassischen Zeichen für eine Entzündung sind:
• Ödem (Tumor)
• Schmerz (Dolor)
• Rötung (Rubor)
• Wärme (Calor)
• eingeschränkte Funktion (Functio laesa)

Tab. A-5.11: Anzeichen einer Entzündung.

A Lymphologie

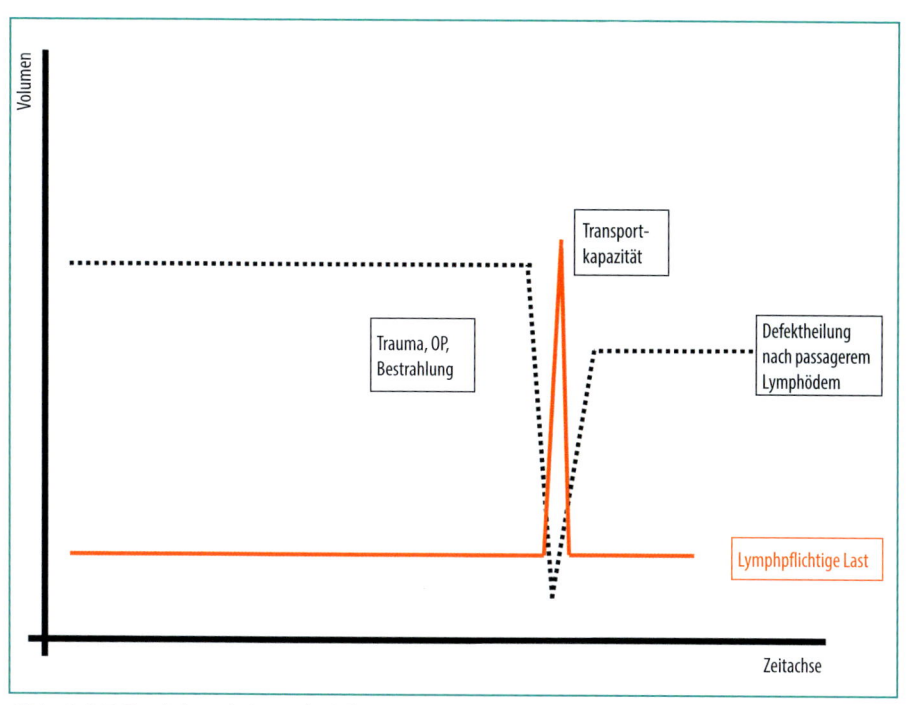

Abb. A-5.7: Begleitende Lymphabflussstörung nach Trauma, OP oder Bestrahlung.

begleitende Schmerz führt reflektorisch zur Blockade der Lymphpumpe (Lymphangiospasmus) und damit zu einer funktionellen mechanischen Insuffizienz (Abb. A-5.6).

Da dieses begleitende eiweißreiche Ödem immer nur kürzere Zeit während des akuten Krankheitsgeschehens vorliegt, führt diese Lymphostase nicht zu den für das chronische Lymphödem typischen sekundären Gewebeveränderungen. Dass bei diesen Krankheitsbildern eine begleitende Lymphabflussstörung besteht, bestätigt die Funktionslymphszintigraphie, aber auch die Wirksamkeit der Manuellen Lymphdrainage.

Mit der Kenntnis dieser pathophysiologischen Zusammenhänge erschließt sich eine Fülle neuer Indikationen für die Manuelle Lymphdrainagetherapie, z. B. postoperative oder posttraumatische Ödemzustände. Schon früh erkannte *Brügger* (1986) die Bedeutung der Lymphdrainage bei Erkrankungen aus dem rheumatischen Formenkreis (PCP, Sklerodermie, CRPS) oder bei Schwellungszuständen nach Traumata. Somit finden wir die in der Medizin nicht seltene Situation, dass die Kenntnis der Wirksamkeit einer Therapie der Klärung der pathophysiologischen Zusammenhänge des Krankheitsbildes vorangeht.

Für unsere Behandlung mit der MLD ist von großer Bedeutung, dass es sich bei dieser Entzündung um eine sterile Entzündung handelt und nicht um eine akute bakteriell bedingte (absolute Kontraindikation).

A Lymphologie

- Blutgefäßverletzung
- Lymphgefäßverletzung
- Gewebszerstörung
- Bewegungsstörung (Inaktivitätsödem)
- Hyperämie (Entzündung, Schmerz)

Tab. A-5.12: Ursachen des akuten posttraumatischen (Lymph-) Ödems.

5.4.5 Akutes posttraumatisches Ödem

Jede Gewebeverletzung führt über Membranschädigungen (Zellwände, Gefäßzerstörung, Kapillarmebranuntergänge) zu einem lokalen Ödem. So beweist z. B. ein Hämatom anlässlich einer Sprunggelenksdistorsion die Zerstörung von Blutgefäßen. Die gleichzeitige Zerstörung von Lymphgefäßen stellt sich nicht durch eine Verfärbung dar, da die Lymphe farblos ist. Ein posttraumatisches Ödem ist also immer ein multifaktorielles Ödem (Tab. 5.12).

Ein Teil des akuten posttraumatischen Ödems ist durch den Untergang von Lymphgefäßen bedingt und als vorübergehende (passagere) Einschränkung der Transportkapazität zu sehen. Somit liegt eine, wegen der hervorragenden Lymphgefäßregeneration meist nur vorübergehende, kombinierte Insuffizienz des Lymphgefäßsystems vor. Klinische Erfahrungen der Wirksamkeit der inzwischen häufig direkt im Anschluss an Traumata, Operationen (Hüft-TEP, Knie-TEP, Lymphknotendissektion in Axilla, Becken, Leiste) oder Bestrahlungen und durchgeführter MLD bestätigen diesen pathophysiologischen Zusammenhang.

5.4.5.1 Komplexes Regionales Schmerzsyndrom (CRPS, Complex Regional Pain Syndrome)
(syn.: sympathische Reflexdystrophie (SRD), Morbus Sudeck)

Eine besondere Form des akuten posttraumatischen Ödems mit Lymphgefäßbeteiligung stellt der Morbus Sudeck (CRPS I) dar: Hier liegt keine mechanisch organische Beeinträchtigung des Lymphtransportes, sondern eine funktionelle mechanische Insuffizienz vor. Lymphszintigraphisch wurde die Einschränkung des Lymphtransportes beim CRPS I bestätigt. Der initiale Auslöser ist Schmerz. Im ersten und zweiten Stadium des CRPS I sehen wir ein Ödem, das den Schmerz mit provoziert (Abb. A-5.8).

Pathophysiologie
Das Ödem des CRPS I (sympathischen Reflexdystrophie) ist eine Folge der Störung des sympathischen Vasokonstriktorensystems, bei der die präkapillare Arteriole weit und die postkapillare Venole enger gestellt sind. Beides, aktive wie passive Hyperämie, führen zu einem massiven Anstieg der Filtration und damit der lymphpflichtigen Wasserlast.

A Lymphologie

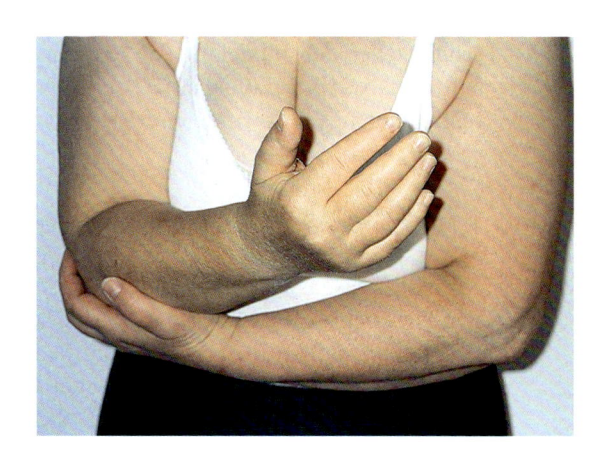

Abb. A-5.8: Patientin mit CRPS I, klassische Schonhaltung.

Aus den Nozizeptoren werden Neuropeptide und andere vasoaktive Substanzen freigesetzt, die eine größere Permeabilität der Blutkapillare gegenüber Eiweißkörpern zur Folge haben. Wir sprechen von einer neurogenen Entzündung. Gleichzeitig bewirkt Schmerz einen Spasmus der abführenden Lymphgefäße. Die lymphpflichtige Wasserlast und die lymphpflichtige Eiweißlast sind größer als die eingeschränkte Transportkapazität des Lymphgefäßsystems, daraus folgten eine kombinierte Insuffizienz des Lymphgefäßsystems und ein eiweißreiches Ödem (funktionelle mechanische Insuffizienz und massiv erhöhte LL). *„Das Ödem erzeugt nun einen erhöhten interstitiellen Druck, wodurch vor allem im Bereich mit geringer Ausbreitungsmöglichkeit des Ödems (palmare/plantare Haut, Knochen und Gelenke) Schmerzrezeptoren erregt und so die spontanen und Bewegungsschmerzen der sympathischen Reflexdystrophie bewirkt werden."* (Blumberg et al. 1993).

- CRPS Typ I (Synonym: SRD, Morbus Sudeck): CRPS, das nach Trauma oder Immobilisation einer Extremität auftritt, jedoch ohne spezifische Nervenschädigung
- CRPS Typ II (Synonym: Kausalgie): CRPS, das nach einer Nervenverletzung auftritt, aber nicht notwendigerweise auf den Ort der Verletzung beschränkt ist.

5.4.6 *Chronisches posttraumatisches/postoperatives Lymphödem (chronisches Lymphödem)*

Eine völlig andere Situation liegt bei dem chronischen posttraumatischen/postoperativen Lymphödem vor. Hier hat die Schwere der Verletzung oder des Eingriffs zur dauerhaften Zerstörung von Lymphgefäßen und zu einem typischen chronischen Lymphödem geführt (mechanische Insuffizienz). Dank der guten Regenerationsfähigkeit und dank der großen funktionellen Reserve des Lymphgefäßsystems ist das chronische posttraumatische Lymphödem in der Traumatologie selten. Wir sehen es nur, wenn entweder großflächige Verletzungen (Hautablederungen) oder Verletzungen an typischen Stellen der Bündelung von Lymphgefäßen wie Kniekehle, Leiste, Achselhöhle auftreten. Nach Operationen treten Lymphödeme i.d.R. nur auf, wenn Lymphadenektomien durchgeführt wurden oder wenn an den genannten lymphatischen Engstellen operiert werden musste.

5.4.7 Lymphödem und Reflux

Normalerweise ist die Flussrichtung der Lymphe durch die Klappenanordnung von peripher nach zentral vorgegeben. Bei defekten Klappen kann es zur Flussumkehr (Reflux) kommen mit Austritt von Lymphe in der Peripherie aus Lymphzysten und -fisteln an Armen, Beinen, Händen, Füßen oder Genitalien. Zu unterscheiden ist, ob klare Lymphflüssigkeit oder fetthaltige „weiße" Lymphe (Chylus) zum Austritt kommen. Beim Nachweis von Chylus im Sinne einer Chylorrhoe handelt es sich meist um eine ausgeprägte Lymphangiektasie (Lymphgefäßerweiterung), die anlagebedingt oder nach Operationen/Bestrahlungen im Abdominal- oder Thoraxbereich auftreten kann. Ein chylöser Reflux kann dementsprechend nicht nur in die Haut erfolgen, sondern auch in die großen Körperhöhlen wie Bauchhöhle, Perikard oder Pleurahöhle. Der Nachweis eines Refluxes bedeutet, dass es sich um ein kompliziertes Lymphödem handelt, welches anfangs unbedingt stationär zu behandeln ist. Ausgedehnte Infektionserkrankungen, wie bei einer Filariasis, können durch massive Beeinträchtigung des Lymphgefäßsystems mit Entwicklung von Lymphfisteln ebenfalls bis zur Chylorrhoe in verschiedenste Organe, besonders in die Genitalorgane, führen.

> **Merke:** Lymphorrhoe = kompliziertes Lymphödem, primär stationäre Therapie

5.4.8 Lymphostatische Enteropathie

Bei der lymphostatischen Enteropathie handelt es sich um ein Lymphödem des Darmes, verursacht durch eine Fehlentwicklung der Darmlymphgefäße meist mit Lymphangiektasien. Dieses Ödem führt zu einer entsprechenden Dysfunktion der Darmschleimhaut mit Malabsorption. Klinische Zeichen sind Durchfälle sowie eine Störung der Resorption der verschiedenen Nahrungsanteile, insbesondere von Eiweiß, Eisen etc.

Auch sekundäre Lymphödeme des Darmes sind bekannt, z. B. bei chronischen Darmentzündungen, wie Morbus Whipple, Morbus Crohn, Kolitis oder Tuberkulose. Hierbei führt die durch eine chronische Entzündung bedingte Obstruktion der regionären Mesenterialwurzel-Lymphknoten zur Lymphostase.

Die Durchfälle wie auch die Störung der Eiweißresorption führen zu einer Hypoproteinämie, die ihrerseits generalisierte Ödeme und insbesondere einen Aszites (Wasseransammlung im Bauchraum) bewirken können. Zwangsläufig wird auch das Lymphödem durch diese generalisierte Ödemneigung verstärkt. Die Behandlung besteht in erster Linie in einer Diät (MCT-Diät®), bei welcher als Öl oder Margarine kurz- bis mittelkettige Fettsäuren sowie eine sehr fettarme Nahrung verabreicht wird.

> **Merke:** Bei Chylorrhoe an MCT-Diät® denken!

5.5 Lymphödem und Schmerz

Das unkomplizierte „banale" primäre oder sekundäre Lymphödem entwickelt auch bei elephantiastischer Ausprägung keine schmerzmittelbedürftigen Schmerzen. Natürlich klagt der Patient über Schweregefühl, Spannungsgefühl oder/und eine Beeinträchtigung der Beweglichkeit der betroffenen Extremität. Da sich das chronische Lymphödem mit seinen sekundären Gewebeveränderungen über Monate, eher Jahre, entwickelt, können sämtliche Gewebe der Volumenvermehrung folgen, und es kommt hierdurch nicht zu stärkeren Druckschmerzen. Ganz anders ist die Situation bei einer plötzlichen Anschwellung. Hier kommt es sofort zu erheblichen Beschwerden, bedingt durch die rasche Druck- und Spannungsentwicklung, unter welche die Gewebe geraten. Dieses „schmerzende Lymphödem" finden wir in vier typischen Situationen:

1. Häufigste Ursache ist ein akutes Erysipel. Durch die entzündlichen Vorgänge kommt es zu einer massiven Hyperämie (Mehrdurchblutung). Die bestehende bakterielle Lymphangitis (Lymphgefäßentzündung) führt zu einem plötzlichen Lymphstau. Beides ist verantwortlich für die akute Schwellung (starke Volumenzunahme) mit einhergehenden Schmerzen.
2. Auch das „maligne Lymphödem" mit rascher Verlegung der abführenden Lymphbahnen durch Tumorkompression oder Lymphgefäßverstopfung mit Tumorzellen führt zu einem plötzlichen Stau mit entsprechender Druck- und damit auch Schmerzentwicklung.
3. Anders ist die Situation bei der gelegentlich nach Bestrahlung auftretenden radiogenen Plexusschädigung (zentrale Nervenschädigung), welche sekundäre Arm- oder Beinlymphödeme nach Tumorbehandlung begleiten kann. Hierbei klagen die Patienten über stechende, wechselnd ausgeprägte Schmerzen, welche meist analgetikabedürftig sind.
4. Der Patient mit artifiziellem Lymphödem (Abb. A-5.9) klagt in der Regel über ein stark schmerzendes Lymphödem. Dies kann durchaus zutreffen, da der Patient ja durch die selbst durchgeführte Abschnürung einer Extremität (Strangulation) eine plötzliche Stauung mit raschem Druckanstieg bewirkt (Tab. A-5.13).

- Erysipel
- malignes Lymphödem
- begleitende radiogene Plexusschädigung
- artifizielles Lymphödem

Tab. A-5.13: Schmerzen und Lymphödem.

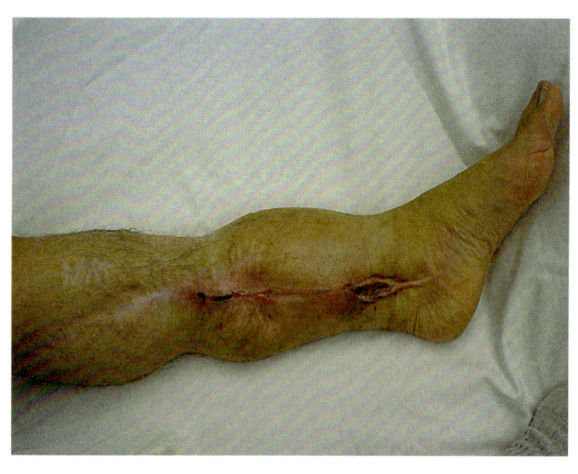

Abb. A-5.9: Artifizielles Lymphödem.

5.5.1 Das maligne Lymphödem

Das maligne Lymphödem entsteht aufgrund eines bösartigen Prozesses, der zu einer Störung bzw. zur Blockade des Lymphabflusses führt (mechanische Insuffizienz). Dies kann durch direkte Tumorinfiltration, durch Lymphknotenmetastasen oder durch Verschleppung von Tumorzellen in die Lymphbahnen verursacht werden.

Drei wesentliche Formen von malignen Lymphödemen sind uns bekannt: a) Ein plötzlich innerhalb weniger Tage neu entstandenes Lymphödem, z. B. an einer Extremität, kann erstes Symptom eines bis dahin unbekannten bösartigen Tumors sein. b) Das Rezidiv einer früher behandelten bösartigen Tumorerkrankung kann durch Kompression (raumfordernder Prozess) oder durch Aussaat von Tumorzellen in Lymphgefäßen (Lymphangiosis carcinomatosa) zu einer Lymphabflussblockade führen. Hier ist die Diagnostik schwierig, da bereits die vorangegangene Tumorbehandlung mit z. B. Operation und Bestrahlung zu einem sekundären Lymphödem geführt haben könnte. c) Lymphknotenmetastasen eines bis dato unbekannten Primärtumors oder eines Rezidivs der Grunderkrankung, welches auch noch Jahrzehnte nach der Primärtherapie auftreten kann, führen zu einem Lymphödem bzw. einer plötzlichen Verschlechterung eines vorbekannten Lymphödems. Dies ist die häufigste Form eines malignen Lymphödems.

- schnell entstandenes Ödem, innerhalb weniger Tage und Wochen
- schmerzmittelbedürftige Schmerzen
- rasche Verschlechterung eines vorbestehenden Lymphödems
- fehlende Rückbildung auf KPE, Therapieresistenz
- Schwäche, Appetitlosigkeit und schlechter Allgemeinzustand

Tab. A-5.14: Typische Anamnese des malignen Lymphödems.

A Lymphologie

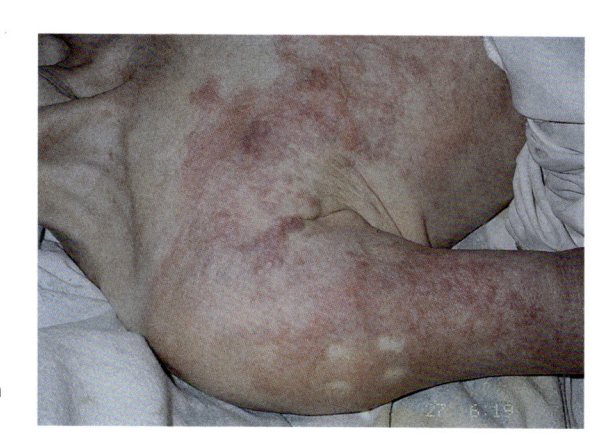

Abb. A-5.10: Zustand nach Brustamputation mit Hautmetastasen und proximal betontem Ödem.

- zentral betontes Ödem, proximale Betonung, nach distal abnehmend
- Reflexverlust, begleitende Lähmung
- Schwäche, Appetitlosigkeit, schlechter Allgemeinzustand
- zunehmende Verkürzung des Akromion-Kopf-Abstandes (bei Armlymphödem)
- dumpfe, bohrende Schmerzen
- Kollateralvenenzeichnung
- glasig, wachsartig spannendes Ödem
- sicht- und tastbare Knoten (Lymphknotenmetastasen)
- zunehmende Einschränkung der Schultergelenksbeweglichkeit bzw. Hüftgelenksbeweglichkeit
- schlecht heilende Wunden
- rasche Verschlechterung eines vorbestehenden Lymphödems
- fehlende Rückbildung auf KPE, Therapieresistenz
- harte pickelartige Hautveränderungen (Hautmetastasen, Abb. A-5.10)
- flächige, flammende Hautrötung, evtl. Lymphangiosis carcinomatosa (Tumorzellinfiltration der abführenden Lymphgefäße)
- hämatomartige Flecken, leicht erhaben (Angiosarkom, Abb. A-5.11)

Tab. A-5.15: Klinische Befunde beim malignen Lymphödem.

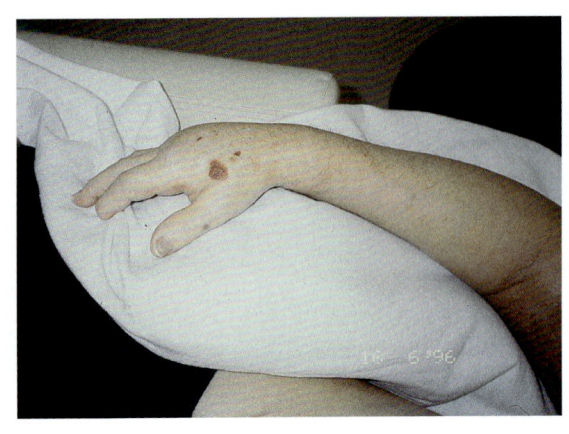

Abb. A-5.11: Wachsartiges, glänzendes Lymphödem bei einer Patientin nach Brustkrebsoperation. Innerhalb weniger Wochen sehr schnell entstandene „hämatomartige" Flecken am Handrücken, Angiosarkom.

> **Merke:**
> - Bei jedem schnell aufgetretenen Lymphödem nach einer Tumorbehandlung und bei jeder vordergründig grundlosen Verschlechterung eines vorbestehenden Lymphödems muss differenzialdiagnostisch eine maligne Ursache ausgeschlossen werden!
> - Angiosarkom/Stewart-Treves-Syndrom: Ein Lymphödem erzeugt einen Tumor.
> - Malignes Lymphödem: Ein Tumorgeschehen ruft ein Lymphödem hervor.

5.5.2 Lymphödem und Erysipel

Die Wundroseinfektion (Erysipel) ist die häufigste Komplikation des primären oder sekundären Lymphödems. Sie ist bedingt durch die im lymphostatischen Gebiet bestehende immunologische Abwehrschwäche, verbunden mit den meist bestehenden lymphostatischen Hautveränderungen (Tab. A-5.16).

Bakterien, meist Streptokokken, treten durch die geschädigte Haut in den Organismus ein und entwickeln, zusätzlich begünstigt durch die schlechte Gewebsdrainage, hochfieberhafte Gewebeentzündungen mit Schmerzen, Hautrötung und Überwärmung. Typisch ist ein abrupter Beginn aus vollem Wohlbefinden mit Schüttelfrost, Erbrechen und starkem Krankheitsgefühl (Abb. A-5.12).

Diese Infekte können wiederholt auftreten, gelegentlich in hoher Frequenz, z. B. alle vier Wochen. Die erforderliche Therapie ist Antibiotikabehandlung (Vorsicht bei Penicillin-Allergie), Ruhigstellung (Bettruhe) sowie Kühlung der Extremität. Ebenso sollte der Patient vermehrt Flüssigkeit aufnehmen.

Das akute, unbehandelte Erysipel stellt eine absolute Kontraindikation für die Manuelle Lymphdrainage und Kompressionstherapie dar.

A Lymphologie

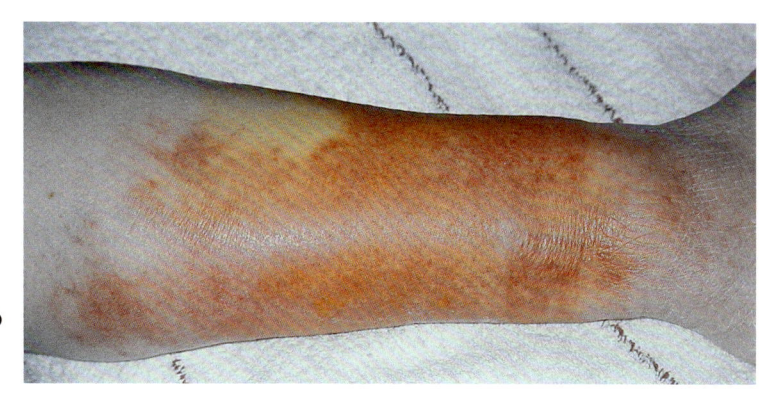

Abb. A-5.12: Erysipel bei einem Beinlymphödem innerhalb einer halben Stunde abrupt aufgetreten.

Unter eingeleiteter, wirksamer Antibiotikatherapie kann nach Rückbildung der akuten Krankheitszeichen (Fieber, Schmerzen, Rötung) meist schon nach ein bis zwei Tagen die KPE wieder durchgeführt werden. Wegen der ausgeprägten Neigung zu Rezidiven sollte bei der Erysipelinfektion die antibiotische Therapie konsequent über mindestens zwei Wochen durchgeführt werden (Merkblatt).

- Immunschwäche in der lymphostatischen Region
- schlechte Gewebedrainage, Hautveränderungen
- Lymphzysten, -fisteln
- Verletzungen der Haut (Mykosen, Psoriasis etc.)

Tab. A-5.16: Lymphödem und Erysipel, Ursachen.

Merke: Erysipel = Hautinfektion (Streptokokken), abruptes, schlagartiges Auftreten, Schmerz, Fieber, Hautrötung, Überwärmung, gelegentlich Erbrechen, Durchfall

5.5.3 Lymphödem und radiogener Plexusschaden

Bestrahlungen können zu einem Nervenschaden des Arm- oder Beinnervenplexus mit entsprechender Beeinträchtigung der Motorik, der Sensibilität und der Entwicklung schwerster Schmerzbilder führen. Diese Komplikationen traten vor dreißig Jahren relativ häufig auf, die moderneren Bestrahlungstechniken entwickeln nur noch selten radiogene Nervenschäden. Radiogene Plexusschäden können erst sehr spät nach einer Latenzzeit von bis zu 20–25 Jahren auftreten. Entsprechend vorsichtig sind bewegungstherapeutische Maßnahmen und die Kompressionstherapie (Bandage oder Kompressionsstrumpf) durchzuführen.

6 Kombinationsformen des Lymphödems

Das Lymphödem tritt nicht nur in „Reinform" auf, sondern häufig in Kombination mit anderen Ödemerkrankungen.

6.1 Lipödem (Synonyme: Pannikulitis, Lipomatose)

Ob das Lipödem eine Erkrankung oder eine konstitutionelle Normvariante darstellt, steht noch nicht fest. Die Tatsachen, dass eine Ödemneigung besteht, häufig Depressionen auftreten sowie die Kombination mit einem Lymphödem möglich ist, lässt uns eher von einer Krankheit sprechen (ICD).

6.1.1 Definition

Chronische Erkrankung mit symmetrischer Fettverteilungsstörung. Meist reithosenartige, zonale Fettgewebevermehrung in Höhe der Hüften und Oberschenkel, häufig auch die Unterschenkel erfassend, selten auch die Arme und den Schultergürtel betreffend. Typischerweise fällt der Unterschied zwischen einem schlanken Rumpf und voluminösen, säulenartigen Extremitäten auf. Das reine Lipödem erscheint symmetrisch, reithosenartig im Bereich beider Beine und endet kragenförmig in Höhe der Fußknöchel. Die Füße sind beim reinen Lipödem nicht betroffen. Die Gewebe sind spontan – druckschmerzhaft – meist verstärkt in der zweiten Tageshälfte wegen der dann hinzutretenden, orthostatischen Ödemzunahme.

Die Ätiologie des Krankheitsbildes ist unklar. Die im Stadium I durchgeführte Funktions-Lymphszintigraphie ergibt keinen Hinweis auf das Vorliegen einer Lymphabflussstörung. Die vermehrte orthostatische Ödemneigung wird auf eine Kapillarwandstörung mit vermehrter Permeabilität und Blutkapillarfragilität geschoben. Hierfür würde auch die typische Neigung zu Hämatomen sprechen. Die über die Jahrzehnte durch die gestörte Permeabilität erhöhte Filtration führt zu einer chronischen Überbeanspruchung des Lymphgefäßsystems, dies erklärt die spätere Entwicklung eines Lipolymphödems. Es sind nur Frauen von der Erkrankung betroffen, was auf eine mögliche hormonelle Genese hinweist. Beim Mann kann es ebenfalls zur Entwicklung von Lipödemen kommen, allerdings nur bei erhöhtem Östrogenspiegel, z. B. nach Prostatakarzinom-Behandlung, Leberzirrhose o.ä. Der Fußrücken ist ödemfrei, das Stemmer'sche Zeichen negativ (Abb. A-6.1).

Wir unterscheiden drei Stadien: Im ersten Stadium besteht eine homogene, druckschmerzhafte Volumenvermehrung der Beine, welche im zweiten Stadium in eine fein- bis mittelgroß knotige Bindegewebeveränderung übergeht. Im dritten Stadium entwickeln sich großlappige, die Extremitäten entstellende Gewebevermehrungen mit in der Regel begleitender, lymphostatischer Hautveränderung (s. Kap. A 5.2.2).

Im Gegensatz zum reinen Lymphödem ist das Gewebe an den Oberschenkeln druckschmerzhaft. Schon geringe Drücke führen zu Hämatomen wegen der bestehenden

A Lymphologie

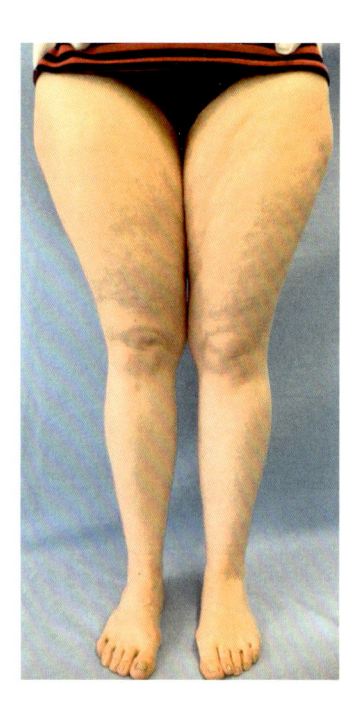

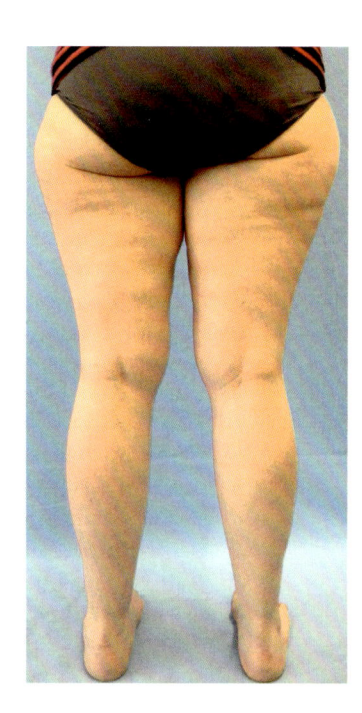

Abb. A-6.1: Reines Lipödem, reithosenartig, Füße ödemfrei, druckschmerzhaft, links von vorne, rechts von hinten.

Blutkapillarfragilität. Die feingewebliche Untersuchung des Fettgewebes beim Lipödem im Stadium I zeigt eine vermehrte Gefäßentwicklung mit begleitender, vermehrter perivaskulärer Fibrose der gefäßführenden Bindegewebesepten. Das subkutane Fettgewebe zeigt sich körbchenartig wie abgesteppt als „Matratzenphänomen". Im Tagesverlauf füllt sich das Fettgewebe vermehrt mit Flüssigkeit, was in der zweiten Tageshälfte zu dellenhinterlassenden Ödemen, vorwiegend im Bereich der Unterschenkel, führt.

6.1.2 Differenzialdiagnostik des Lipödems

In erster Linie ist eine ernährungsbedingte Adipositas abzugrenzen. Dies gelingt meist durch Erfassung der stammbetonten Fettsucht. Während der Body Mass Index (BMI) bei diesen Fällen keine Differenzierung gestattet, gelingt durch Bestimmung der Relation von Hüftumfang zu Taillenumfang (WHR) in der Regel eine gute Unterscheidung (*Herpertz*, 2009). Zu bedenken ist, dass Patientinnen mit einem Lipödemsyndrom häufig zusätzlich eine nutritiv bedingte Adipositas entwickeln. Eine weitere vom Lipödem abzugrenzende Fettgewebsvermehrung stellt die Lipohypertrophie nach *Herpertz* dar. Hierbei handelt es sich um eine Befundsituation, bei der vom klinischen Aspekt ein Lipödem vorliegt. Im Gegensatz zum Lipödem geben aber die Patientinnen mit Lipohypertrophie keine Druckschmerzhaftigkeit an. Hämatome treten nicht auf, und die

Anamnese

- Seit wann besteht die Schwellung?
- Haben Sie andere Erkrankungen?
- Haben Sie Schmerzen? Wo? Zeigen Sie dorthin!
- Nehmen Sie ein Hormonpräparat, z. B. die Pille?
- Wie schwer sind Sie?
- Wurde schon einmal eine Therapie durchgeführt?
- Haben Sie schon einmal eine Abmagerungskur gemacht?
- Können Sie eine Veränderung der Schwellung feststellen, z. B. abends, morgens oder in der zweiten Zyklushälfte?

Inspektion

- symmetrisch auftretend, meist reithosenartig vom Beckenkamm bis zu den Malleolen
- Der Fuß ist beim reinen Lipödem ödemfrei!
- lobuläre Aussackung medial am Knie
- Ganzkörperschwellung? Hinweis eines zyklisch-idiopathischen Ödems.
- Sind Fuß und Zehen auch betroffen?
- Sind Varizen oder Besenreißer erkennbar?
- Sind trophische Hautveränderungen erkennbar?
- Orthopädischer Status, z. B. Fußfehlformen?
- Matratzenphänomen, u. U. lobuläre Strukturen?

Palpation

- Ist das Stemmer'sche Zeichen positiv/negativ? Lipolymphödem?
- Gewebe schaumig weich, Fettläppchen liegen dachziegelartig übereinander
- „Schwabbeltest": interstitielle Wasseransammlung
- Hautfaltenverdickung Bauch und Oberschenkel
- Druckschmerzhaftigkeit!

Tab. A-6.1: Lipödemspezifische Befundung.

reine Lipohypertrophie entwickelt sich im Gegensatz zum Lipödem praktisch nie zu einem Lipolymphödem (Tab. A-6.1).

6.1.3 Therapie

Therapeutisch ist ein Normgewicht anzustreben. Die Gewichtsreduktion führt nicht zu einer Rückbildung der zonalen Fettgewebe, d. h. diese antworten nicht auf eine hypokalorische Diät. Aber das Übergewicht führt im Laufe der Jahre zu Komplikationen des Lipödems mit der Entwicklung eines Lymphödems. Diesen Zustand bezeichnen wir als Lipolymphödem. Es handelt sich also um ein Lymphödem bei chronischem Lipödem.

Neben dem Anstreben des Normgewichtes ist das konsequente Tragen von flachgestrickten Kompressionsstrumpfhosen nach Maß erforderlich, nur hierdurch lassen sich Volumenreduktionen erreichen. Die Manuelle Lymphdrainage/KPE ist ergänzend bei verstärkter Ödemneigung ebenfalls indiziert und führt in Vorbereitung auf die Flachstrick-Kompressionsversorgung zur Reduktion der interstitiellen Wasserretention. Bei fehlender Lymphostase, also im Frühstadium des Lipödems, kann durchaus auch als Therapie die apparative Entstauung mit einem Mehrkammergerät durchgeführt werden.

Mit der konservativen Therapie gelingt es in der Regel, einen ödemfreien Zustand mit Rückbildung der Spontanschmerzen zu erreichen. Die jedoch häufig unbefriedigende Beeinflussung des kosmetischen Aspektes hat in den letzten Jahren zunehmend zum Einsatz operativer Maßnahmen geführt. Während sich die früher durchgeführten Verfahren wie Lipektomien oder Fettabsaugungen in Vollnarkose mit scharfen Absaugkanülen als zu nebenwirkungsreich (Blutungen, sekundäre Lymphödementwicklung) erwiesen haben, setzt sich in den letzten Jahren mehr und mehr die Liposuktion in Tumeszenz-Lokalanästhesie durch. Sie gilt inzwischen als Standardverfahren. Die Eingriffe optimieren deutlicher als die konservative Therapie das äußere Erscheinungsbild der Patientinnen. Schädigungen des Lymphgefäßsystems konnten bei dieser modernen Form der Liposuktion weder anatomische noch lymphszintigraphische Untersuchungen bestätigen.

6.2 Phlebo-lymphostatisches Ödem

6.2.1 Pathophysiologie

Der regelrechte Rücktransport des Blutes in den Venen bedarf verschiedener Hilfsmechanismen, wie Gelenk- und Muskelpumpe, „Herz-Thorax-Saugpumpe" und eines suffizienten venösen „Leitungssystems". Ein venöses Abflusshindernis und/oder eine Klappeninsuffizienz der Venen führen zur passiven Hyperämie. Der ungenügende Druckabfall im peripheren Venensystem (Phlebohypertonie) ist die Voraussetzung für die Entwicklung einer chronischen venösen Insuffizienz (CVI). Der intravasale Druck im gesamten Bereich der Blutkapillare erhöht sich (passive Hyperämie), was zur Folge hat, dass die Filtration massiv ansteigt und die Resorption aufgrund der venösen Hypertension (venöser Überdruck) sinkt. Die lymphpflichtige Wasserlast steigt an. Solange das Lymphgefäßsystem noch in der Lage ist, die lymphpflichtige Last zu bewältigen, entsteht kein Ödem.

6.2.2 Ursachen einer CVI

Wir unterscheiden die primäre Varikose (Krampfadern) von der sekundären Varikose. Bei der primären Varikose ist die Ursache unbekannt, und häufig liegen noch andere Anzeichen einer Bindegewebeschwäche sowie eine familiäre Prädisposition vor. Bei der sekundären Varikose ist die Ursache bekannt. Sie tritt nach einer Venenthrombose oder

A Lymphologie

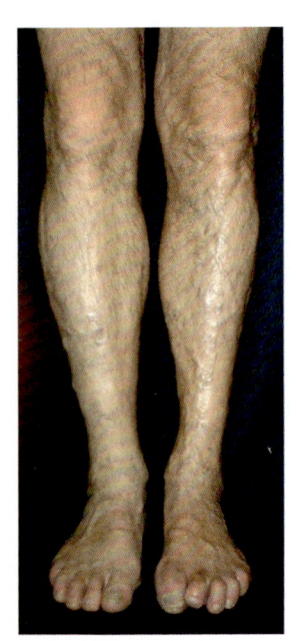

Abb. A-6.2a: Phlebo-lymphodynamische Insuffizienz bzw. Ödem CVI Stadium I.

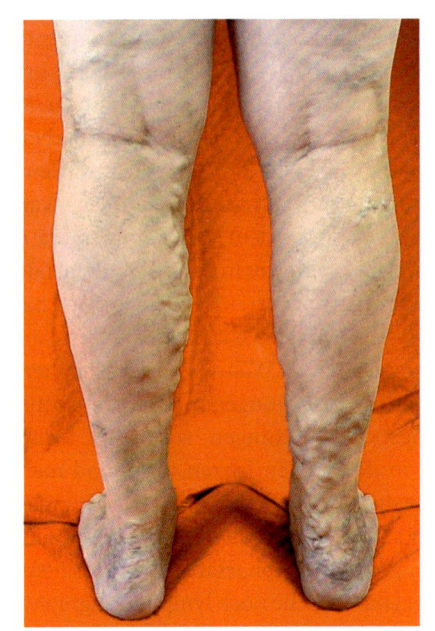

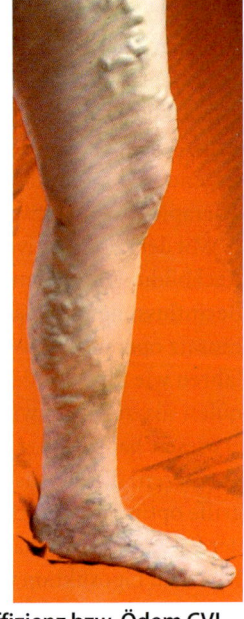

Abb. A-6.2b: Phlebo-lymphostatische Insuffizienz bzw. Ödem CVI Stadium II.

posttraumatisch durch Vernarbung auf z. B. nach Thrombose sowie bei Tumoren die raumfordernde Prozesse sind (Kollateralvenen) oder bei Leberzirrhose (Ösophagus-Varizen).

6.2.3 Die drei Stadien der chronischen venösen Insuffizienz nach Widmer

Stadium I (Abb. A-6.2a)
Besenreiser (erweiterte kleinste Hautvenen), Corona phlebectatica paraplantaris (variköser Venenkranz an den Fußrändern), perimalleoläre Kölbchenvenen, evtl. Varikose und diskretes, reversibles (über Nacht), retromalleoläres Ödem (Bisgaard'sche Kulisse). Die lymphpflichtige Last ist durch die passive Hyperämie so hoch, dass die Transportkapazität des Lymphgefäßsystems nicht mehr ausreicht, um sie zu bewältigen. Es besteht ein Phlebödem aufgrund einer phlebo-lymphodynamischen Insuffizienz.

Stadium II (Abb. A-6.2b)
Hämosiderineinlagerungen (bräunliche Verfärbung) an der distalen Unterschenkelhaut; trockene, schuppende Hautveränderungen (trophisch = ernährungsbedingt); umschriebene, meist schmerzhafte, weiße, indurierte (eingezogene) Areale der Haut (Atrophie

A Lymphologie

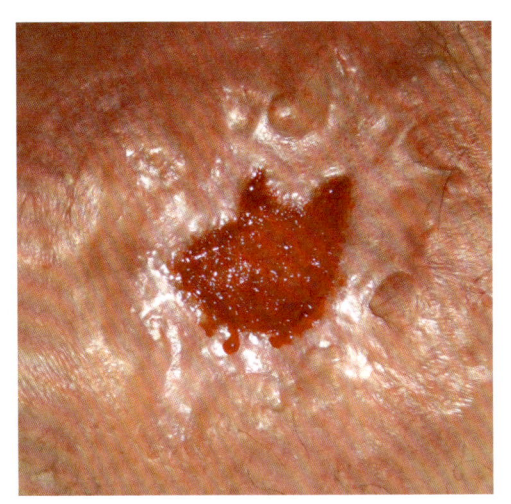

Abb. A-6.3a: Ulkus, Epithelisierungsphase, Zustand nach Débridement (Wundsäuberung).

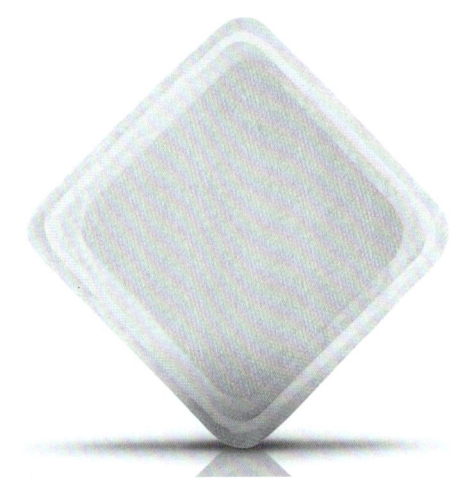

Abb. A-6.3b: Hydroaktive Wundauflage für mäßig bis stark exsudierende Wunden.
(Aufnahme: BSN-Jobst GmbH, Emmerich a.R.)

blanche); Dermatoliposklerose (Fibrose von Haut und Unterhaut). Durch die langanhaltende Überforderung werden die Lymphgefäße krank. Die Gefäßwand wird ödematös durchtränkt, sie proliferiert (wird fibrotisch), die Transportkapazität sinkt und das Lymphgefäßsystem wird insuffizient. Zur dynamischen Insuffizienz tritt jetzt eine mechanische Insuffizienz des Lymphgefäßsystems hinzu, d. h. es entsteht eine kombinierte Lymphgefäßinsuffizienz. Das Ödem erstreckt sich bis zur Mitte des Unterschenkels, es verschwindet jetzt nicht mehr über Nacht, es ist manifest. Das Stemmer'sche Zeichen ist meist positiv. Es besteht eine phlebo-lymphostatische Insuffizienz, d. h. ein Phlebo-Lymphödem/phlebo-lymphostatisches Ödem.

Stadium III (Abb. A-6.3a/b)

Klinisches Bild wie Stadium I bis II mit zusätzlich bestehendem oder abgeheiltem Ulcus cruris venosum. Die über einen längeren Zeitraum bestehende passive Hyperämie provoziert ein Schließen von präkapillaren Sphinktern. Das Blut läuft verstärkt über arteriovenöse Anastomosen (Verbindungen) direkt in die postkapillare Venole. Es erfolgt eine Rarifizierung der Blutkapillaren, die Haut wird schlechter durchblutet, trophische Störungen in Form von rissiger, spröder, pergamentartiger Haut entstehen. Die Haut juckt, der Patient kratzt, aus der Bagatellverletzung entsteht ein Ulcus cruris venosum. Am häufigsten findet sich das Ulcus cruris venosum im Bereich des medialen Malleolus, ca. 8–15 cm von der Fußsohle nach proximal, seltener im Bereich des Malleolus lateralis. Finden sich Ulzera an diversen anderen Stellen am Unterschenkel, sollte der Therapeut mit dem Arzt abklären, ob ein Diabetes, eine arterielle Durchblutungsstörung oder andere internistische Begleiterkrankungen zusätzlich vorliegen und die Ulzera verursachen. Sollte eine arterielle Durchblutungsstörung oder ein Diabetes vorliegen, so ist nicht mit einem baldigen Abheilen des Ulkus zu rechnen.

6.2.4 Abschließende Bemerkung

Das phlebo-lymphostatische Ödem ist die Folge der kombinierten Insuffizienz des Lymphgefäßsystems, d.h. das Lymphgefäßsystem ist nachhaltig geschädigt, seine Transportkapazität herabgesetzt und die lymphpflichtige Last stark erhöht. Im Stadium II und III der chronischen venösen Insuffizienz besteht somit immer auch eine kombinierte Insuffizienz des Lymphgefäßsystems welche den Einsatz der Manuellen Lymphdrainage/KPE erfordert und begründet.

> **Merke:** Ein Lipödem oder Phlebödem im Stadium I ist kein Lymphödem.

6.3 Idiopathisches Ödem (zyklisch)

Diese Ödemform betrifft nur Frauen, d.h. es besteht eine zyklische, hormonelle Abhängigkeit der Wassereinlagerungstendenz. Hier ist in erster Linie eine hormonelle Dysbalance als Ursache anzunehmen. Klinisch fällt auf, dass in zyklischen Abständen (meist in der zweiten Zyklushälfte) eine vermehrte Ödemneigung des ganzen Körpers besteht (Gewichtszunahme >1,5 kg), die am Morgen im Gesicht beginnt und im Laufe des Tages in die Unterschenkel absteigt (prämenstruelles Syndrom). Ursache ist wahrscheinlich eine hormonell bedingte, erhöhte Permeabilität der Blutkapillaren mit hierdurch verstärkter Hyperfiltration. Häufig werden diesen Patientinnen Diuretika (harntreibende Mittel) verabreicht, die das Gesamtbild verschlechtern.

Therapeutisch sind in der zweiten Zyklushälfte Manuelle Lymphdrainage wie auch eine Kompressionsstrumpfbehandlung indiziert.

6.4 Das lymphatische Kind

Das Krankheitsbild des Lymphatischen Kindes ist gekennzeichnet durch rezidivierende Infektionen im Nasen- Rachenraum, Mundatmung und Hypertrophie der betroffenen Tonsillen. Mit der Manuellen Lymphdrainage steht eine nicht invasive, nebenwirkungsfreie Methode zur Verfügung, die in 75 % der in einer lymphologischen Schwerpunktpraxis behandelten Kinder (174) eine Operation verhindern konnte.

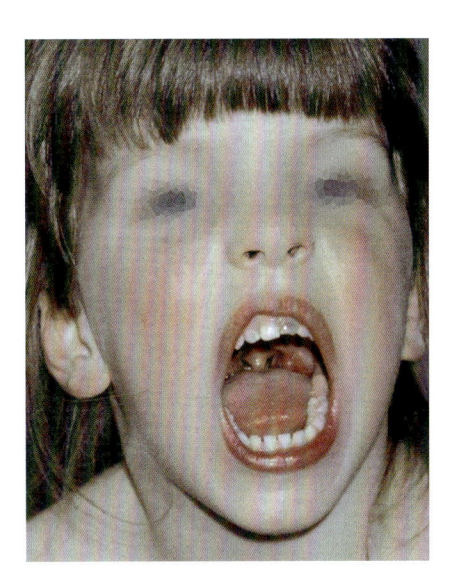

Abb. A-6.4: Lymphatisches Kind.

6.4.1 Anatomie und Pathophysiologie

Am cranialen Ende der Speise- und Atemwege befinden sich – ringförmig angeordnet – lymphoepitheliale Organe, die Tonsillen (Abb. A-6.4). Diesen „Wächter-" oder „Schutz"-Ring bezeichnet man als Waldeyer'schen Rachenring. Er besteht aus der unpaaren Rachenmandel (Dach des Nasenrachens), den paarigen Tubenmandeln (neben den Öffnungen der Eustachischen Röhre im Nasenrachen), den paarigen Gaumenmandeln (vor dem hinteren Gaumenbogen), der unpaaren Zungengrundmandel und den paarigen Seitensträngen (Rachenwand).

Erkrankungen der Gaumenmandeln sind im Kindesalter häufig zu sehen, da der Immunschutz noch nicht ausgereift ist und die Gaumenmandeln an „vorderster Front" der Antigenaufnahme und -verarbeitung stehen. Die Reaktion des lymphatischen Systems auf infektiöse Reize ist stark und wichtig für die Entwicklung des Immunsystems des Kindes.

Infektanfälligkeit, Mundatmung und Schwellungen im Mund-Nasen-Rachenraum sind Symptome, die die Situation des „lymphatischen Kindes" kennzeichnen. Es schnarcht nachts, bekommt schlecht Luft und ist morgens oft erschöpft, unausgeschlafen und unkonzentriert von der Anstrengung, nach Luft zu ringen. Häufig hören die Kinder wegen eines Ergusses hinter dem Trommelfell (Seromucotympanon) schlecht. Die daraus resultierende Schallleitungsstörung äußert sich als Schwerhörigkeit, die auch eine Sprachentwicklungsstörung bedingen kann (näselnde Stimme, kloßige Sprache). Diese Kinder sind in der Regel „Mundatmer" (behinderte Nasenatmung) mit allen sich daraus ergebenden Konsequenzen, wie beispielsweise trockener Mundschleimhaut. Eine trockene Mundschleimhaut bietet optimale Voraussetzungen für Bakterien, sich festzuset-

- behinderte Nasenatmung („Mundatmer")
- Näseln (Rhinophonia clausa) kloßige Sprache
- Schnarchen
- Konzentrationsmangel
- rezidivierende Infekte, u.U. mit Mittelohrentzündung
- Tubenventilationsstörungen mit Serotympanon durch Verlegung der Tubenostien
- längerfristig Schallleitungsschwerhörigkeit mit Sprachentwicklungsverzögerung
- vergrößerte Nll. submandibulares und cervicales

Tab. A-6.2: Klinisches Bild des lymphatischen Kindes.

zen und stellt eine mögliche Ursache für rezidivierende Entzündungen im Nasen-Rachenraum dar. Oft gehen Mittelohrentzündungen mit einher. Die Dauer der Erkältungen ist mit drei bis vier Wochen viel länger als üblich. In der Folge ist eine Hypertrophie der Tonsillen und der „Polypen" (Rachenmandeln) zu beobachten. Die rezidivierenden Entzündungen führen zu einer Insuffizienz der zervikalen Lymphströmung. Das Gesicht sowie der harte und weiche Gaumen sind teigig ödematisiert, am Hals sind oft harte und vergrößerte Lymphknoten zu ertasten.

In Deutschland werden in der chirurgischen Abteilung eines Kreiskrankenhauses pro Jahr durchschnittlich 300–800 Tonsillektomien bei Kindern vorgenommen. Die schmerzhafte, nicht ungefährliche Operation (Komplikation Nachblutung circa 0,1–10 %) kann zu nachblutungsbedingten Todesfällen in circa 1:3.000 bis 1:27.000 Fällen führen, wie auch die Narkose Schäden zur Folge haben kann. Hier wollen wir zunächst nichtinvasiv physiotherapeutisch arbeiten und versuchen, die OP zu verhindern. Unsere Behandlungssystematik wird in Kapitel D beschrieben.

6.5 Seltene Erkrankungen, die mit einem Lymphödem einhergehen können

Insgesamt sind über 200 Syndrome bekannt, bei denen begleitende Lymphödeme auftreten können. Die Ausprägung und der Schweregrad der syndromtypischen Lymphödeme sind unterschiedlich. Im Folgenden werden einige der häufigsten Syndrome beschrieben.

Turner-Syndrom: Der komplette oder Teilverlust eines X-Chromosoms führt zu typischen Anomalien wie Minderwuchs, Gonadendysgenesie und Flügelfellbildung. In 80 % der Fälle findet sich bei betroffenen Kindern ein passageres Lymphödem der Hände und Füße, bei einigen verbleibt ein symmetrisches Lymphödem der Unterschenkel.

A Lymphologie

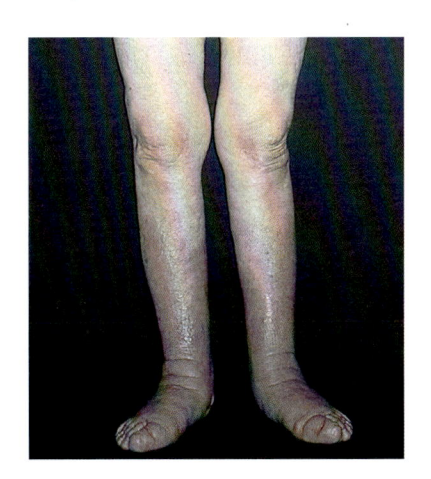

Abb. A-6.5: Myxödem, Ödematisierung der Unterschenkel aufgrund einer Schilddrüsenunterfunktion.

Klippel-Trénaunay-Syndrom: Isolierter Riesenwuchs, z. B. im Bereich der Extremitäten, aber auch des Rumpfes oder innerer Organe begleitet von Gefäßmissbildungen wie Hämangiomen, arteriovenösen Fisteln sowie ektatisch erweiterten Lymphgefäßen.

Erkrankungen des rheumatischen Formenkreises: PCP, Sklerodermie, Arthritis führen im Rahmen der chronischen Entzündungsprozesse mit entsprechender Stoffwechselschlackenbelastung zu einer organischen und funktionellen Störung des Lymphabflusses mit typischer Entwicklung von eiweißreichen Ödemen.

Erkrankungen aus dem neurologischen Formenkreis: motorische Nervenstörungen, z. B. bei einer Hemiparese nach Schlaganfall, nach Polio, bei Multipler Sklerose, auch nach traumatischen Nervenverletzungen, führen häufig zur Entwicklung von Ödemen im Bereich der betroffenen Extremitäten. Es handelt sich relativ häufig um ein weiches, mäßig bindegewebig durchsetztes (proliferiertes), gut dellenhinterlassendes Lymphödem, welches im Sinne einer funktionellen mechanischen Insuffizienz zu werten ist. Die meist gleichzeitig bestehende Schädigung des vegetativen Nervensystems führt auch zu einer Dysfunktion des Lymphgefäßes.

Myxödem: Bei einer Unterfunktion der Schilddrüse kann es zu peripheren Ödemen im Bereich der Unterschenkel kommen (Abb. A-6.5).

Yellow-Nail-Syndrom: Hier handelt es sich um eine Anomalie der Lymphbahnen der Lungen mit Entwicklung chronischer Bronchitiden, gelegentlich durch die chronische Lymphstauung (primäres Lymphödem) auch von Pleuraergüssen. Begleitet wird die Erkrankung von typischen Nagelveränderungen mit Verdickung und Gelbfärbung der Nägel.

Generell ist festzuhalten, dass chronische Entzündungsprozesse, egal welcher Genese, zu vermehrten Belastungen und zur Insuffizienz der Lymphgefäße mit entsprechender Ödembildung führen können.

7 Therapie des Lymphödems

7.1 Chirurgische Behandlung des Lymphödems

Es werden drei Hauptbehandlungsmethoden unterschieden:

1. Resektionsmethoden
2. Ableitende Verfahren
3. Rekonstruktive Methoden

7.1.1 Resektionsmethoden

Bei der ödemresezierenden Operation (Abb. A-7.1) nach *Thompson* wird die ödematöse Extremität der Länge nach aufgeschnitten und das ödematös durchtränkte subkutane Fettgewebe herausgeschält. Anschließend wird die deepithelisierte Haut, nachdem die Muskelfaszie gespalten wurde, zwischen Beuge- und Streckmuskulatur „versenkt". Mit der verbleibenden Haut wird die Wunde verschlossen. Ziel der Operation ist die Umfangsreduktion sowie die „Umleitung" der interstitiellen Flüssigkeit von der Oberfläche in die subfaszialen Bereiche.

Weder mit dieser genannten Methode noch mit ausgedehnten Lappenplastiken gelingt eine Verbesserung des Lymphabstroms. Lediglich bei ausgeprägten Genitallymphödemen z. B. des Skrotums kann durch Resektion überschüssiger Skrotumanteile eine deutliche Verbesserung der Lebensqualität der Patienten erreicht werden. Auch die Resektion überschüssiger entödematisierter Hautlappen nach erfolgreicher konservativer Entstauungstherapie (KPE) stellt eine sinnvolle Indikation dar.

Als historisch anzusehen ist die von *Handley* 1908 beschriebene Fadenimplantation. Dabei wurden Fäden oder kleine Schläuche implantiert, an oder in denen die interstitielle Flüssigkeit von den ödematösen Gewebearealen in Richtung ödemfreier Areale abgeleitet werden sollte. Kurze Zeit später, 1912, widerrief *Handley* diese Methode wegen der schlechten Ergebnisse.

Ähnlich der Liposuktion beim Lipödem wird in den letzten Jahren auch zunehmend bei primären wie sekundären Lymphödemen die Liposuktion in Tumeszenzanästhesie empfohlen.

Hierfür eignen sich chronische, kaum dellenhinterlassende, von einer weichen, fettigen Gewebsdegeneration gekennzeichnete Lymphödeme. Die klinische Erfahrung zeigt, dass z. B. ca. 15–20 % der Patientinnen mit sekundären Armlymphödemen solche sogenannten „non pitting lymphedema" aufweisen, welche nur mäßig auf die konservative Entstauungstherapie (KPE) reagieren.

A Lymphologie

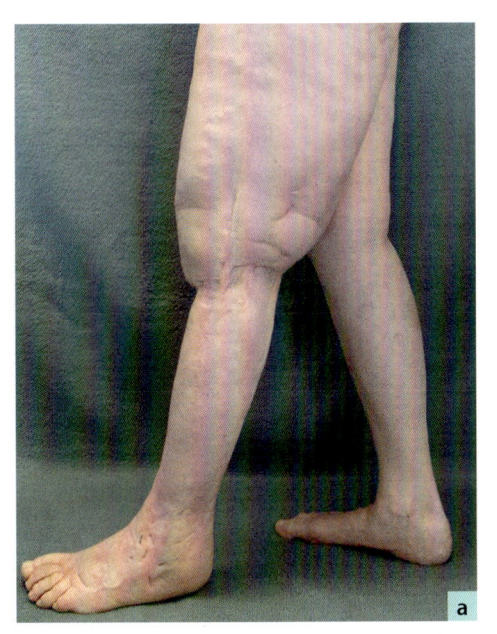

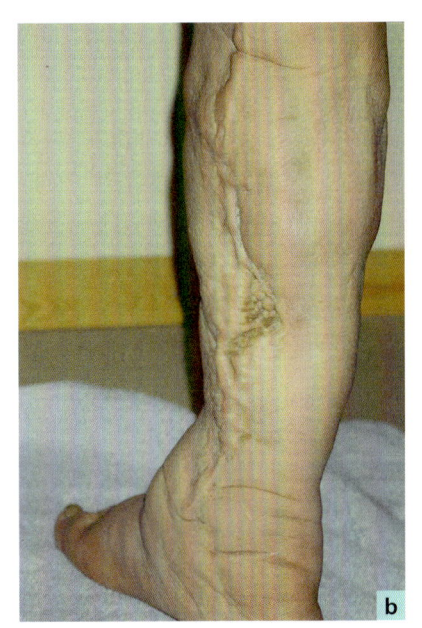

Abb. A-7.1: Zustand nach ödemresezierender Operation des Unterschenkels nach *Charles* (a) und nach *Thompson* (b) bei einem primären Beinlymphödem. Beachte die riesige Vernarbung und den Kalibersprung vom Unterschenkel zum Oberschenkel.

7.1.2 Ableitende Verfahren

Die Anlage ausgedehnter Lappenplastiken soll über die sich bildenden lympholymphatischen Anastomosen eine bessere Ableitung des Lymphstromes erreichen. Zu den ableitenden Verfahren zählt auch die Anlage lymphonodulärer oder lymphovenöser Anastomosen. Kurzfristig können damit deutliche Volumenminderungen erreicht werden. Belastbare Langzeitergebnisse liegen bisher nicht vor.

7.1.3 Rekonstruktive Methoden

Diese in den letzten Jahren unterschiedlich entwickelten Methoden stellen die interessantesten Entwicklungen der chirurgischen Therapie des Lymphödems dar.

Bei der von *Baumeister* 1980 eingeführten autologen (autolog = vom selben Individuum stammend) Lymphgefäßtransplantation werden in aufwändiger mikroskopischer Operationstechnik beispielsweise Lymphgefäße aus dem Bein entnommen und dann zur Überbrückung eines axillären Abflusshindernisses, z. B. vom Arm zum Hals, benutzt. Hiermit gelingt in vielen Fällen eine langfristige Verbesserung des lymphatischen Abstroms. Geeignet ist die Methode auch zur Behandlung von Genitallymphödemen des

Mannes. Neben der autologen Lymphgefäßtransplantation wird zunehmend auch im Rahmen von Studien die autologe Lymphknotentransplantation beschrieben. Unter Zugabe von die Lymphangiogenese stimulierenden Wachstumsfaktoren wie VEGF-C soll ein besserer Lymphabfluss über sich neu bildende Lymphgefäße erreicht werden. Noch sind die Zahlen der Studien zu klein, um valide Aussagen zu erlauben.

> **Merke:** Die Methode der Wahl bei der Therapie des Lymphödems ist die KPE. Einer chirurgischen Behandlung des Lymphödems sollte eine konservative Behandlung vorgeschaltet sein.

7.2 Medikamentöse Behandlung des Lymphödems

Eine medikamentöse Aktivierung der Lymphgefäßtätigkeit ist nicht möglich. Sämtliche bisher eingesetzten Medikamente zeigten in geringer Dosis Nebenwirkungen im Bereich des großen Kreislaufsystems mit Herzjagen, Herzrhythmusstörungen etc. Die zur Lymphgefäßstimulation notwendigen höheren Dosen sind aus diesem Grunde nicht möglich.

Der Einsatz von Diuretika verbietet sich beim Lymphödem, da lediglich die Wasserlast, jedoch nicht die Eiweißlast im Gewebe reduziert wird. Dadurch kommt es zu einer Erhöhung der Eiweißkonzentration im Gewebe mit den bekannten negativen Folgen.

In präklinischen Studien wird der Einsatz von Lymphangiogenese stimulierenden Faktoren (VEGF-C, VEGF 3) entwickelt (Lymfactin™). Im Tierversuch konnte die Lymphangiogenese durch diese Substanzen deutlich erhöht werden.

7.3 Apparative Entstauung

Zur apparativen Entstauung (intermittierende pneumatische Kompression, IPK) wurden viele Geräte entwickelt, welche über stiefel- oder ärmelartige Luftdruckmanschetten mit wellenförmiger Kompression die Extremitäten unter Druck setzen, um hierdurch das Ödem von der Extremität in Richtung Extremitätenwurzel (Schulter, Hüfte) zu verschieben. Der Nachteil besteht in der Gefahr, dass es an der Extremitätenwurzel zu Stauungen kommt mit daraus resultierenden sekundären Gewebeveränderungen (Fibrose). Des Weiteren wird durch diese Methode die Eiweißlast nicht erfasst, es wird lediglich die freie Ödemflüssigkeit ausgepresst. Die apparative Kompressionstherapie ist lediglich als Hilfe zu verwenden, wenn

a) garantiert ist, dass der betreffende Rumpfquadrant ödemfrei ist und der Abfluss sicher gewährleistet ist,
b) vor und nach der Kompressionstherapie garantiert ist, dass der jetzt gefüllte Rumpfquadrant mit Manueller Lymphdrainage entleert wird.

Sonstige druckerhöhende Behandlungen, wie z. B. Auswickelung unter hohem Druck (nach *van der Molen*), sind völlig abzulehnen, da sie massiv gewebe- und lymphgefäßschädigend sind.

7.4 Diätetische Maßnahmen

Eine spezielle Diät zur Behandlung des Lymphödems gibt es nicht. Lediglich bei der lymphostatischen Enteropathie (primäres Lymphödem der Darmwand), die zu einer Hypoproteinämie führen kann, ist mit Hilfe einer MCT-Diät® eine Besserung zu erreichen. Beim normalen Lymphödem der Extremitäten besteht ein normaler Eiweißgehalt im Blut, sodass diese Diäten nicht notwendig sind. Auch eine wassereinsparende Diät oder eine eiweißarme Diät sind vollständig abzulehnen, da sie pathophysiologischer Unsinn sind.

Die Diätempfehlung muss lauten: Gewichtsreduktion bei Übergewicht, gute Zuckereinstellung bei Diabetes mellitus, d. h. die zusätzlich ein Lymphödem verschlechternden Faktoren müssen behandelt werden.

7.5 Hautpflege und Lymphödem

Die Haut beim chronischen Lymphödem ist trocken, rissig und neigt zu Infektionen (Erysipel). Bei etwa 80 % der Lymphödempatienten, die sich in unserer lymphologischen Schwerpunktpraxis erstmalig vorstellten, war die Hautpflege in der vorangegangenen Lymphdrainagetherapie weder vom Arzt noch vom Lymphdrainagetherapeuten thematisiert worden. Die sich über Jahre entwickelnde Pachydermie (Hautverdickung), die Papillomatose (warzenartige Ausbildung der Hautpapillen) und die lymphostatische Hyperkeratose (Verhornung) zeigen die Abwärtsspirale, in der sich ein unbehandeltes chronisches Lymphödem befindet.

Trockene Haut ist die Folge des Verlustes an Wasser, natürlichen Feuchthaltefaktoren (Natural Moisturizing Factors, z. B. Harnstoff) und Lipiden. Durch therapeutische Maßnahmen wie der Manuellen Lymphdrainage, dem lymphologischen Kompressionsverband und der Kompressionsstrumpfversorgung wird die Haut zusätzlich belastet und die Zerstörung des natürlichen Schutzfilmes forciert. Als Gründe sind der mechanische Massageeffekt der Kompression und die „Dochtwirkung" des Bandagematerials (saugt Feuchtigkeit auf) zu nennen. Schon *Winiwarter* beschrieb 1892 die Hautreinigung und Pflege als wichtige Maßnahmen der Komplexen Physikalischen Entstauungstherapie. Um die Haut unter dieser Beanspruchung elastisch und belastbar zu erhalten, darf bei der Reinigung keine Seife verwendet werden, die den Säureschutzmantel und den Fettschutzfilm zerstört. Milde, seifenfreie, pH-neutrale Waschlotionen für den Alltagsbedarf und Duschöle, die die Rückfettung der Haut gewährleisten, sind zu bevorzugen.

Nach dem Waschen oder Duschen ist auf sorgfältiges Abtrocknen zu achten. Vor allem tiefe Hautfalten (Brust-Bauch-Bereich, lobuläre Ödeme) und der Zwischenzehenbereich bergen die Gefahr der Bildung von feuchten „Kammern" und damit von Mazerationen (Wundwerden) und der Ansiedelung von Mykosen (Hautpilzen). Im Anschluss an die Hautreinigung muss der angegriffene Hautfett- und Säureschutzmantel der Haut sozusagen wieder „ergänzt" werden. Hierfür eignen sich unparfümierte, natürliche Präparate, wie z. B. kalt gepresstes Mandelöl (Primavera). Bei Patienten, die zu allergischen Reaktionen neigen, sollte vor Anwendung eines neuen Präparates ein 24-stündiger Testversuch an der nicht betroffenen Extremität erfolgen, um anschließend die Unbedenklichkeit des Präparates zu erkennen. Zu Beginn der Komplexen Physikalischen Entstauungstherapie vorliegende Hautinfektionen sollten zunächst vom Arzt saniert werden. Die Hautpflege sekundärer Hautveränderungen infolge einer Bestrahlung ist bei der Behandlung besonders zu berücksichtigen und muss vom Therapeuten mit dem behandelnden Arzt vorher besprochen werden.

Wann sollte die protektive Hautpflege erfolgen? Grundsätzlich nach dem Baden oder Duschen, morgens möglichst vor dem Aufstehen, also im Bett. Um die Kompressionsstrümpfe nicht durch das Hautpflegemittel zu schädigen, sollte abgewartet werden, bis das Präparat in die Haut eingezogen ist. Da die Haut individuell unterschiedlich viel Hautpflegemittel aufnimmt, sollte mit Bedacht die richtige Menge herausgefunden werden, um eine „Ölung" der Kompressionsmaterialien zu vermeiden.

7.6 Komplexe Physikalische Entstauungstherapie

Die Komplexe Physikalische Entstauungstherapie (KPE) wurde 1892 von *Alexander von Winiwarter,* einem Wiener Chirurgen, beschrieben. Sie besteht aus den Maßnahmen Manuelle Lymphdrainage, Kompressionsbandage, Hautpflege, Bewegungstherapie (Physiotherapie), Hochlagerung und Schulung des Patienten in der Selbsttherapie. Nur die Anwendung aller Einzelmaßnahmen führt bei der Lymphödemtherapie zum Erfolg.

Wir unterscheiden zwei Phasen der effektiven Lymphödemtherapie:

a) **Erste Phase der Entödematisierung:** Hier wird, je nach Ödemausprägung und Schweregrad, drei bis sechs Wochen lang täglich behandelt. Der nach der MLD angelegte lymphologische Kompressionsverband (LKV) bleibt bis zur nächsten Behandlung an der Extremität. Der Patient erhält ein individuell für sein Krankheitsbild entwickeltes Bewegungsprogramm und wird über die Selbstbehandlung mit MLD, Hautpflege und Verbandstechnik unterrichtet. Der Patient wird angehalten, über ein „Ödemtagebuch" seine „Daily Life Activities" in Hinsicht auf sein Lymphödem zu beurteilen, d. h. was ist wohltuend, was nicht etc.! Nach einer Entödematisierung von 70–80 % wird eine Woche vor Abschluss der Therapie ein Kompressionsstrumpf angemessen. Wenn nach Lieferung des Kompressionstrumpfes die adäquate Passform festgestellt werden kann, wird der Patient in die zweite Phase der Therapie entlassen.

Die hohe Therapiedichte bedeutet nicht unbedingt, dass eine stationäre Behandlung notwendig ist. Unter bestimmten Voraussetzungen kann heute eine Phase-I-Therapie auch ambulant durchgeführt werden (s. Kap. F 1.2). Denn Patienten mit chronischen Lymphödemen brauchen eine kontinuierliche qualifizierte Komplexe Physikalische Entstauungstherapie in Wohnortnähe. Lymphologische physiotherapeutische Schwerpunktpraxen stehen als Ansprechpartner bei jeglichen ödemspezifischen „Alltagsproblemen" zur Verfügung und organisieren die Versorgungskette, die in der Entödematisierungs- wie auch der Optimierungsphase erforderlich ist. Die Patienten haben damit die Möglichkeit, in ihrem sozialen Umfeld zu bleiben und weiter ihrer beruflichen Tätigkeit ohne Krankschreibung oder Urlaub nehmen zu müssen nachzugehen. In Hinsicht auf das Gebot der Wirtschaftlichkeit werden so auch die Kostenträger entlastet.

b) **Zweite Phase der Konservierung und Optimierung:** Sie dauert, da es sich beim Lymphödem um eine chronische Erkrankung handelt, lebenslang. Entsprechend der Reödematisierungstendenz wird das Behandlungsintervall festgelegt. Mit Reödematisierungstendenz ist die Zeit gemeint, bis sich das Ödem trotz der Selbstbehandlung des Patienten wieder bildet und therapeutischer Hilfe bedarf. Das kann in schweren Fällen drei bis vier Mal die Woche oder in leichteren Fällen nur alle 10–14 Tage sein. Die KPE kommt zur Anwendung als MLD, Bandage (Lymphologischer Kompressionsverband, LKV) und bewegungstherapeutische Maßnahmen, die aktualisiert werden. Der Patient trägt den LKV bis abends, in der Zeit zwischen den Behandlungsintervallen seinen Kompressionsstrumpf. Sollte das Ödem sich massiv verschlechtern, muss eventuell die erste Phase wiederholt werden.

c) **Prophylaktische MLD:** Immer wieder stellt sich die Frage, ob eine prophylaktische Manuelle Lymphdrainage, z. B. nach durchgeführter axillärer Lymphadenektomie wegen Mammakarzinoms, sinnvoll ist. *Hutzschenreutter et al.* konnten zeigen, dass die Manuelle Lymphdrainage bei einer frischen Operationswunde eine schnellere Regeneration des verletzten Lymphgefäßsystems bewirkt. In den letzten Jahren konnte in mehreren Studien nachgewiesen werden, dass eine Manuelle Lymphdrainage über drei Wochen in der postoperativen Phase nach axillärer Lymphadenektomie die Häufigkeit sekundärer Armlymphödeme deutlich reduzieren konnte. Inzwischen wurde aus diesen Gründen die „prophylaktische" Manuelle Lymphdrainage in das postoperative Management mehrerer Brustzentren aufgenommen.

Mit der Komplexen Physikalischen Entstauungstherapie als kausalem Therapieprinzip gelingt es durch vermehrte Lymphangiomotorik, die lymphpflichtige Last zu mobilisieren, Ödemflüssigkeit zu verschieben und Bindegewebeproliferationen zu lockern. Mit der Kompressionsbandage wird das Therapieergebnis erhalten (konserviert), zusätzlich kommt es durch die Druckentwicklung bei Bewegung in der Bandage zu einem „Massageeffekt" und damit zur Rückbildung/Lockerung der Fibrose und Sklerose. Auch wird die Reabsorption in die Venen durch den erhöhten Gewebedruck verbessert. Um die optimale Wirkung der Bandage zu erzielen, muss eine entsprechende Bewegung (Gymnastik, Gehen, Wandern o. ä.) in der Bandage durchgeführt werden. Hautpflege und Hochlagerung sind weitere wichtige Maßnahmen der KPE, die einer Reödematisierung entgegenwirken.

7.6.1 Die Behandlung des malignen Lymphödems, Palliativbehandlung des Lymphödems

Die Behandlung eines Patienten mit malignem Lymphödem (s. Kap. A 5.5.1) bedeutet für den behandelnden Arzt und Therapeuten eine besondere Herausforderung. Zunächst ist festzuhalten, dass die Diagnose „malignes Lymphödem" keine absolute Kontraindikation zur KPE darstellt. Immer wieder ergeben sich Fragen und Probleme, die Durchführung der Komplexen Physikalischen Entstauungstherapie bei der Behandlung des malignen Lymphödems betreffend. Es finden sich in der Literatur Autoren, die das maligne Lymphödem auch als Kontraindikation für die Manuelle Lymphdrainage bezeichnen. Die verbreitete Befürchtung, dass durch die Manuelle Lymphdrainage Krebszellen verschleppt würden und damit eine „verstärkte" Metastasierung erfolge, ist nicht begründet.

Für die Entwicklung von Metastasen im Organismus sind zwei Faktoren verantwortlich:

a) **Die Tumoreigenschaften:** Jeder Tumor weist eine inhomogene Tumorzellpopulation auf, wobei aggressive Zellrassen durch ihre Enzymausstattung rasch das umgebende Gewebe auflösen und in die Gefäßsysteme infiltrieren können. Der wichtigste Faktor für die Entstehung von Metastasen scheint die tumorvermittelte Angiogenese (Hämangiogenese wie auch Lymphangiogenese) zu sein, mit welcher der Tumor Anschluss an die Gefäßsysteme gewinnt. Des Weiteren ist die Fähigkeit zur amöboiden Beweglichkeit der Tumorzellen für eine rasche Metastasierung verantwortlich

b) **Die körpereigenen Abwehrmechanismen:** Unser immunologisches Abwehrsystem (Lymphknoten, lymphatische Gewebe usw.) ist darauf ausgerichtet, Krebszellen zu erkennen und zu vernichten. Störungen dieser Immunabwehr, z. B. bei Autoimmunerkrankungen, AIDS, immunsuppressiven (dämpfenden) Behandlungen, erleichtern das Anwachsen von Krebsmetastasen.

Beide Faktoren können durch die Manuelle Lymphdrainage wie auch durch sonstige mechanische Manipulationen nicht beeinflusst werden. Ein Tumor entwickelt Metastasen wegen seiner Kapazität bzw. dem gestörten Körperimmunsystem, jedoch nicht durch mechanische Einwirkungen von außen.

Die KPE ist beim malignen Lymphödem als rein palliative Maßnahme zu sehen. Immer wieder sind jedoch erstaunliche Ödemvolumenreduktionen zu sehen. Viele Patienten geben eine deutliche subjektive Beschwerdeerleichterung an.

7.7 Komplikationen und Lymphödemtherapie

Im Folgenden sind wichtige, bei der KPE zu berücksichtigende Symptome, Schäden und die erforderlichen therapeutischen Maßnahmen beschrieben.

Narbe
Narben, die quer zur Lymphabflussrichtung verlaufen, stellen Barrieren für die MLD dar.

Relativ günstig ist eine dünne, dehnfähige Narbe, die sich parallel zur Abflussrichtung befindet. Eine solche Narbe wird die Bildung von lympholymphatischen Anastomosen nicht verhindern. Bei einer verdickten Narbe wird die Möglichkeit für lympholymphatische Anastomosen schlechter sein.

Therapie: Mit der MLD arbeiten wir immer von der Narbe weg oder um sie herum, nicht hindurch. Ausnahme: zirkuläre Narbe, z. B. bei einem Hauttransplantat, wenn keine andere Möglichkeit zur Entstauung des Transplantates besteht.

Hyperkeratosis lymphostatica
Verhornung mit Schwielen- oder Warzenbildung der Haut im ödematisierten Gebiet (z. B. an den Zehen). Es besteht durch eventuell vorhandene feuchte Kammern eine erhöhte Hautpilzgefahr.

Therapie: Mit salicylhaltigen Salben oder Salbenmischungen „weich" machen, sodass die Verhornung „aufweicht" und sich löst!

Pilzerkrankungen (Mykosen)
Sie sind bei Lymphödempatienten häufig, da das betroffene Gebiet der Extremität eine lokale Immunschwäche aufweist.

Zu erkennen sind sie an Juckreiz, weißlichem Belag, Feuchtigkeit zwischen den Zehen (Mazerationen) und Hautabsonderungen. Mykosen stellen eine relative Kontraindikation für die MLD dar. Therapiebeginn erst nach Abheilen bzw. medikamentöser Versorgung der Pilzerkrankung, um ein Verschleppen der pathogenen Keime durch die MLD zu vermeiden.

Lymphokutane Fisteln
Offene Verbindungsgänge zwischen Lymphgefäßen und der Haut. Vorsicht Infektionsgefahr!

Therapie: Infektionsprophylaxe mit Sprühdesinfektion und steriler Kompresse als Auflage. Chirurgische Versorgung möglich.

Lymphzysten

Erweiterte Lymphgefäße oft als kleine Bläschen auf der Haut sichtbar, beim Aufplatzen Infektionsgefahr!

Therapie: Infektionsprophylaxe mit Sprühdesinfektion, steriler Kompresse als Auflage und Kompressionsverband.

Lymphvarizen (variköse Lymphangiektasie)

Sack-, spindel-, oder schlauchförmig erweitertes Lymphgefäß in der Haut, beim Aufplatzen Infektionsgefahr!

Therapie: Infektionsprophylaxe mit Sprühdesinfektion und steriler Kompresse abdecken. MLD: Vorsicht mit Dehn- und Zugreizen, das Gebiet großflächig aussparen, um keine Hautläsionen (-verletzungen) zu provozieren. Mit zunehmender Entstauung des Gebietes verschwinden die Lymphzysten und -varizen häufig.

Oberflächlich sichtbare Kollateralvenen

Ursachen können sein:

Eine Venenthrombose, ein Tumor, der die Vene von innen verschließt oder von außen komprimiert, oder eine radiogene Fibrose, die den venösen Abfluss behindert. Die tatsächliche Ursache für die Kollateralvenenzeichnung muss mit dem Arzt abgeklärt werden!

Therapie: Nach der Abklärung und bei Bedarf kann mit der MLD vorsichtig und mit wenig Druck über die Kollateralvenen hinweggearbeitet werden.

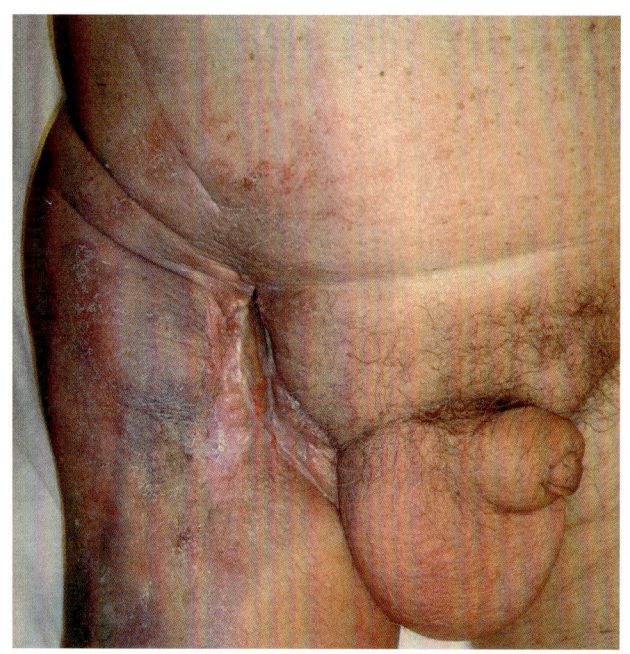

Abb. A-7.2: Radiogene Fibrose, Zustand nach einer Operation, bei der die komprimierte Arteria femoralis „freigeschnitzt" wurde.

Teleangiektasien

Kleine, erweiterte, oberflächliche Blutgefäße. Häufig im Bestrahlungsfeld (Strahlenschaden).

Therapie: Es kann normal mit der MLD darüber hinweggearbeitet werden, da die oberflächlichen lymphatischen Abflusswege in der Regel nicht beeinträchtigt sind, aber Vorsicht mit Dehn- und Zugreizen, denn bestrahltes Gewebe ist häufig fragil (brüchig)!

Radiogene Fibrose (Abb. A-7.2).

Therapie (KPE): Es muss eine verschiebbare von einer nicht verschiebbaren radiogenen Fibrose unterschieden werden.

> **Merke:** Befindet sich eine offene Wunde im Bereich der radiogenen Fibrose, muss der Therapeut umgehend mit dem Arzt Kontakt aufnehmen, um das weitere Vorgehen zu besprechen!

Radiogenes Ulkus

Durch Strahlenschädigung der Haut kann ein radiogenes Ulkus entstehen. Das spontane Abheilen des radiogen bedingten Ulkus ist nicht zu erwarten (Abb. A-7.3).

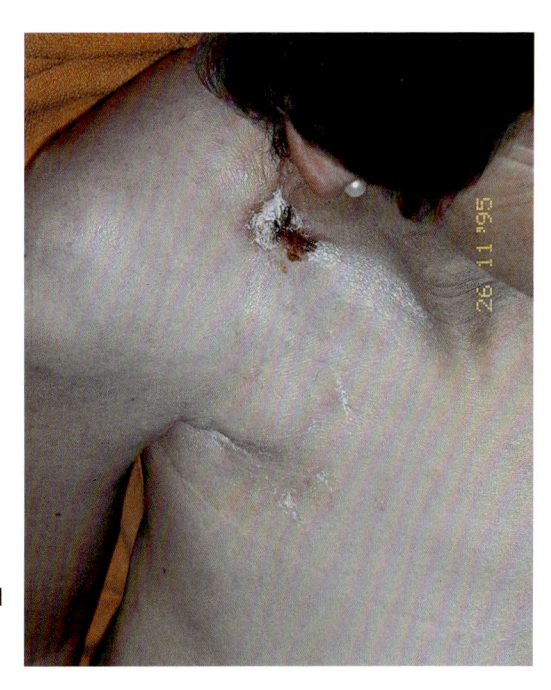

Abb. A-7.3: Radiogenes Ulkus in der Supraklavikulargrube nach operativer und strahlentherapeutischer Krebsbehandlung. Das Ulkus riecht.

Radiogene Plexusschädigung
(bestrahlungsbedingte Nervenplexusschädigung)

Selten kann die postoperative Bestrahlung im Rahmen einer Tumorbehandlung zu einer Schädigung der im Bestrahlungsgebiet liegenden Nerven führen, dann können sämtliche Nervenqualitäten wie Motorik, Sensibilität, Schmerz und auch vegetative Nervenfasern betroffen sein. Klinisch kann die radiogene Plexusschädigung (z. B. Plexus brachialis) erst nach Jahren, gelegentlich sogar bis zu 20 Jahren nach der Primärtherapie auftreten. Im Gegensatz zur Tumorinfiltration der Nerven, bei der sich eine kontinuierlich steigernde Nervenschädigung findet, ist bei der radiogenen Plexusschädigung eher ein schubweiser Verlauf mit gelegentlich jahrelangen konstanten Intervallen zu beobachten. Neben der strahlenbedingten Nervenschäden kann es auch durch fibrotische Ummauerungen der Arterie zu arteriellen Durchblutungsstörungen kommen (Bestrahlung der Leiste oder der Axille)

> **Merke:** Nach Bestrahlungen im Rahmen einer Krebstherapie kann es noch nach Jahrzehnten z. B. zu Lähmungen, Strahlenkolitis, Strahlenzystitis oder Knochenentkalkungen kommen.

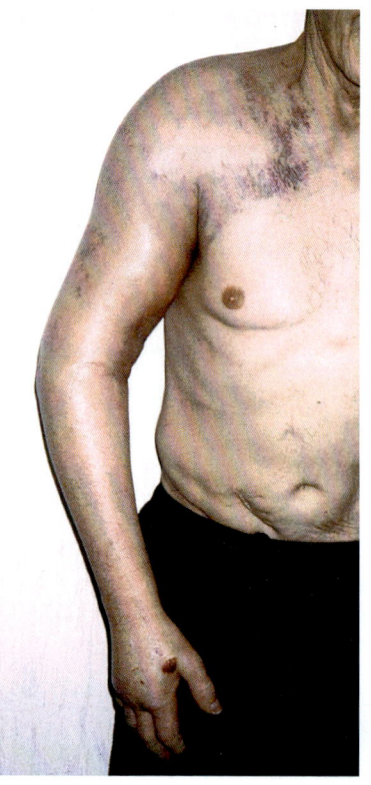

Abb. A-7.4: Patient mit mehreren klinischen Anzeichen eines malignen Prozesses.

Erysipel (s. Kap. A 5.5.2)

Unter einem Erysipel verstehen wir eine bakterielle Hautinfektion, vorwiegend verursacht durch eingewanderte Streptokokken. Warum tritt es beim Lymphödem so häufig (bis zu 35 %) auf?
a) Wegen der trockenen, rissigen, für Infektionen anfälligen Haut oder häufiger interdigitaler Mykosen, die als Eintrittspforte für Bakterien dienen.
b) Wegen der lokalen Immunschwäche im Lymphödem.
Die Therapie der Wahl ist die sofortige Antibiotikagabe. Symptomatisch können kühlende Umschläge mit desinfizierender Lösung wie Alkohol, Merfen® o.ä. durchgeführt werden. Bettruhe ist unbedingt angezeigt.

Das Erysipel ist eine absolute Kontraindikation für die MLD! Nach Abklingen der Akutsymptomatik (Schmerz, Rötung, Fieber) kann unter eingeleiteter Antibiotikatherapie meist nach wenigen Tagen die Behandlung wieder aufgenommen werden.

Maligner Prozess (s. Kap. A 5.5.1)

Therapie: Maligne Prozesse stellen eine **relative** Kontraindikation der KPE dar. Nach allen anderen ärztlichen Maßnahmen wie Operation, Strahlentherapie und Chemotherapie kann jedoch für die symptomatische Therapie des Lymphödems eine Palliativbehandlung vom Arzt verordnet werden. Der Therapeut sollte die Symptome, die auf einen malignen Prozess hinweisen können, kennen. Treten mehrere dieser Symptome gleichzeitig auf, sollte der Therapeut umgehend den behandelnden Arzt informieren.

7.8 Therapieversagen der KPE

Woran müssen wir denken, wenn eine durchgeführte KPE keine Wirksamkeit zeigt? Mögliche Ursachen eines Therapieversagens liegen vor allem in der nicht fachgerecht ausgeführten physikalischen Therapie, bei der z. B. lediglich Manuelle Lymphdrainage, aber keine Kompressionsbehandlung mit Bandagen oder Kompressionsstrümpfen durchgeführt wird. 65 % aller nicht auf die KPE ansprechenden Lymphödeme sind auf diesen Fehler zurückzuführen. Voraussetzung zur Wirksamkeit der entödematisieren-

- malignes Lymphödem
- artifizielles Lymphödem, wozu auch eine schlechte Kooperation des Patienten zu rechnen ist
- chronische Entzündungsprozesse
- ödemverstärkende Faktoren wie Übergewicht, internistische Erkrankungen, die Ödeme verursachen o.ä.
- falsche Diagnose

Tab. A-7.2: Ursachen für Therapieversagen/Therapieresistenz bei korrekt durchgeführter KPE.

den Behandlung ist zwangsläufig eine korrekt durchgeführte Komplexe Physikalische Entstauungstherapie mit allen erforderlichen Maßnahmen. Sollte bei korrekt durchgeführter KPE immer noch ein Therapieversagen/eine Therapieresistenz vorliegen, so sind die in Tabelle A-7.2 beschriebenen Ursachen möglich.

Literatur

Alitalo K. The lymphatic vasculature in disease. Nat Med. 2011;17(11):1371-80.

Asdonk J. Manuelle Lymphdrainage – Ein Sammelwerk in Einzeldarstellungen. Karl F. Haug, Heidelberg 1970.

Asdonk J. Zur Geschichte und Wirkung der manuellen Lymphdrainage. Erfahrungsheilkunde 1972;3:56-61.

Baumeister R. Funktionelle Verbesserung an lymphödematösen Extremitäten durch Lymphgefäßtransplantation. Langenbecks arch surg 1985; Bd 366: 664.

Becker C, Assouad J, Ricquet M et al. Postmastectomy lymphedema: long-term results following microsurgical lymph node transplantation. Ann Surg 2006;243:313-315.

Bent-Hansen L. Whole body capillary exchange of albumin. Acta Physiol Scand Suppl. 1991;603:5-10.

Brauer W, Herpertz U, Schuchhardt C, Weissleder H. Therapierichtlinie: Lymphödem, Diagnose und Therapie. LymphForsch 2003;7(1):39-42.

Brenner E. Das Lymphgefäßsystem und das Starlingsche Gleichgewicht. LymphForsch 2018; 22(1):9-13.

Brorson H. Liposuction gives complete reduction of chronic large arm lymphedema after breast cancer. Acta Oncol 2000;39(3):407-420.

Brügger A. Weichteil- und degenerativer Rheumatismus und Lymphgefäßsystem. Therapiewoche Schweiz 1986;6:536-544.

Castenholz A, Zöltzer H. Funktionsmorphologische Mechanismen des Lymphtransportes. Z Lymphol 1985;9(1):14-20.

Devoogdt N, Christiaens MR, Geraerts I et al. Effect of manual lymphdrainage in addition to guidelines and exercise therapy on arm lymphedemarelated to breast cancer: randomized controlled trial. BMJ (Clinical research Ed), 2011;343, d5326.

Deutsches Netzwerk für Qualitätsentwicklung in der Pflege (Hrsg.). Expertenstandard Pflege von Menschen mit chronischen Wunden. Schriftenreihe des Deutschen Netzwerks für Qualitätsentwicklung in der Pflege, Osnabrück 2008.

Fischer H (Hrsg.). Chronische Veneninsuffizienz: Pathogenese und medikamentöse Therapie. Schattauer, Stuttgart 1984.

Fischer R, Früh G. Varikose und Lymphödem – wann ist eine Operation sinnvoll? 39. Jahrestagung der Deutschen Gesellschaft für Phlebologie. vasomed 1997; 4(Suppl):23.

Földi E. Über das Stemmersche Zeichen. vasomed 1997;9:187-189.

Földi E, Baumeister G, Bräutigam P, Tiedjen K. Zur Diagnostik und Therapie des Lymphödems. Dtsch Arztebl 1998;95:A-740-747.

Földi E, Földi M, Weissleder H. Conservative treatment of lymphedema of the limbs. Angiology 1985;36:171-189.

Gregl A, Pavi Z, Schauer A et al. Stewart-Treves syndrome of the edematous arm following breast cancer option. Z Lymphol 1988;12(2):66-83.

Guyton AC. A concept of negative interstitial fluid pressures in implanted perforated capsules. Circ Res 1963;12:399-414.

Gültig O. Erfolg und Misserfolg bei Einsatz der Apparativen Intermittierenden Kompressionstherapie (AIK) – Ergebnisse einer breit angelegten Fragebogenaktion bei Patienten mit chronischem Lymphödem der Extremitäten. LymphForsch 2004;8(2):91-92.

Hauck G. Kapillare Permeabilität und Mikro-Lymphdrainage. VASA 1994;23:93-95.

Hauck G, Castenholz A. Beitrag prälymphatischer Strukturen zur Lymphdrainage. Z Lymphol 1992;16:6-9.

Herpertz U. Messung und Dokumentation von Ödemen. Z Lymphol 1994;18:24-30.

Herpertz U. Adipositas-Diagnostik in der Lymphologie. Warum der BMI unsinnig sein kann. LymphForsch 2009;13(2);91-93

Henle M. Aufgaben und Ziele einer Psychosozialen Krebsnachsorge. Z Lymphol 1981;5(2):51.

Hiller-Schneidewendt A, Schuchhardt C. Psychologische Aspekte der Kompressionsstrumpfbehandlung des sekundären Armlymphödems nach Brustkrebsbehandlung. LymphForsch 1998;2(2):83-86.

Hu X, Adamson RH, Liu B et al. Starling forces that oppose filtration after tissue oncotic pressure is increased. Am J Physiol 2000;279:H1724-H1736

Huch R, Jürgens KD. Mensch Körper Krankheit. 5. Aufl. Elsevier GmbH, Urban & Fischer Verlag, München 2007.

Hutzschenreuter P, Brümmer H. Lymphangiomotorik und Gewebedruck. Z Lymphol 1986;10:55-57.

Hutzschenreuter P, Weissleder H. Manuelle Lymphdrainage – Qualitätsmanagement – Qualitätssicherung und Qualiätskontrolle. LymphForsch 1999;3(1):7-10.

Kaiserling E. Morphologie der Lymphangiome. LymphForsch 1997;1(2):59-67.

Kaiserling E. Pathophysiologie der Lymphknoten – Lymphangiologische Aspekte. Klinikarzt 1999;28:19-23.

Koller ME, Bert J, Segedal L et al. Estimation of total body fluid shifts between plasma and interstitium in man during extracorporeal circulation. Acta Anaesthesiol Scand 1992:36:255-259.

Kujath P, Michelsen A. Wunden – von der Physiologie zum Verband. Dtsch Arztebl 2008; 105(13):239-247.

Kubik S, Kretz O. Anatomie des Lymphgefäßsystems. In: Földi M, Kubik S (Hrsg.). Lehrbuch der Lymphologie für Mediziner, Masseure und Physiotherapeuten, 6. Aufl., 5. Ausg. Elsevier, Urban & Fischer, München:1-150.

Kubik S, Manestar M. Anatomische Grundlagen der Therapie des Lymphödems. Ödem 1986:19-31.

Kuhnke E. Wirksamkeitsnachweis der Behandlung von sekundären Armlymphödemen nach einseitiger Ablatio Mammae mit therapeutischer Lymphdrainage. Physiotherapie 1979;10:70.

A Lymphologie

Lacomba MT, Sanchez MJ et al. Research report: Effectiveness of early physiotherapie to prevent lymphoedema after surgery for breast cancer: randomised, single blinded, clinical trial BMJ 2010;340:b5396.

Levick JR, Mortimer PS. Fluid ‚Balance' between Microcirculation and Interstitium in Skin and other Tissues: Revision of the classical Filtration-Reabsorption Scheme. In: Messmer (ed). Micricirculation in Chronic Venous Insufficiency. Prog Appl Microcirc. Karger, Basel 1999;23:42-62.

Marshall M. Studienlage zur evidenzbasierten Anwendung der intermitterenden pneumatischen Kompression bei CVI in CEAP-Stadien 3-6. vasomed 2004;16(4):136.

MC Neely ML, Magee DJ, Lee AW et al. The addition of manual lymph drainage to compression therapy for breast cancer related lymphedema: a randomized controlled trial. Breast Cancer Res Treat 2004;86(2):95-106.

Michel CC. Starling: the formulation of his hypothesis of microvascular fluid exchange and its significance after 100 years. Exp Physiol 1997;82(1):1-30.

Mosengeil K v. Beitrag zur Geschichte der osteoplastischen Resectionen. Gustav Lange, Leipzig 1868.

Pain S. Variation in lymphatic function may predispose to development of breast cancer related lymphedema. Ejso 2004;30:508-514.

Pecking A, Cluzan R, Desprez-Curely J. Indirect lymphoscintigraphy in patients with limb edema. Immunology and hematology reseach, progress in lymphology, proceedings IX International Congress of Lymphology 1983, Tel Aviv;201-208.

Pritschow H. Die Manuelle Lymphdrainage – ein historischer Rückblick. In: Schuchhardt C (Hrsg.). Lymphologie - State of the Art. Kargerer Kommunikation, Bonn 1998;61-67.

Pritschow H. Therapeutisches Qualitätsmanagement in der ambulanten Lymphologischen Schwerpunktpraxis. LymphForsch 2008;12(1):44.

Pritschow H, Pritschow K. Qualitätsmanagement der Therapie von Ödemerkrankungen in der ambulanten Praxis. In: Gültig O, Zölltzer H, Miller A (Hrsg.). Leitfaden Lymphologie. Elsevier, München 2015.

Schad H. Gilt die Starling'sche Hypothese noch? LymphForsch 2009;13(2):71-77.

Schmeller W, Meier-Vollrath I. Lipödem. In: Weissleder H, Schuchhardt C (Hrsg.). Erkrankungen des Lymphgefäßsystems, 5. Auflage. Viavital, Köln 2011; 380-407.

Schuchhardt C. Das „Lipödem-Syndrom" – neue Antworten auf alte Fragen? LymphForsch 2001;5:68-70.

Schuchhardt C. Hautveränderungen bei artifiziellem Lymphödem. In: Clodius L, Baumeister RGH, Földi E et al. (Hrsg.). Lymphologica. Medikon, München 1989;54-55.

Schuchhardt C, Gültig O, Pritschow H, Weissleder H. Therapiekonzepte. In: Weissleder H, Schuchhardt C (Hrsg.). Erkrankungen des Lymphgefäßsystems. Viavital, Essen 4. Aufl. 2006; 411-468.

Schwarz U. Die Häufigkeit des primären Lymphödems. Eine epidemiologische Studie an über 1000 Probanden. vasomed 1990:29-34.

Sperling A, Hasselhof V, Strobel P, Becker J, Buttler K, Aung T, Felmerer G, Wilting J. Ultrastrukturelle und immunhistologische Untersuchungen humaner Lymphkollektoren. LymphForsch 2017;21(1):13-20.

Strößenreuther R. Lipödem und Cellulitis. Viavital, Essen 2001.

Vignes S, Boursier V, Priollet P et al. Quantitative evaluation and qualitative results of surgical lymphovenous anastomosis in lower limb Lymphedema. J Mal Vasc 2003;28:30-35.

Vodder E. Le drainage lymphatique, une nouvelle methode therapeutique. Sante pour tous 1936.

Vodder E. Manuelle Lymphdrainage. Badebetriebe 1965;56:386-388.

Weissleder H. AIK und Lymphödem – Glaube und Wirklichkeit. LymphForsch 2004;8(2):93-95.

Weissleder H. Lymphödemtherapie: Stellenwert der apparativen intermittierenden Kompression – Literaturüberblick. LymphForsch 2003;7(1):15-18.

Weissleder H. Lymphszintigraphische Untersuchungen beim Armlymphödem. Therapiewoche 1985;35:2448-2458.

Weissleder H, Schuchhardt C (Hrsg.). Erkrankungen des Lymphgefäßsystems, 6. Auflage. Viavital, Köln 2015.

Winiwarter A (Hrsg.). Elephantiasis. In: Die chirurgischen Krankheiten der Haut und des Zellgewebes. Stuttgart: Enke 1892;205-222.

Winter J. Gerätegestützte Lymphologie. Apparative intermittierende Kompressionstherapie. Pro und Kontra. Physiotherapie 2004;5:15-26.

Zöltzer H. Funktionelle Anatomie der Lymphbildung. LymphForsch 2003;7(2):60-68.

B Die Manuelle Lymphdrainage (MLD)

H. Pritschow

1 Griffe der Manuellen Lymphdrainage

Die Manuelle Lymphdrainage nach *Vodder* kennt vier Grundgriffe, den Stehenden Kreis, den Pumpgriff, den Schöpfgriff und den Drehgriff. Diese Griffe dienen der Steigerung der Lymphangiomotorik und der Verschiebung von Flüssigkeit im kutanen klappenlosen Lymphgefäßnetz sowie in den interstitiellen Spalten. Zur Lockerung von Bindegewebeproliferationen als Folge einer Lymphostase verwenden wir spezielle Lockerungsgriffe wie Knetungen und „Auswringgriffe". Ein weiterer effektiver „Ödembeseitiger" bei Thoraxödemen ist der Kieblergriff, und als „Verschiebegriff" wird der Ödemgriff an den Extremitäten angewendet (Tab. B-1.1).

MLD-Grundgriffe	MLD-Spezialgriffe
Stehender Kreis	Knetung „Auswringgriff"
Pumpgriff	Kieblergriff
Schöpfgriff	Ödemgriff
Drehgriff	

Tab. B-1.1: Griffe der Manuellen Lymphdrainage.

Bevor die Behandlung mit Manueller Lymphdrainage begonnen wird, muss der Lymphdrainagetherapeut Kontraindikationen für die MLD (Tab. B-1.2) ausschließen. Die Missachtung der absoluten Kontraindikationen kann zu irreversiblen Schäden führen! Absolute Kontraindikationen sind das kardiale Ödem (dekompensierte Herzinsuffizienz), die akute bakterielle Infektion und akute Venenerkrankungen. Das kardiale Ödem ist ein symmetrisch auftretendes Ödem meist in der Fuß-Knöchel-Region, es ist weich und dellenhinterlassend. Die akute bakterielle Infektion tritt meist bei offenen Prozessen (Wunden) und Interdigitalmykosen auf. Das Erysipel (Wundrose) ist beim Lymphödem (35 %) als häufige Streptokokkeninfektion der Haut zu beobachten. Diese absolute Kontraindikation kann bei Missachtung zur Sepsis führen und damit lebensbedrohlich sein. Akute Venenerkrankungen (Thrombophlebitis, Phlebothrombose) meist durch Rötung, Schwellung und Schmerz im Venenverlauf charakterisiert, stellen ebenfalls absolute Kontraindikationen dar und können bei nicht Beachtung eine Lungenembolie zur Folge haben.

Bei relativen Kontraindikationen kann nach Rücksprache mit dem Arzt die Manuelle Lymphdrainage modifiziert angewendet werden, entweder indem der betroffene Körperbereich ausgespart wird (Karotis-Sinus, Anus praeter usw.) oder die Druckintensität

Absolute Kontraindikationen
- kardiales Ödem (dekompensierte Herzinsuffizienz)
- akute bakterielle Entzündungen
- akute Venenerkrankungen
- Erkrankungen, die mit Fieber einhergehen

Relative Kontraindikationen
- maligne Prozesse (evtl. palliative Behandlung möglich)
- Hals:
    - Karotis-Sinus-Überempfindlichkeit
    - Herzrhythmusstörungen
    - bei Patienten über 60 Jahre
    - Schilddrüsenfunktionsstörungen
- Bauch:
    - akut entzündliche Prozesse
    - Strahlenkolitis oder Strahlenzystitis
    - Anus praeter
    - Morbus Crohn
    - Colitis ulcerosa
    - Divertikulitis
    - Schwangerschaft
    - Menstruation

Tab. B-1.2: Kontraindikationen für die Manuelle Lymphdrainage.

so reduziert wird, dass die MLD-Griffe auf keinen Fall als unangenehm oder schmerzhaft empfunden werden.

Keine der im Folgenden beschriebenen Behandlungen darf für den Patienten schmerzhaft oder unangenehm sein!

1.1 Der Stehende Kreis

Die Haut wird flächig, kreisförmig verschoben, in Lymphabflussrichtung druckanschwellend, in die Ausgangsposition zurück abschwellend.

Also von fünf vor 12:00 Uhr bis fünf vor 6:00 Uhr anschwellend und von 6:00 Uhr bis fünf vor 12:00 Uhr abschwellend.

Der Stehende Kreis wird im Sekundentakt und auf der Stelle etwa fünfmal ausgeführt. Die Auflagefläche der Therapeutenhand reicht von der Fingerspitze bei der Behandlung der Patientennase bis zur ganzen Handfläche bei der Thoraxbehandlung. Wir rutschen dabei nicht über das Gewebe, sondern setzen jeden Griff neu an. Der Kreis ist so groß, wie sich die Haut verschieben lässt.

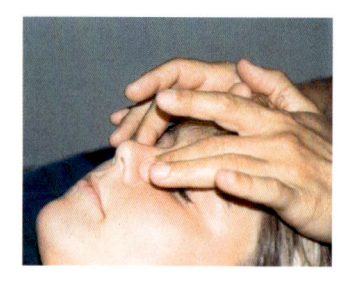

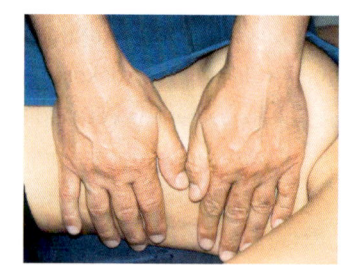

1.2 Der Pumpgriff

Die Finger sind gestreckt, der Daumen abduziert, das Handgelenk ist aufgestellt, die „Schwimmhaut" zwischen Daumen und Zeigefinger berührt die Extremität ohne Druck. Während der Handteller abgelegt wird, erfolgt der Druck in einem Winkel von 45° in das Gewebe hinein bis zur Verschiebegrenze. Im Handgelenk findet dabei eine scharnierartige Bewegung statt. In der zweiten, der „Loslassphase", trägt das Gewebe die Hand in ihre Ausgangsposition zurück. Die Hand wird ein Stück weiter wieder aufgesetzt und der Griff beginnt von neuem. Dieser Griff wirkt bis in den subfaszialen Raum hinein.

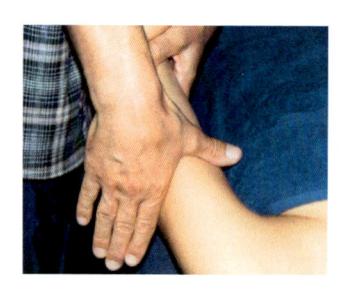

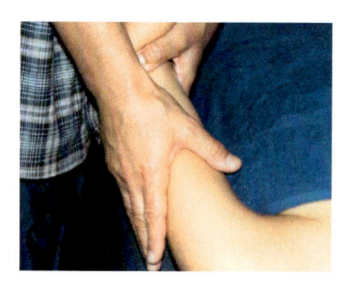

1.3 Der Schöpfgriff

Die Ausgangsposition ist dieselbe wie beim Pumpgriff. Also Finger gestreckt, Daumen abduziert, Handgelenk aufgestellt. Das Handgelenk fällt zur Seite und die gestreckten Finger schwingen in Abflussrichtung ein. Der Drehpunkt ist jetzt das Zeigefingergrundgelenk. Der Griff wird ohne Unterbrechung fortgesetzt, er schraubt sich sozusagen die Extremität hoch. Der Druck erfolgt rhythmisch anschwellend in der Einschwingphase und abschwellend in der Aufstellphase. *Vodder* bezeichnete die Bewegung als „gebende Bewegung". Der Druck ist sehr leicht, man „streicht" förmlich über das Gewebe. Der Griff wirkt vor allem auf das kutane, klappenlose Lymphgefäßnetz.

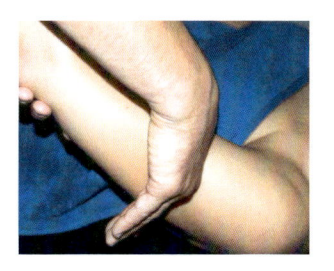

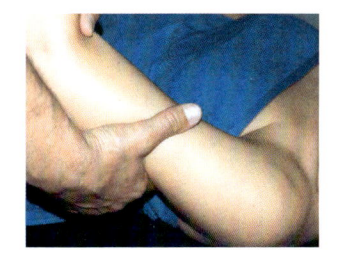

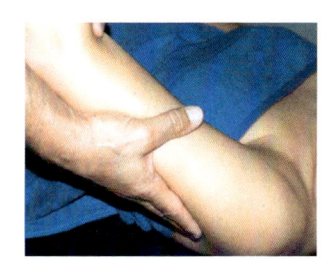

1.4 Der Drehgriff

Die Hand mit dem abduzierten Daumen liegt flächig auf. In der Druckphase verschiebt die gesamte Handfläche die darunterliegenden Gewebe kreisförmig in Abflussrichtung. Die Finger zeigen immer in Abflussrichtung. Während der Schubphase wird der Daumen an die Handfläche adduziert und streicht dabei über das Gewebe. In der zweiten Phase trägt das Gewebe die Hand wieder in ihre Ausgangsposition zurück. Der Daumen bleibt stehen, die Finger gehen vorwärts, als ob sie ein Stück Stoff abmessen wollten. Der Handteller wird abgelegt, dabei rutscht der Daumen zur Seite. Sobald die ganze Hand aufliegt, beginnt der Griff von neuem.

Der Drehgriff ist ein Griff für große Flächen, z. B. am Thorax.

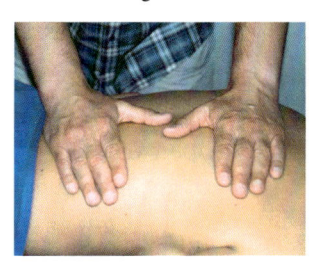

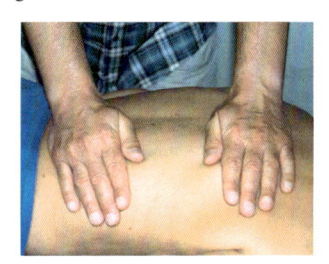

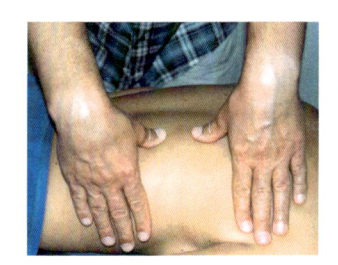

1.5 Die Knetung „Auswringgriff"

Im Gegensatz zur Knetung der klassischen Massage, die die Muskulatur bearbeitet, richtet sich diese Knetung auf die Bindegewebeproliferation als Folge eines Lymphödems oder eines posttraumatischen Ödems. Das betroffene Gewebe wird zwischen beiden Händen gegeneinander verschoben, sozusagen wie in einer liegenden Acht.

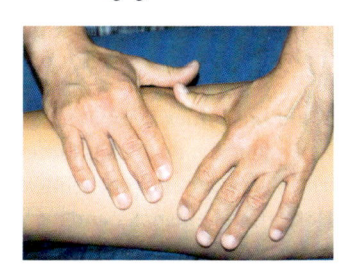

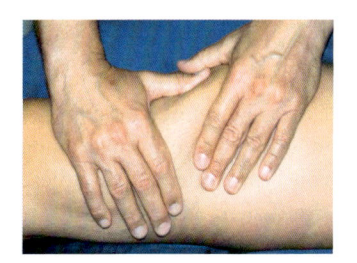

Der Griff wird solange auf einer Stelle wiederholt, bis die Gewebekonsistenz weicher wird, d. h. die Hautfalte schmaler ist als zu Beginn der Behandlung. Dieser Griff führt lokal zu einer erwünschten aktiven Hyperämie.

1.6 Der Kieblergriff

Mit ganz kleinen, sehr leichten Daumenkreisen im Wechsel schiebt der Daumen das „Ödem" vor sich her in angrenzende ödemfreie Gebiete. Dieser Griff ist kein Hautrollen! Sondern einem Schneeschieber gleich, verschieben wir interstitielle Flüssigkeit im kutanen klappenlosen Lymphgefäßnetz in ödemfreie Gebiete.

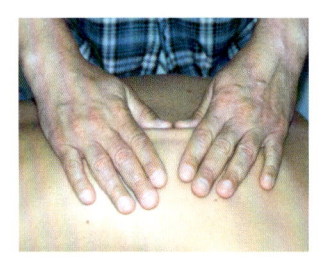

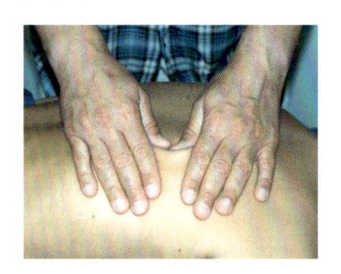

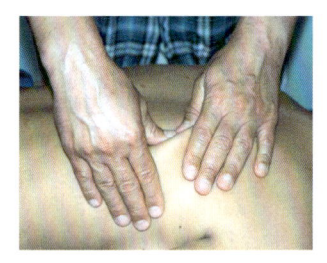

1.7 Der Ödemgriff

Großflächig mit der ganzen Hand wird das Ödem mit parallelen Pumpgriffen in den Gewebekanälen und dem subkutanen klappenlosen Lymphgefäßnetz verschoben. Der Griff wird langsam und mit großem Druck ausgeführt. Ist das Ödem fest bis hart, beginnt der Griff proximal an der Extremität, ist das Ödem weich, so schreitet man von distal nach proximal fort.

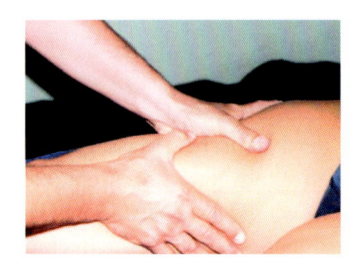

2 Griffreihenfolge der Manuellen Lymphdrainage

Die im Folgenden beschriebenen Griffreihenfolgen sind im Sinne einer Lymphangiomotorikanregung am gesunden Lymphgefäßsystem anzuwenden. Bei der Behandlung von Lymphödemen sind diese Griffreihenfolgen modifiziert, also der entsprechenden Insuffizienz des Lymphgefäßsystems angepasst, anzuwenden, immer entsprechend dem Leitsatz: „Wir arbeiten auf Reaktion bedacht ohne zu schädigen!"

B Manuelle Lymphdrainage

2.1 Behandlung Hals

Der Therapeut steht seitlich neben dem Patienten. Der Patient liegt auf dem Rücken.

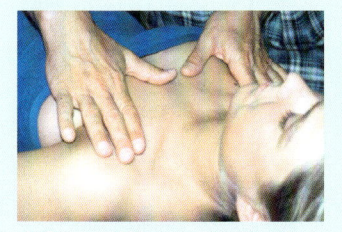

Abb. B-2.1.1: Effleurage: Flächige Streichung vom Sternum zum Akromion.

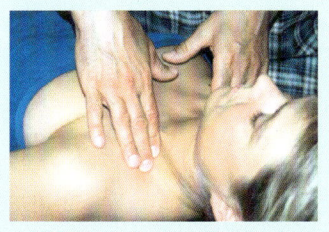

Abb. B-2.1.2: Stehende Kreise in der Fossa supraclavicularis auf den Nll. (Nodi lymphatici) cervicales inferiores (Nll. supraclaviculares).

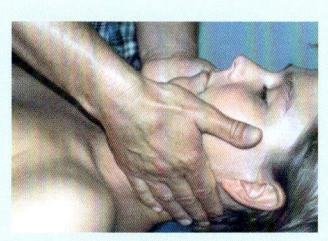

Abb. B-2.1.3: Stehende Kreise vom Angulus mandibularis über die Nll. cervicales superiores und inferiores zur Fossa supraclavicularis.

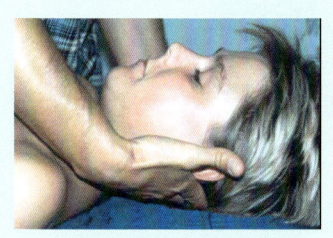

Abb. B-2.1.4: Stehende Kreise entlang der Linea nuchae auf den Nll. occipitales über Processus mastoideus zur Supraklavikulargrube.

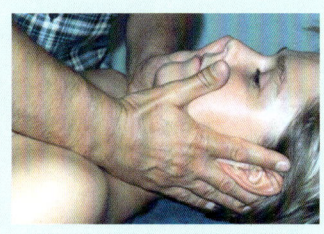

Abb. B-2.1.5: „Parotis-Gabelgriff": Stehende Kreise vor und hinter dem Ohr auf den Nll. praeauriculares und Nll. retroauriculares, dann zur Fossa supraclavicularis.

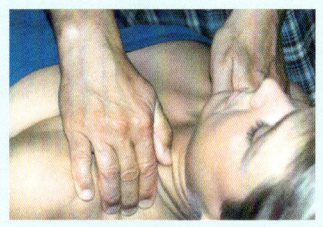

Abb. B-2. 1.6: Durchbewegen des Schultergürtels, dann Stehende Kreise vom Akromion entlang der Spina scapulae bis Th 2 (zweiter Brustwirbel), von dort in die Fossa supraclavicularis („Langer Weg").

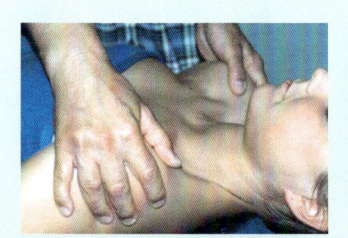

Abb. B-2.1.7: Durchbewegen des Schultergürtels, dann Stehende Kreise vom Akromion direkt zur Fossa supraclavicularis („Kurzer Weg").

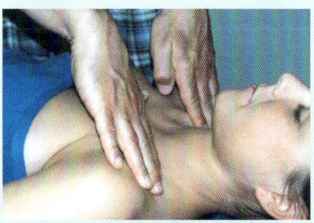

Abb. B-2.1.8: Nacharbeiten entsprechend Befund. Stehende Kreise in der Fossa supraclavicularis.

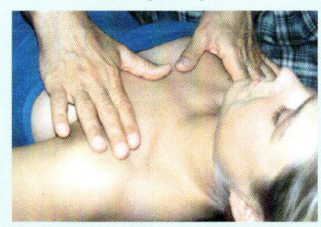

Abb. B-2.1.9: Abschlusseffleurage wie in Nr. 1.

2.2 Behandlung Gesicht

Der Therapeut steht oder sitzt am Kopfende. Vorbehandlung: Hals.

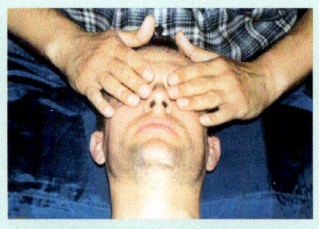

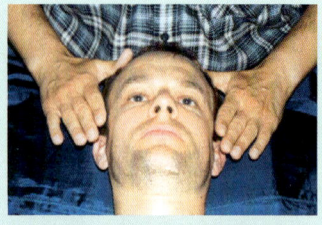

Abb. B-2.2.1: Effleurage: Parallele Streichungen über Unterkiefer, Oberkiefer, Nase-Wange, Stirn.

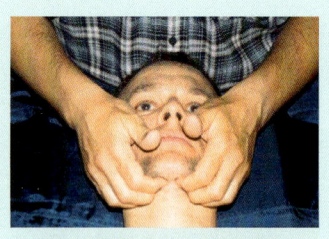

Abb. B-2.2.2: „Bergsteigergriff" – entlang des Unterkiefers Stehende Kreise von der Kinnspitze bis zum Angulus mandibularis auf den Nll. submentales und Nll. submandibularis.

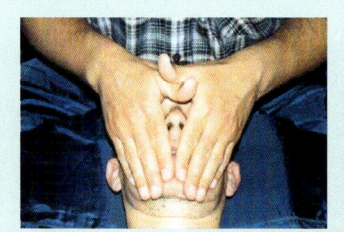

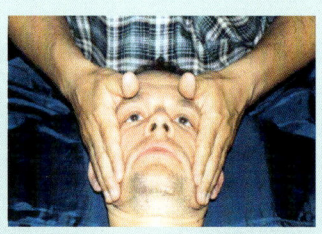

Abb. B-2.2.3: Stehende Kreise auf dem Unterkiefer von der Kinnspitze bis zum Angulus mandibularis, Druck in Richtung Nll. submentales und Nll. submandibulares von dort zur Supraklavikulargrube.

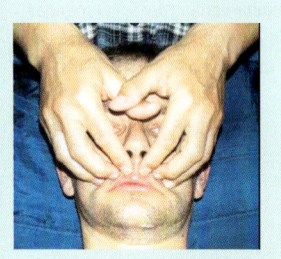

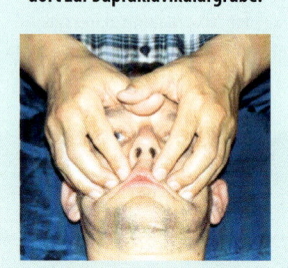

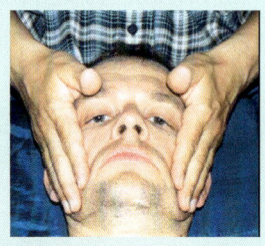

Abb. B-2.2.4: Stehende Kreise von Mitte des Oberkiefers auf der Oberlippe beginnend über die Wangen ...

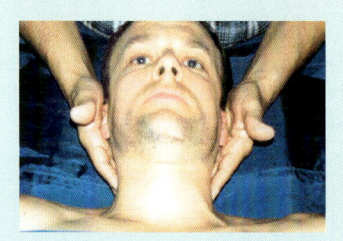

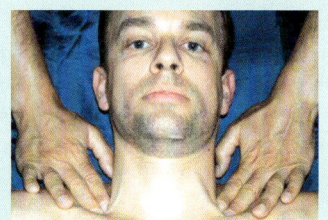

... zum Angulus mandibularis, von dort zur Fossa supraclavicularis.

B Manuelle Lymphdrainage

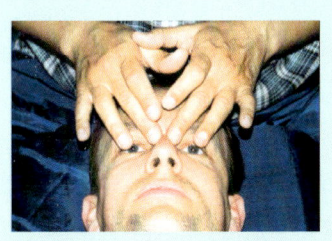

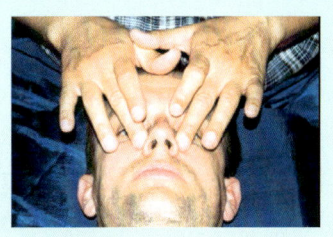

Abb. B-2.2.5: Stehende Kreise mit einem Finger vom Nasenrücken seitlich bis zur Wange. a) Nasenspitze, b) Nasenmitte, c) Nasenwurzel.

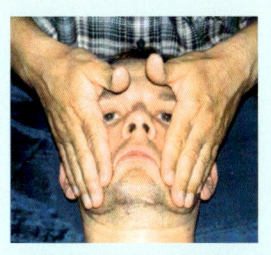

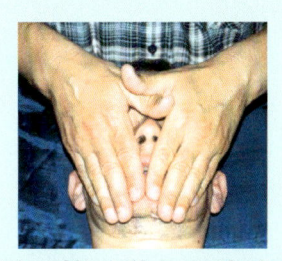

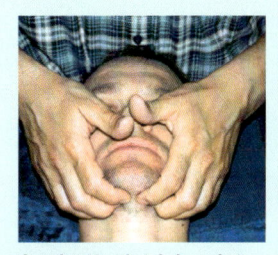

Abb. B-2.2.6: Die „Lange Reise": Stehende Kreise auf dem Jochbein unter den Augen beginnend an den Mundwinkeln vorbei, Unterlippe und Kinn, Druck in Richtung Nll. submandibulares, dann der „Bergsteigergriff" …

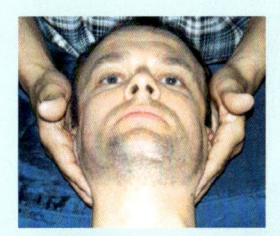

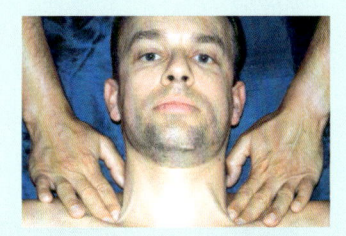

… bis zum Angulus mandibularis, von dort weiter zur Fossa supraclavicularis.

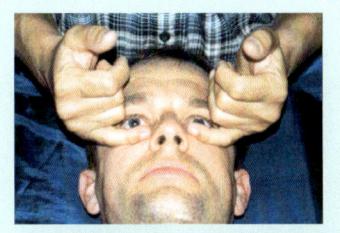

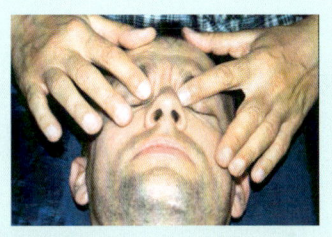

Abb. B-2.2.7: Augenbehandlung, Tränensäcke und Lid behandeln. Stehende Kreise mit je einem Finger: a) Unterlid mit kleinem Finger, Druckrichtung weg vom Auge. b) mediales Oberlid, Druckrichtung Nase. c) laterales Oberlid, Druckrichtung Ohr.

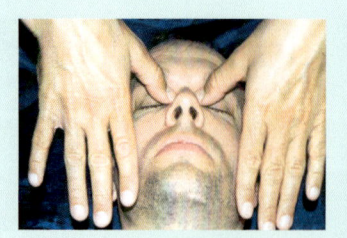

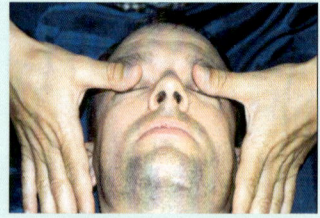

Abb. B-2.2.8: Mit dem Daumen rutschen wir von der Nasenwurzel zum Augenwinkel und rollen dann sanft die Daumenspitzen über die Augäpfel nach außen ab.

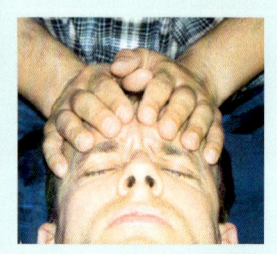

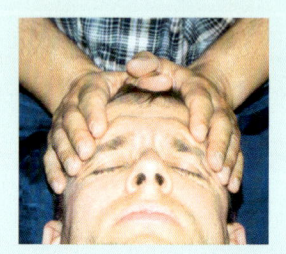

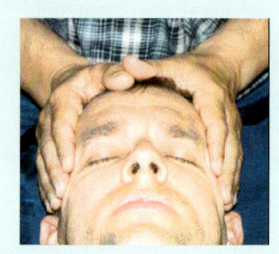

Abb. B-2.2.9: Stehende Kreise mit den flach aufgelegten Händen von der Stirnmitte bis Os temporale. Druckrichtung zu den Nll. praeauriculares.

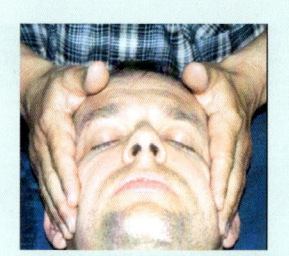

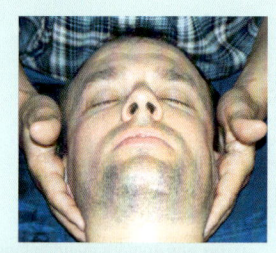

Abb. B-2.2.10: Stehende Kreise vom Os temporale bis Angulus mandibularis. Druckrichtung Nll. submandibulares und Nll. cervicales superiores.

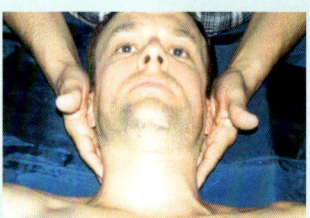

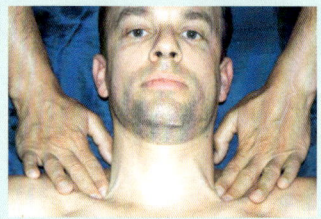

Abb. B-2.2.11: Stehende Kreise über den Nll. cervicales superiores, Intensivbehandlung. Dann abdrainieren bis zur Supraklavikulargrube.

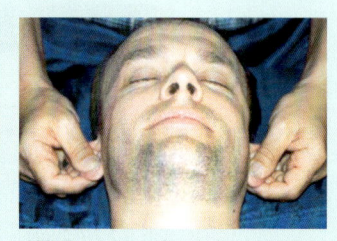

Abb. B-2.2.12: Stehender Kreis mit den Ohren, die Ohren an der Ohrmuschel fassen und in der Verschiebbarkeit kreisen.

B Manuelle Lymphdrainage

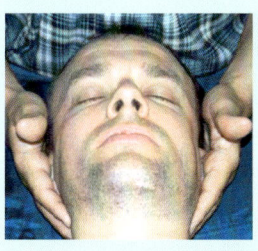

Abb. B-2.2.13: Nacharbeiten entsprechend Befund. Stehende Kreise wie in Nr. 10.

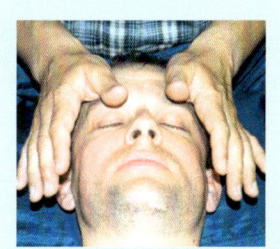

Abb. B-2.2.14a: Abschlusseffleurage: Ausstreichung mit dem Daumenballen von der Stirnmitte zum Os temporalis.

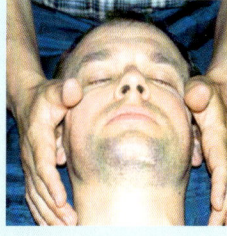

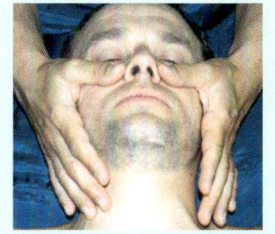

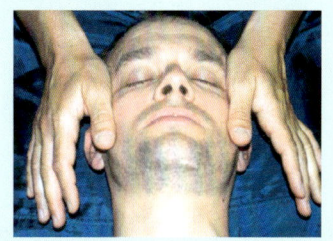

Abb. B-2.2.14a: Abschlusseffleurage: Die Daumen unter den Augen anlegen und wie ein „Scheibenwischer" nach außen streichen.

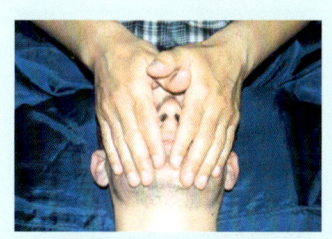

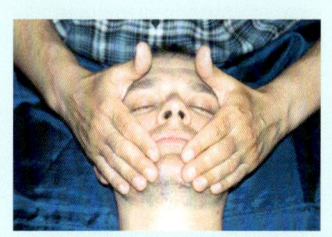

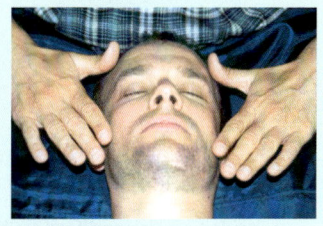

Abb. B-2.2.14b: Die Hände bilden eine Kuppel über dem Gesicht des Patienten. Fingerspitzen Kinn, Handwurzel Stirn. „Ruhe geben". Oben wegstreichen, unten wegstreichen.

2.3 Behandlung Rücken

Der Therapeut steht seitlich vom Patienten. Vorbehandlung Nll. axillaris.

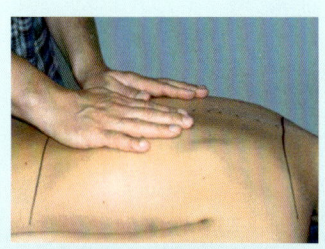

Abb. B-2.3.1: Effleurage: Flächige Streichungen von kranial nach kaudal über den ganzen Rücken.

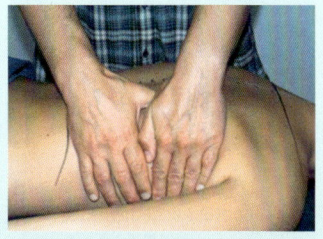

Abb. B-2.3.2: Stehende Kreise mit der ganzen Hand an der Flanke von der unteren transversalen Wasserscheide zur Axilla.

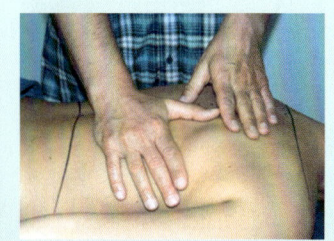

Abb. B-2.3.3: Drehgriffe im Wechsel von der Wirbelsäule aus in Richtung Axilla.

B Manuelle Lymphdrainage

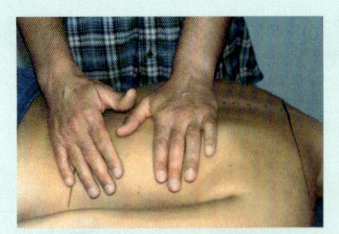

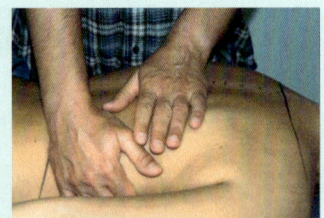

Abb. B-2.3.4: Siebenergriff: Mit der kopfwärts gelegenen Hand beginnen, von der Rückenmitte seitwärts mit Drehgriffen wechselweise auf vier, …

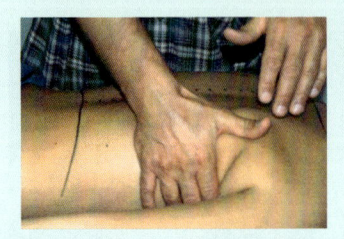

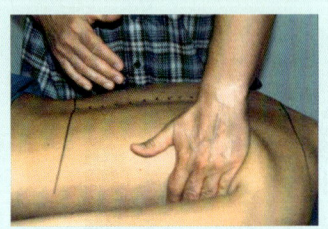

… dann mit Stehenden Kreisen im Wechsel in Richtung Axilla auf sieben.

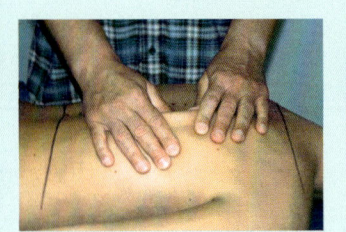

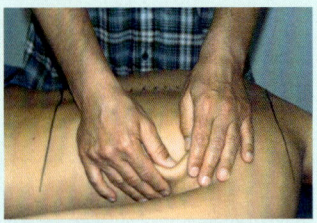

Abb. B-2.3.5: Kieblergriff von der Wirbelsäule in Richtung Nll. axillares.

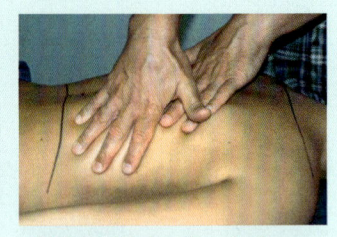

Abb. B-2.3.6: Behandlung der Rippenzwischenräume, Stehende Kreise mit langen Fingern Druckrichtung in die Tiefe in Richtung Ductus thoracicus. Nr. 2–6 noch einmal, jetzt wird die andere Rückenseite behandelt.

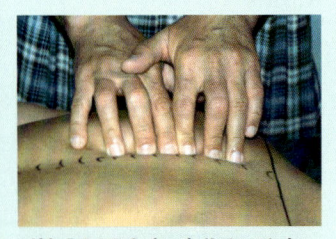

Abb. B-2.3.7: Stehende Kreise mit den Fingerspitzen beider Hände mit je drei Fingern links und rechts der Dornfortsätze, Druck in die Tiefe zum Ductus thoracicus.

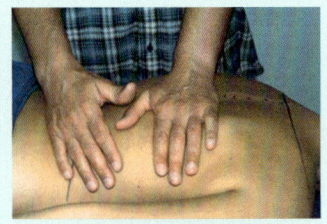

Abb. B-2.3.8: Nacharbeiten entsprechend Befund, z. B. Siebenergriff wie in Nr. 4.

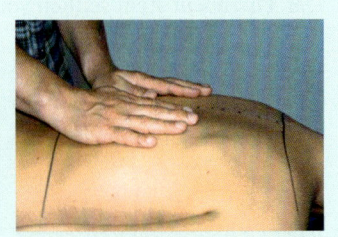

Abb. B-2.3.9: Abschlusseffleurage: Flächige Streichung wie Nr. 1.

2.4 Behandlung Lende

Der Therapeut steht seitlich vom Patienten. Vorbehandlung Nll. inguinalis.

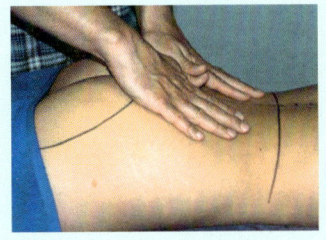

Abb. B-2.4.1: Effleurage: Von kranial nach kaudal von der unteren transversalen Wasserscheide zum Kreuzbein.

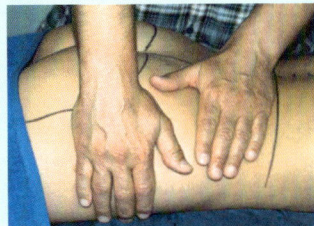

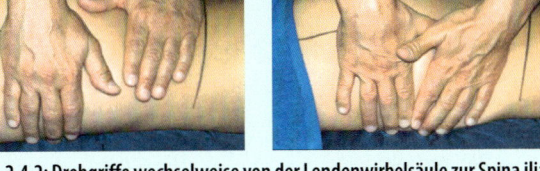

Abb. B-2.4.2: Drehgriffe wechselweise von der Lendenwirbelsäule zur Spina iliaca anterior superior, dort Stehende Kreise mit Druckrichtung zu den Nll. inguinales.

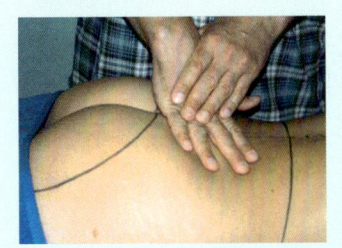

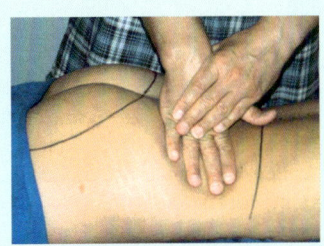

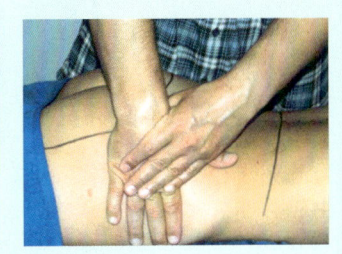

Abb. B-2.4.3: Stehende Kreise, Hand auf Hand, die fußwärtige Hand liegt unten, lateral der „Hosenboden-Wasserscheide" in zwei Halbkreisen:
a) Stehende Kreise über die Crista iliaca zur Spina iliaca anterior superior, von dort zum Trochanter major femoris. Druckrichtung zu den Nll. inguinales.

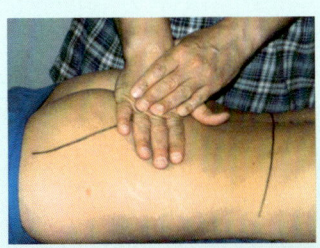

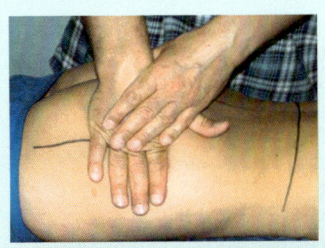

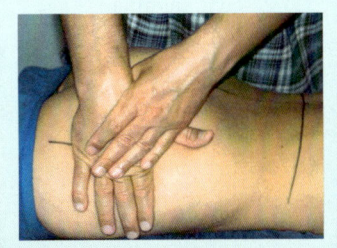

Abb. B-2.4.3: b) Stehende Kreise am Kreuzbein beginnend über den Musculus glutaeus medius (entlang der „Hosenboden-Wasserscheide") zum Trochanter major femoris. Druckrichtung zu den Nll. inguinales.

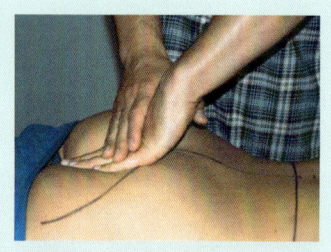

Abb. B-2.4.4: Stehende Kreise medial der Hosenboden-Wasserscheide Hand auf Hand. Die kopfwärtige Hand liegt parallel zur Analfalte. Druck zum Schritt in Richtung medialer Anteil der Nll. inguinales.

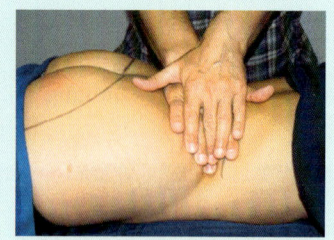

Abb. B-2.4.5: Hand auf Hand Stehende Kreise zwischen Crista iliaca und zwölfter Rippe, von außen nach innen. Druckrichtung zur Cisterna chyli. „Quadratus lumborum-Griff".

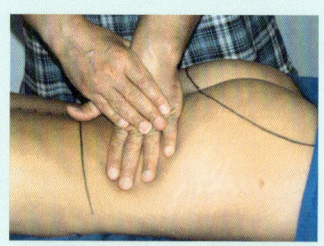

Abb. B-2.4.6: Auf die andere Seite wechseln, Nr. 2–5 wiederholen.

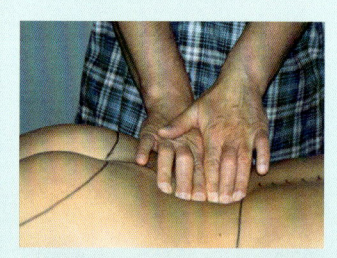

Abb. B-2.4.7: Stehende Kreise mit beiden Händen mit je drei Fingerspitzen links und rechts der Dornfortsätze der Lendenwirbelsäule. Druck in die Tiefe in Richtung Cisterna chyli.

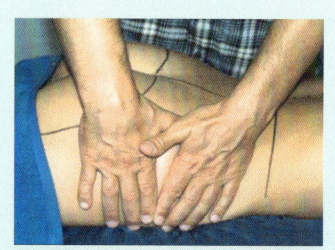

Abb. B-2.4.8: Nacharbeiten, entsprechende Griffe nach Befund, z. B. Drehgriffe parallel vom Kreuzbein über die Crista iliaca zur Spina iliaca, dort Stehende Kreise mit Druckrichtung zu den Nll. inguinales.

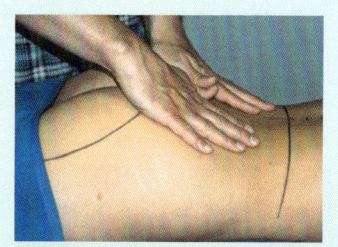

Abb. B-2.4.9: Abschlusseffleurage wie Nr. 1.

2.5 Behandlung Bein

Der Therapeut steht links bzw. rechts seitlich vom Patienten. Vorbehandlung Nll. inguinalis.

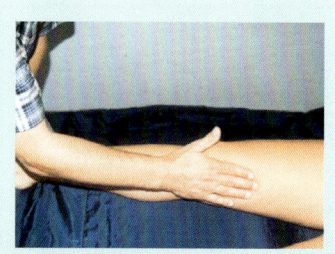

Abb. B-2.5.1: Lange Effleurage, außen herunter, innen hoch.

B   Manuelle Lymphdrainage

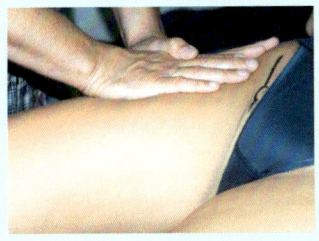

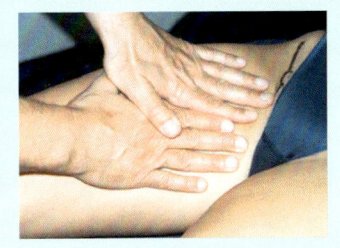

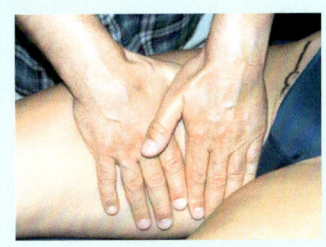

Abb. B-2.5.2: Nll. inguinales mit Stehenden Kreisen, in drei Absätzen, lateral, medial und im Bereich der Adduktoren, Druckrichtung zur Lacuna vasorum.

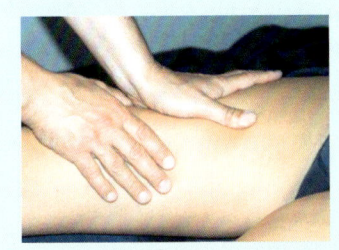

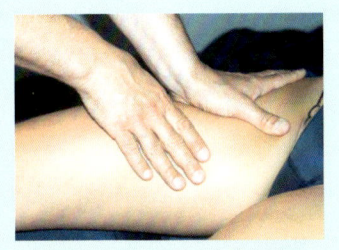

Abb. B-2.5.3: Pumpgriff im Wechsel am Oberschenkel ventral. Die Hände laufen hintereinander her, vom Knie über den Musculus rectus femoris zur Leiste.

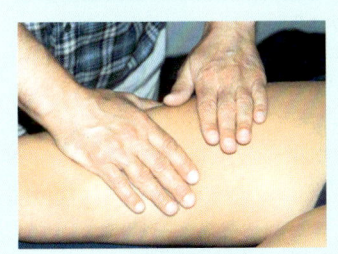

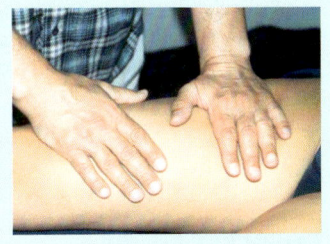

Abb. B-2.5.4: Pumpgriffe und Stehende Kreise im Wechsel ventral und lateral.

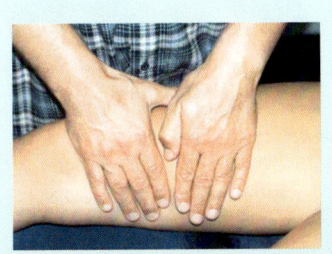

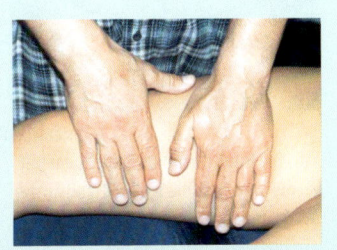

Abb. B-2.5.5: Stehende Kreise im Wechsel medial am Oberschenkel vom Knie über die Adduktoren zum Schritt.

B Manuelle Lymphdrainage

Abb. B-2.5.6: Knie

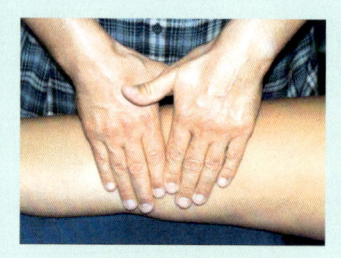

a) Stehende Kreise mit den Fingern wechselweise, über dem Ligamentum collaterale mediale, Druckrichtung zu den Nll. inguinales.

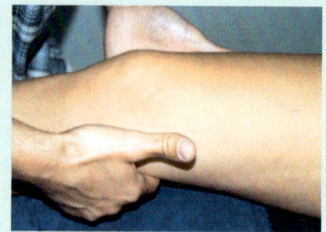

b) Fortschreitende Stehende Kreise durch die Kniekehle auf den Nll. popliteales. Die Fingerspitzen treffen sich in der Kniekehle, der Druck geht in die Tiefe und nach proximal.

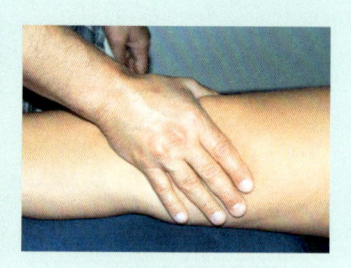

c) Pumpgriff über das Knie.

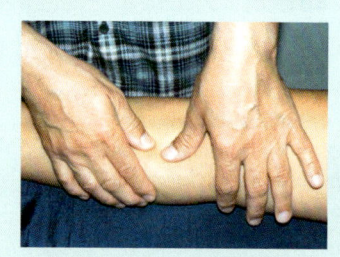

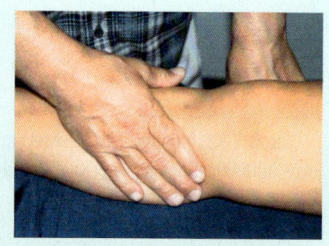

d) Stehende Kreise im Sulkus zwischen dem Pes anserinus superficialis und dem medialen Kopf vom Musculus gastrocnemius mit Daumenkreisen wechselweise oder mit vier Fingern flach. Druckrichtung nach dorsomedial.

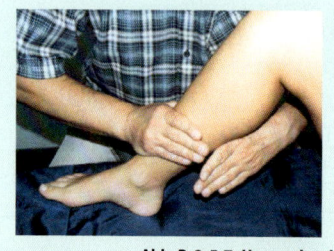

Abb. B-2.5.7: Unterschenkel mit aufgestelltem Bein

a) Eine Hand über dem Schienbein mit dem Pumpgriff, die andere Hand an der Wade mit dem Schöpfgriff, von den Malleolen zum Knie.

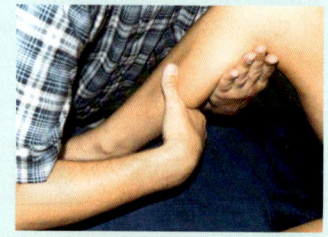

b) Die Wade mit dem Schöpfgriff wechselweise von den Malleolen zum Knie „Kniebeißergriff".

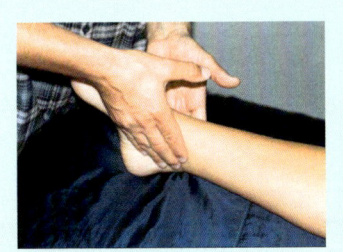

Abb. B-2.5.8: Bei ausgestrecktem Bein. Stehende Kreise parallel mit den Fingern unterhalb der Malleolengabel beginnend entlang der Achillessehne.

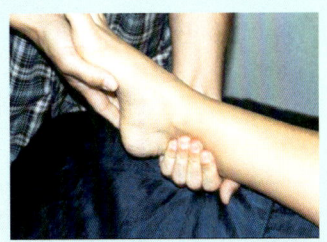

Abb. B-2.5.9: Retromalleolargrube mit Bewegung. Die kopfwärtige Hand greift von lateral die Achillessehne, während die fußwärtige Hand den Fuß in Flexion und Extension bewegt.

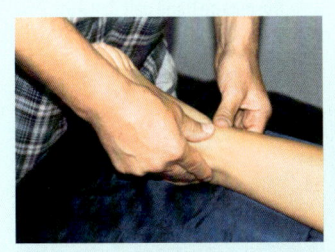

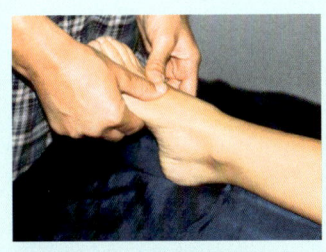

Abb. B-2.5.10: Sprunggelenk und Fußrücken wechselweise mit den Daumen Stehende Kreise, in mehreren Bahnen. Die Daumen stehen in der Ausgangsposition rechtwinklig zur Abflussrichtung.

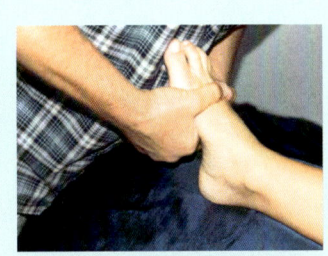

Abb. B-2.5.11: Ödemgriff am Vorfuß. Die Daumen liegen flächig auf dem Vorfuß auf und pressen diesen nach proximal aus, die Finger halten an der Fußsohle dagegen.

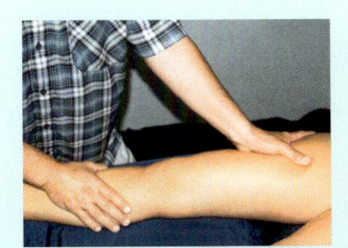

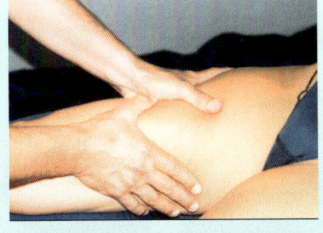

Abb. B-2.5.12: Nacharbeiten, entsprechende Griffe nach Befund, z. B. Pumpgriff gleichzeitig am Unterschenkel und Oberschenkel oder parallele Pumpgriffe (Ödemverschiebegriffe) fortschreitend vom Unterschenkel über den Oberschenkel zur Leiste.

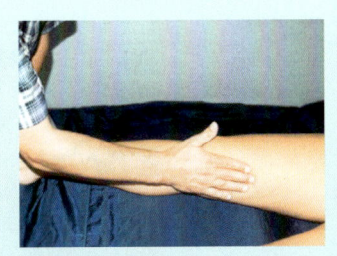

Abb. B-2.5.13: Abschlusseffleurage wie Nr. 1.

B Manuelle Lymphdrainage

2.6 Behandlung Arm

Der Therapeut steht links bzw. rechts seitlich vom Patienten. Vorbehandlung Nll. axillaris.

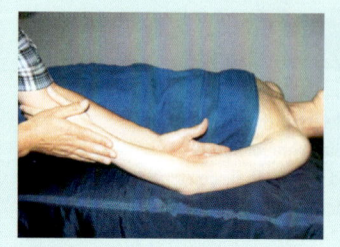

Abb. B-2.6.1: Lange Effleurage, innen herunter, außen hoch.

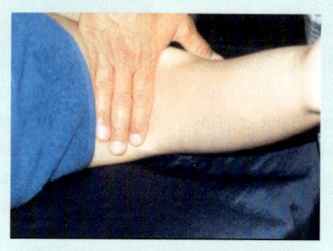

Abb. B-2.6.2: Behandlung der axillären Lymphknoten mit Stehenden Kreisen. Druckrichtung Fossa supraclaviculares.

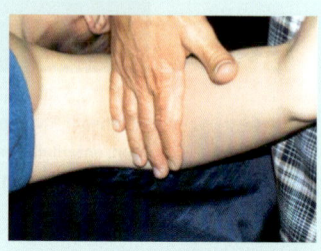

Abb. B-2.6.3: Stehende Kreise mit einer Hand über Sulcus bicipitalis medialis, Nll. brachiales Druckrichtung zur Axilla. Die andere Hand hält den Arm des Patienten.

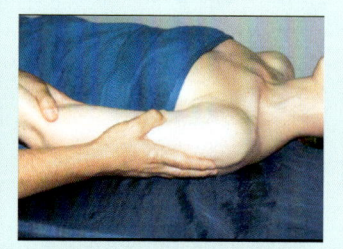

Abb. B-2.6.4: Schulterkreisen auf der sagitalen Ebene, dabei soll sich die Klavikula bewegen. Die fußwärtige Hand fasst den Arm, die kopfwärtige das Schultergelenk und kreist.

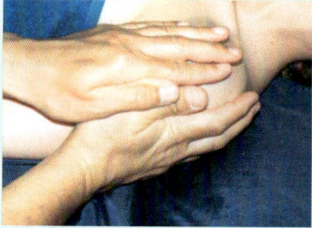

Abb. B-2.6.5: Stehende Kreise wechselweise auf dem Musculus deltoideus. Die Fingerspitzen liegen auf dem Akromion und die Hände bedecken flächig den Musculus deltoideus. Die ventrale Hand bringt den Druck „vorne rüber" und die dorsale Hand „hinten rüber" in Richtung Axilla.

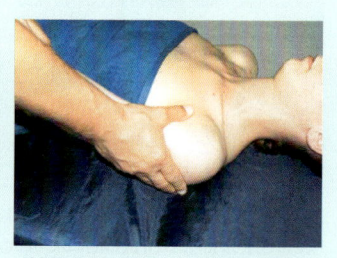

Abb. B-2.6.6: Pumpgriff mit einer Hand über den Musculus deltoideus, die fußwärtige Hand hebt den Arm des Patienten dabei etwas an, damit die Finger der pumpenden Hand nicht auf der Bank anstoßen.

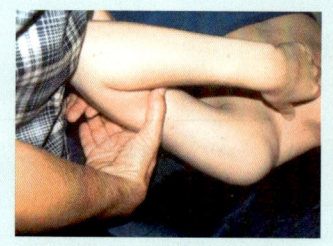

Abb. B-2.6.7: Schöpfgriff wechselweise am Oberarm vom Ellenbogen in Richtung Axilla. Der Ellenbogen des Patienten wird am Bauch des Therapeuten abgestützt.

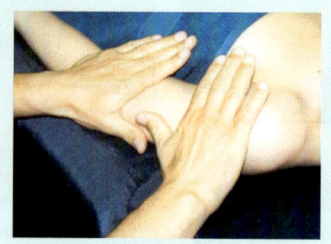

Abb. B-2.6.8: Pumpen – Weiterschieben wechselweise lateral am Oberarm. Der Handteller arbeitet, die Finger stehen über.

B   Manuelle Lymphdrainage

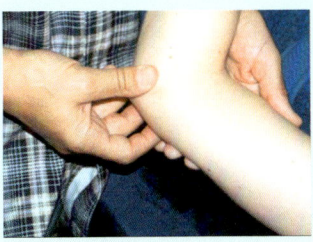

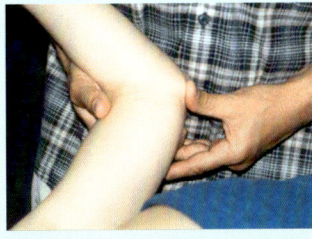

Abb. B-2.6.9: Ellenbogen. Daumenkreise, erst um den Epicondylus lateralis und dann um den Epicondylus medialis. Von distal nach proximal fortschreitend, einmal lateral und einmal medial um den Epikondylus. Dabei sind die Daumen immer in Kontakt mit dem Epikondylus.

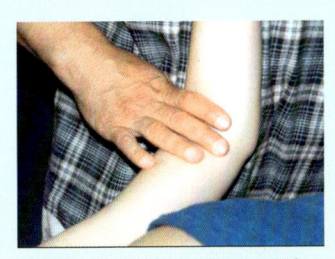

Abb. B-2.6.10: Stehende Kreise mit den Fingern in der Ellenbeuge auf den Nll. cubitales, Druck in Richtung Axilla.

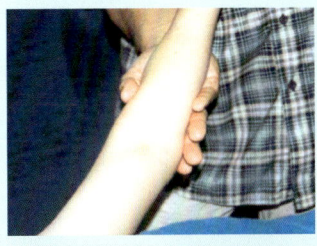

Abb. B-2.6.11: Schöpfgriff am Unterarm, Flexoren- und Extensorenseite. Wir halten die Hand des Patienten, als ob wir „Guten Tag" sagen wollten. In Supination schöpfen wir über die Extensoren, in Pronation über die Flexoren.

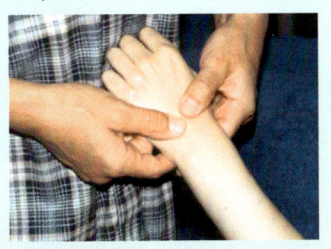

Abb. B-2.6.12: Daumenkreise wechselweise über das Handgelenk, dorsal und volar. In der Ausgangsposition stehen die Daumen rechtwinklig zur Abflussrichtung, dann schwingen wir aus dem Handgelenk locker ein (Büchsenöffnerbewegung).

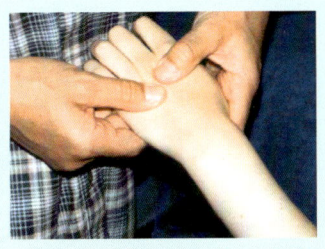

Abb. B-2.6.13: Daumenkreise wechselweise über den Handrücken in mehreren Bahnen. Druckrichtung Unterarm.

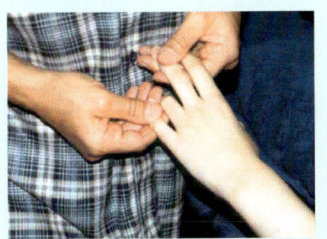

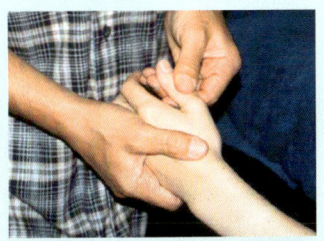

Abb. B-2.6.14: Finger- und Daumenbehandlung mit Daumen- und Fingerkreisen im Wechsel. Der Zeigefinger arbeitet volar, der Daumen dorsal.

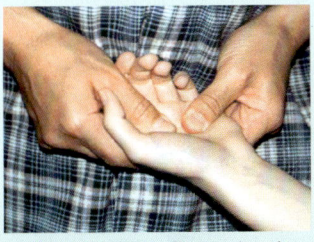

Abb. B-2.6.15: Handinnenseite mit Daumenkreisen wechselweise und parallel in mehreren Bahnen. Druckrichtung nach „außen" zur Handkante.

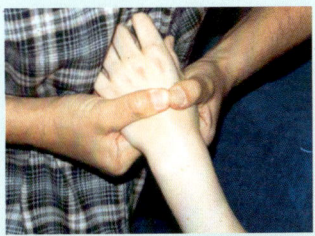

Abb. B-2.6.16: Daumenkreise parallel über den Handrücken mit flach aufliegenden Daumen, kräftig und langsam, Ödemverschiebegriff.

B Manuelle Lymphdrainage

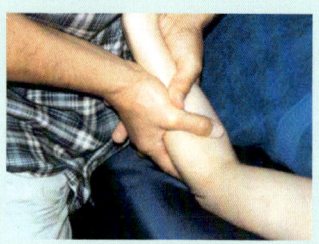

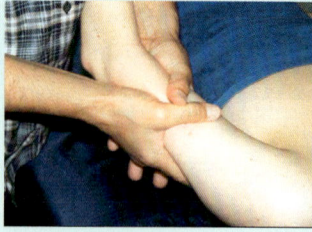

Abb. B-2.6.17: Nacharbeiten, entsprechende Griffe nach Befund, z. B. Pumpgriffe (Ödemgriff) am Unterarm und am Oberarm.

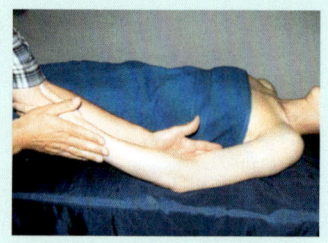

Abb. B-2.6.18: Lange Abschlusseffleurage wie Nr. 1.

2.7 Behandlung Brust

Der Therapeut steht links bzw. rechts seitlich vom Patienten. Vorbehandlung Nll. axillaris.

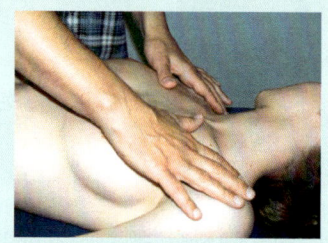

Abb. B-2.7.1: Effleurage. Streichung mit beiden Händen flächig vom Sternum zum Akromion.

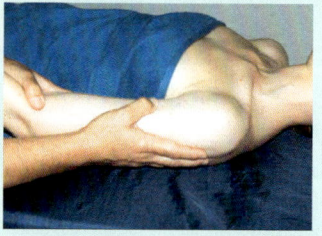

Abb. B-2.7.2: Schulterkreisen auf der sagitalen Ebene, dabei soll sich die Klavikula bewegen. Die fußwärtige Hand fasst den Arm, die kopfwärtige das Schultergelenk und kreist.

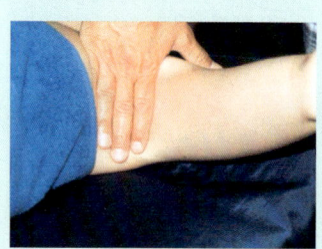

Abb. B-2.7.3: Stehende Kreise mit vier Fingern flächig auf den Nll. axillares, Druckrichtung zur Fossa supraclavicularis.

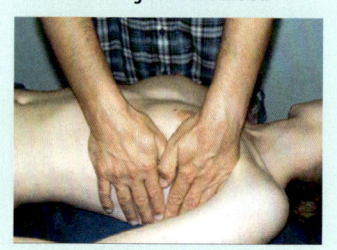

Abb. B-2.7.4: Stehende Kreise Hand neben Hand auf den Nll. pectorales, seitlich der Brust, Druckrichtung zur Axilla.

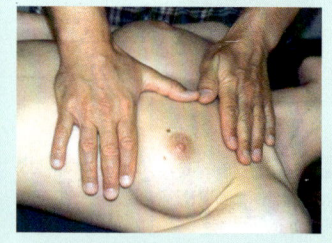

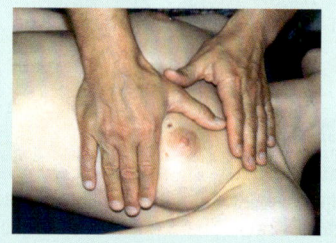

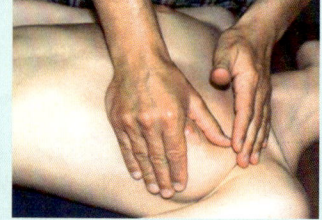

Abb. B-2.7.5: Behandlung der Mamma mit Pumpen – Weiterschieben in Richtung der axillären Lymphknoten. Die fußwärtige Hand pumpt vom epigastrischen Winkel in drei Ansätzen zur Mamilla. Erstens flach pumpen, zweitens flach pumpen und beim dritten Mal vorsichtig die Brustdrüse ausdrücken. Weiterschieben, die kopfwärtige Hand wandert im Wechsel mit Stehenden Kreisen vom Sternum zur Axilla, die Finger zeigen dabei immer in Richtung Axilla.

B   Manuelle Lymphdrainage

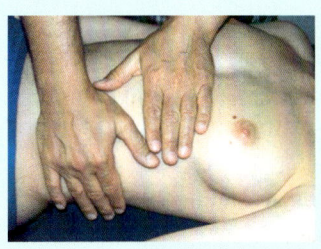

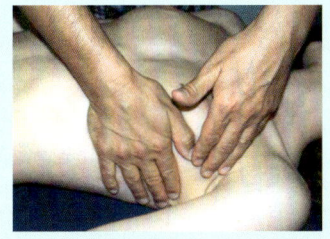

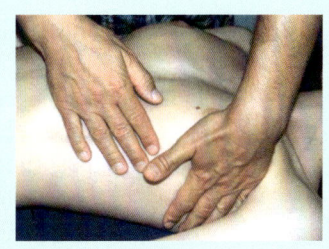

Abb. B-2.7.6: „Siebenergriff": Drehgriffe im Wechsel von der median sagittalen Wasserscheide über den Rippenbogen auf vier zur Flanke, von dort mit Stehenden Kreisen im Wechsel zur Axilla.

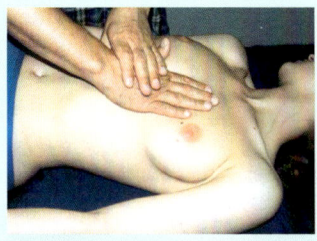

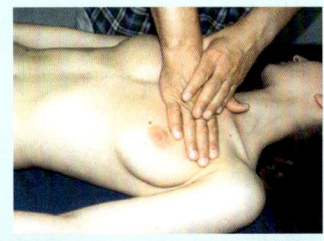

Abb. B-2.7. 7: Stehende Kreise Hand auf Hand seitlich vom Sternum um die Mamma herum zur Axilla. Druckrichtung zu den Nll. axillares.

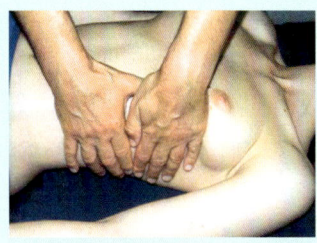

Abb. B-2.7.8: Stehende Kreise flächig mit beiden Händen von der unteren transversalen Wasserscheide zur Axilla.

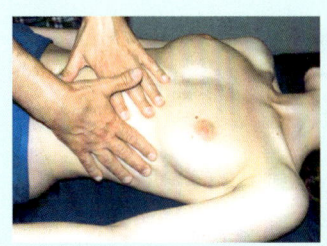

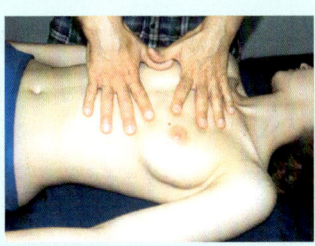

Abb. B-2.7.9: Behandlung der Rippenzwischenräume mit Stehenden Kreisen der Finger, Druck in die Tiefe. An der Flanke Hand über Hand, neben dem Sternum liegen die Finger parallel.

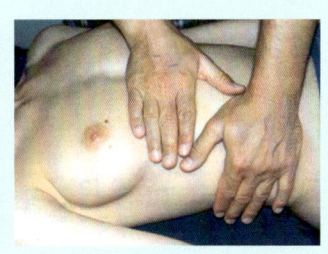

Abb. B-2.7.10: Auf der anderen Seite die Griffe Nr. 2–8 wiederholen.

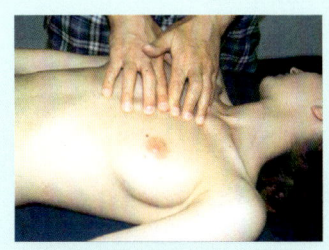

Abb. B-2.7.11: Stehende Kreise mit je drei Fingerspitzen beider Hände neben dem Sternum, auf den Nll. parasternales. Druckrichtung in die Tiefe.

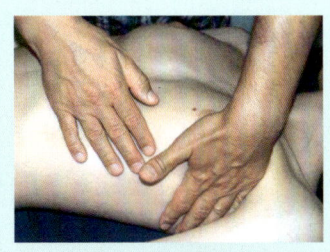

Abb. B-2.7. 12: Nacharbeiten, entsprechende Griffe nach Befund, z.B. „Siebenergriff" wie Nr. 5.

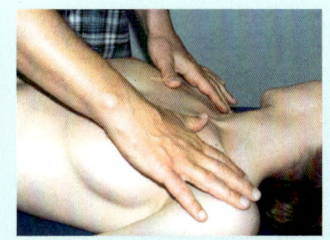

Abb. B-2.7.13: Abschlusseffleurage wie Nr. 1.

2.8 Behandlung Bauch

Der Therapeut steht rechts seitlich vom Patienten. Vorbehandlung: Kontaktaufnahme Hals.

Vor der ersten Bauchbehandlung führen wir einen „Loslass-Test" durch (auf der halbierten Linie zwischen Spina iliaca anterior superior und Bauchnabel und der halben Strecke zwischen dem Rippenbogen und dem Bauchnabel) und einen „Nierenklopftest" (dorsal im Bereich der Nierenlager). Damit sollen akut entzündliche Prozesse ausgeschlossen werden. Sollte einer der Tests für den Patienten schmerzhaft sein, besteht eine Kontraindikation für die Behandlung. Der Therapeut muss, bevor er seine Therapie fortsetzt, Rücksprache mit dem behandelnden Arzt nehmen und eine akute Bauchentzündung ausschließen.

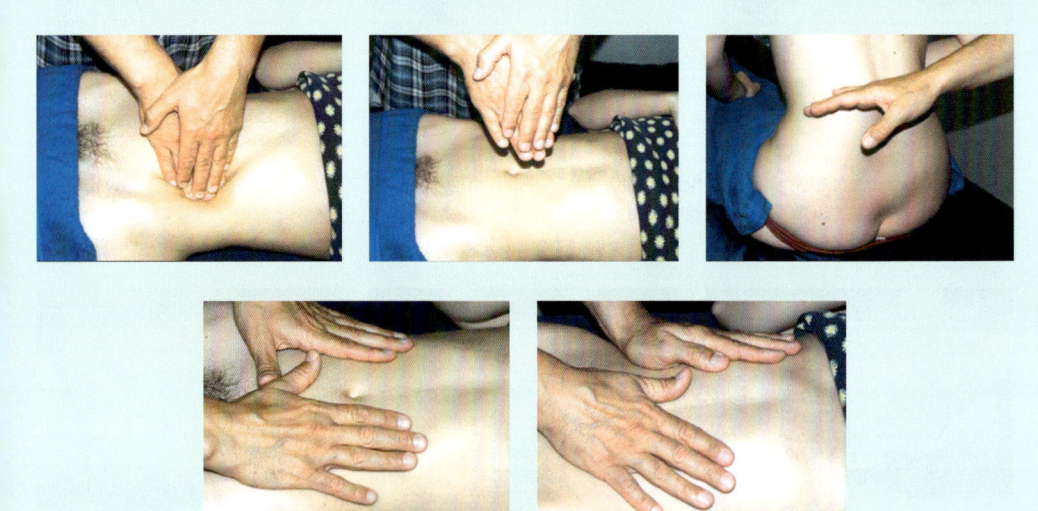

Abb. B-2.8.1: Effleurage. Streichung vom Schambein bis zum Sternum, beim dritten Mal bleibt die linke Hand auf dem rechten Rippenbogen liegen und die rechte Hand streicht flächig über den Plexus solaris.

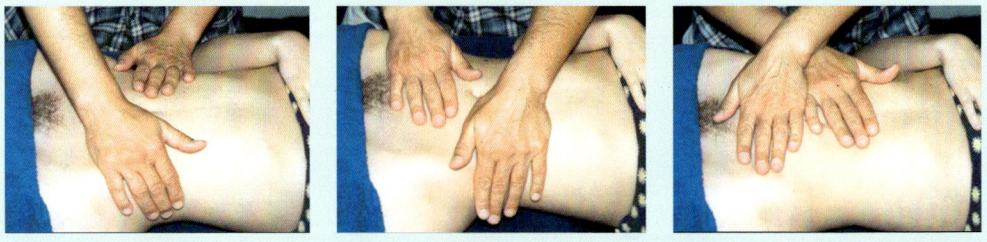

Abb. B-2.8.2: Streichung über das Colon descendens, Colon ascendens und Colon transversum mit beiden Händen (Kaffeemühle), die Hände laufen hintereinander her.

B   Manuelle Lymphdrainage

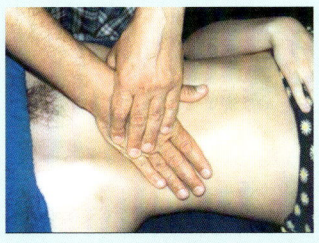

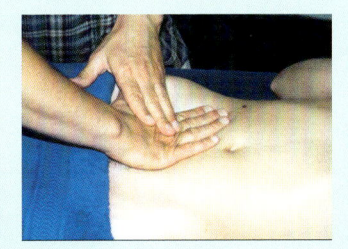

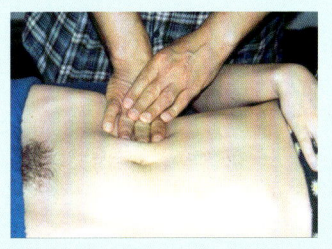

Abb. B-2.8.3: Stehende Kreise Hand auf Hand über Colon descendens, Colon ascendens und Colon transversum. Beginnend in der Milzbeuge, parallel zum Darm in Richtung Blase, überspringen der Blase und dann in Richtung Flexura hepatica und von dort ...

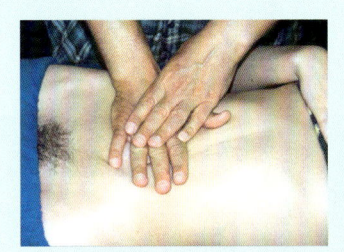

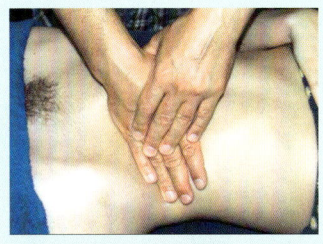

Abb. B-2.8.3: ... über den Bauchnabel wieder zur Milzbeuge. Die Finger liegen dabei jeweils parallel zum Darmverlauf und der Druck erfolgt zur Cisterna chyli. „Kolonbehandlung".

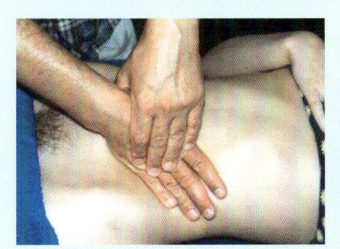

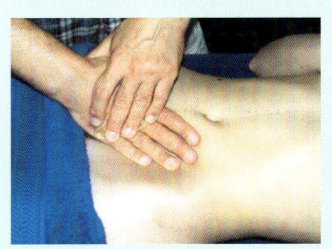

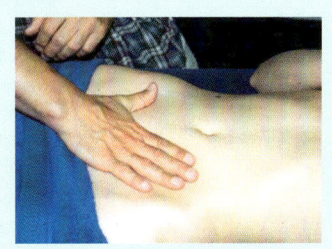

Abb. B-2.8.4: Siebenergriff: Hand auf Hand fortschreitende Kreise über Colon descendens von der Milzbeuge bis zur Blase. Der Bereich der Blase wird ausgelassen. Mit Stehenden Daumenkreisen behandeln wir entlang dem Colon ascendens, wechselweise seitwärtsgehend bis zur Flexura hepatica, ...

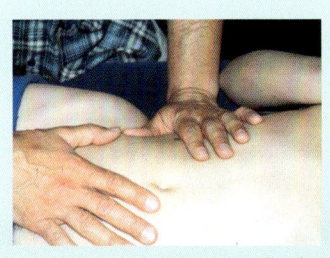

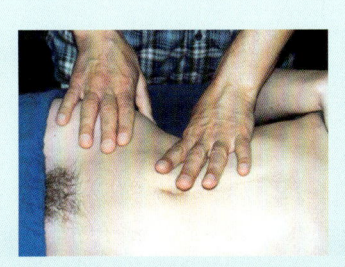

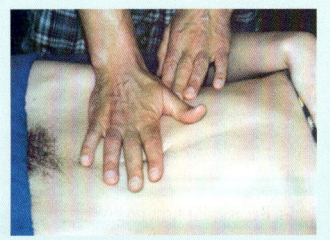

... von dort mit Stehenden Kreisen (vier Finger) wechselweise über den Bauchnabel wieder zurück ...

B Manuelle Lymphdrainage

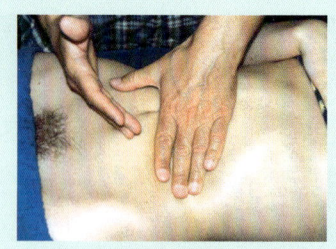

... bis zur Milzbeuge. Druckrichtung zur Cisterna chyli.

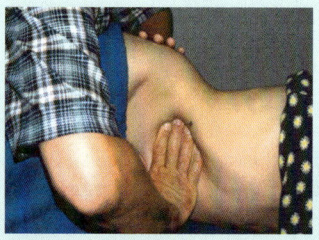

Abb. B-2.8.5: Behandlung der Nll. iliacales. Patient in Seitenlage. Therapeut sitzt oder steht hinter dem Patienten. Die eine Hand des Therapeuten stützt an der Crista iliaca den Patienten von dorsal, während die andere Hand parallel vom Nabel des Patienten in die Tiefe in Richtung Cisterna chyli Stehende Kreise ausführt. Achtung: Der Bauch des Patienten muss völlig „o. B." sein.

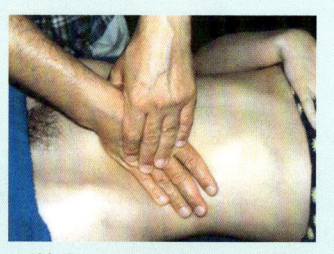

Abb. B-2.8.6: Nacharbeiten, z.B. mit dem „Siebenergriff".

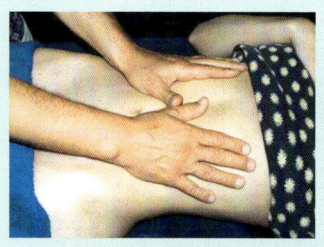

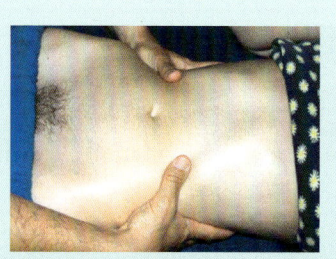

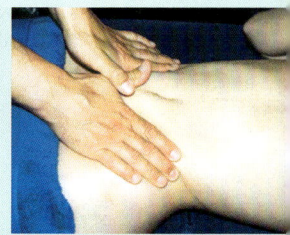

Abb. B-2.8.7: Abschlusseffleurage mit Atmung:
Beim Einatmen Streichung von Os pubis (Schambein) bis unterhalb des Sternums; beim Ausatmen parallele Streichungen mit den Daumen um die Rippenbögen zur Flanke, dann entlang der Crista iliaca mit den Fingern bis zum Schambein.

2.9 Bauchatemgriffe (früher Bauchtiefdrainage)

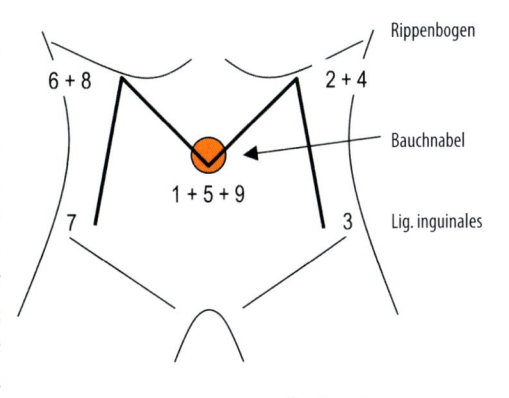

Der Therapeut steht rechts seitlich vom Patienten. Vorbehandlung: Kontaktaufnahme Hals, Bauch.

Die Bauchatemgriffe erfolgen auf neun fiktiven Punkten auf der Bauchdecke: Die fußwärtige Hand liegt passiv auf der Bauchdecke. Die kopfwärtige Hand führt und übt den Druck aus. Während der Patient ausatmet, senken sich die Hände des Therapeuten mit der Bauchdecke. In der Einatmungsphase geben die Hände der sich aufwölbenden Bauchdecke leichten Widerstand („Einspritzeffekt" in den Ductus thoracicus) und lassen sich langsam heraustragen. Kurz vor Ende der Einatmungsphase wechselt der Therapeut zum nächsten Punkt.

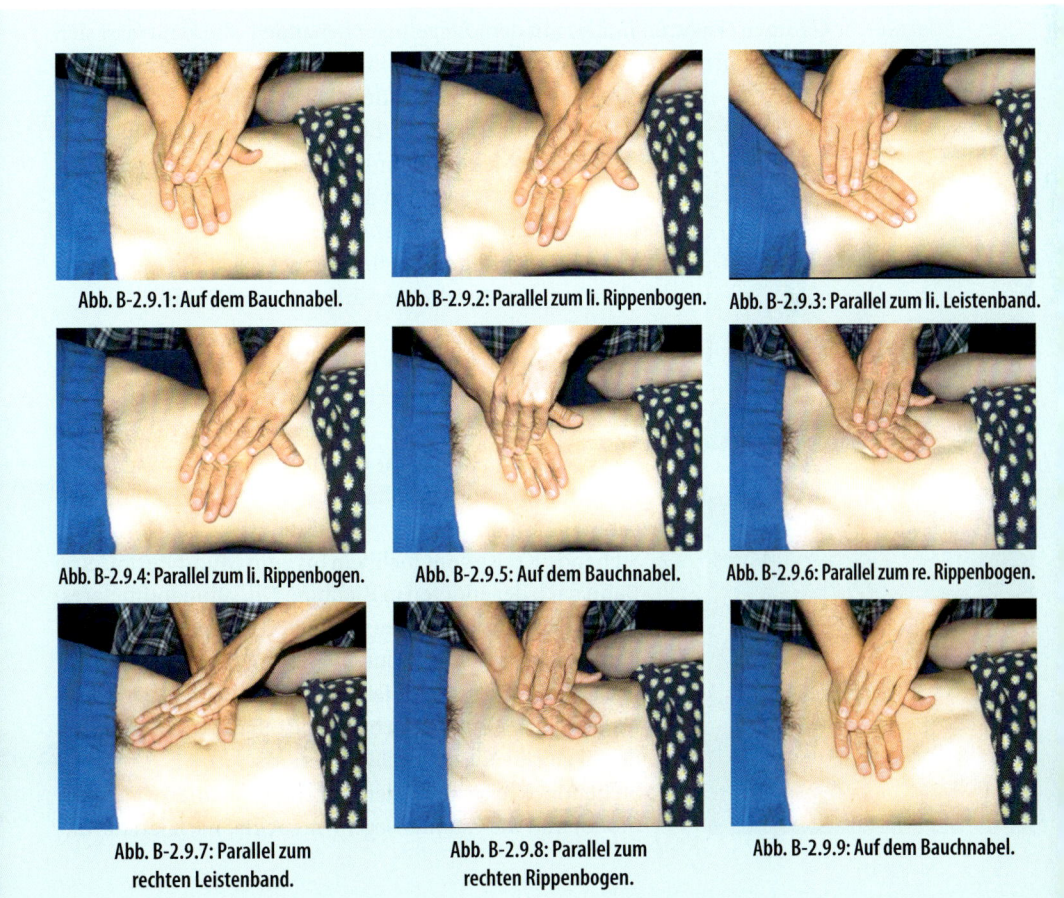

Abb. B-2.9.1: Auf dem Bauchnabel.

Abb. B-2.9.2: Parallel zum li. Rippenbogen.

Abb. B-2.9.3: Parallel zum li. Leistenband.

Abb. B-2.9.4: Parallel zum li. Rippenbogen.

Abb. B-2.9.5: Auf dem Bauchnabel.

Abb. B-2.9.6: Parallel zum re. Rippenbogen.

Abb. B-2.9.7: Parallel zum rechten Leistenband.

Abb. B-2.9.8: Parallel zum rechten Rippenbogen.

Abb. B-2.9.9: Auf dem Bauchnabel.

2.10 Mundinnendrainage

Ihren Einsatz findet die Mundinnendrainage bei Lymphödemen im Kopf-Halsbereich, bei denen die Mundhöhle mitbetroffen ist oder als Lymphabflussgebiet zur Verfügung steht.

Kontraindikationen: ansteckende Krankheiten, Wunden in der Mundhöhle, z. B. Zustand nach Zahnextraktion, Aphten u. ä.

Drainagewege: Die Schleimhaut der Unterlippe drainiert zu den Nll. submentales, die Oberlippen- und Wangenschleimhaut zu den Nll. submandibulares und Nll. mandibulares. Der harte Gaumen (Palatum durum) drainiert zum einen in Richtung der Nll. submandibulares und zusammen mit dem weichen Gaumen (Palatum molle) zu den Nll. jugulares interna.

Technik: Der Therapeut trägt an der behandelnden Hand bzw. am Finger einen Gummihandschuh oder einen Gummifingerling. Zahnprothesen sind zu entfernen. Mit dem Zeigefinger wird die Lippen- und Wangen-Schleimhaut behandelt, dabei hält die andere Hand an der Wange von außen mit den Fingerrücken dagegen, um einen regelgerechten Druckablauf zu gewährleisten. Dann werden der harte (Palatum durum) und der weiche Gaumen (Palatum molle) mit dem Zeigefinger behandelt (die Haut lässt sich am harten Gaumen nicht verschieben). Druckrichtung immer in Abflussrichtung zu den regionären Lymphknoten des zu behandelnden Mundabschnittes. Achtung: bei der Behandlung nicht im Mund auf der feuchten Schleimhaut umherrutschen. Wird länger durch den Mund geatmet, werden die Schleimhäute trocken. Hilfreich ist da ein Glas Wasser, in dem der Therapeut seinen Finger vor Behandlungsbeginn anfeuchten kann, um zu verhindern, an der Mundschleimhaut „festzukleben".

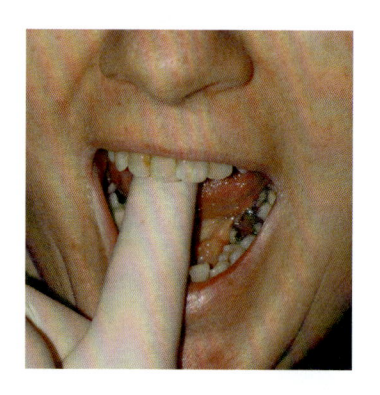

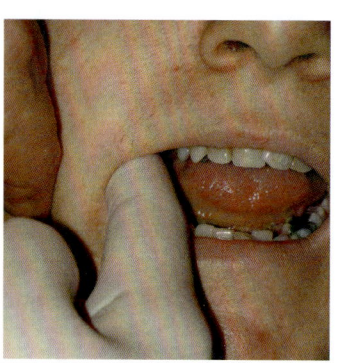

Der Therapeut steht rechts oder links in Schulterhöhe des Patienten. Vorbehandlung: Hals und Gesicht.

1. Stehende Kreise von Mitte der Oberlippe zur Wange bis in den Mundvorhof (Vestibulum oris) Druckrichtung Nll. submandibulares.
2. Stehende Kreise vom Jochbein bis zum Mundvorhof, eine Bahn nach der anderen in Richtung Nll. submandibulares.
3. Stehende Kreise am harten Gaumen (Palatum durum) von der Naht Mitte harter Gaumen (Sutura palatina mediana) nach lateral bis zur Oberkieferzahnreihe. Bahn neben Bahn, bis der ganze Gaumen behandelt ist, Druckrichtung nach dorsal zu den Nll. cervicales superioris.
4. Stehende Kreise über den weichen Gaumen (Palatum molle) und die Gaumensegel von medial nach lateral, da-

bei lenkt die andere Hand mit Daumen und Zeigefinger (Stehende Kreise) an der Nasenwurzel ab, um dem Würgereflex entgegen zu wirken.
5. Nacharbeiten, Stehende Kreise vom Angulus mandibularis zur Supraklavikulargrube.
6. Abschlusseffleurage wird im Mund nicht durchgeführt!

Literatur

Asdonk J. Manuelle Lymphdrainage – ein Sammelwerk in Einzeldarstellungen. Haug, Heidelberg 1970.

Herpertz U. Ödeme und Lymphdrainage. Diagnose und Therapie von Ödemkrankheiten, 5. überarb. Aufl. Schattauer, Stuttgart 2014.

Hutzschenreuter P, Einfeldt H, Besser S (Hrsg.). Lymphologie für die Praxis. 24 Tabellen. Hippokrates, Stuttgart 1991.

Schuchhardt C, Gültig O, Pritschow H, Weissleder H. Therapiekonzepte, Konservative Maßnahmen. In: Weissleder H, Schuchhardt C (Hrsg.) Erkrankungen des Lymphgefäßsystems, 6. Auflage. Viavital, Köln 2015;574-610.

Schuchhardt C, Gültig O, Pritschow H, Weissleder H. Therapy Concepts. In: Weissleder H, Schuchhardt C (eds.). Lymphedema, Diagnosis and Therapy, 4th edition. Viavital, Essen 2008;403-434.

Vodder E. Die technischen Grundlagen der Manuellen Lymphdrainage. Physikalische Therapie 1983;17-23.

Wittlinger H, Wittlinger G. Lehrbuch der manuellen Lymphdrainage nach Dr. Vodder: Grundlagen. Haug, Stuttgart 2001.

C Kompression in der KPE und ergänzende Maßnahmen

1 Kompressionsbandage

H. Pritschow

Die Kompressionsbandage dient schon von alters her zur Versorgung von Wunden und Schwellungen jeglicher Art. Sie ist ein unverzichtbarer Bestandteil der Komplexen Physikalischen Entstauungstherapie und wird modifiziert bei Lymphödemen, phlebo-lymphostatischen Ödemen, Lipödemen und deren Kombinationsformen angewendet.

Die absoluten Kontraindikationen der Kompressionsbandage sind das kardiale Ödem und die arterielle Verschlusskrankheit.

Allgemeine Erläuterungen: Die Phase I KPE (Entödematisierung) beinhaltet eine täglich frisch angepasste Kompressionsbandage. Die täglich neu, der veränderten Ödemsituation entsprechend individuell angefertigte Bandage ermöglicht die korrekte Druckentwicklung und größte Effizienz bei dem von Tag zu Tag abnehmenden Umfang der Extremität. Erst nach ca. zwei Wochen und maximaler Ödemreduktion darf der Kompressionsstrumpf angemessen werden.

Ziel dieses Kapitels ist es, Kompressionsmöglichkeiten für die effektive Entödematisierung und die folgende Erhaltung des Therapieergebnisses im Alltag darzustellen, um damit den Lymphdrainagetherapeuten bei seinem Therapiemanagement sowie den Ödempatienten bei seinem Krankheitsselbstmanagement zu unterstützen.

1.1 Grundlagen

Bei der Entödematisierung von
- Lymphödemen
- phlebo-lymphostatischen Ödemen
- Lipödemen
- und posttraumatischen/postoperativen Ödemen (akuten Lymphödemen)

verwenden wir hauptsächlich textilelastische Kurz- oder Mittelzugbinden, nur bei Ödemen mit großen Umfängen (>60 cm) ist die Kombination mit gummielastischen Langzugbinden erforderlich.

Nach *Gregory* unterscheiden wir drei Arten von Binden:
1. die textilelastische Kurzzugbinde – Dehnfähigkeit bis max. 70 %,
2. die textilelastische Mittelzugbinde – Dehnfähigkeit 70–140 %,
3. die gummielastische Langzugbinde – Dehnfähigkeit über 140 %.

Die textilelastischen Binden bestehen aus in der Dehnung verwebten Baumwollfäden oder baumwollähnlichen Materialien und besitzen daher eine relativ geringe Dehnfähigkeit (Kurz- bzw. Mittelzug).

Die gummielastische Binde besteht aus mit Baumwolle ummantelten Gummifäden und lässt sich daher „lang ziehen". Die besondere Eigenart dieser Binde ist, dass die Gummifäden, wenn man sie dehnt, durch ihre „Rückstellkraft" wieder ihre Ausgangsposition suchen und so immer einen hohen Druck auf die Oberfläche der Extremität ausüben (Abb. C-1.1).

In diesem Zusammenhang sind zwei Begriffe von elementarer Bedeutung:

a) **Ruhedruck:** Unter Ruhedruck verstehen wir den Druck, der in Ruhe, also ohne Bewegung, von Binden auf das Gewebe ausgeübt wird. Das bedeutet für die Langzugbinde, dass durch die Rückstellkraft der Gummifäden der Ruhedruck groß ist.

b) **Arbeitsdruck:** Unter Arbeitsdruck verstehen wir den Druck, der zwischen der Bandage und der sich bewegenden Extremität entsteht. Beispiel: Die sich kontrahierende Muskulatur nimmt an Umfang zu und übt auf das zwischen ihr und der Bandage liegende Gewebe Druck aus. Da die textilelastische Binde der sich kontrahierenden Muskulatur nicht bzw. kaum nachgibt, entsteht hier ein hoher Arbeitsdruck. Im Gegensatz dazu gibt die gummielastische Binde der sich kontrahierenden Muskulatur nach und hat daher einen niedrigeren Arbeitsdruck als die Kurzzugbinde.

> **Merke:** Die Langzugbinde hat einen hohen Ruhedruck und einen geringen Arbeitsdruck, wogegen die Kurzzugbinde einen niedrigen Ruhedruck und einen hohen Arbeitsdruck hat.

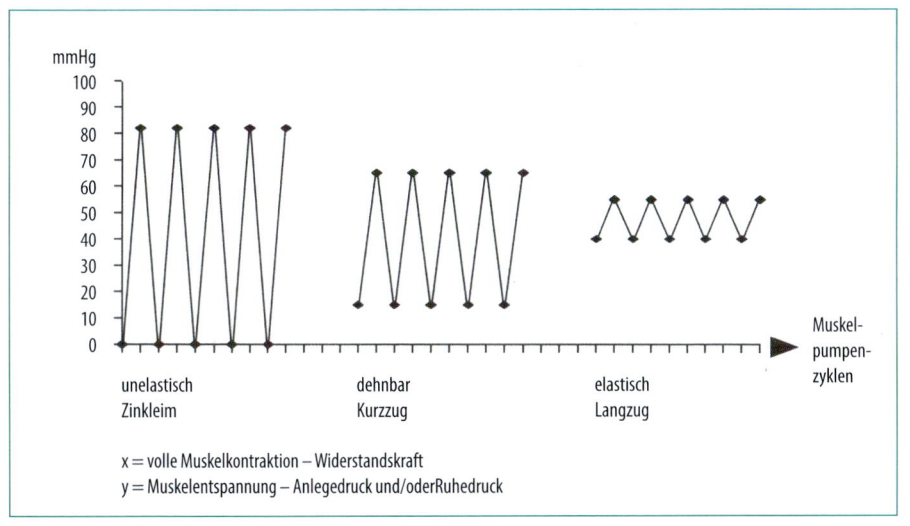

Abb. C-1.1: Textilelastische Kurzbinden bei Bewegung hoher Arbeitsdruck, niedriger Ruhedruck im Gegensatz zur gummielastischen Langzugbinde.
(Quelle: Stemmer R. Effektivität von Kompressionsmaterialien. Mod. nach Dermatologe 1980;31:353)

C Kompression in der KPE und ergänzende Maßnahmen

> **Merke:** • Absolute Kontraindikationen für die Kompressionsbandage sind: dekompensierte Herzinsuffizienz, periphere arterielle Verschlusskrankheit.
> • Relative Kontraindikationen für die Kompressionsbandage sind: kardiales Ödem, arterielle Durchblutungsstörungen, periphere Polyneuropathie, Sensibilitätsstörungen.

1.1.1 Materialkunde

Der Therapeut entscheidet gemeinsam mit dem Arzt, welche Materialien für die Kompressionsbandage verwendet werden. Im Folgenden werden die wichtigsten Materialien vorgestellt. Um die Zusammenarbeit mit dem verordnenden Arzt zu erleichtern, befindet sich in Kapitel C 2 (S. 138) ein Musterbrief. Die für die jeweilige Bandage erforderliche Menge an Material ist ebenfalls anzugeben.

Baumwollschlauchverband

Der Schlauchverband wird vor Anlegen des Verbandes und der Polsterung über die Extremität gezogen, um allergischen Reaktionen durch das Polstermaterial vorzubeugen. Gleichzeitig saugt er Schweiß auf.

Polstermaterialien

a) Vliespolsterbinden (z. B. Artiflex®) sind in verschiedenen Breiten erhältlich, werden zirkulär um die Extremität angelegt und verhindern Eindrücke der Bindenkanten in die Haut.
b) Schaumstoffplatten werden nach der Form der Extremität zurechtgeschnitten und zirkulär um die Extremität mit einer Mullbinde fixiert. Die Schaumstoffplatten sind in verschiedenen Stärken (1, 2 und 3 cm) im Sanitätshaus zu erhalten. Sehr gute Druckverteilung bei hohem Bindendruck!
c) Komprex®-Platten oder Pelotten: Latexschaum von hoher Raumdichte, zugeschnitten zur lokalen Druckerhöhung zu verwenden.

Binden

a) Elastomull®-Binden: In 4 cm Breite für die Fingerbandage und in 6 cm Breite, hälftig auf 3 cm gefaltet, für die Zehen zu verwenden. Die 10 cm breite Binde ist zum Fixieren von Polstermaterialien zu gebrauchen. Für Genitalbandagen werden rutschfeste Elastomull®-Haftbinden eingesetzt.
b) Textilelastische Kurz- oder Mittelzugbinden: Aufgrund ihres hohen Arbeitsdruckes und relativ geringen Ruhedruckes sind diese Binden für die notwendige Langzeitkompression von Lymphödemen besonders geeignet. Die Idealbinde (Mittelzugbinde) ist auch bei Bedarf in 4 cm Breite für die Bandage von stark ödematisierten Fingern einzusetzen, falls der Druck der Mullbinden zur Beherrschung des Ödems nicht ausreicht. Die Mittelzugbinde ist weicher als die Kurzzugbinde, sie wird bevorzugt beim Ödem bei sympathischer Reflexdystrophie (SRD, CRPS), bei Lähmungen oder bei älteren Patienten verwendet.

C Kompression in der KPE und ergänzende Maßnahmen

Pflaster

Um Verletzungen zu vermeiden, verwenden wir zur Fixierung von Verbänden keine Hakenklammern sondern Pflaster (z. B. Leukoplast®, Leukotape®). Diese Pflaster ermöglichen auch eine Art von lymphologisch funktionellem Kompressionsverband.

1.1.2 Wirkungen der Kompressionsbandage

Beim Anlegen eines Verbandes mit Kurz- oder Mittelzugbinden kommt es bei Bewegung zu einer Erhöhung des Gewebedruckes in allen Gewebebereichen epi- und subfaszial. Hierdurch wird die Ultrafiltration im Bereich der Blutkapillaren der Austritt von Wasser und darin gelöster Stoffe kleiner und damit die lymphpflichtige Wasserlast verringert. Wie szintigraphische Untersuchungen von *Partsch et al.* (1973) zeigen, bewirkt die Kompressionsbandage eine Abnahme der Blutkapillarpermeabilität gegenüber Plasmaproteinen; die lymphpflichtige Eiweißlast verringert sich. Der hohe Gewebedruck führt dazu, dass das Lumen der venösen Gefäße eingeengt wird, eventuell insuffiziente Venenklappen schließen wieder, das Blutvolumen (venöser Pool) wird kleiner und die Strömungsgeschwindigkeit in den Venen nimmt zu (Thromboseprophylaxe). Sofern keine pathologischen Veränderungen von Arterien vorliegen, führt der richtig angelegte Kompressionsverband zu keiner Beeinträchtigung der arteriellen Durchblutung.

Interessant in Bezug auf die Behandlung des Ulcus cruris venosum sind Untersuchungen von *Lofferer* (1977), die zeigen, dass das Stromzeitvolumen in den Blutkapillaren unter einem Kompressionsverband zunächst auf etwa 50 % seines Ausgangswertes sinkt. Nach einigen Tagen unter der Kompressionstherapie erhöht sich die kapilläre Durchblutung auf etwa das Doppelte des ursprünglichen Wertes. Isotopenlymphographisch wurde nachgewiesen, dass der Lymphtransport (Lymphzeitvolumen) unter Kompressionsverbänden größer wird. Der sich kontrahierenden Muskulatur dient die Kompressionsbandage als Widerlager, die Muskel- und Gelenkpumpe wird effizienter, Bindegewebeproliferationen werden gelockert (Massageeffekt). Fußfehlformen bei Beinlymphödemen können durch entsprechende Bindenzüge so korrigiert werden, dass ein regelrechter Bewegungsablauf ermöglicht wird (funktioneller Verband).

> **Merke:** Die richtig angelegte Kompressionsbandage hat folgende Wirkungen:
> - reduzierte Ultrafiltration.
> - Die Permeabilität der Blutkapillare gegenüber Plasmaproteinen nimmt ab.
> - Das Blutvolumen (venöser Pool) im Venensystem der Extremität wird kleiner und die Strömungsgeschwindigkeit nimmt zu (Thromboseprophylaxe).
> - Insuffiziente Venenklappen schließen wieder.
> - Anstieg des Lymphzeitvolumens.
> - Verbesserung der Muskel- und Gelenkpumpe.
> - Stütz- und Funktionsverbesserung.
> - Massageeffekt.

Kompression und Bewegung

Die Kompressionsbandage kann ihre volle Wirkung nur in Verbindung mit Bewegung entfalten! Textilelastische Binden, mit denen eine Extremität in mehreren Lagen umwickelt ist, dienen der sich kontrahierenden Muskulatur als Widerlager. Die epi- und subfaszial liegenden Gefäße werden ausgedrückt und freie interstitielle Flüssigkeit wird in andere Regionen verdrängt entsprechend dem Grundsatz, dass freie Flüssigkeit sich zum Ort des geringsten Widerstandes begibt, wenn sie unter Druck gesetzt wird. Die Bewegung eines Gelenkes mit der An- bzw. Entspannung des Bandhalteapparates und der umgebenden Faszien bezeichnen die sogenannte „Gelenkpumpe". Die durch diesen Bereich hindurchlaufenden Blut- und Lymphgefäße werden bei Anspannung ausgepresst und bei Entspannung wieder gefüllt. Daraus folgt, dass bei der Bandagierung Gelenke wohl komprimiert werden müssen, die Beweglichkeit aber nicht völlig eingeschränkt sein darf.

Der funktionelle lymphologische Kompressionsverband in der ambulanten Entödematisierung von Extremitätenlymphödemen komprimiert das Ödem adäquat, teilimmobilisiert die Gelenke und führt die Bewegung im Sinne einer Stütz- und Funktionsverbesserung zur Optimierung der Patientenbeweglichkeit am Arbeitsplatz und bei Tagesaktivitäten.

> **Merke:** Bewegung in der Bandage hat zum Ziel, ...
> - die venöse Strömungsgeschwindigkeit zu beschleunigen.
> - das Lymphzeitvolumen zu erhöhen.
> - freie interstitielle Flüssigkeit zu verdrängen.
> - Bindegewebeproliferationen zu lockern (Massageeffekt).
> - die Effizienz der Muskel- und Gelenkpumpe zu steigern.

> **Merke:** Ambulante Entödematisierung nur mit funktionellem lymphologischen Kompressionsverband. Korrigieren – Stabilisieren – Optimieren!

1.1.3 Polsterung

Mit der Polsterung unter der Kompressionsbandage soll verhindert werden, dass die Bindenkanten sich quer zur Lymphabflussrichtung in der Haut abdrücken und somit das kutane Lymphgefäßnetz abgeschnürt wird. Bei exponierten Knochenvorsprüngen wird vermieden, dass es zu Druckstellen kommt. Die Polsterung verfolgt also das Ziel, dass der Druck der Binden gleichmäßig verteilt auf die ganze Oberfläche der Extremität wirkt.

Laplace hat die Beziehung zwischen der Wandspannung (dem Bindendruck) und dem sich auswirkenden Innendruck folgendermaßen definiert: $D = S : R$. Danach hängt der nach innen wirkende Druck D von der Ringspannung der Bandage S und dem Radius R des zu komprimierenden Segmentes ab (Laplace'sches-Gesetz).

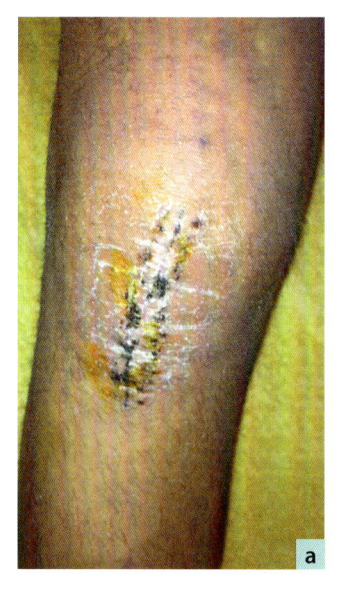

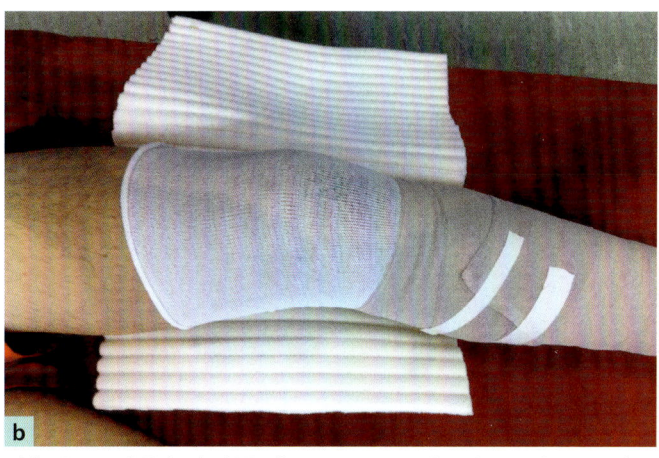

Abb. C-1.2: a) Knie drei Wochen postoperativ mit massiver Bindegewebeproliferation.
b) Polsterung mit Wattebinde als ruhige Polsterung des Unterschenkels und Komprex® II als unruhige Polsterung des Knies.

Um eine möglichst gleichmäßige Druckverteilung auf die Extremität zu erreichen, ergibt sich hieraus die Notwendigkeit, hervortretende Knochenvorsprünge (Tibiakante, Malleolen) dick zu umpolstern bzw. die gesamte Extremität gleichmäßig zylindrisch aufzupolstern.

Grundsätzlich unterscheiden wir zwischen einer ruhigen und einer unruhigen Polsterung.

Die ruhige Polsterung verfolgt das Ziel der gleichmäßigen Druckverteilung mit Materialien wie aufgebauschten Wattebinden, Schaumgummibinden oder Schaumgummiplatten (Abb. C-1.2).

Will der Therapeut den Massageeffekt auf einem bestimmten Gewebebereich intensivieren, um z. B. Bindegewebeproliferationen zu lockern, so polstert er diesen Bereich speziell mit einem Material (Schaumgummi), das aus einzelnen Stücken besteht, die in eine Art Stoff eingeschweißt oder in ein „Säckchen" eingepackt sind. Diese unruhige Polsterung bewirkt durch partielle Druckerhöhung in der Bewegung einen intensiven Massageeffekt, der zur Lockerung von Bindegewebeproliferationen (lymphostatische Fibrosen) führt (Abb. C-1.3).

Um allergischen Reaktionen durch das Polstermaterial vorzubeugen, wird vor der Polsterung ein Baumwollschlauchverband über die Extremität gezogen.

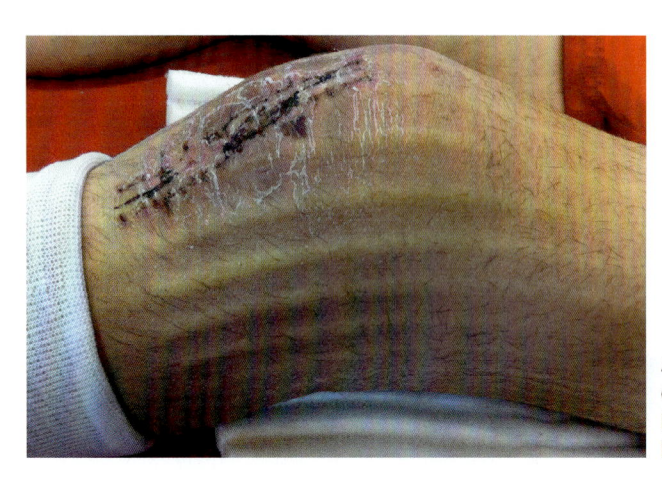

Abb. C-1.3: Die „Massagewirkung" der unruhigen Polsterung an den Bindegewebeproliferationen am Knie ist deutlich zu erkennen.

> **Merke:** Die Polsterung soll …
> - verhindern, dass Bindenkanten abschnüren.
> - den Bindendruck gleichmäßig verteilen.
> - exponierte Bereiche schonen/schützen.
> - Bindegewebeproliferationen lockern (unruhige Polsterung).

1.1.4 Bandagetechnik

Beim Anlegen einer Kompressionsbandage führt der gleichmäßige Zug der Binde dazu, dass entsprechend dem Laplace'schen Gesetz im Bereich des kleinen Radius der Extremität ein höherer Druck entsteht als in den Bereichen mit einem größeren Radius. Der Bindenkopf wird eng an der Extremität geführt oder abgerollt, der Zug, mit der die eine Hand den Bindenkopf hält, wird an die andere Hand kontinuierlich weitergegeben. Um eine ideale Auflage der Binde auf der Extremität zu erreichen, ist es sinnvoll, dass, während die eine Hand den Zug der Binde hält, die andere Hand die Binde anmodelliert, um den Bandagedruck in anatomisch schwierigen Bereichen wie der Fossa retromalleolaris oder am Fußrücken exakt anzupassen.

Im Idealfall äußert der Patient das Gefühl, dass die Kompressionsbandage wie eine zweite Haut aufliegt. Der Bindenverlauf an sich spielt keine Rolle, sofern der erwünschte Druck erreicht und Taschenbildung und Querrillen vermieden werden. Spezielle Bindenführungen erlauben eine Korrektur von orthopädischen Fehlformen im Sinne eines funktionellen bzw. Stützverbandes. Die Möglichkeit für den Patienten, sich in der Bandage regelrecht bewegen zu können, ist für die ambulante Entödematisierung von großer Bedeutung. Dass sich der Umfang der Muskulatur bei Bewegung im Ansatz und im Ursprungsbereich kaum, jedoch beim Muskelbauch erheblich vergrößert, muss bei der Bandagierung berücksichtigt werden.

Zur Prüfung der Passgenauigkeit kontrolliert der Therapeut den regelrechten Druckverlauf von distal nach proximal abnehmend, beim Bein unter Belastung, beim Arm in der Anspannung gegen Widerstand (s. Abb. C-2.16). Die Fixierung des Verbandes erfolgt wegen Verletzungsgefahr nicht durch Klammern, sondern mit Pflaster- oder Tapestreifen (s. Abb. C-2.15).

Eine Fehlstellung des Fußes kann mit dem Ziel, einen achsen- bzw. regelrechten Bewegungsablauf zu erreichen und schädigende Belastungen zu vermeiden (funktioneller Verband) mit entsprechenden Tapezügeln zusätzlich korrigiert werden.

Der Unterschenkel wird im Liegen bis zum Knie bandagiert, erst dann stellt sich der Patient für die Knie und Oberschenkelbandage hin. Achtung, indem sich der Patient hinstellt, rutschen die „Weichteile", die Muskulatur, das Ödem und das Polstermaterial, ca. 5–10 cm nach distal herunter.

Der saubere Abschluss der Bandage im Schritt hat den besten Sitz und die beste Haltbarkeit zur Folge. Für den Mann bedeutet dies, dass er sein Genital zur Seite nimmt um dem Therapeuten die Bindenführung durch den Schritt zu ermöglichen (s. Abb. C-2.39). Bei der Armbandage sollte der Patient möglichst sitzen und der Ellenbogen auf einem Kissen gelagert sein, damit der Patient nicht das Gewicht seines Ödemarmes und zusätzlich das des Bandagematerials halten muss (s. Abb. C-2.1).

> **Merke:** Beim Anlegen eines Verbandes ist darauf zu achten, …
> - dass die Binde eng geführt wird.
> - dass der Bindenzug von einer Hand in die andere weitergegeben wird.
> - dass die Binde „anmodelliert" wird.
> - dass der Druckverlauf unter Belastung, also mit Muskelkontraktion, überprüft wird und von distal (peripher) nach proximal (zentral) abnimmt.

1.2 Die Befunderhebung beim Bandagepatienten

Bei jedem Patienten, der zu einer Komplexen Physikalischen Entstauungstherapie in unsere Behandlung kommt, führen wir eine Anamnese, Inspektion und Palpation durch. Im Folgenden werden die für die Kompressionsbandage wichtigen Aspekte dargestellt.

1.2.1 Anamnese, Inspektion, Palpation

Anamnese

Absolute Kontraindikationen der Kompressionsbandage sind das kardiale Ödem (dekompensierte Herzinsuffizienz) und die arterielle Verschlusskrankheit! Arterielle Durchblutungsstörungen an sich stellen nicht unbedingt eine Kontraindikation dar. Hier muss eine Abstimmung mit dem Arzt erfolgen, um die Effektivität der entödematisierenden Therapie zu gewährleisten.

Die Auswahl der Polstermaterialien, die Wahl der Kompressionsstärke sowie der Ausdehnung der Kompressionsbandage muss der individuellen Belastbarkeit und dem Alter des Patienten angepasst sein.

Durch die Beinbandage wird Blut aus den Beinen (venöser Pool) in den Körperstamm weggedrückt, dies kann zu einer Erhöhung des Blutdrucks führen und die Vorlast für das Herz vergrößern. Deshalb empfehlen wir immer einschleichend zu bandagieren! Bei Diabetikern muss mit dem Arzt wegen möglicher Polyneuropathien geklärt werden, ob eine Kompressionsbandage angelegt werden darf oder nicht.

Wenn zusätzliche orthopädische Erkrankungen, wie z. B. eine Gonarthrose, eine Koxarthrose oder andere Bewegungseinschränkungen, vorliegen, muss die Bandage so angelegt werden, dass der Patient sich noch regelgerecht bewegen kann. Ein Patient, dessen Beschwerden durch eine Kompressionsbandage verstärkt werden, wird sich nicht kooperativ verhalten!

Inspektion

Auch bei elephantiastischen Ödemen bandagieren wir einschleichend, damit nicht zu viel lymphpflichtige Last aus der Extremität in das Wurzelgebiet der Extremität verschoben wird und hier zum Stau führt (Folge: Bindegwebeproliferationen).

Ist ein Ödem proximal betont, so können wir den Unterarm bis zum Ödem ohne weiteres im ersten Arbeitsgang bandagieren. Radiogene Fibrosen sind bei der Bandagierung zu berücksichtigen, indem man einen Sicherheitsabstand einhält und damit vermeidet, dass zu viel Flüssigkeit in diese Barriere hineingepresst wird.

Palpation

Die Durchblutungssituation der zu bandagierenden Extremitäten prüfen wir, indem ein Pulsvergleich durchgeführt wird. Das heißt beim Armlymphödem, dass die Radialispulse miteinander verglichen werden und beim Beinlymphödem die Pulse der Arteriae dorsales pedum. Sind hier Unterschiede zu tasten oder wenn der Patient über kalte Hände oder Füße klagt, sollte Kontakt mit dem Arzt aufgenommen werden, um abzuklären, ob hier Durchblutungsstörungen vorliegen.

Sind im lymphödematösen Gewebe Bindegewebeproliferation oder Fettläppchen (selten) zu tasten, wird durch eine unruhige Polsterung die mechanische Massagewirkung verstärkt (unruhige Polsterung, s. Abb. C-1.2, C-1.3).

C Kompression in der KPE und ergänzende Maßnahmen

Tiefe Hautfalten müssen durch sorgfältiges „Auspolstern" gesichert werden. Die Kompressionsbandage darf nicht in diese Falten hineinrutschen und zu einer Abschnürung der Extremität führen. Ist das Lymphödem lobulär (lappenartig), kann durch entsprechende Ringpolster ein Aufstellen der Lobuli erreicht werden und die punktuelle Kompression auf den Lobulus erfolgen.

1.2.2 Allgemeine Anmerkungen

Während der Befundung wird der Patient über die Wirkungsweise und Bedeutung der Bandagierung aufgeklärt. Durch die Bandage ist der Patient erheblichen körperlichen und psychischen Belastungen ausgesetzt, er muss wissen, dass die Tag- und Nacht-Kompressionsbandagierung nur in der Phase I der KPE erforderlich ist (s. Kap. A 7.6). Wenn sich der Patient darüber bewusst ist, dass er die Bandage nur für einen begrenzten Zeitraum tragen muss, ist er eher kooperationsbereit. Falls die Finger oder Zehen kalt und unbeweglich werden, anfangen zu kribbeln, drohen „einzuschlafen" oder die

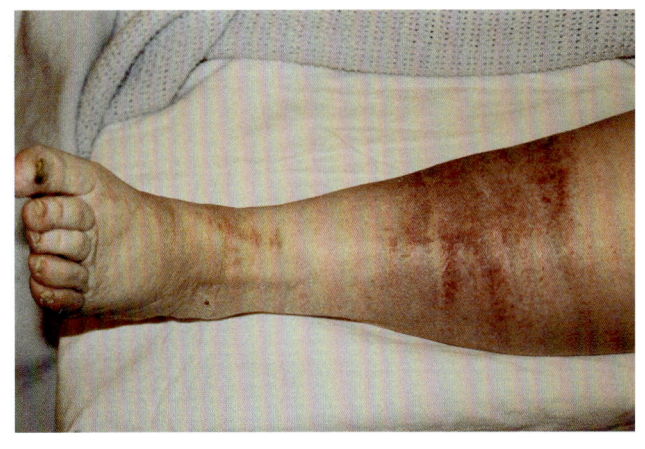

Abb. C-1.4: Strangulationshämatome am Unterschenkel. Trotz des Hinweises der Therapeutin, den Verband, wenn er schmerzt, abzunehmen, hat der Patient „durchgehalten".
(Aufnahme: R. Zbinden/CH-Thun)

Extremität schmerzt, muss die Bandage immer abgewickelt werden. Falsches Verhalten im Sinne von „Bös vertreibt Bös" kann zu Blasenbildung, Strangulationshämatomen oder Nervenschädigungen führen (Abb. C-1.4).

> **Merke:**
> - Der Patient ist über die Wirkungen des lymphologischen Kompressionsverbandes aufgeklärt.
> - Die Bandage sollte immer einschleichend durchgeführt werden.
> - Das Alter, internistische Erkrankungen, die Beweglichkeit und Behinderungen müssen berücksichtigt werden.
> - Absolute Kontraindikationen: dekompensierte Herzinsuffizienz, periphere arterielle Verschlusskrankheit, Erysipel.

1.2.3 Wichtiger Hinweis: Ödemvolumenmenge kontrollieren

Durch eine Bandage, die eine „kleine" Fläche bedeckt und „leicht" komprimierend ist, wird eine „kleine" lymphpflichtige Last verschoben. Eine „große" Fläche abdeckende Bandage mit „festem" Anlagedruck bewegt hingegen eine „große" lymphpflichtige Last. Im übertragenen Sinne bieten wir der Extremitätenwurzel mit unserer Bandage sozusagen lymphpflichtige Last an („Kuhhandel"). Wenn diese nicht „ablaufen" kann, führt das zu einem Stau (Ödem) an der Wurzel der Extremität (Schulter, Hüfte). Sobald sichtbar und tastbar ist, dass das Ödem zentral keinen Stau provoziert, kann die Ausdehnung der Bandage erweitert werden.

Bei Beinlymphödemen kann durch zu schnelles Fortschreiten mit der Bandage ein Genitalödem provoziert werden.

2 Technik der Extremitäten-Kompressionsbandage

Musteranschreiben für den Arzt:

	Material	Größe	Anzahl
Sehr geehrte(r) Herr/Frau Dr.			
....	Tricofix® Schlauchverband AP	Arm/Bein	
vielen Dank für die Überweisung von Frau/Herr			
		Breite	
....	Comprifoam®-Binden		
	Artiflex®-Wattebinden:		
Wie besprochen erhalten Sie anbei die Liste des erforderlichen Bandagematerials für die entödematisierende Phase der Komplexen Physikalischen Entstauungstherapie.			
	Elastomull®-Binden AP:		
	Comprilan®-Binden:		
Vielen Dank!	Idealbinden:		
Mit freundlichen Grüßen	Rolle Leukotape®:		
	Rolle Leukoplast®:		
....			

2.1 Die Armbandage

Die Materialmenge hängt von der Armlänge, dem Armumfang, dem Alter und dem Befinden des Patienten ab. Es empfiehlt sich, das Kompressionsmaterial für die Phase I der KPE als doppelten Bindensatz zum Wechseln zur Verfügung zu stellen, damit das Material gewaschen werden kann und eine kontinuierliche Bandage von einer bis zur nächsten MLD-Behandlung möglich ist.

In Absprache mit dem Arzt sollte telefonisch oder schriftlich der individuell erforderliche Materialbedarf für die Phase I der KPE vereinbart werden.

Für die Basis-Armbandage wird benötigt (Erwachsener):
- 1 x AP Schlauchverband Arm (Tricofix®) (PZN 01868976)
- 1 x AP 4 cm breite Mullbinden für die Fingerbandage (Elastomull®) (PZN 00633780)
- 1 x 10 cm breite Polsterwattebinde (Artiflex®) (PZN 07154367)
- 1 x 6 cm breite Kurzzugbinde (Comprilan®) (PZN 04592575)
- 1 x 8 cm breite Kurzzugbinde (PZN 04592581)
- 2 x 10 cm breite Kurzzugbinden (PZN 04592598)
- 1 Rolle Leukotape® 3,75 cm (z.B. in weiß: PZN 00499749)

(AP = Anstaltspackung)

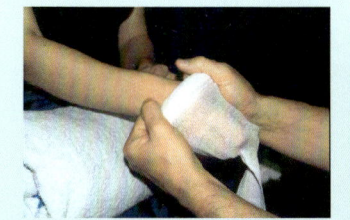

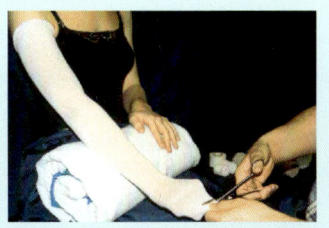

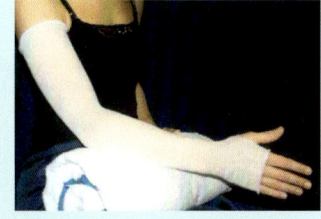

Abb. C-2.1: Der Schlauchverband wird über die Extremität gezogen, sodass er in der Axilla abschließt. Es sollte vermieden werden, dass der Schlauchverband zu lang ist, proximal aufrollt und zu zirkulären Abdrücken führt. Dann macht der Patient eine Faust und der Therapeut schneidet den Schlauchverband vor den Fingergrundgelenken ab. Das Loch für den Daumendurchtritt wird anschließend aufgeschnitten.

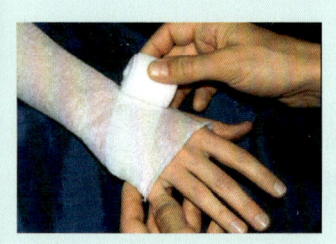

C   Kompression in der KPE und ergänzende Maßnahmen

Abb. C-2.2: Mit der 4 cm breiten Mullbinde beginnen wir die Fingerbandage mit einer Haltetour im Bereich der Mittelhand.

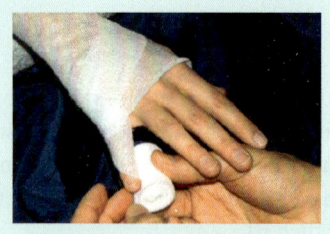

Abb. C-2.3: Von dort wird die Binde spiralig nach distal zur Fingerspitze des kleinen Fingers geführt. Der Finger wird dann von distal nach proximal zirkulär bis zur Schwimmhaut umwickelt. Von dort verläuft die Binde dann steil zum Handrücken.

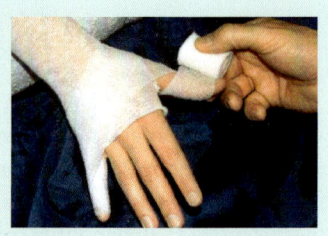

Abb. C-2.4: Der Daumen und die anderen Finger werden in derselben Art bandagiert. Die Binde läuft immer von „oben (dorsal) in den Finger hinein" und auch immer „oben wieder heraus".

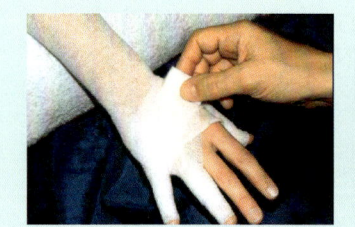

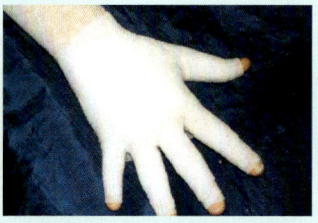

Abb. C-2.5: Die 4 cm breite Mullbinde ist ausschließlich gedacht zur Kompression der Finger. Wenn noch Bindenmaterial übrig ist, kann dieses Material gleichmäßig flächig auf der ganzen Hand verwickelt werden.

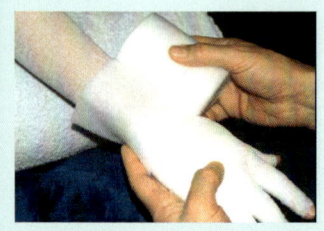

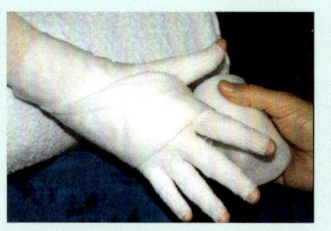

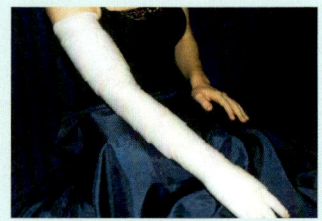

Abb. C-2.6: Polsterung: Die ganze Extremität wird gleichmäßig, hälftig überlappend mit der Polsterwattebinde umwickelt.

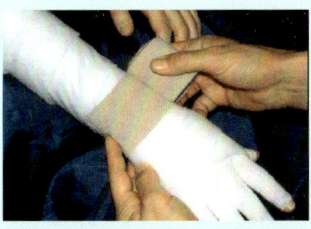

C Kompression in der KPE und ergänzende Maßnahmen

Abb. C-2.7: Die 6 cm breite Kurzzugbinde dient zur Bandage der Hand. Wir beginnen mit einer lockeren Haltetour proximal vom Handgelenk ...

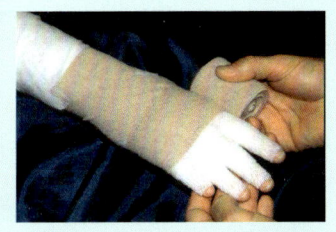

Abb. C-2.8: ... von dort wird die Binde diagonal zu den Fingergrundgelenken geführt, um dann nach einer zirkulären Tour über den Fingergrundgelenken ...

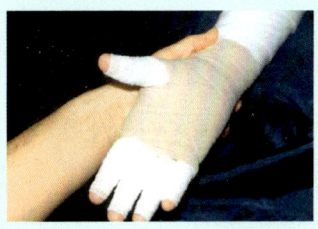

Abb. C-2.9: ... die ganze Hand bis zum Handgelenk zu umwickeln. Damit der Druck über den Handkanten nicht zu groß wird, sollte der Patient die Finger spreizen. Zur Kontrolle lässt man den Patienten jetzt mehrfach die Faust schließen und öffnen. Dabei passt sich die textilelastische Binde in der Bewegung der Extremität an.

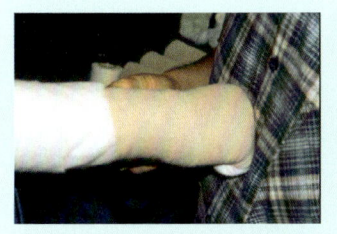

Abb. C-2.10: Der Patient macht nun eine Faust und drückt gegen den Bauch des Therapeuten. Diese Approximation ist wichtig, damit der Therapeut die Bandage jetzt unter funktionellen Bedingungen anmodellieren kann.

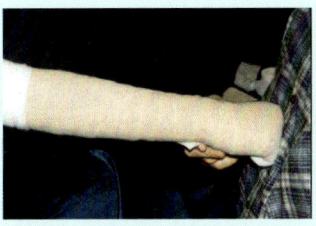

Abb. C-2.11: Mit dem Rest der 6 cm breiten Binde wird der Unterarm spiralig fortschreitend, hälftig überlappend bandagiert.

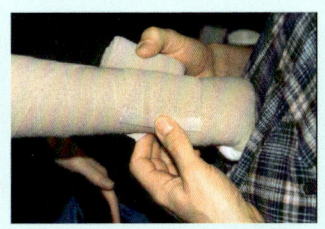

Abb. C-2.12: Die 8 cm breite Kurzzugbinde wird über der Handwurzel und dem Handgelenk angesetzt und von dort wird der Unterarm hälftig überlappend zugewickelt.

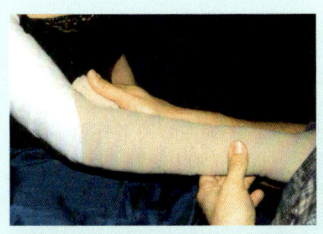

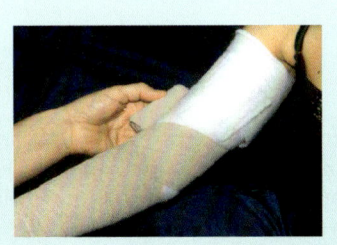

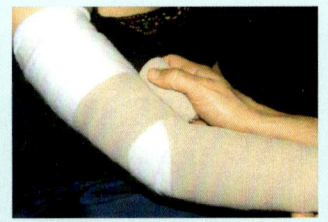

Abb. C-2.13: Die Bandage des Ellenbogens erfolgt in leichter Flexion. Die Binde verläuft, von distal kommend, diagonal durch die Ellenbeuge zum Oberarm. Am Oberarm erfolgt eine zirkuläre Haltetour. Von dort verläuft die Binde wieder durch die Ellenbeuge von proximal nach distal diagonal zum Unterarm, sodass sich die Touren in der Ellenbeuge kreuzen.

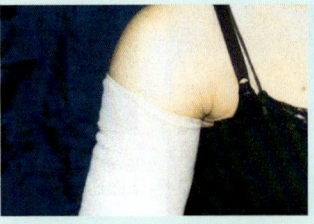

C   Kompression in der KPE und ergänzende Maßnahmen

Abb. C-2.14: Mit der 10 cm breiten Binde beginnen wir wieder über dem Handgelenk mit einer Haltetour und bandagieren dann spiralig, hälftig überlappend über den gestreckten Ellenbogen bis zur Achselhängefalte (bei hängendem Arm).

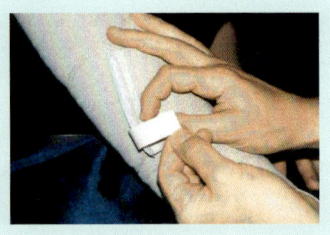

Abb. C-2.15: Die Binde wird mit einem Tapestreifen fixiert.

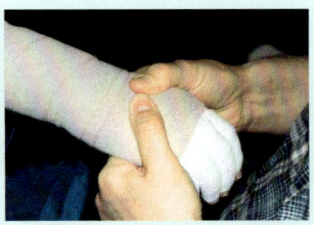

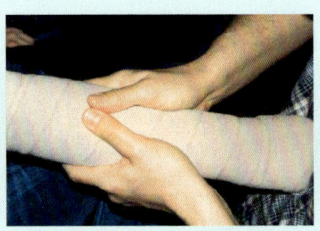

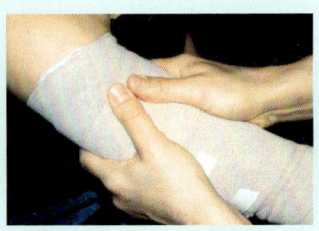

Abb. C-2.16: Zum Abschluss der Bandage muss überprüft werden, ob der Druckverlauf von distal (peripher) nach proximal (zentral) abnimmt. Hierzu führen wir einen sogenannten Testgriff durch. Erst wird dorsal mit den Daumen und volar mit den Fingern der Handbandagedruck überprüft, dann, wieder in der Approximation, wird der Druck am Unterarm, anschließend am Oberarm überprüft.

> **Merke:** Die fertige Armbandage bedingt eine fast völlige Steifheit im Handgelenk und eine relative Bewegungseinschränkung im Ellenbogengelenk, bei der jedoch das „Haare bürsten" bzw. das „Gabel zum Mund führen" noch problemlos möglich sein sollten.

2.2 Die Beinbandage

Die Materialmenge hängt ab von der Beinlänge, dem Beinumfang, dem Alter und dem Befinden des Patienten. Es empfiehlt sich, das Kompressionsmaterial als doppelten Bindensatz zum Wechseln zur Verfügung zu stellen, damit das Material gewaschen werden kann. In Absprache mit dem Arzt sollte schriftlich der erforderliche Materialbedarf für die Phase I der ambulanten Komplexen Physikalischen Entstauungstherapie vereinbart werden.

Für die Basis-Beinbandage wird benötigt (Erwachsener):
- 1 x AP Schlauchverband Bein (Tricofix®) (6,2 cm breit: PZN 01868976; 8,2 cm breit: 01868982)
- 1 x 10 cm breite Polsterwattebinde (Artiflex®) (PZN 07154367)
- 1 x 15 cm breite Polsterwattebinde (PZN 07154373)
- 1 x AP 6 cm breite Mullbinden (Elastomull®) (PZN 03497610)
- 1 x 6 cm breite Kurzzugbinde (Comprilan®) (PZN 04592575)
- 1 x 8 cm breite Kurzzugbinde (PZN 04592581)
- 3 x 10 cm breite Kurzzugbinden (PZN 04592598)
- 1 x 12 cm breite Kurzzugbinde (PZN 04592606)
- 1 x Rolle Leukotape® 3,75 cm (z.B. in weiß: PZN 00499749)

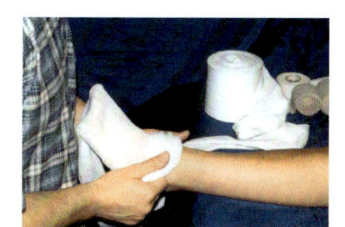

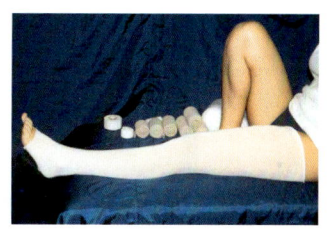

Abb. C-2.17: Der Schlauchverband wird über die Extremität gezogen, sodass er in der Leiste abschließt. Es sollte vermieden werden, dass der Schlauchverband zu lang ist, proximal aufrollt und zu zirkulären Abdrücken führen kann.

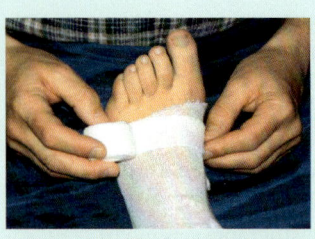

C Kompression in der KPE und ergänzende Maßnahmen

Abb. C-2.18: Zur Bandage der Zehen wird eine 6 cm breite Mullbinde abgerollt und hälftig zusammengelegt, sodass wir eine doppellagige, 3 cm breite Binde erhalten. Mit der 3 cm breiten Mullbinde beginnen wir mit einer Haltetour im Bereich des Mittelfußes.

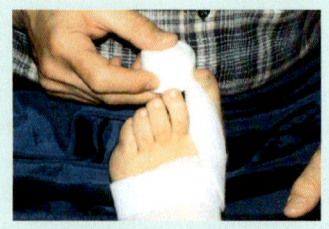

Abb. C-2.19: Dann wird die Binde locker spiralig nach distal zur Spitze der Großzehe geführt.

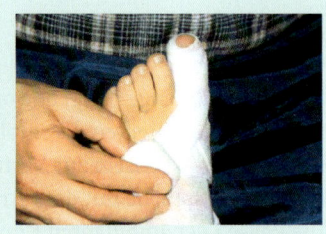

Abb. C-2.20: Die Großzehe wird von distal nach proximal mit zirkulären Touren bis zur Haut zwischen den Zehen zugewickelt, dann wird der Bindenkopf steil wieder zum Mittelfuß zurückgeführt.

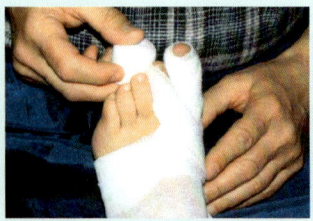

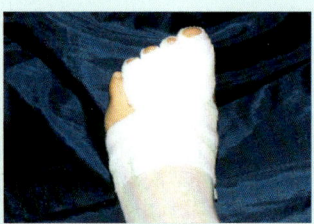

Abb. C-2.21: In derselben Art und Weise werden die anderen Zehen bandagiert. Der kleine Fußzeh bleibt frei! Er wird nicht bandagiert, da es immer wieder zu Scheuer- und Druckstellen aufgrund der starken Laufbeanspruchung dieser Zehe kommt.

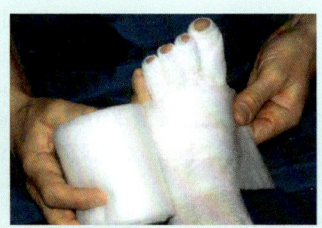

Abb. C-2.22: Mit der 10 cm breiten Polsterwattebinde beginnen wir über den Zehengrundgelenken mit einer zirkulären Tour und umwickeln dann …

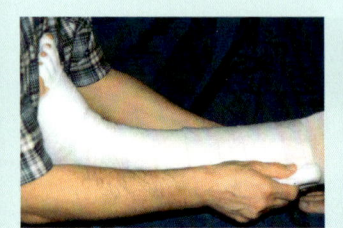

Abb. C-2.23: … hälftig überlappend nach proximal fortschreitend den ganzen Unterschenkel bis zum Knie.

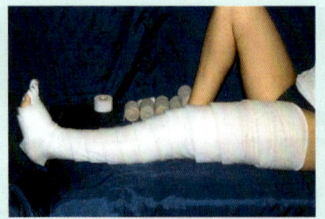

Abb. C-2.24: Mit der 15 cm breiten Polsterwattebinde wird dann das Knie und der Oberschenkel bis zum Schritt bandagiert.

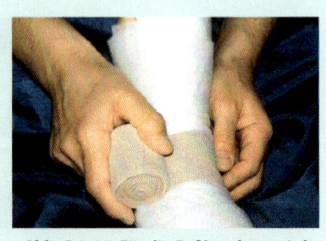

Abb. C-2.25: Für die Fußbandage wird die 6 cm breite Kurzzugbinde verwendet. Die erste Bindentour ist eine Haltetour, die proximal der Malleolen (Knöchel) von medial nach lateral verläuft.

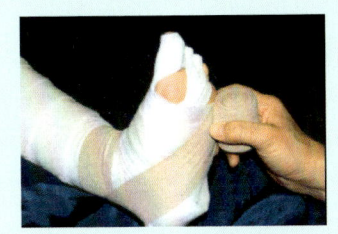

C Kompression in der KPE und ergänzende Maßnahmen

Abb. C-2.26: Unterhalb des medialen Malleolus wird die Binde unter Zug durchs Längsgewölbe zum Kleinzehengrundgelenk geführt.

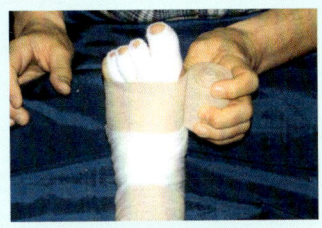

Abb. C-2.27: Über den Zehengrundgelenken werden zwei zirkuläre Touren durchgeführt.

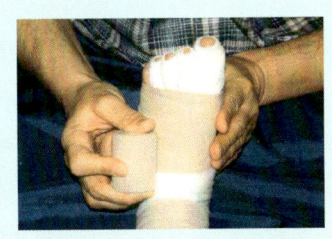

Abb. C-2.28: Der Vorfuß wird hälftig überlappend bis zum oberen Sprunggelenk umwickelt. Der Bindenkopf wird eng geführt und die Binde wird mit der anderen Hand anmodelliert.

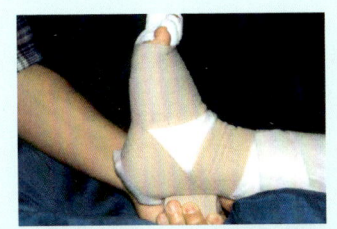

Abb. C-2.29: Vom Mittelfuß kommend verläuft die Binde dann wieder unterhalb des lateralen Malleolus nach proximal zur ersten Haltetour.

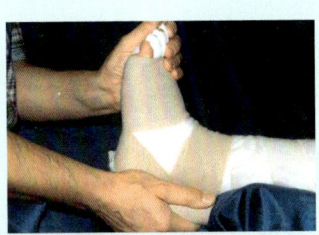

Abb. C-2.30: Mit einer lockeren zirkulären Haltetour proximal der Malleolengabel wird der nächste Schritt eingeleitet.

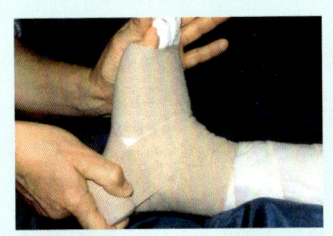

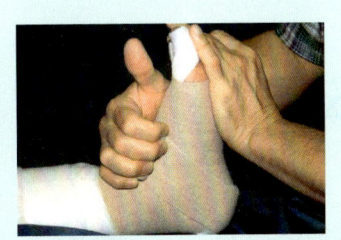

Abb. C-2.31: Der Fuß des Patienten sollte nach Möglichkeit in der maximalen Dorsalextension sein. Dann wird die Binde mittig über das obere Sprunggelenk zur Mitte der Ferse geführt und von dort wieder zum oberen Sprunggelenk.

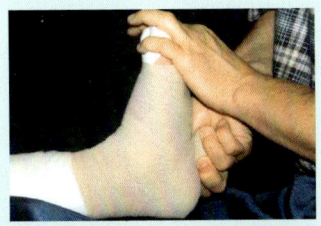

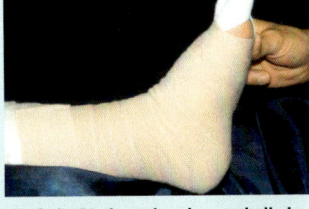

Abb. C-2.32: Ohne eine weitere Haltetour verläuft die Binde nochmals unterhalb des medialen Malleolus unter Zug zum Vorfuß, nach einer zirkulären Tour über dem Vorfuß unterhalb des lateralen Malleolus wieder zum Unterschenkel, dabei wird der Kalkaneus (Fersenbein) achsengerecht fixiert.

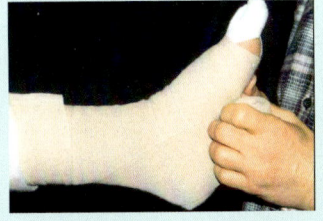

Abb. C-2.33: Mit der 8 cm breiten Binde wird der Fuß in der eben beschriebenen Weise noch einmal bandagiert.

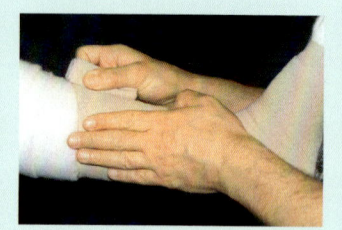

Abb. C-2.34: Der Unterschenkel wird dann hälftig überlappend mit dem Rest der 8 cm breiten Binde umwickelt.

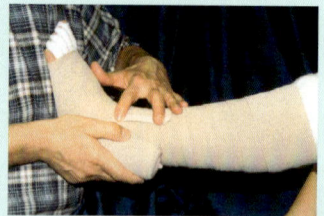

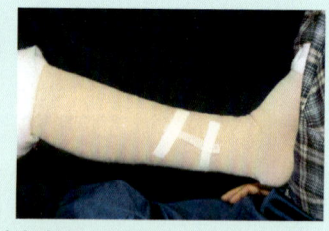

Abb. C-2.35: Entgegen der bisherigen Wickelrichtung wird der Unterschenkel jetzt noch einmal mit einer 10 cm breiten Binde beginnend auf der Malleolengabel bandagiert. Der Rest der 10 cm breiten Binde wird vom Knie aus nach distal verwickelt und eventuelle Schwachstellen ausgeglichen. Abschließend wird die Binde mit zwei Tapestreifen fixiert.

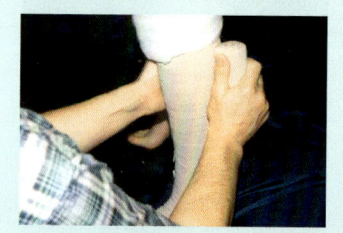

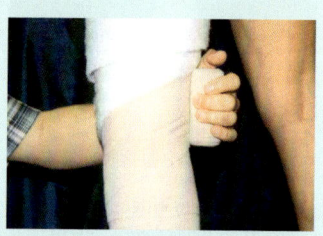

Abb. C-2.36: Für die Knie- und Oberschenkelbandage stellt sich der Patient mit leichter Knieflexion hin. Nach einer Haltetour distal des Knies verläuft die 10 cm breite Kurzzugbinde diagonal durch die Kniekehle nach proximal.

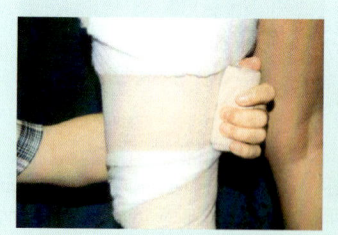

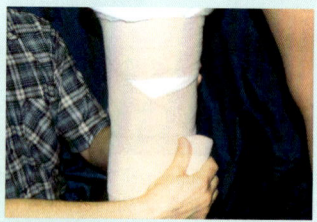

Abb. C-2.37: Proximal des Kniegelenkes führen wir eine ganze Haltetour durch und lassen dann die Binde wieder diagonal durch die Kniekehle zum Unterschenkel laufen. Dabei kreuzen sich die Touren in der Kniekehle und schützen so Haut und Sehnen bei eventuellem Aufrollen oder Faltenbildung der folgenden Bindentouren.

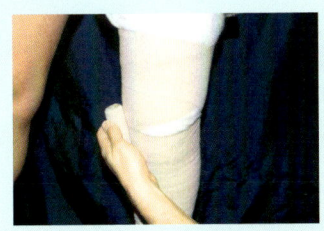

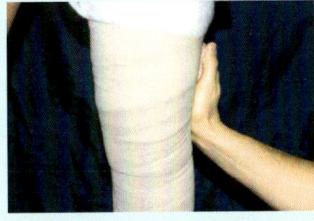

C   Kompression in der KPE und ergänzende Maßnahmen

Abb. C-2.38: Das Knie wird jetzt von distal nach proximal zirkulär hälftig überlappend, kräftig umwickelt.

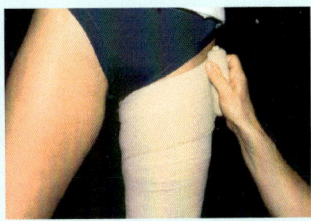

Abb. C-2.39: Bei der Bandage des Oberschenkels ist darauf zu achten, dass die Bindenkante durch den Schritt verläuft (Männer nehmen ihr Genital zur Seite) und dann parallel des Leistenbandes und mit der quer verlaufenden Gesäßfalte abschließt. Auch diese Binde wird mit zwei Tapestreifen fixiert.

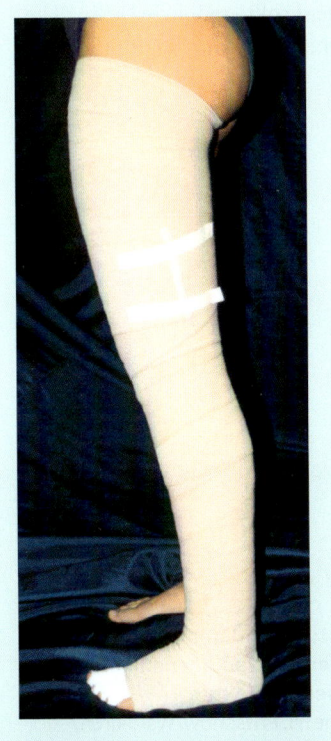

Abb. C-2.40: Nach dem Testen des Druckverlaufes von distal nach proximal unter Belastung des Beines werden eventuelle Schwachstellen mit einer 12 cm breiten Kurzzugbinde ausgeglichen.

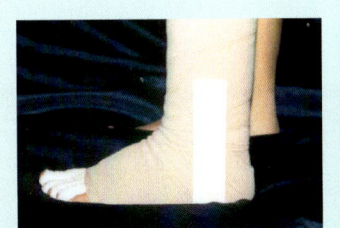

Abb. C-2.41: Mit einem Tapestreifen wird durch einen U-Zügel das Verrutschen der Binde im Bereich von Ferse und Sprunggelenk verhindert.

> **Merke:** Die fertige Beinbandage sollte vom Patienten wie eine zweite Haut empfunden werden, nicht unangenehm sein oder drücken. Der Patient kann das Knie so weit beugen, dass er problemlos Treppen laufen oder die Toilette aufsuchen kann.

3 Spezielle Kompressionsbandage beim Kopf-, Brust-, Rumpf- und Genitallymphödem

O. Gültig

Der lymphologische Kompressionsverband (LKV) von Patienten mit sekundären Kopflymphödemen, Lymphödemen der Mamma (Brust), primären und sekundären Genital- und Rumpfwandödemen erfordert von allen am therapeutischen Prozess Beteiligten differenzierte Kenntnisse über Hygiene und den Einsatz der Komplexen Physikalischen Entstauungstherapie (Abb. C-3.1). Der Lymphödempatient sollte möglichst schnell lernen, die Hautpflege, gegebenenfalls das Wundmanagement und die lymphologischen Verbände selbst anzuwenden.

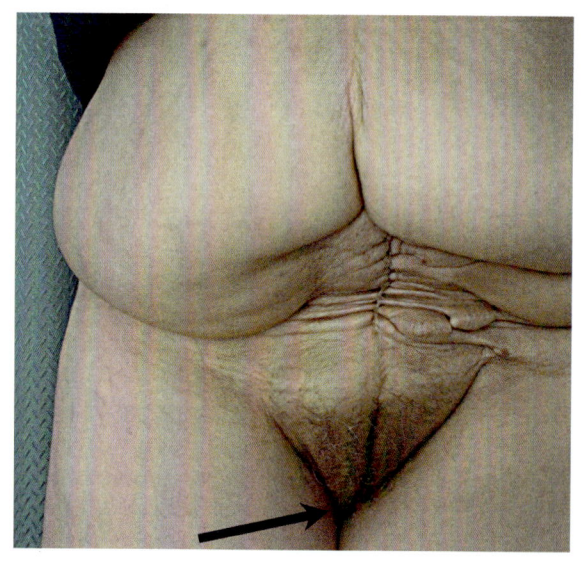

Abb. C-3.1: Sekundäres Genitallymphödem mit radiogener Fibrose und Narbenkontraktur.
(Aufnahme: H. Pritschow/Waldkirch)

3.1 Sekundäres Kopflymphödem

Sekundäre Kopflymphödeme treten insbesondere nach beidseitiger Neckdissektion (Entfernung der Halslymphknoten) und anschließender strahlentherapeutischer Behandlung auf. Entsprechend dem Grad der Schädigung durch die OP und die Bestrahlung sowie einer Chemotherapie entstehen mehr oder weniger stark ausgeprägte Hals-, Gesichts- und Nackenlymphödeme, oft mit der Betonung des Mundbodens und der Wangen. Im Bestrahlungsfeld sind sekundäre Gewebeveränderungen wie Strahlendermatosen und radiogene Fibrosen festzustellen.

Der lymphologische Kompressionsbandagedruck ist in der Kopf-Gesichts-Region immer leicht und darf in bestrahlten Gebieten weder Parästhesien (Gefühlsstörungen) noch Schmerzen auslösen! Der Hals kann in besonders ausgeprägten Fällen mit speziellen Materialien in die milde Kompressionstherapie mit einbezogen werden.

Die hierfür geeigneten Materialien sind dauerelastische Trikotschlauchverbände (Größen für mittleren oder großen Rumpf, je nach Schweregrad) in Verbindung mit 0,4 bis 2 cm starken Schaumstoffen zur lokalen Aufpolsterung (Abb. C-3.2).

Man schneidet ein ca. 12 bis 16 cm breites Stück des Trikotschlauchverbandes ab, legt diesen doppelt und fixiert damit den anatomisch zugeschnittenen Schaumstoff (Abb. C-3.3). Um Reizungen der Haut oder Blutkapillarschäden zu verhindern, werden grundsätzlich beim lymphologischen Kompressionsverband alle Schaumstoffe im Randbereich in einem Winkel von 45° mit der Schere abgeflacht (Abb. C-3.4). Aus hygienischen Gründen und um Allergien zu vermeiden, werden diese Schaumstoffteile mit einem Baumwollschlauchverband überzogen. Eventuell vorhandene, verschiebbare radiogene Fibrosen werden durch die Mikromassagewirkung des weichen Schaumstoffpolsters zusätzlich gelockert. Um nach dem Laplace'schen Gesetz lokal höhere Drücke zu erzeugen, können auch mehrere Schaumstofflagen übereinandergelegt werden. In der gleichen Weise kann auch die lymphödematöse Region der Oberlippe bis hin zum Jochbein komprimiert werden (Abb. C-3.5). Für eine milde Kompression am Hals eignet sich die Schanz'sche Krawatte in Verbindung mit lokaler zusätzlicher Unterpolsterung im Nackenbereich, die eine Verschiebung vom Ödem aus der Hinterkopf-Nacken-Region in die nächstgelegenen nicht ödematisierten axillären Lymphknoten beschleunigt. Mit dem Klettverschluss kann der Patient selbst die Dosierung des sehr milden, für ihn gut tolerierbaren Druckes vornehmen (Abb. C-3.6). Nach erfolgter Phase I der KPE sind bei einigen Fällen speziell angemessene Kompressionsstrümpfe (Masken) mit Klettverschluss mit Erfolg in der Phase II der KPE angewendet worden (Abb. C-3.7).

Eine zeitnahe KPE nach dem chirurgischen Eingriff kann helfen, das Kopflymphödem so gering wie möglich zu halten.

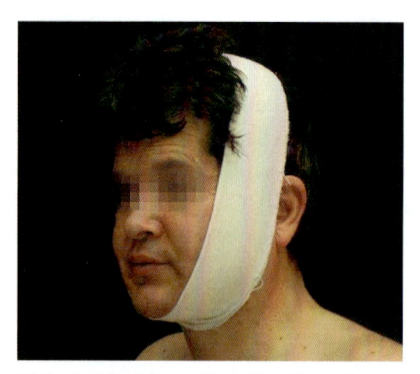

C Kompression in der KPE und ergänzende Maßnahmen

Abb. C-3.2: Sekundäres Kopflymphödem: Kompressionsverband mit Trikotschlauch.

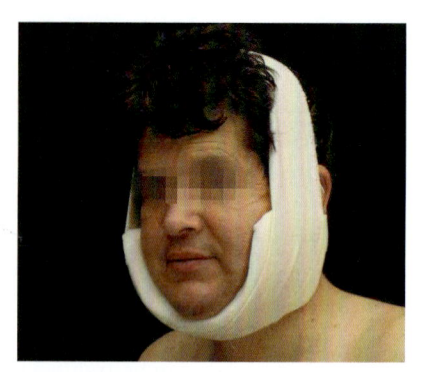

Abb. C-3.3: Trikotschlauchverband mit anatomisch angepasstem Schaumstoffpolster.

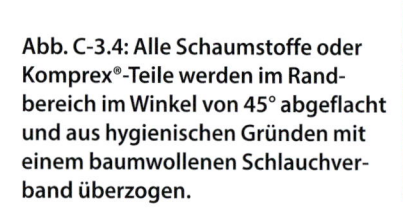

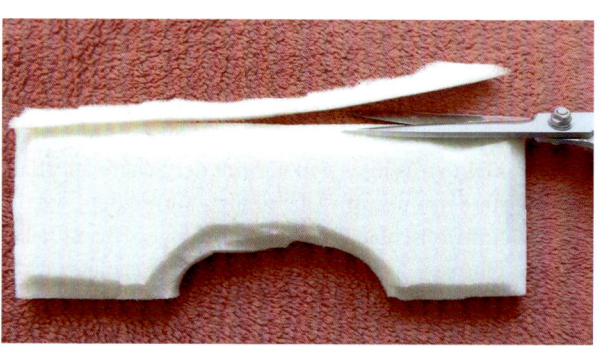

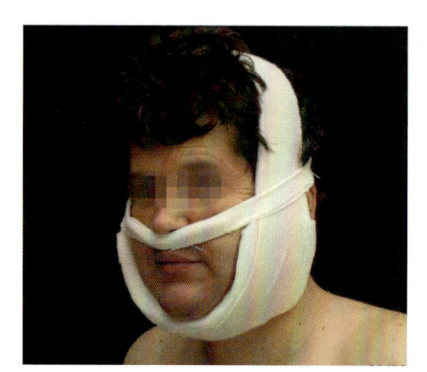

Abb. C-3.4: Alle Schaumstoffe oder Komprex®-Teile werden im Randbereich im Winkel von 45° abgeflacht und aus hygienischen Gründen mit einem baumwollenen Schlauchverband überzogen.

Abb. C-3.5: Lokale Kompression der Oberlippe.

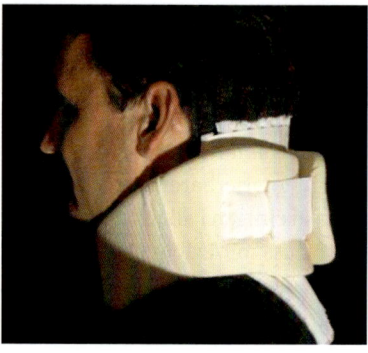

Abb. C-3.6: Mithilfe einer Schanz'schen Krawatte mit lokaler Aufpolsterung im Nacken-Rücken-Bereich kann ein milder, gut tolerierbarer Druck aufgebaut werden.

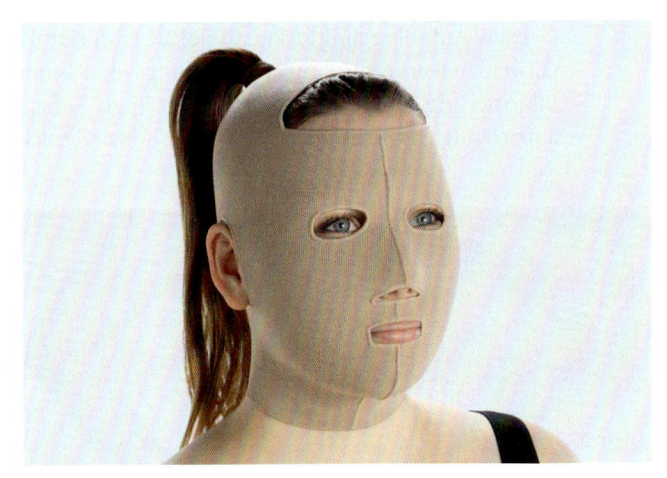

Abb. C-3.7: Individuell gefertigte Kompressionsmaske mit Klettverschluss.
(Aufnahme: Juzo/Aichach)

> **Merke:**
> - Der lymphologische Kompressionsverband in der Kopf-Hals-Region muss leicht an- und ablegbar sein.
> - Auf Narben oder Fibrosen können sowohl ruhige als auch unruhige Polstermaterialien eingesetzt werden.
> - Bei der Verwendung unruhiger Polsterung dürfen nur Schaumstoffe mit geringer Raumdichte (weich) verwendet werden.
> - Beim Auftreten von Parästhesien oder Schmerzen ist die lokale Kompression sofort zu entfernen, und bei der nächsten Anlage muss der Druck entsprechend reduziert werden.

3.2 Sekundäres Brust-/Thoraxwandlymphödem

Die heute bei Brustkrebsdiagnose eingesetzte Sentinel-Lymphknoten (SLN)-Technik und die brusterhaltenden Operationstechniken (BET) betreffen häufig auch die nächstgelegenen axillären Lymphknoten. Besonders nach der oftmals notwendigen postoperativen Bestrahlung entstehen neben den bekannten sekundären Armlymphödemen auch sekundäre Lymphödeme der Mamma selbst und der Rumpfwand.

Eine milde Kompression der lymphödematösen, manchmal fibrotisch verhärteten Brust und der Rumpfwand ist unverzichtbar, um ein Fortschreiten der sekundären Gewebeveränderungen zu vermeiden (Abb. C-3.8 bis C-3.12).

Als komprimierendes Material beim mild ausgeprägten sekundären Brust-/Thoraxlymphödem eignet sich ein dauerelastischer Schlauchverband (z. B. tg® grip, Gr. K) oder die im Sanitätshaus erhältlichen BHs/Bustiers. Diese werden durch individuelle Aufpolsterung mit unruhiger Oberfläche (z. B. Komprex® II) für den jeweiligen Patienten angepasst.

Diese Aufpolsterung lockert die lokale Fibrosierung und Proteoglykan-Verklebungen (Eiweißzuckerverbindungen) wirkungsvoll. Innerhalb einer radiogen bedingten Fibrosierung sollten nur besonders geringe Auflagedrücke angewendet werden. Bei auftretenden Parästhesien muss dieser lokale Druck nochmals reduziert werden. Auf

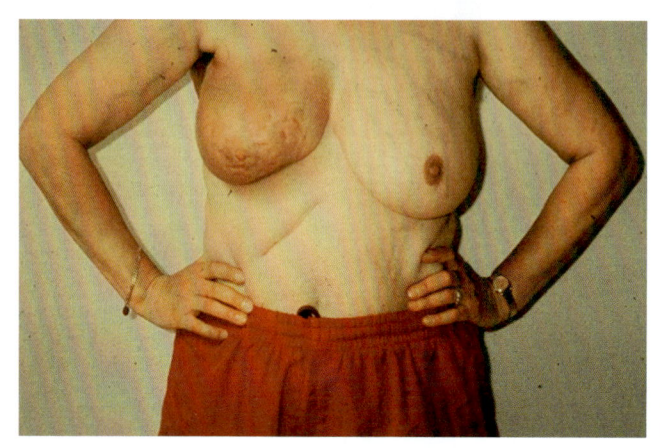

Abb. C-3.8: Radiogene Fibrose der weiblichen Brust.

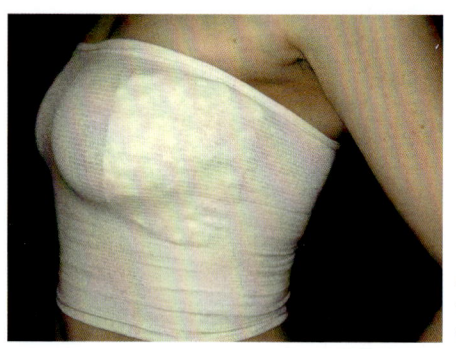

Abb. C-3.9: Anlage des dauerelastischen Schlauchverbandes in Verbindung mit fixierten Schaumstoffwürfeln.

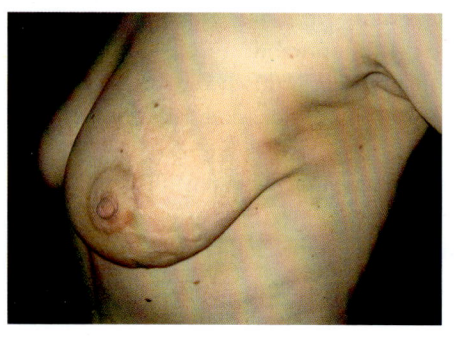

Abb. C-3.10: Lockernde Wirkung der Kompression in Verbindung mit Mikromassage der lokalen Aufpolsterung.

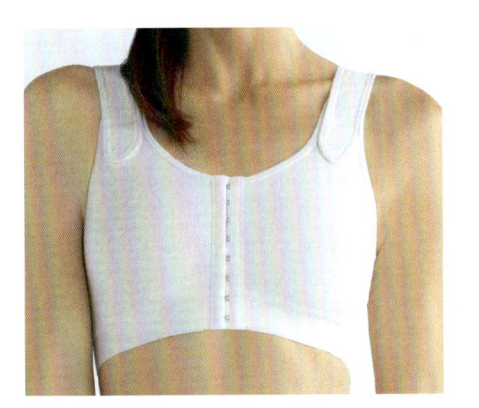

Abb. C-3.11: Kompressions-BH.
(Aufnahme: © Amoena Medizin-Orthopädie-Technik GmbH)

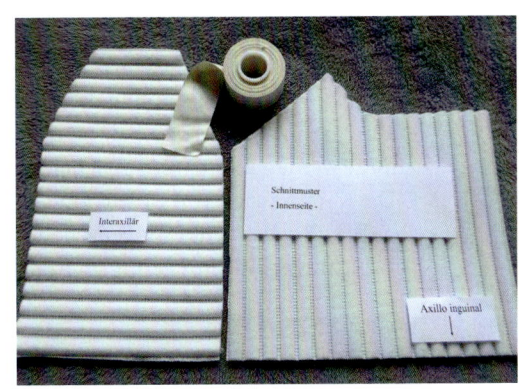

Abb. C-3.12: Komprex® II individuell zugeschnitten und mit Tape aneinandergefügt zur Aufpolsterung innerhalb des Kompressions-BHs.

diese Weise entsteht nach entsprechender MLD-Vorbehandlung eine wirkungsvolle Entstauung und Fibroskleroselockerung der Regio axillaris, der gesamten Milchbrustdrüse und der betroffenen Rücken- und Flankenregion (Musculus serratus anterior).

Bei Einsatz von speziellen BHs/Bustiers sollten alle Polstermaterialien die Abschlüsse dieser komprimierenden Bekleidungsgegenstände immer überlappen, um einen möglichst guten Abtransport der mobilisierten Flüssigkeiten zu den angrenzenden nicht betroffenen lymphangiologischen Einzugsgebieten zu gewährleisten. Auch die Region des Schulterträgers darf keinerlei Abschnürungen provozieren und muss ggf. ebenfalls unterpolstert werden.

Bei mittlerer oder ausgeprägter Ödematisierung von Brust-/Thoraxwand wird der Schaumstoff mit unruhiger Oberfläche körbchenartig zugeschnitten (Abb. C-3.13).

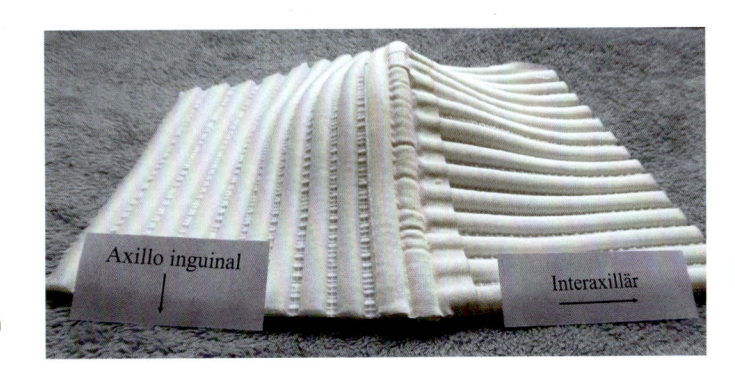

Abb. C-3.13: Komprex® II passt sich der individuellen Brustform an.

Diese Zuschnitte werden zum entsprechend gewünschten Lymphabfluss ausgerichtet (1. Axilla der betroffenen Seite → kontralaterale Axilla, 2. Axilla der betroffenen Seite → ipsilaterale inguinale Lymphknoten). Die gewellte Oberfläche muss dabei immer parallel zum gewünschten Lymphabflussgebiet verlaufen. Diese zwei unterschiedlichen Zuschnitte werden mit handelsüblichem Tape (3,75 cm) auf Dauer miteinander verklebt.

Die Kompression von außen erfolgt dann ebenfalls durch die handelsüblichen speziellen BHs/Bustiers oder im Einzelfall durch einen Thorax-Kompressionsverband mit Kurzzugbinden, die mit geringem Anlagedruck anmodeliert werden (Abb. C-3.14).

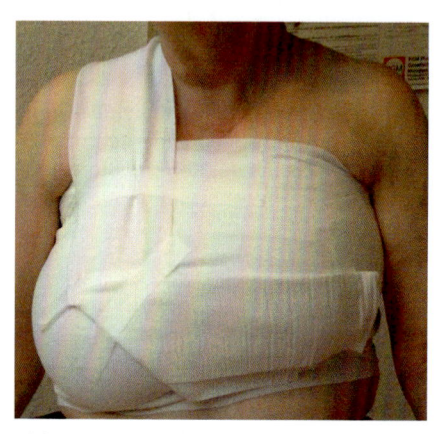

Abb. C-3.14: Thoraxverband mit Kurzzugbinden und niederem Ruhedruck.

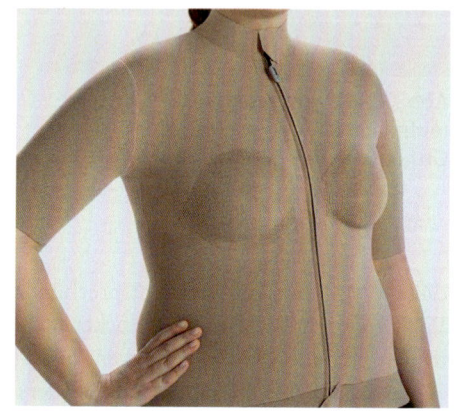

Abb. C-3.15: Kompressions-Thoraxbandage.
(Aufnahme: Juzo/Aichach)

Bei chronifiziertem Rumpf-Mammalymphödem haben sich in der Erhaltungsphase der KPE individuell angepasste, flachgestrickte Kompressionsversorgungen bewährt (Abb. C-3.15).

> **Merke:**
> - Beim Brustlymphödem verwenden wir weiche Polstermaterialien im Körbchen des BHs oder Bustiers.
> - Tiefe Hautfalten unter der Brust müssen präventiv mit infektionshemmenden Medikamenten behandelt und durch Polsterungen geschützt werden.
> - Jede Markierung der Unterwäsche auf der Haut unterbricht das Hautlymphsystem.

3.3 Genitallymphödem

Genitallymphödeme beim männlichen und weiblichen Patienten wurden bisher in der Phase I der KPE in einer lymphologischen Fachklinik behandelt, durch die Weiterqualifizierung vieler Lymphdrainagetherapeuten ist heute die Entödematisierung KPE Phase I auch in der ambulanten physiotherapeutischen lymphologischen Schwerpunktpraxis möglich (Abb. C-3.16 und C-3.17).

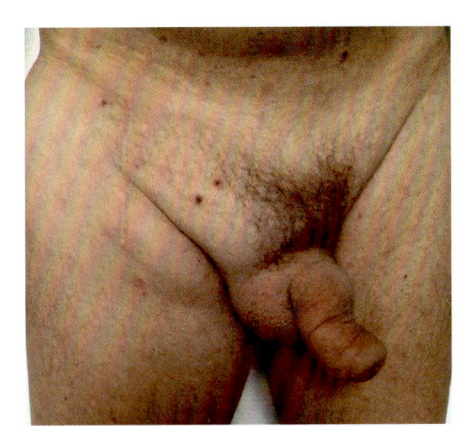

Abb. C-3.16: Sekundäres Genitallymphödem in der Ambulanz.

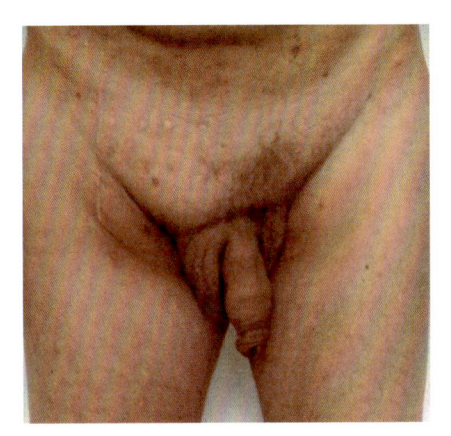

Abb. C-3.17: Erste Behandlungserfolge nach einwöchiger täglicher KPE-Behandlung.

Das Erlernen des Selbstverbandes ist für den Mann unerlässlich, vor allem für die Wochenenden oder die behandlungsfreie Zeit. Penis und Skrotum (Hodensack) reödematisieren ohne den lymphologischen Kompressionsverband sehr schnell. Bestehen zusätzlich noch Beinlymphödeme, so muss der Patient unter Umständen in der Entstauungsphase krankgeschrieben werden. Da der lymphologische Kompressionsverband eine Bewegungseinschränkung verursacht, sollte der Patient auch nicht selbst mit dem PKW am öffentlichen Straßenverkehr teilnehmen (Achtung: Versicherungshaftungsprobleme). In der Erhaltungs- und Optimierungsphase der KPE ist durch die nach Maß gefertigten Kompressionsstrumpfhosen mit lokalen Aufpolsterungen und beim Mann mit dem zusätzlichen Skrotum- und Penisverband eine annähernd normale Alltagsgestaltung wieder möglich.

Treten in diesem Gebiet Lymphzysten und -fisteln auf, werden diese vor und während der KPE im Rahmen der professionellen Wundbehandlung mitversorgt. Beim männlichen Patienten reichen bei leichter bis mittlerer Ausprägung des Genitallymphödems elastische Mullbinden für den erforderlichen Kompressionsdruck aus. Im Skrotumgebiet sollten diese kohäsiv (aufeinander haftend z. B. Mollelast® haft) sein, um das Abrutschen zu verhindern (Abb. C-3.18 bis C-3.23).

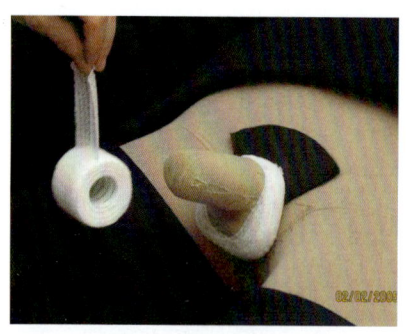

C Kompression in der KPE und ergänzende Maßnahmen

Abb. C-3.18: Erste Stufe des Peniskompressionsverbandes: Skrotumverband mit kohäsiver Binde.

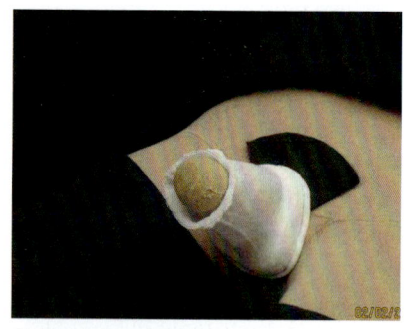

Abb. C-3.19: Hautfreundlicher Schlauchverband.

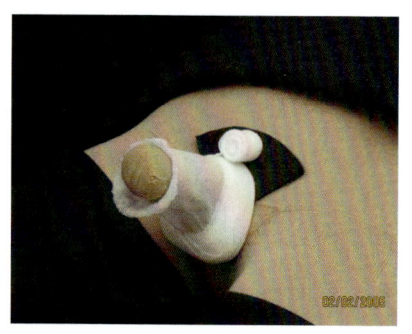

Abb. C-3.20: Zweite Verbandsstufe: Skrotum-Übergang-Peniswurzel mit elastischer Mullbinde.

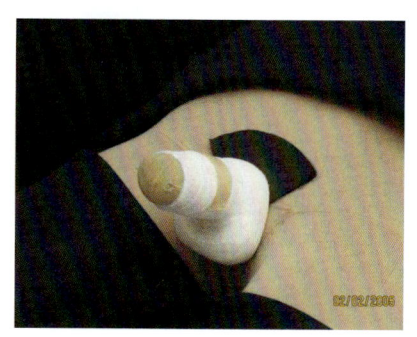

Abb. C-3.21: Hautfreundlicher Schlauchverband – nicht immer erforderlich.

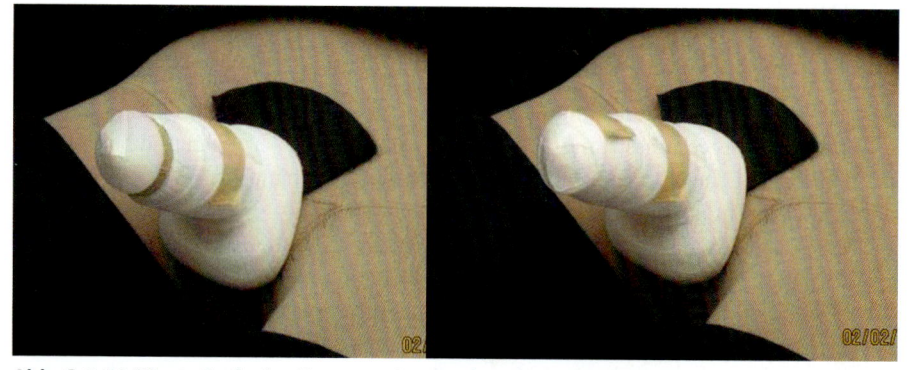

Abb. C-3-22: Vierte Stufe des Kompressionsverbandes mit Schaumstoffpolster und elastischer Mullbinde im Vorhautbereich – ist leicht vor dem Wasserlassen separat abnehmbar.

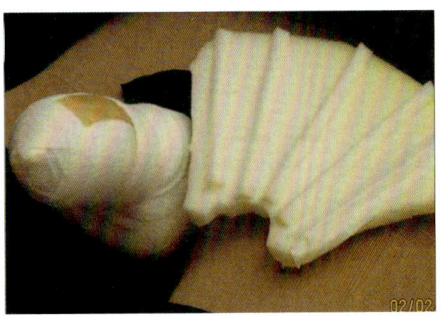

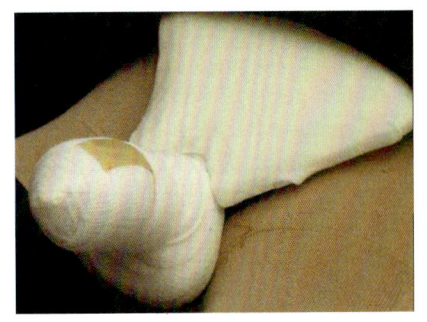

C   Kompression in der KPE und ergänzende Maßnahmen

Abb. C-3.23: Mons-pubis-Ödem: Schaumstoffpolster mit unruhiger Oberfläche.

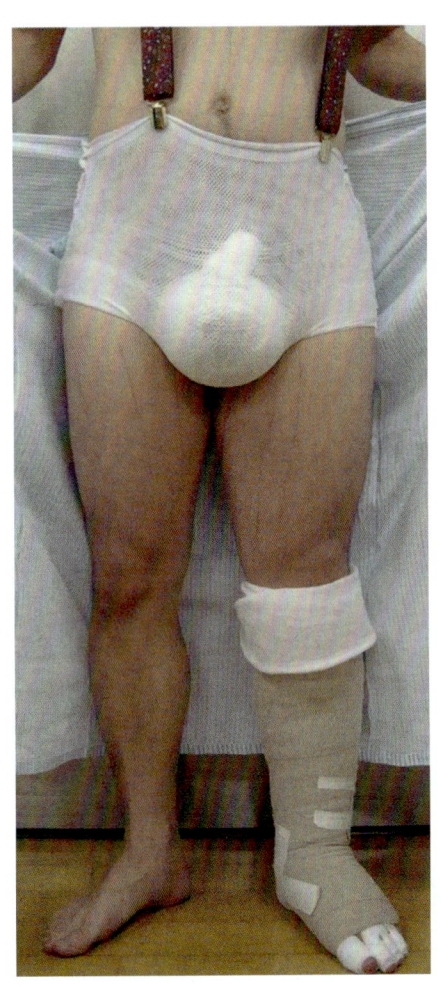

Abb. C-3.24: Alltagsverträgliche Kompression beim Genitallymphödem.
(Aufnahme H. Pritschow/Waldkirch)

Grundsätzlich beginnt der Behandler mit geringem Anlagedruck (einschleichend), der je nach Ausprägung und Reaktion des Lymphödems und in Absprache mit dem Patienten gesteigert wird. Die verwendeten Mullbinden dürfen nur innerhalb ihrer Elastizität mit leichtem bis mittlerem Zug geführt werden. Der meist mitgestaute Os pubis (Schambeinbereich) wird mit Hilfe eines anatomisch entsprechend zugeschnittenen Schaumstoffteiles von mindestens 2 cm Dicke zusätzlich in die Kompression mit einbezogen und zwar mit entsprechenden Bindentouren über dem Unterbauch oder mit einer Kompressionsbermudahose. Bei diesen Verbänden ist zum Wasserlassen der vordere Teil des Penisverbandes abzunehmen (Stufenverband) (Abb. C-3.24).

Durch den Einsatz von Einwegslips in Verbindung mit Hosenträgern lässt sich der Kompressionsdruck auf die äußeren Genitalien zusätzlich individuell anpassen.

Je ausgeprägter sich die Ödematisierung des Genitals und des Unterbauches darstellt, desto höher muss der Abschluss des komprimierenden Materials gewählt werden. Dies bedeutet dass die Kompression deutlich über die untere transversale Wasserscheide reichen sollte, da das lymphödematöse Gebiet von beiden Axillen resorbiert wird. Als zusätzliche äußere Kompression haben sich auch hier entsprechend flachgestrickte Kompressionsbermudas oder hochwertige Radlerhosen mit Leibteil und Hosenträgern bewährt. Die in Radlerhosen bereits integrierten Sitzpolster im Sitzbein-Damm-Skrotum-Bereich unterstützen die Wirkung des Lymphologischen Kompressionsverbandes (LKV) im Genitalbereich wirkungsvoll (Abb. C-3.25 und C-3-26).

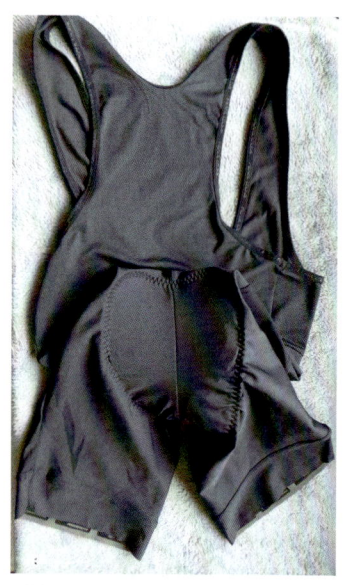

Abb. C-3.25: Radlerhose mit Leibteil und Hosenträgern.

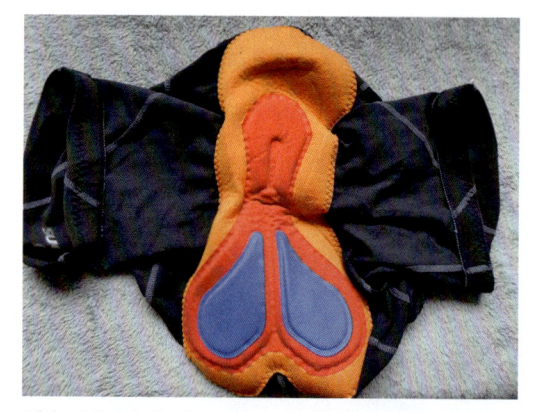

Abb. C-3.26: Hochwertige Radlerhose mit ausgeprägter Polsterung der Schrittregion.

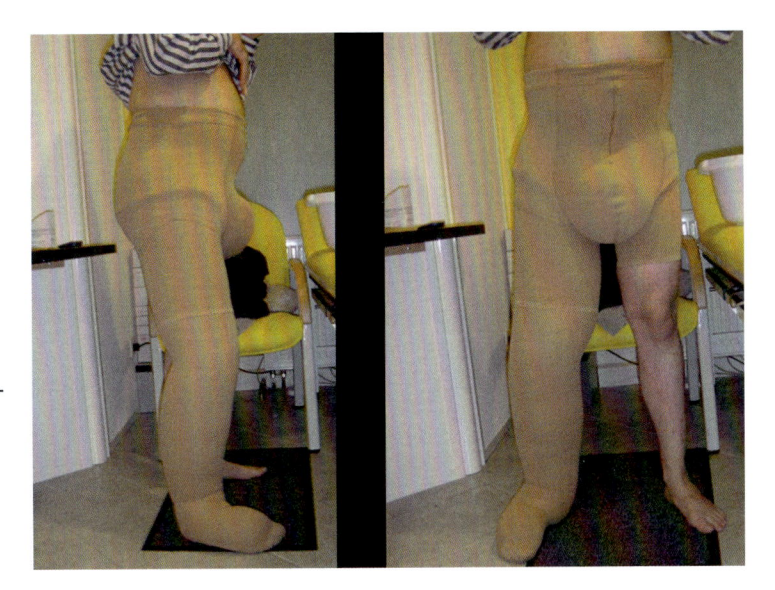

Abb. C-3.27: Flachstrickstrumpfhose beim Patienten mit sekundärem Bein- und Genitallymphödem.
(Aufnahme: medi/Bayreuth)

Für die Erhaltungsphase werden dem Patienten mehrteilige flachgestrickte Kompressionsversorgungen angepasst (Abb. C-3.27).

Bei extremen Formen des Genitallymphödems beim Mann kommen noch umfangreichere Polster- und Wickeltechniken zur Anwendung (Abb. C-3.28 bis C-3.37). In diesen Einzelfällen kann auch ein lymphkompetentes Sanitätshaus mit Orthopädietechnik-Abteilung zusätzlich individuell einstellbare straffe Bandagen herstellen, die ein relativ unkompliziertes Wasserlassen weiter ermöglichen.

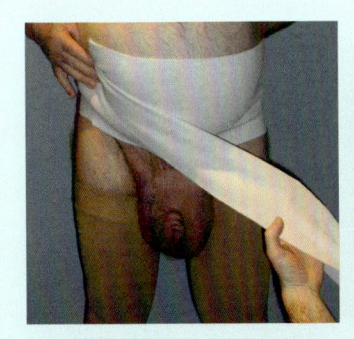

Abb. C-3.28: Fixationstour mit geringem Anlagedruck (Mittelzugbinde).
(Aufnahmen Abb. C-3.28 bis C-3.37: P. Wörmann, Schwerpunktpraxis Hanau)

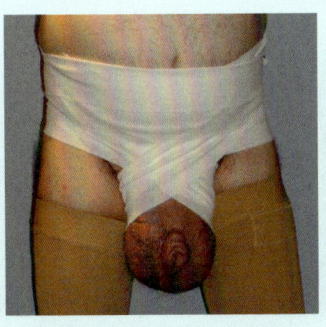

Abb. C-3.29: Fixation des Skrotums.

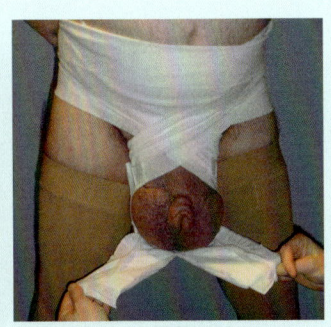

Abb. C-3.30: Saugfähige Windel zum Polstern und Optimierung der Hygiene. Durch Zuschnitt umschließt die Windel das Skrotum.

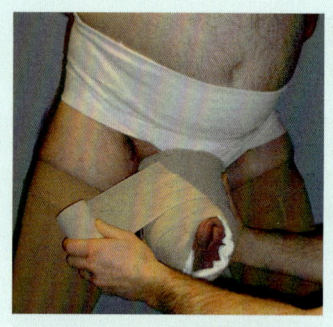

C Kompression in der KPE und ergänzende Maßnahmen

Abb. C-3.31: 8 cm breite Kurzzugbinde mit einschleichender „Zwiebeltechnik" (Schicht für Schicht) zum Aufbau des erforderlichen Kompressionsdruckes.

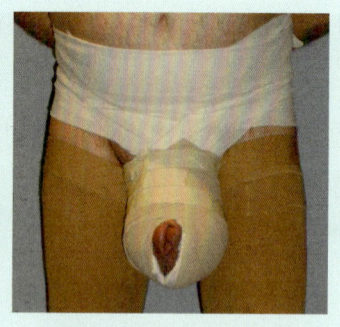

Abb. C-3.32: Fertiggestellter Skrotalverband.

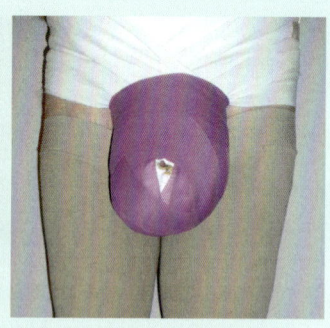

Abb. C-3.33: Mollelast® haft als für den Patienten selbst anlegbare kohäsive Binde zum Nachjustieren.

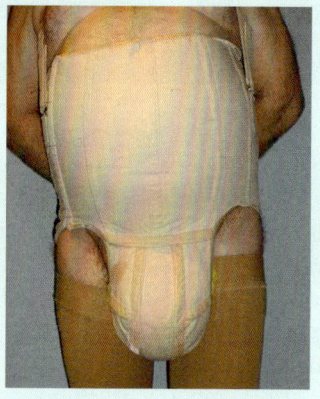

Abb. C-3.34: Vom Orthopädietechniker angepasste, justierbare „Schildkröt"-Bandage von vorne.

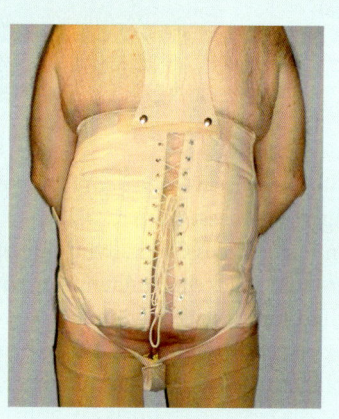

Abb. C-3.35: „Schildkröt"-Bandage von hinten.

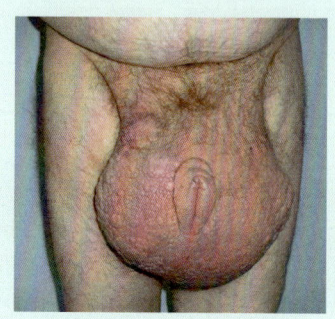

Abb. C-3.36: Patient vor Beginn der Phase I der KPE.

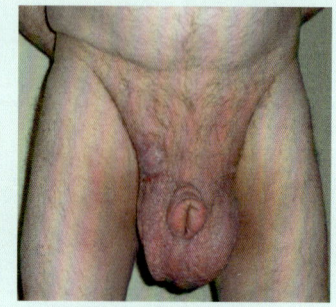

Abb. C-3.37: Patient am Ende der erfolgreichen Entstauungsphase. (Man beachte die ausgeprägte Entstauung des Unterbauches.)

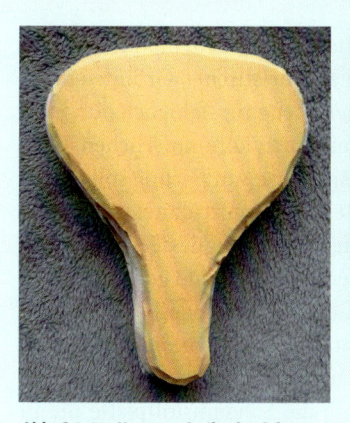

C   Kompression in der KPE und ergänzende Maßnahmen

Abb. C-3-38: Komprex® gibt der Schaumstoffpolsterung auf das weibliche Genital die notwendige Stabilität.

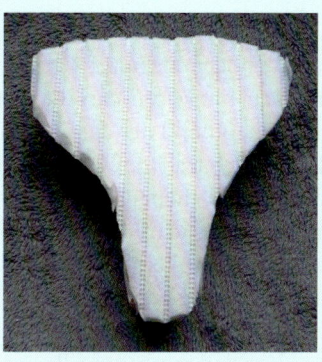

Abb. C-3.39: Komprex® II ergibt eine weiche und gewebelockernde dem Körper zugewandte Seite.

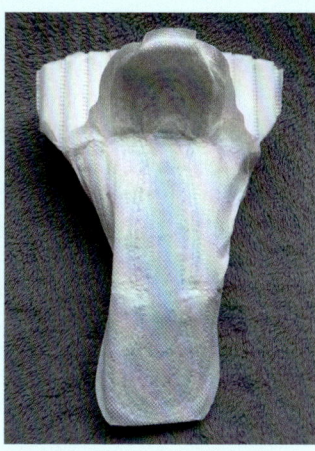

Abb. C-3-40: Die auswechselbare Slipeinlage sorgt für hygienische Verhältnisse.

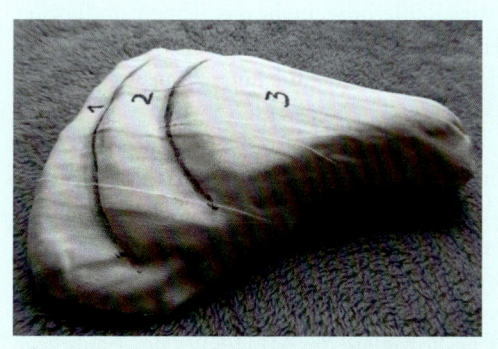

Abb. C-3.41: Die Schichten werden mit Tape zueinander fixiert (3 cm im Schritt bis 1 cm Mons pubis entwickeln das günstige Druckgefälle).

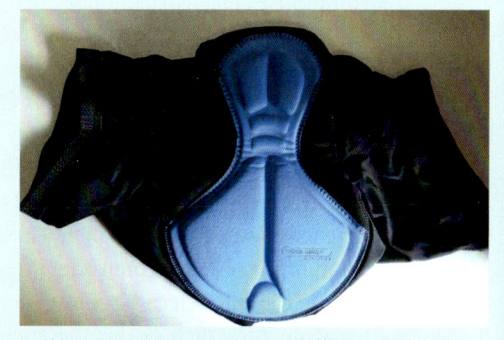

Abb. C-3.42: Kompressionsbermuda (flachgestrickt) oder hochwertige Radlerhosen erhöhen den notwendigen Druck.

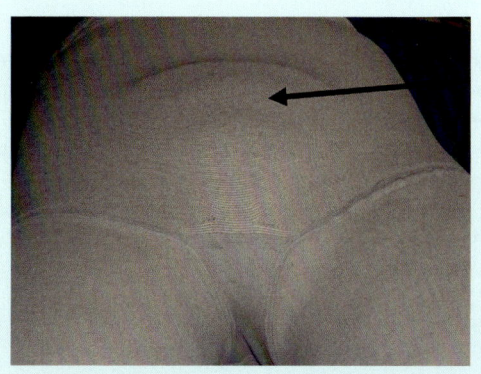

Abb. C-3-43: Kompression des anatomisch zugeschnittenen Schaumstoffteils durch Kompressionsbermuda.

161

C Kompression in der KPE und ergänzende Maßnahmen

Beim männlichen Patienten im Kindes- und Jugendalter mit Genitallymphödem muss der verordnende Arzt bzw. der behandelnde Therapeut aus juristischen Gründen unter Einbeziehung der Eltern darauf hinweisen, dass die spätere Zeugungsfähigkeit durch die notwendige Langzeitkompression und der damit verbundenen kontinuierlichen Temperaturerhöhung der Hoden beeinträchtigt werden kann. Diese Aufklärung sollte auch in schriftlicher Form vom Jugendlichen und dessen Eltern gegengezeichnet werden.

Bei weiblichen Patienten gestaltet sich die Kompressionsbehandlung des Genitallymphödems schwieriger. Zur lokalen Druckerhöhung im ödematisierten und gegebenenfalls fibrosierten Gebiet des Mons pubis (Schamhügel) und der Labien (Schamlippen) eignet sich eine anatomisch entsprechend zugeschnittene, mindestens 1 cm dicke Schaumstoffplatte. Diese Polstereinlage und gegebenenfalls eine auswechselbare dicke Slipeinlage werden mit einem Schlauchverband überzogen, sodass die Schaumstoffplatte nie in direkten Kontakt mit der Haut ist

Das Schaumstoffteil darf im Schritt nur so breit angepasst sein, dass ein Gehen ohne Beeinträchtigung (Scheuern) möglich ist. Den eigentlichen Kompressionsdruck auf das Genital erzielt man durch eine Kompressionsbermudahose bzw. eine Kompressionsstrumpfhose (Flachstrick) oder hochwertige Radlerhose, in die das Schaumstoffpolster eingelegt wird und in Verbindung mit Hosenträgern die Kompression von „unten" ermöglicht. Diese Kompression muss am Leib deutlich über die untere transversale Wasserscheide reichen (Abb. C-3.38 bis C-3.43).

Die KPE der Patienten mit Genitallymphödem sollte in einem separaten Raum erfolgen, in dem eine für die erfolgreiche Therapie notwendige sichere Offenheit im Gespräch entstehen kann. Nach Möglichkeit werden weibliche Patienten auch von weiblichen Lymphdrainagetherapeuten oder Pflegekräften (beim Mann entsprechend) versorgt und behandelt. Bei Kindern bis zum Alter von zehn Jahren ist es wichtig, einen der beiden Elternteile zusätzlich in das therapeutische Prozedere der MLD/KPE, der Hautpflege und des Wundmanagements einzuführen, um eine lückenlose Versorgung auch an den behandlungsfreien Tagen zu gewährleisten.

> **Merke:**
> - Die Hautpflege durch den Betroffenen selbst (Infektionsprophylaxe) ist Voraussetzung für eine optimale Wirkung des lymphologischen Kompressionsverbandes in der Genitalregion.
> - Lymphokutane Zysten/Fisteln erfordern eine enge Zusammenarbeit mit dem behandelnden Arzt (Wundmanagement).
> - Bei jungen Männern mit Genitallymphödem sollte eine unterschriebene Erklärung bezüglich des möglichen Verlustes der Zeugungsfähigkeit durch die Kompression eingeholt werden.

4 Theorie und Praxis der Kompressionsstrumpfversorgung venöser und lymphostatischer Extremitätenödeme

A. Vollmer, H. Pritschow, C. Schuchhardt

Allgemeine Anmerkungen

Eine wirksame Behandlung phlebolymphostatischer Ödeme und von Lymphödemen ist ohne Kompressionsbehandlung, sei es mit einer Kompressionsbandage oder mit einem Kompressionsstrumpf, nicht möglich. Erst nach Erreichen der maximalen Entödematisierung ist der Moment gekommen, die Kompressionsstrumpfversorgung anzumessen. Kein Lymphödem gleicht dem anderen, sodass immer eine individuelle Neuanmessung erforderlich ist. Die Beurteilung, welches Konzept, welches Material oder welche Kombination verschiedener Kompressionsstrumpfteile erforderlich sind, bedarf einer langjährigen Erfahrung.

Nur wer regelmäßig viele Patienten mit Lymphödemen betreut, ist in der Lage, die vielen Faktoren, welche die Planung der Kompressionsstrumpfversorgung beeinflussen, in ein wirksames Gesamtkonzept münden zu lassen (Tab. C-4.1).

- Ausmaß des Ödems
- Mitbeteiligung des Rumpfquadranten
- Stadium des Lymphödems, sekundäre lymphostatische Hautveränderungen: ja/nein
- komplizierende Zusatzerkrankungen (arterielle Durchblutungsstörung, Hautinfekte, Herzinsuffizienz, neurologische Erkrankungen)
- orthopädische Situation (Ist der Patient überhaupt in der Lage, die verordneten Strümpfe an- bzw. auszuziehen, sind Hilfspersonen verfügbar?)
- welches Material (rundgestrickt, flachgestrickt)
- kombinierte Kompressionsstrümpfe, z.B. Kniestrumpf über Kompressionsstrumpfhose
- Compliance des Patienten
- Auswahl der Kompressionsklasse

Tab. C-4.1: Faktoren, welche die Kompressionsstrumpfversorgung bei Lymphödempatienten beeinflussen.

Merke: Der Kompressionsstrumpf, auch nach Maß und mit Naht, dient beim Lymphödem dem Erhalt der Entödematisierung, er ist keine eigenständige Therapie! Der Kompressionsstrumpf darf nur auf einer maximal entödematisierten Extremität angemessen werden.

C Kompression in der KPE und ergänzende Maßnahmen

Der Kompressionsstrumpf ist ein wichtiger Teil der Phase II der KPE, der Erhaltung und Optimierung, nämlich um den erreichten Entstauungserfolg zu erhalten und das Wiedereinlaufen des Ödems zu verhindern. Da es sich bei Lymphödemen und phlebolymphostatischen Ödemen um chronische Krankheiten handelt, ist eine lebenslange Versorgung der Patienten erforderlich. Letztendlich ist die spezielle Kompetenz (s. Hinweis unten) des Orthopädietechnikers ausschlaggebend für die richtige individuelle Versorgung des Patienten. Mit diesem Hintergrund werden von der BUFA (Bundesfachschule für Orthopädie-Technik) und von den jeweiligen Kompressionsstrumpfherstellern lymphologische Fortbildungsseminare angeboten.

Die enge Zusammenarbeit zwischen Arzt, Therapeut, Orthopädietechniker und Patient ist dafür unabdingbar.

Was bedeuten die Begriffe Naht- bzw. Flachstrickware, rundgestrickt oder flachgestrickt (Tab. C-4.2)?

flachgestrickt (Nahtware)	rundgestrickt (nahtlos)
• hoher Arbeitsdruck	• niedriger Arbeitsdruck
• kein Einschnüren	• Einschnürtendenz
• homogene Druckverteilung bei großen Kaliberschwankungen der Extremität	• unterschiedliche Druckverteilung bei großen Kaliberschwankungen der Extremität
• in Ruhe keine Beschwerden	• in Ruhe Abschnüreffekte
• Massageeffekt auf oberen Hautschichten	• kein Massageeffekt
• gute Luftzirkulation	• schlechte Luftzirkulation
• hohe Maßtreue	• geringere Maßtreue

Tab. C-4.2: Unterschiedliche Wirkprinzipien von flachgestrickter (Nahtware) und rundgestrickter (nahtlos) Ware.

Wichtiger Hinweis: Der Orthopädietechniker sollte mindestens 350 Abmessungen pro Jahr durchführen, erst dann kann die Fachkraft als Spezialist in der Kompressionsstrumpfanmessung bezeichnet werden.

4.1 Kompressionsklassen: Lymphostatische Krankheitsbilder

Die vier Standardsituationen bei „lymphologischen Versorgungen", wie Lymphödeme, venös bedingte Ödeme, Lipödeme sowie deren Kombinationsformen, erfordern eine gänzlich unterschiedliche Versorgung in Hinsicht auf die Kompressionsklasse, das zu verwendende Material und die Ausführung der Versorgung (Tab. C-4.3).

Kompressionsklasse	Fesseldruck
I: leichte Oberflächenwirkung • Prophylaxe, geringe Varikose • Lymphödem: Kinder, alte Patienten, neurologische Komplikationen	(18–21 mmHg)
II: mittlere Oberflächenwirkung • Varikose und Ödem, nach Varizenverödung, CVI Stadium I und II • Lymphödem des Armes, ältere Patienten mit Beinlymphödem • Mischödeme (kardial, venös, orthopädisch, lymphatisch)	(23–32 mmHg)
III: Oberflächen- und Tiefenwirkung • ausgeprägte Varikose, CVI Stadium II und III, postthrombotisches Syndrom • Lymphödem Stadium I und II, Lipödemsyndrom	(34–46 mmHg)
IV: verstärkte Tiefenwirkung • ausgeprägtes postthrombotisches Syndrom • Lymphödem Stadium II und III	(über 49 mmHg)

Tab. C-4.3: Relationen der Kompressionsklassen (KKL) zur physikalischen Druckentwicklung in der Knöchelregion. Die Anwendungsbeispiele für Lymphödempatienten beziehen sich auf die Verwendung der flachgestrickten Nahtware.

Im Folgenden wird kurz auf die zu berücksichtigenden Merkmale der einzelnen Krankheitsbilder eingegangen. Weiterführende theoretische Grundlagen zu den Krankheitsbildern finden sich in Kapitel A 5 „Klinik der Ödeme".

Phlebo-lymphodynamisches Ödem

Eine Venenschwäche führt zu einem Rückstau des Blutes und zur massiven Erhöhung der lymphpflichtigen Wasserlast. Die Überlastung des Lymphgefäßsystems wird zunächst in einem Ödem sichtbar, das im Verlauf des Tages entsteht und das dann über Nacht wieder verschwindet.

Ist der Unterschenkel vom Ödem betroffen, ist ein rundgestrickter Kompressionskniestrumpf der Kompressionsklasse (KKL) II ausreichend, ist das ganze Bein betroffen, sollte ein rundgestrickter Oberschenkelstrumpf mit Haftband KKL II gewählt werden. Bei zylindrischen unförmigen Beinkonturen durch große Beinumfänge ist eine Flachstrickversorgung erforderlich.

Phlebo-lymphostatisches Ödem (s. Kap. A 6.2)

Die Komplexe Physikalische Entstauungstherapie ist meist auf Lebenszeit erforderlich (s. Kap. A 7.6). Der Kompressionsstrumpf wird in der Regel als Leistenstrumpf nach Maß mit Naht, schrägem Abschluss und Haftband (Abb. C-4.1) meist in der KKL II verordnet. Bei ausgeprägtem, das ganze Bein betreffendem Ödem oder wenn beide Beine erkrankt sind, empfiehlt sich eine Kompressionsstrumpfhose (Abb. C-4.8 f–h).

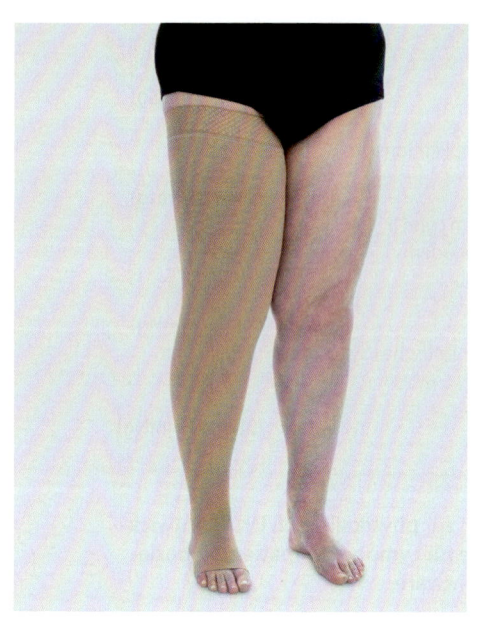

Abb. C-4.1: Schenkelstrumpf nach Maß mit Naht (schräger Abschluss).
(Aufnahme: Juzo/Aichach)

Lymphödem

Der zu verwendende Kompressionsdruck und die Art der Bestrumpfung hängen vom Schweregrad (Stadium, s. Kap. A 5.2.3) und der Lokalisation des Lymphödems sowie dem Alter des Patienten ab. Zweiterkrankungen wie radiogene Schäden oder rheumatische Erkrankungen (Schmerzhaftigkeit) müssen bei der Verordnung berücksichtigt werden.

Stadium I: Die betroffene Extremität kann mit der KKL II versorgt werden. Dabei ist die grobporige Nahtware (z. B. Juzo Expert) der rundgestrickten Qualität vorzuziehen.

Stadium II: Die KKL III findet als grobporige Nahtware Anwendung.

Stadium III: Die lymphostatische Elephantiasis mit unter Umständen groblappigen Gewebedeformitäten und massiven Hautveränderungen verlangt einen hohen Kompressionsdruck. Dies benötigt KKL IV oder sogar eine Doppelbestrumpfung, um den erforderlichen Kompressionsdruck zu erreichen. Ist das Ödem stark distal betont, muss über die Kompressionsstrumpfhose noch ein Kompressionskniestrumpf getragen werden, um den gewünschten Kompressionsdruck zu erreichen (s. Abb. C-4.8h). Sind die Zehen mit betroffen, sind Kompressionszehenkappen erforderlich (s. Abb. C-4.8i).

Lymphödeme lassen sich nur mit flachgestrickter Nahtware optimal versorgen (Tab. C-4.2, Abb. C-4.1). Scheuerstellen oder Abschnürungen sind fast völlig ausgeschlossen, und eine gute Luftdurchlässigkeit (Ventilation) ist gewährleistet. Die Maße können herstellungstechnisch genau eingehalten werden. Dünne, nahtlose, rundgestrickte Kompressionsstrümpfe sind nur in Ausnahmefällen beim Lymphödem anzuwenden und stellen nur einen Kompromiss dar, falls Flachstrickware aus irgendeinem Grund nicht verwendet werden kann.

Beim Armlymphödem ist ein Kompressionsstrumpf der KKL II (z. B. Juzo Expert) in der flachgestrickten Nahtware erforderlich. Ist die Hand auch ödematös, so muss ein Kompressionshandschuh mit Fingern angemessen werden. Seltene Komplikationen, wie eine radiogene Schädigung der Armnerven (Lähmung) oder Bewegungseinschränkungen durch Zweiterkrankung (Gelenkrheumatismus, Arthrose u.a.), müssen mit der KKL I versorgt werden.

> **Merke:** Die Lymphödem-Kompressionsstrumpfversorgung erfordert flachgestricktes Nahtmaterial nach Maß.

Lipödem-Syndrom

Das Lipödem ist eine Fettverteilungsstörung, die ausschließlich bei Frauen auftritt (s. Kap. A 6.1).

Das Gewebe ist schaumig weich, sodass rundgestrickte Strumpfqualitäten in das Ödem „hineinfallen" und zu zirkulären Abschnürungen führen. Daher kommt auch bei dieser Ödemform ausschließlich die flachgestrickte Nahtware zur Anwendung. Es genügt bei diesen Patientinnen eine konsequente Kompressionsbehandlung mit Kompressionsstrumpfhosen nach Maß mit Naht der KKL II, unter Umständen auch der KKL III. Bei jungen sportlichen Patientinnen kann eng angemessen werden. Die Druckschmerzhaftigkeit reduziert sich sehr schnell unter der Physikalischen Therapie, sodass dann die notwendigen Kompressionsdrücke der Kompressionsstrumpfhose vertragen werden.

Werden die Kompressionsstrumpfhosen regelmäßig getragen, sind bei diesen Patientinnen große Umfangsreduktionen möglich, weshalb nach nach cirka drei Monaten eine neue Kompressionsversorgung erfolgen muss.

Bei fortgeschrittenen Lipödemen empfiehlt sich die Verordnung von Kompressionsstrumpfhosen der KKL III oder einer Kompressionsstrumpfhose in zweiteiliger Ausführung, z. B. lange Oberschenkelstrümpfe, schräger Abschluss, mit Haftband und darüber eine Kompressionsbermuda. Konisch verlaufende Oberschenkelödeme sollten mit Kompressionskniestrümpfen, evtl. mit Haftband, und darüber einer Caprihose versorgt werden, um das Anziehen zu erleichtern.

Bei langjährig bestehenden, monströsen Lipo-Lymphödemen lässt sich eine Volumenminderung meist nicht erreichen. Das kontinuierliche Tragen der Kompressionsversorgung ist empfehlenswert, weil dadurch die Bewegung behindernde Scheuerstellen zwischen den Oberschenkeln vermeidbar sind, die Patienten besser gehen können und das periphere Lymphödem (Fuß und Unterschenkel) zu begrenzen ist.

4.2 Fehler bei der Kompressionsstrumpfanmessung und deren Folge

Eine fehlerhafte Kompressionsversorgung ist für Patienten frustrierend und demotivierend. Oft sind die mangelnde lymphologische Kompetenz des Orthopädietechnikers, des Lymphdrainagetherapeuten und die mangelnde Kommunikation mit dem Arzt für diesen Misstand mitverantwortlich.

Dem Leser soll geholfen werden, die von uns immer wieder beobachteten Fehler zu erkennen, und wir möchten ihm mögliche Lösungen aufzeigen.

Falsche Kompressionsklasse

Die Kompressionsklasse bei der Versorgung von Lymphödemen, phlebo-lymphostatischen Ödemen und Lipo-Lymphödemen wird bestimmt:
1. vom Schweregrad/Stadium,
2. von der Lokalisation (proximal oder distal),
3. von der Dauer der Erkrankung (Bindegewebeproliferationen, verhärtetes Gewebe),
4. von Zweiterkrankungen (Rheuma, Lähmung o.a.) und
5. vom Alter des Patienten.

Ein zu hoher wie auch ein zu niedriger Kompressionsdruck stellen die Effizienz der Therapie infrage.

Die Versorgung von Armlymphödemen erfolgt mit (eher selten) Kompressionsklasse I (18–21 mmHg) und (hauptsächlich) II (23–32 mmHg). In seltenen elephantiastischen Fällen kann die Kompressionsklasse III (34–46 mmHg) erforderlich sein.

Die Versorgung primärer und sekundärer Beinlymphödeme erfolgt mit den Kompressionsklasse II (23-32 mmgHg), III (34–46 mmHg) und IV (>49 mmHg), sollte dieser Kompressionsdruck nicht ausreichen kann sogar mit zwei Kompressionsstrümpfen übereinander versorgt werden (s. Abb. C-4.8h).

Für Patienten mit empfindlicher Haut, rezidivierenden Erysipelen oder ödembegleitenden Hauterkrankungen, wie z. B. Psoriasis vulgaris, stehen Spezialmaterialien mit eingestricktem Silberfaden zur Verfügung (Juzo Expert Silver). Die Silberfadenvariante weist eine antibakterielle Wirkung auf. Diese Neuerungen im Flachstrickbereich tragen zu einer verbesserten Compliance und einem breiteren Versorgungsspektrum in der Ödemversorgung bei.

Abmessung entsprechend Krankheitsbild und Gewebekonsistenz

Für das Abmessen sind Kenntnisse bezüglich der Gewebekonsistenz (Gewebefestigkeit) der einzelnen Ödemformen wichtig.

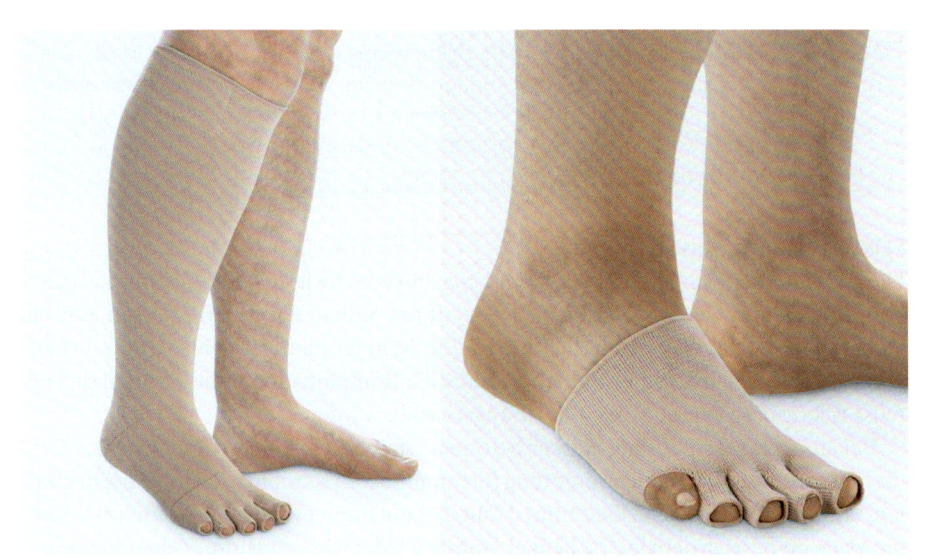

C Kompression in der KPE und ergänzende Maßnahmen

Abb. C-4.2: Kompressionskniestrumpf mit Ballenansatz (links) und speziellem Zehenteil (rechts).
(Aufnahmen: Juzo/Aichach)

Das heißt, dass beim weichen, schaumigen Lipödem das Maßband wesentlich enger angezogen werden kann (große Gewebemasse) als beim Phlebödem. Das Phlebödem ist in der Regel weich und dellenhinterlassend, das Phlebo-Lymphödem teigig fest bis hart (je älter das Ödem, desto härter). Diese harte Ödemkonsistenz entspricht weitgehend der des reinen Lymphödems. Im Gegensatz zu venösen Erkrankungen sind beim Lymphödem meist ausgeprägte Volumenvermehrungen, Kalibersprünge mit lobulären (lappenartigen) ödematösen Gewebeaussackungen und vertieften Hautfalten vorhanden. Des Weiteren finden wir beim Lymphödem sekundäre Gewebeveränderungen wie Hautverdickungen (Pachydermie), Bindegewebeproliferationen bis zur Fibrosklerose der Unterhautgewebe. Dies bedeutet, dass hier im Gegensatz zu venös bedingten Krankheitsbildern höhere Drücke angewendet werden müssen. Aus diesem Grund muss beim Lymphödem – anders als beim Abmessen von Kompressionsstrümpfen bei Venenleiden – das Maßband nicht nur umgelegt, sondern angezogen werden.

Bei sehr großen Umfängen müssen erfahrungsgemäß sogar einige Zentimeter abgezogen werden, um einen effektiven Kompressionsdruck in diesen Bereichen zu erreichen. Dabei sind die bewegungsbedingten Umfangsänderungen im Bereich der Gelenke, wie z. B. Sprunggelenk, Kniegelenk, Ellenbogengelenk (s. Kap. C 4.3) zu berücksichtigen. Beim Abmessen der Gesamtbeinlänge ℓG ist es wichtig, dass der Patient aufrecht steht.

Merke: Je geringer das Ödemvolumen, desto problematischer (nebenwirkungsreicher) ist die Kompressionsbandage und die Kompressionsstrumpfversorgung. Je größer der Umfang der Extremität, umso höher muss die Wandspannung der Kompressionsversorgung sein, damit der Druck effektiv auf das Ödem einwirkt.

Falsche Versorgungsart

Die Auswahl der richtigen Strumpflänge macht oft Schwierigkeiten. Wenn das ganze Bein erkrankt ist, werden fälschlicherweise oft nur Kniestrümpfe angemessen, obwohl Oberschenkelstrümpfe erforderlich wären. Ein weiterer häufiger Fehler ist die Versorgung mit Strümpfen bei einem Ödem, bei dem der Rumpfquadrant mitbetroffen ist. Hier muss richtigerweise eine Strumpfhose angemessen werden.

Bei ausgeprägten peripher stärker betonten Lymphödemen der Unterschenkel wird die hier indizierte Doppelbestrumpfung (Strumpfhose in Kombination mit Kniestrümpfen) einfach oft „vergessen". Es kommt dadurch dann immer wieder zu Ödemverschlechterungen im Bereich der Unterschenkel. Immer wieder wird versäumt, Zehenödeme mit den so wichtigen Fußkappen zu versorgen. Bei Armlymphödemen wird auf die für die Behandlung der Hand- und Fingerödeme absolut erforderlichen Handschuhe mit Fingern aus unerfindlichen Gründen verzichtet.

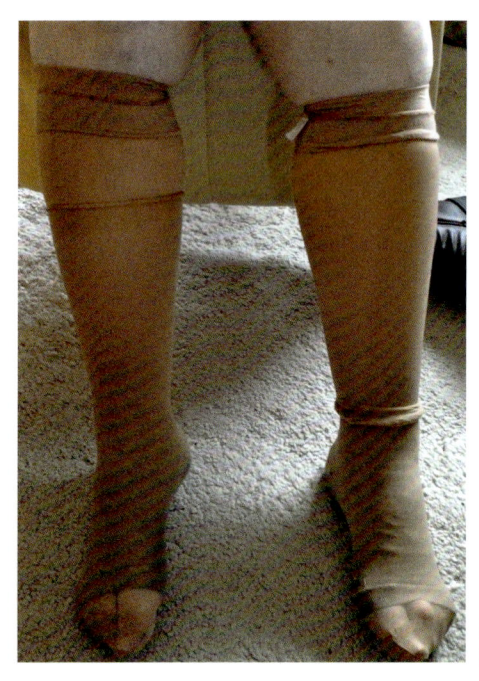

Abb. C-4.3: Kompressionsstrumpf rundgestrickt, zu lang, schnürt ab.

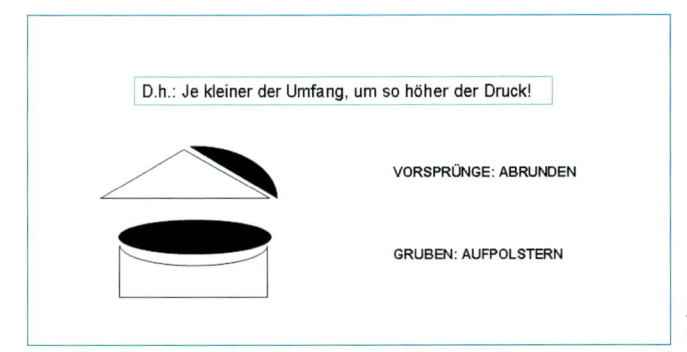

C Kompression in der KPE und ergänzende Maßnahmen

D.h.: Je kleiner der Umfang, um so höher der Druck!

VORSPRÜNGE: ABRUNDEN

GRUBEN: AUFPOLSTERN

Abb. C-4.4: Laplace'sches Gesetz.

Folgen einer fehlerhaften Kompressionsbestrumpfung

Das Ausbleiben des Therapieerfolges, die Zunahme eines bestehenden Ödems, eine Reödematisierung, Druck und Scheuerstellen (Wundheit) sind Hinweise auf mögliche Fehler bei der Abmessung und Auswahl des Kompressionsmaterials. Der Patient klagt z. B. über Stauungsbeschwerden (venöse, lymphatische), Schmerzen oder Missempfindungen wie ein Spannungsgefühl. Ein Hitzestau als Folge eines zu engen Maschenmusters wird auch immer wieder als belastend bezeichnet. Beschwerden durch die Kompressionsbestrumpfung gehören meist mit zu den Ursachen für eine verminderte Patientencompliance. Der Strumpf befindet sich dann in der Schublade statt an der Extremität!

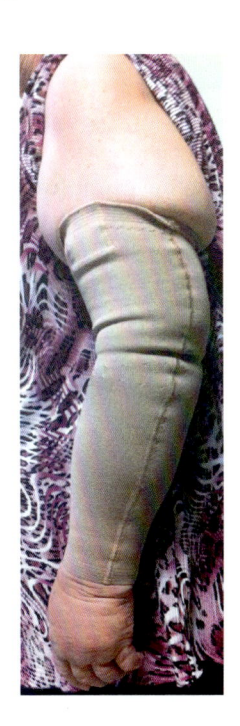

Abb. C-4.5: Armkompressionsstrumpf flachgestrickt, zu kurz, fehlender Handschuh.

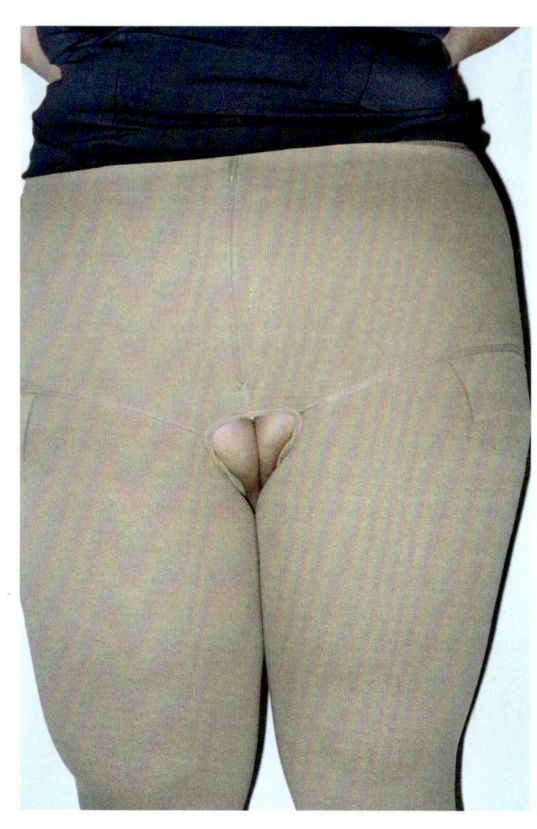

Abb. C-4.6: Falsche Kompressionsstrumpfhose ohne Zwickel.

Fehlbestrumpfungen und Beispiele praktischer Folgen

Untere Extremität
- Zu kurze Fußteile ziehen sich häufig nach hinten zusammen. Die damit verbundene Faltenbildung führt zur Einschnürung über dem Rist und häufig zu einer Stauung distal des Strumpfendes. Eine optimale Versorgung kann nur erreicht werden, wenn das Fußteil bis zu den Zehenansätzen reicht (schräger Fuß/schräger Ballenansatz).
- Zirkuläre Einschnürungen im Knöchel- und Ristbereich, z. B. bei Patientinnen mit Lipödem-Syndrom, lassen sich durch lockeres Abmessen in diesem Bereich vermeiden.
- Einschnürungen in der Kniekehle, insbesondere bei sitzender Tätigkeit, sind bei Verwendung der dicken Nahtware dann zu erwarten, wenn im Kniebereich zu eng abgemessen und die Kniekehle nicht mit einer losen Kniekehlen-Kompresse abgepolstert wird.
- Bei einem zu weiten Halbschenkelmaß (F) muss mit dem Abrutschen des Strumpfes in die Kniekehle gerechnet werden, was dann zu Einschnürungen führen kann.

Außerdem wird der erforderliche Kompressionsdruck im Oberschenkel nicht erreicht.
- Oberschenkelgewebe quillt bei Schenkelstrümpfen über und rollt den Haftrand um; schräge Abschlüsse sind empfehlenswert.
- Zu kurze oder zu lange Strümpfe können zu Faltenbildungen, Einschnürungen oder Scheuerstellen führen.
- Ein zu langes Leibteil rollt sich im Sitzen auf, und ein zu kurzes rutscht bei Bewegung nach unten. Um ein Herunterrutschen der richtig angemessenen Hose zu verhindern, haben sich bei schmalhüftigen oder dickbäuchigen („Großtrommelträger") Männern Hosenträger bewährt, manchmal sind sie auch bei Frauen empfehlenswert.

Obere Extremität
- Zu enge Fingermaße können sowohl venöse als auch arterielle Durchblutungsstörung verursachen, erkennbar an tauben, kribbelnden, unter Umständen sogar schmerzenden Fingern oder auch einer Blauverfärbung der Finger.
- Zu kurze Fingeransätze beim Handschuh können zu einem Anschwellen der freiliegenden Fingerkuppen führen.
- Bei angeschwollenen Handrücken und Fingern ist im Fingerhandschuh eine Polsterung auf dem Handrücken erforderlich (s. Abb. C-4.8e). Sie führt zu einer gleichmäßigen Druckverteilung auf dem Handrücken. Das Fehlen eines solchen Polsters hat ein wiederholtes Anschwellen der Hand zur Folge und kann zu Druckstellen im Bereich der Handkanten führen, da der Kompressionsdruck vorwiegend auf den Handkanten ruht (s. Laplace'sches Gesetz, S. 171, Abb. C-4.4).
- Ein zu enges Maß der Handschuhstulpe (cC1-Maß) führt im Bereich der Überlappung mit dem Armstrumpf zu einem erhöhten Kompressionsdruck. Daraus resultiert ein Anschwellen des Handrückens. Deshalb muss auch hier beim Umfang „etwas" hinzugerechnet werden.
- Bei einem zu engen Umfangsmaß am Handgelenk und der Mitte des Unterarmes kann es zu unerwünschten Stauungen mit Ödem im Bereich der Hand kommen.
- Ein zu enges Ellenbogenmaß führt bei Armbewegungen zu Einschnürungen und Scheuerstellen in der Ellenbeuge.
- Zu lange oder zu kurze Armstrümpfe können zu ernstzunehmenden Störungen führen. Das Aufrollen des zu langen Strumpfes führt zu zirkulären Einschnürungen und unter Umständen zu Scheuerstellen im empfindlichen axillären Narbenbereich. Auch zu kurze Armstrümpfe führen zu Einschnürungen am Oberarm, was enorme Umfangszunahmen des Lymphödems oberhalb des Strumpfendes provozieren kann. Durch einen schräg und nicht zirkulär am Oberarm endenden Armstrumpf kann diese Problematik grundsätzlich vermieden werden.
- Beim Abmessen der Bolero-Rückenteile muss das Maß eng genommen werden, damit sich das Rückenteil gleichmäßig anschmiegt und sich keine Falten bilden.

Vorbereitung des Ödempatienten und Überprüfung der Abmessung

Das konsequente Tragen der Kompressionsversorgung und die Mitarbeit des Patienten sind Voraussetzung, um eine Verschlechterung der Lymphödemsituation langfristig zu verhindern. Kenntnisse der Wirkungsweise der Kompression, Tipps für das tägliche Tragen der Strumpfversorgung und die Pflege der Kompressionsteile gehören zur Vorbereitung des Patienten dazu. Hier sind der Orthopädietechniker und der Lymphdrainagetherapeut gefordert aufzuklären und dem Patienten zu helfen, seine wertvollen Kompressionsteile zu verstehen.

Nicht alle Klagen der Patienten sind auf Fehler bei der Abmessung zurückzuführen. Deshalb sollte ein kontrollierter Trageversuch (ca. eine Woche mit zwischenzeitlichem Waschen) durchgeführt werden. Der Lymphdrainagetherapeut begutachtet die korrekte Wirkung des Kompressionsstrumpfes am Ödem und achtet auf eventuelle Materialschäden. Sind Hautverfärbungen, Scheuerstellen, Einschnürungen und eine Reödematisierung sichtbar und messbar (Umfangsmessung), liegt eine Fehlbestrumpfung vor. Fehler bei der Bestrumpfung wirken sich immer negativ auf die Patientencompliance aus, müssen zeitnah erkannt und umgehend behoben werden. Die Industrie weiß um die Schwierigkeiten der individuellen Versorgung und ist in der Regel bereit, bei Fehlbestrumpfungen Reklamationen bis zehn Tage nach Beginn des Trageversuchs anzunehmen. Fast immer muss eine Neuanfertigung der Kompressionsversorgung erfolgen.

Reduktion der Fehlbestrumpfung

Die Qualität der Kompressionsversorgung hängt vom korrekten Abmessen durch den Orthopädietechniker ab. Die Kenntnis der Lymphgefäßanatomie, der Besonderheiten der verschiedenen Lymphödemformen, der Auswirkungen von Zweiterkrankungen auf der theoretischen Seite sowie das intensive Messtraining des Orthopädietechnikers auf der praktischen Seite sind die Voraussetzung für die gewünschte Qualität. Für weniger Erfahrene hat sich die Kontrolle der Abmesswerte auf Plausibilität durch erfahrene Orthopädietechniker oder den Hersteller als hilfreich und kostendämpfend erwiesen.

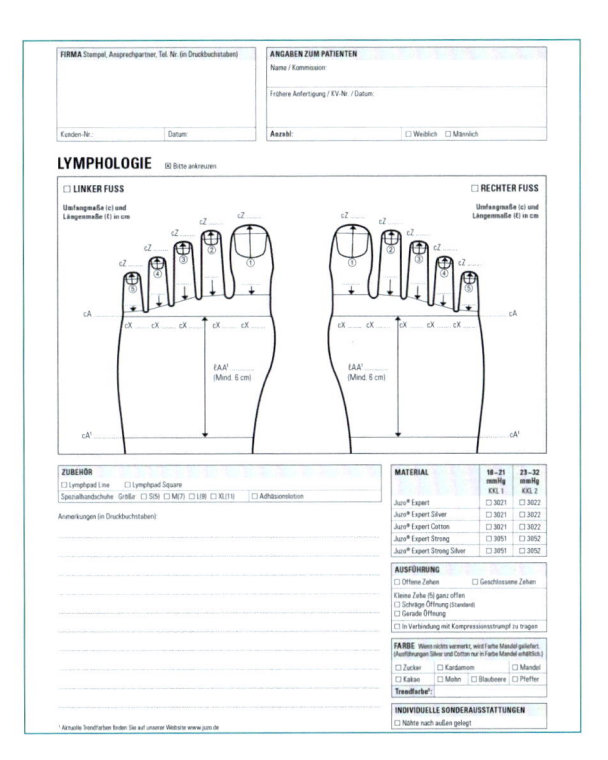

C   Kompression in der KPE und ergänzende Maßnahmen

Abb. C-4.7a: Maßblatt für die Zehenversorgung.
(Grafiken Abb. C-4.7a–d: Juzo/Aichach)

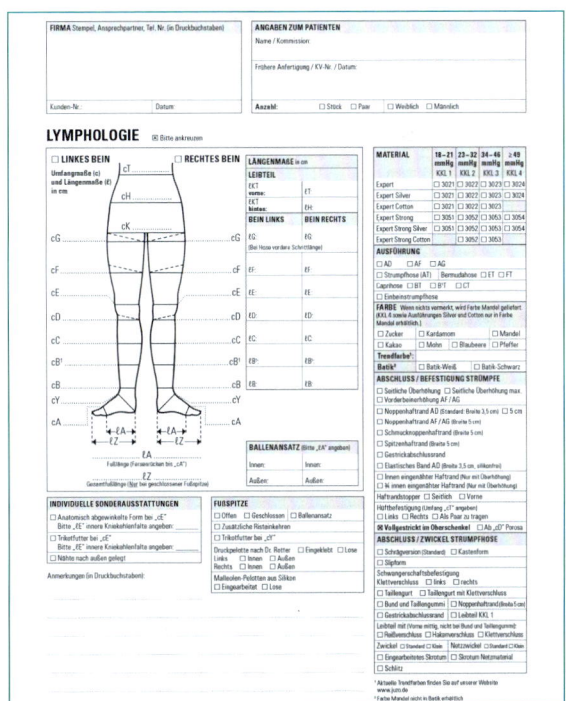

Abb. C-4.7b: Maßblatt für Kompressionsstrümpfe und -hosen.

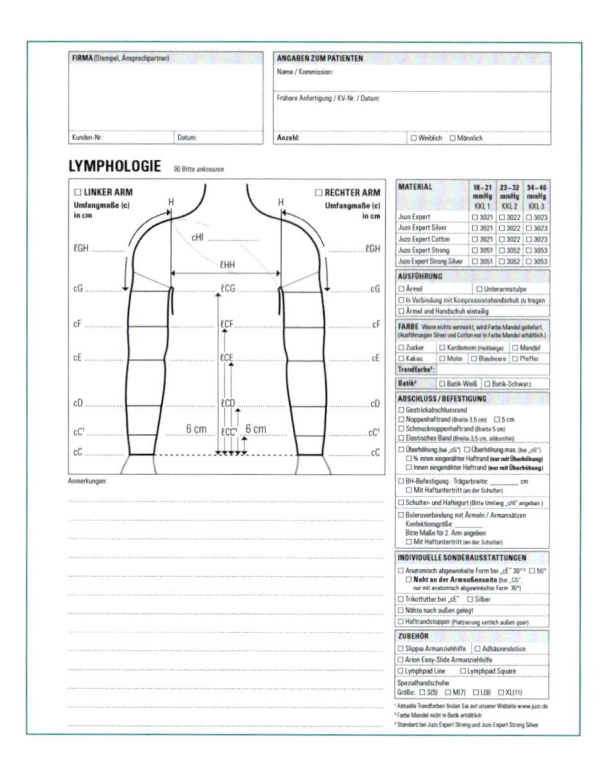

C Kompression in der KPE und ergänzende Maßnahmen

Abb. C-4.7c: Maßblatt für einen Kompressionsärmel.

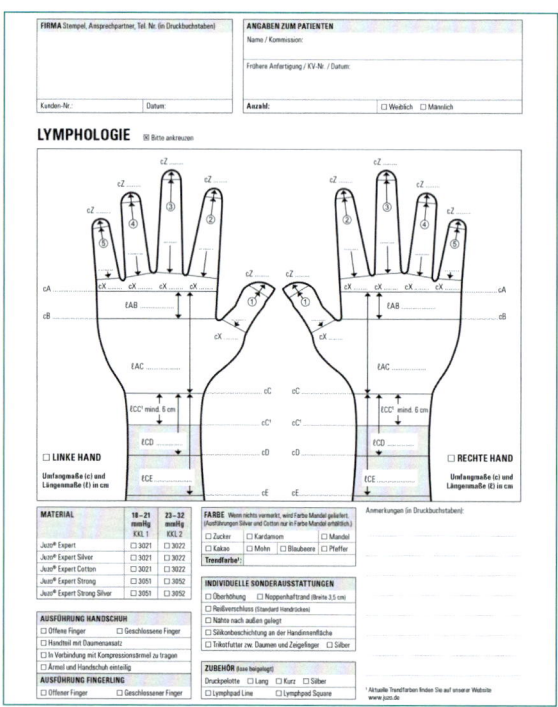

Abb. C-4.7d: Maßblatt für einen Kompressionshandschuh.

C   Kompression in der KPE und ergänzende Maßnahmen

Verschiedene Möglichkeiten der Armstrumpfversorgung

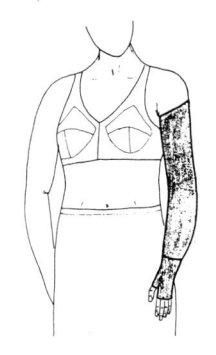

Abb. C-4.8a: Kompressionsarmstrumpf ohne Kappe (mit Naht).
(Zeichnungen Abb. C-4.8a-i: A. Vollmer/Freiburg)

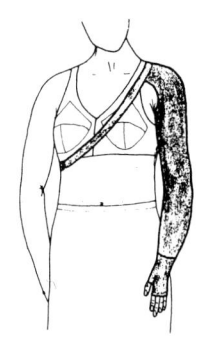

Abb. C-4.8b: Kompressionsarmstrumpf mit Kappe und Halterung (mit Naht) bei starker Ödemneigung in Oberarm und Schulter.

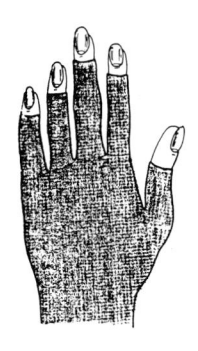

Abb. C-4.8c: Kompressionshandschuh mit langen Fingern.

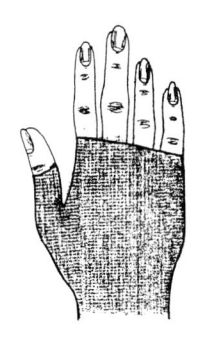

Abb. C-4.8d: Kompressionshandschuh mit Daumenansatz.

Kompressionshandschuh

Kompresse

eingelegte Kompresse (rechte Hand)

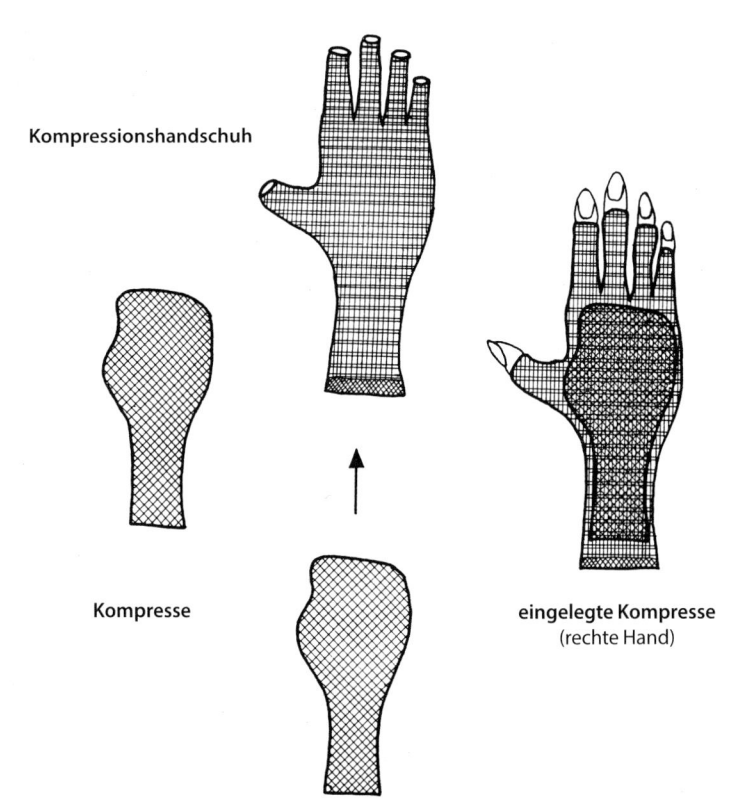

Abb. C-4.8e: Komprex®-Kompressen zur Auspolsterung bei ödematisiertem Handrücken.

C Kompression in der KPE und ergänzende Maßnahmen

Verschiedene Möglichkeiten der Beinstrumpfversorgung

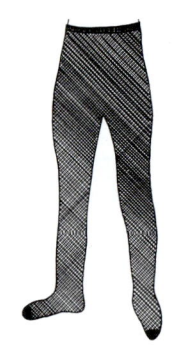

Abb. C-4.8f: Kompressionsstrumpfhose mit kompressivem Leibteil bei Lymph-, Lip- und Phlebödem.

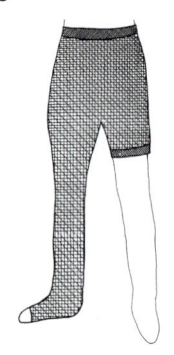

Abb. C-4.8g: Kompressionsstrumpf mit halber Hose bei einseitigem Lymphödem bis einschließlich unterem Rumpfquadranten.

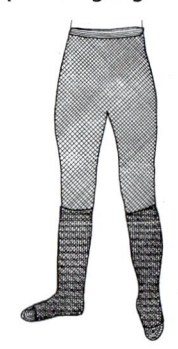

Abb. C-4.8h: Kompressionsstrumpfhose (ohne Naht) und Kompressionskniestrümpfe bei starkem, distal betontem Ödem.

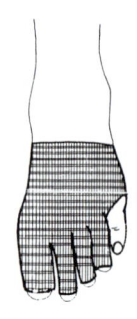

Abb. C-4.8i: Kompressionsfußkappe mit Zehen. Zehenödeme werden durch Kompressionsfußkappen mit Zehen versorgt.

> **Merke:** Kompressionsstrumpfabmessung
> 1. Die Abmessung erfolgt immer nach einer Phase I der KPE (maximal entödematisiert), Abmessung: morgens!
> 2. Die Bestrumpfung bei Lymphödemen sollte grundsätzlich flachgestrickt nach Maß erfolgen. Durch oft erhebliche Kaliberschwankungen des Ödems reicht eine Standardqualität nicht aus.
> 3. Unkomplizierte Phlebödeme werden mit einer rundgestrickten Standardqualität versorgt. Phlebo-lymphostatische Ödeme benötigen eine Anpassung nach Maß mit einer flachgestrickten Nahtware.
> 4. Zehenödeme brauchen eine Kompressionsfußkappe mit Zehen nach Maß, je nach Ödemschweregrad in Kompressionsklasse I bzw. II (Abb. C-4.8i).
> 5. Bei einseitigem sekundären Beinlymphödem und Genitalödem wird ein Kompressionsstrumpf mit halber Hose abgemessen. Der Beinring am strumpflosen Bein darf niemals abschnüren (Abb. C-4.8g).
> 6. Patienten mit großem Leibumfang tragen Hosenträger mit Schulterpolstern, um ein Herunterrutschen der Strumpfhose zu verhindern. Ein Kompressionsstrumpf mit Hüftbefestigung ist generell nicht zu empfehlen, er rutscht herunter. Hier macht eine zweiteilige Kompressionsstrumpfhose Sinn, um das Anziehen, auch bei Behinderungen zu erleichtern (Kompressionskniestrümpfe mit Kompressionscaprihosen oder Kompressionsleistenstümpfe mit Kompressionsbermuda) (Abb. C-4.8f).
> 7. Dem Patienten mit Behinderungen (Lähmung) oder zusätzlichen orthopädischen Erkrankungen, wie Koxarthrose, Gonarthrose o.ä., ist das Anziehen eines Kompressionsstrumpfes oder einer Strumpfhose beschwerlich oder gar unmöglich. Eine Lösung des Problems kann erreicht werden durch Anziehen von zwei Teilen mit geringerer Kompressionsstärke, die übereinander die erforderliche Kompression erbringen. Anziehhilfen sind im Fachhandel erhältlich (z. B. Juzo Slippies).

4.2.1 Qualitätsmanagement durch GMK

Anforderungen an medizinische Kompressionsstrümpfe

Die „Gütezeichengemeinschaft Medizinische Kompressionsstrümpfe e.V." (GMK) hat in der RAL-GZ 387/1 verbindliche Richtlinien zur Herstellung von medizinischen Kompressionsstrümpfen festgelegt (neue RAL für medizinische Kompressionsarmstrümpfe RAL-GZ 387/2). Nur Hersteller, die ihre Produkte regelmäßigen Kontrollen z.B. beim Forschungsinstitut Hohenstein unterziehen, dürfen Kompressionsstrümpfe mit dem RAL-Gütezeichen (Abb. C-4.9) auszeichnen.

Das Gütezeichen bestätigt u.a. die Konformität der jeweiligen Produktanforderung an den Kompressionsstrumpf. Dies ist wiederum die Voraussetzung für die Beantragung einer Hilfsmittelnummer. Erst die Vergabe selbiger führt zu einer Aufnahme in das Hilfsmittelverzeichnis.

Medizinische Kompressionsstrümpfe müssen in Längs- und Querrichtung gummielastische Eigenschaften besitzen.

Sie können in folgenden Strickarten hergestellt sein:
a) flachgestrickte Strümpfe mit Naht,
b) rundgestrickte nahtlose Strümpfe.

Kompressionsklassen

Nach der im Fesselbereich auf das Bein wirkenden Kompression werden die Strümpfe den Kompressionsklassen I bis IV zugeordnet.

Zur optimalen Behandlung unterschiedlich schwerer Insuffizienzen gibt es Kompressionsstrümpfe in vier Druckklassen mit definierten Restdruckverhältnissen entsprechend den (Blut-) Druckabnahmen eines menschlichen Beines (Tab. C-4.3).

Materialien

Zur Verwendung kommen nur humanökologisch unbedenkliche Materialien und Farbstoffe. Dabei kommen Garne aus Naturfasern oder aus Chemiefasern zum Einsatz (Abb. C-4.10).

Maßstrümpfe

Diese werden individuell nach den Umfangs- und Längenmaßen der Extremitäten des Patienten gefertigt.

Serienstrümpfe

Sie stehen in sechs Standardgrößen zur Verfügung. Der Orthopädietechniker bestimmt die Standardgröße anhand von festgelegten Umfangs- und Längenmaßen an festgelegten Messpunkten.

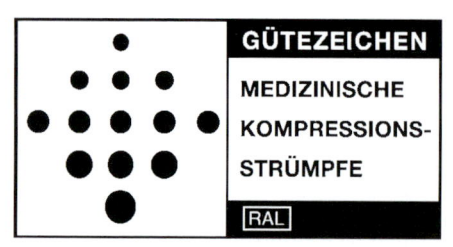

C   Kompression in der KPE und ergänzende Maßnahmen

Abb. C-4.9: RAL-Gütezeichen.
(Quelle: Gütezeichengemeinschaft medizinische Kompressionsstrümpfe e.V.)

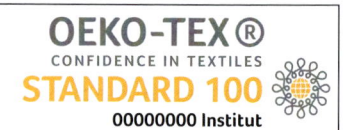

Abb. C-4.10: Unbedenkliche Materialien werden verwendet.
(Quelle: OEKO-TEX®)

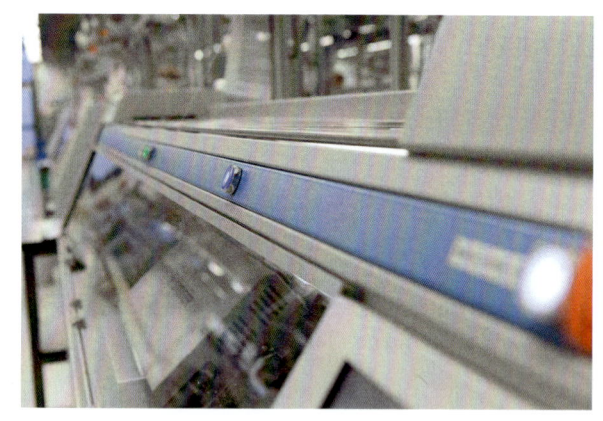

Abb. C-4.11: Flachstrickmaschine.
(Aufnahmen Abb. C-4.11 bis C-4.18: Juzo/Aichach)

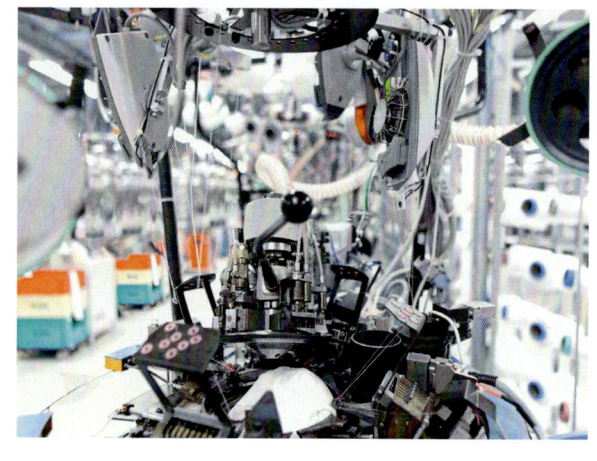

Abb. C-4.12: Rundstrickmaschine.

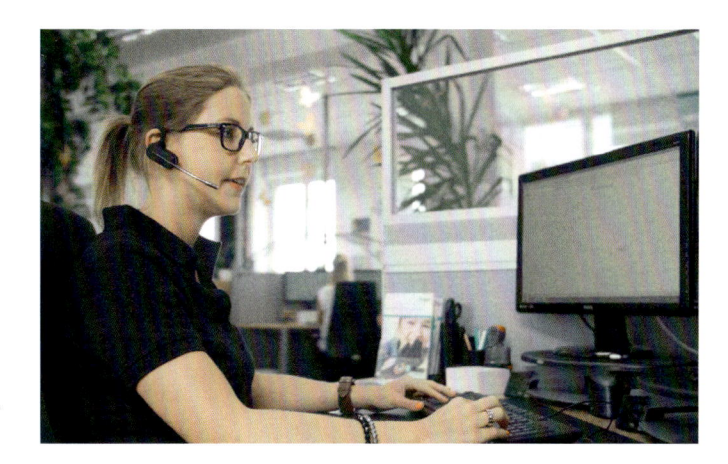

C Kompression in der KPE und ergänzende Maßnahmen

Abb. C-4.13: Die Auftragsannahme. Alle Aufträge werden elektronisch erfasst und an die Strickerei weitergegeben.

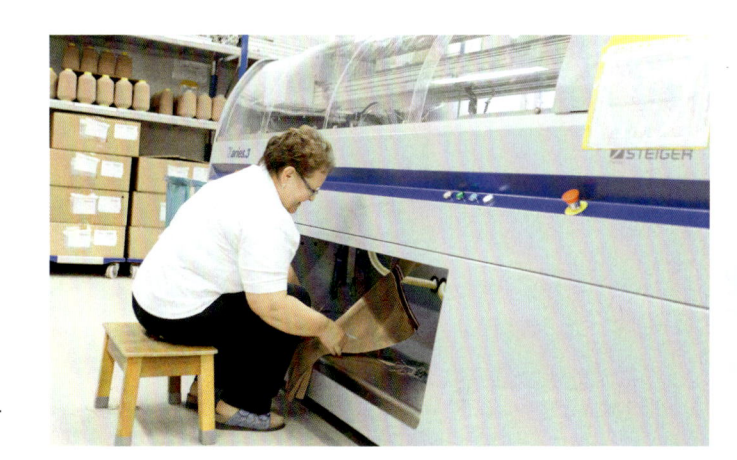

Abb. C-4.14: Produktion an modernsten Flachstrickmaschinen.

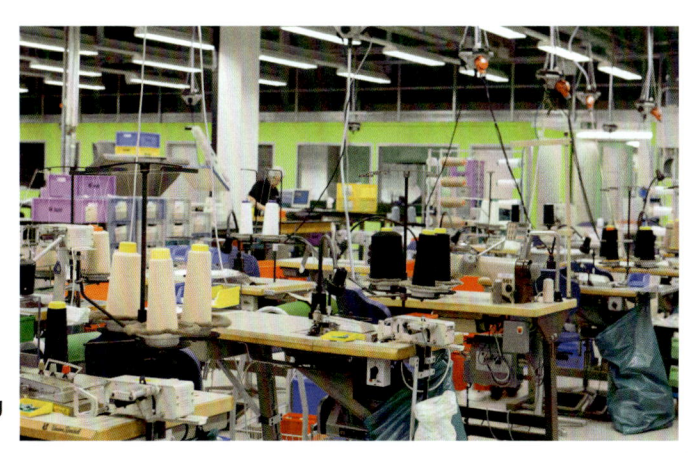

Abb. C-4.15: Konfektionierung in der Näherei.

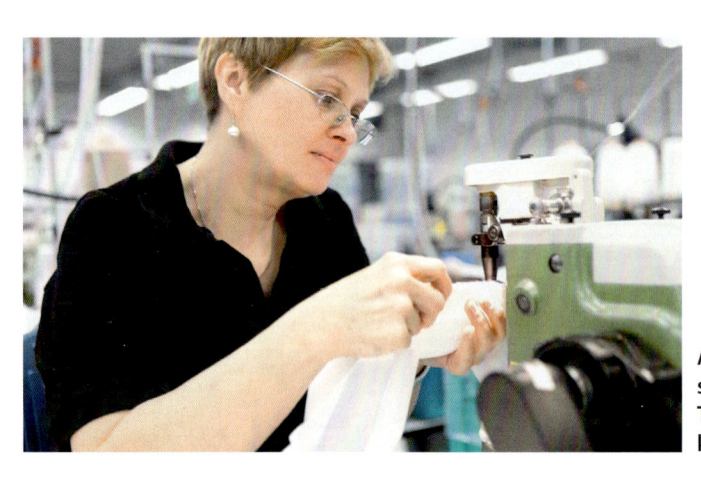

C   Kompression in der KPE und ergänzende Maßnahmen

Abb. C-4.16: Die Kompressionsstrümpfe werden zum Teil von Hand in der Näherei konfektioniert.

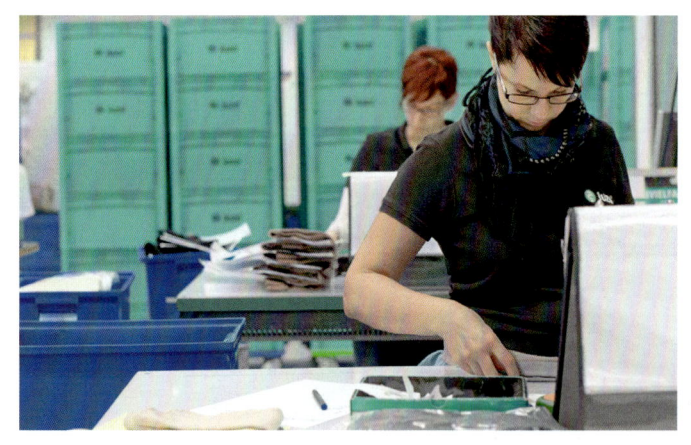

Abb. C-4.17: Strenge Endkontrolle.

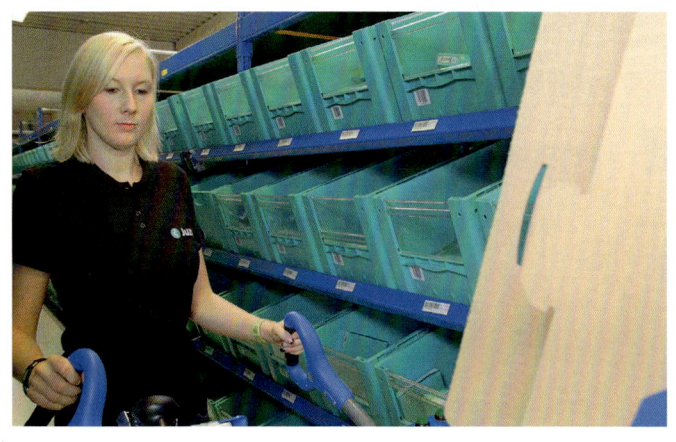

Abb. C-4.18: Kommissionierung und schneller Versand von Maß- und Serienprodukten im Logistikzentrum.

4.3 Technik der Kompressionsstrumpfabmessung nach A. Vollmer

4.3.1 Abmesstechnik beim Armlymphödem

Zum Maßnehmen sind zwei verschieden breite Maßbänder erforderlich:
- Maßband mit 0,7 cm Breite für die Finger
- Maßband mit 1 cm Breite für die Armumfänge und Längenmaße (Abb. C-4.19).

Die Patientin sitzt an einem Tisch oder einer Behandlungsbank und hat den Arm auf der Bank liegen, während der Orthopädietechniker daneben steht und die Umfänge und Längen misst.

Während der Umfangsmessungen im Bereich der Hand drückt die Patientin ihre Handfläche auf die Unterlage.

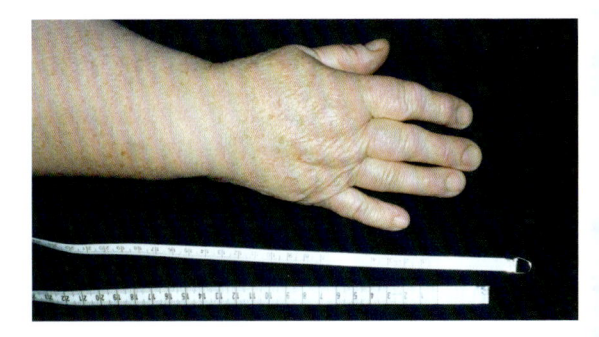

Abb. C-4.19: Maßbandbreiten.

Das Maßband muss glatt an der Hand anliegen. Dieses cA-Maß wird über den Fingergrundgelenken abgenommen. Das cB-Maß wird bei abduziertem Daumen im Bereich der Mittelhand ermittelt, das Maßband kann umgelegt bis angezogen werden.

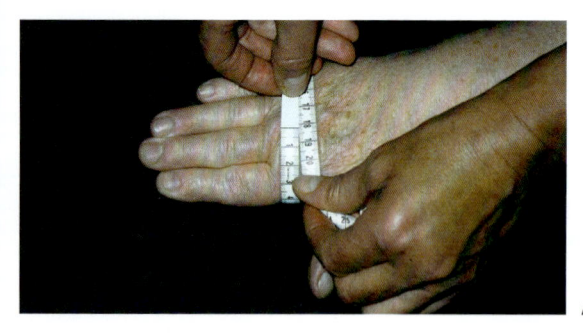

C Kompression in der KPE und ergänzende Maßnahmen

Umfang	Abzug
cA-Maß	ca. 1 cm

Abb. C-4.20: cA-Maß, ca. –1 cm.

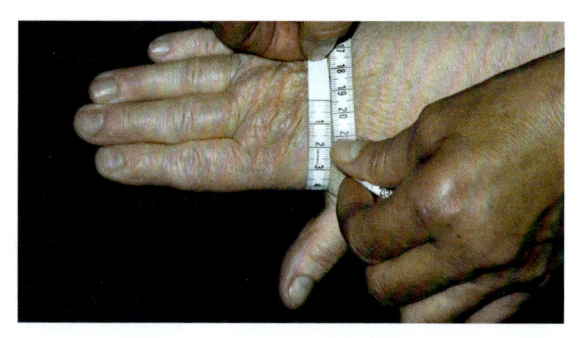

Umfang	Abzug
cB-Maß	ca. 1 cm

Abb. C-4.21: cB-Maß, ca. –1 cm.

Alle folgenden, beispielhaften Maßangaben sind nicht verbindlich und können je nach verwendetem Strumpfmaterial, Kompressionsklasse und Patientenbefund variieren:

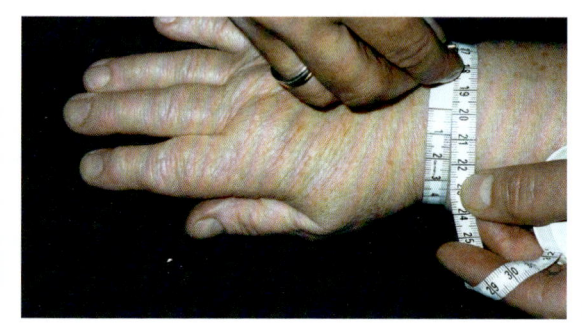

Umfang	Zugabe
cC-Maß	
15 cm	ca. 0,8 cm
18 cm	ca. 0,5 cm
20 cm	nur umlegen

Abb. C-4.22: cC-Maß.

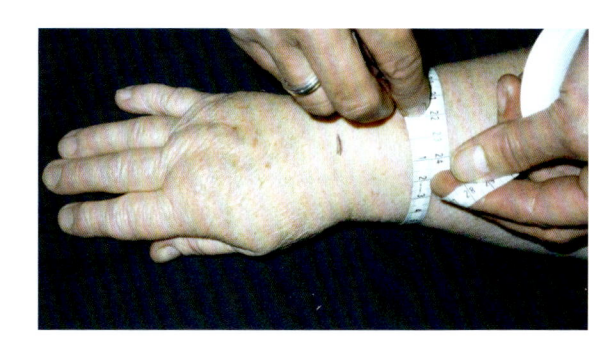

C Kompression in der KPE und ergänzende Maßnahmen

Abb. C-4.23: cC1-Maß locker umgelegt, ca. 0,5 cm Zugabe.

Alle folgenden beispielhaften Maßangaben sind nicht verbindlich und können je nach verwendetem Strumpfmaterial, Kompressionsklasse und Patientenbefund variieren:

Umfang	Abzug
cD-Maß	
24 cm	0 cm
26 cm	ca. 1 cm
30 cm	ca. 1,5 cm

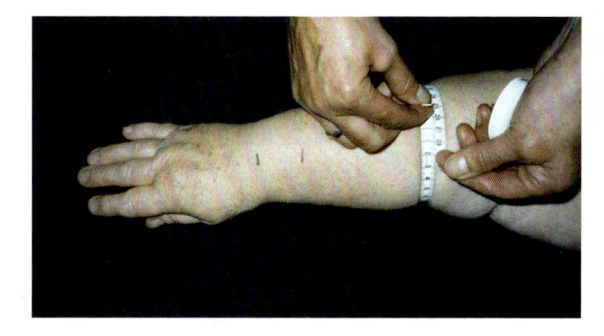

Abb. C-4.24: cD-Maß.

Beim cC-Maß über dem Handgelenk wird das Maßband umgelegt. Je kleiner der Umfang, desto mehr Maßzugaben (unter Umständen bis zu 1 cm), je größer, umso weniger (s. Laplace'sches Gesetz, S. 154). Das für den Handschuh ermittelte cC-Maß entspricht dem cC-Maß für den Armstrumpf.

Der Strich über dem Handgelenk zeigt die Stelle, an der das cC-Maß genommen wird. Er ist erforderlich für die entsprechenden Längsabmessungen, die nach der Umfangsmessung durchgeführt werden. Das cC1-Maß ist das proximale Abschlussmaß für den Handschuh: Das Maßband wird angelegt wie beim cC-Maß. Um einen doppelten Kompressionsdruck zu vermeiden, muss der entsprechende Umfang um 0,5 cm erweitert werden. Beim Armstrumpf jedoch: nur umlegen.

Das cD-Maß wird an der dicksten Stelle am Unterarm, also dort wo der größte Umfang ist, gemessen. Im Gegensatz zum cC- und cC1-Maß wird beim cD-Maß das Maßband angezogen. Hier gilt: Je größer der Unterarmumfang, desto mehr Zentimeter werden vom Umfangsmaß abgezogen.

Das cE-Maß wird bei einem um ca. 45° angewinkelten Ellenbogen festgestellt. Das Maßband verläuft durch die Ellenbeuge direkt über das Olekranon und ist locker angelegt. Das cF-Maß wird in der Mitte des Oberarmes ermittelt. Entsprechend der zu komprimierenden Weichteile wird das Maßband hier relativ straff angezogen. Handelt es sich um einen schlanken Oberarm mit wenig oder keinem Ödem, wird das Maßband nur leicht angezogen werden.

Alle folgenden beispielhaften Maßangaben sind nicht verbindlich und können je nach verwendetem Strumpfmaterial, Kompressionsklasse und Patientenbefund variieren:

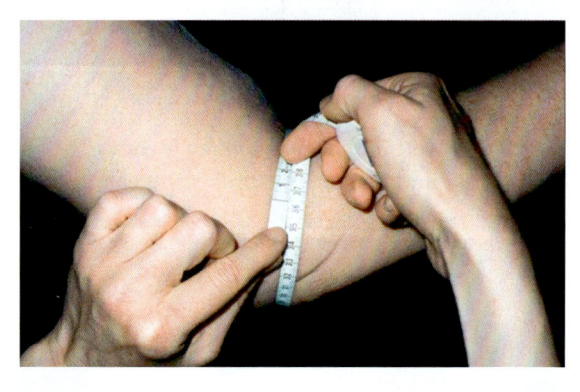

Abb. C-4.25: cE-Maß. Locker umlegen.

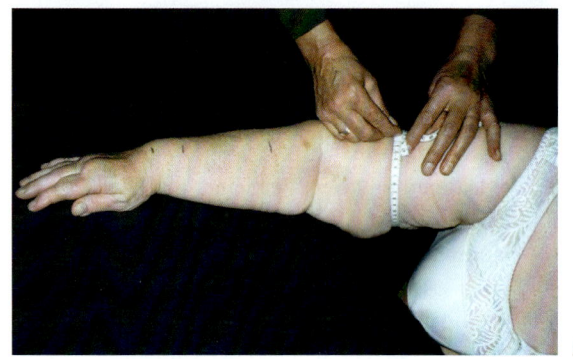

Umfang	Abzug
cF-Maß	
26 cm	ca. 0,5 cm
30 cm	ca. 1 cm

Abb. C-4.26: cF-Maß.

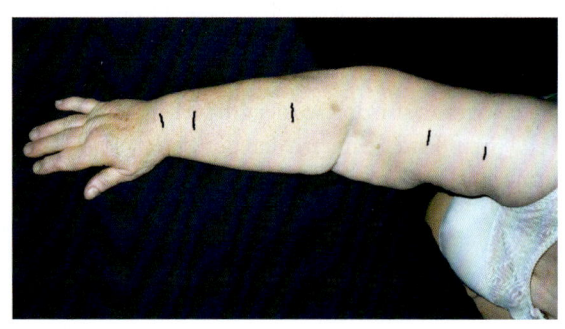

Abb. C-4.27: Längenmaße.

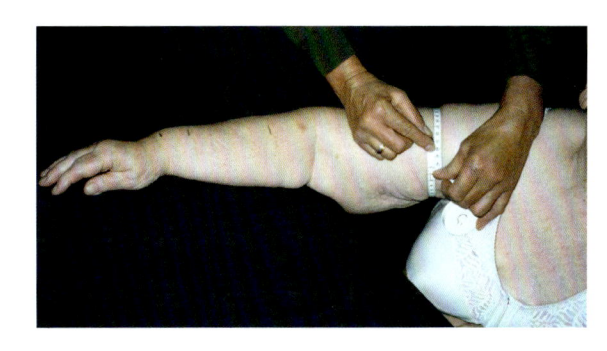

Abb. C-4.28: cG-Maß, ca. –1,3 cm.

Etwa 2 cm unterhalb der Achselfalte wird das cG-Maß ermittelt (Abb. C-4.28). Das Maß sollte eng genommen werden, und um ein Herunterrutschen des Armstrumpfes zu verhindern, sollten noch ca. 1,3 cm abgezogen werden. Ein Einschnüren ist nicht zu erwarten, da durch den proximal schräggestrickten Abschluss des Armstrumpfes und des Haftbandes eine gute Druckverteilung erfolgt.

4.3.2 Längenmaße (l) von Armstrümpfen

Die Punkte (dorsal) an denen die Umfänge zu ermitteln sind, werden mit einem Markierungsstift (Kajal) markiert. Die Ermittlung der Längenmaße erfolgt bei gestrecktem Arm.

Für den Handschuh wird das Längenmaß vom Maßpunkt A zum Maßpunkt B, von dort zu C und C1 ermittelt. Die Distanz zwischen C- und C1-Maß wird von der Umfangszunahme nach proximal bestimmt. Also, je stärker der Unterarm an Umfang zunimmt, umso größer ist die Distanz. Normalerweise, wie auf Abb. C-4.23 dargestellt, liegen etwa 6 cm zwischen C und C1.

Für den Armstrumpf beginnend von C bis D bis E bis F bis G. Bei Armstrümpfen ohne Schulterkappe sollte der proximale Abschluss des Kompressionsstrumpfes schräggestrickt (Abb. C-4.32) gewählt werden.

Bei proximal starker Ödembetonung ist eine Schulterkappe mit Halterung erforderlich, um ein Herunterrutschen des Armstrumpfes zu vermeiden. Die Länge der Schulterkappe ermittelt sich aus der Distanz Messpunkt G bis Mitte Büstenhalterträger.

Generell sollte beim Armstrumpf ein Haftband angebracht werden.

Die Längenmessung für den Armstrumpf sollte bei hängendem Arm überprüft werden. Falls bei hängendem Arm der Arm länger ist, muss dieses Maß als Längenmaß für die Kompressionsstrumpfherstellung angegeben werden.

Die Länge der Halterung für den „Kompressionsarmstrumpf mit Schulterkappe" wird, je nach Hersteller, von der Mitte des Büstenhalterträgers der ödematösen Seite, unterhalb der gegenüberliegenden Brust verlaufend, bis zur Taille der nicht betroffenen Seite ermittelt.

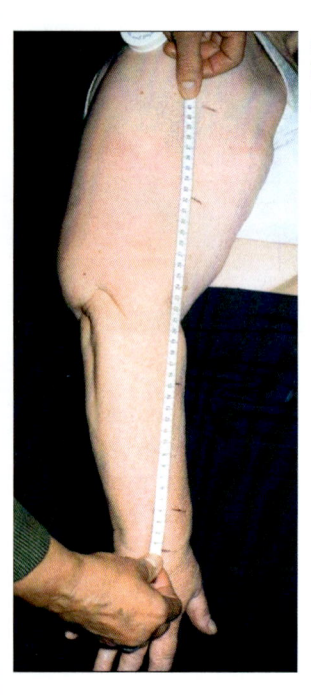

C Kompression in der KPE und ergänzende Maßnahmen

Abb. C-4.29: Längenmaß bei hängendem Arm überprüfen.

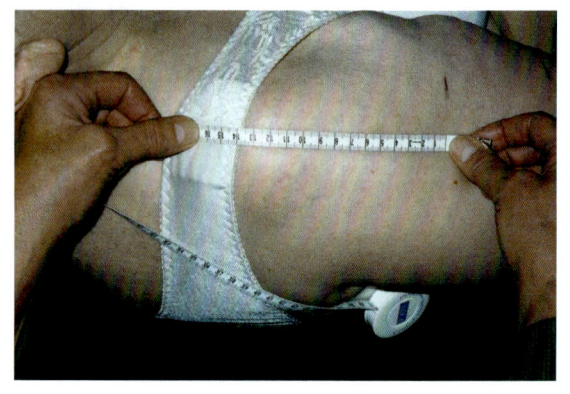

Abb. C-4.30: Schulterkappe oder Haftband?

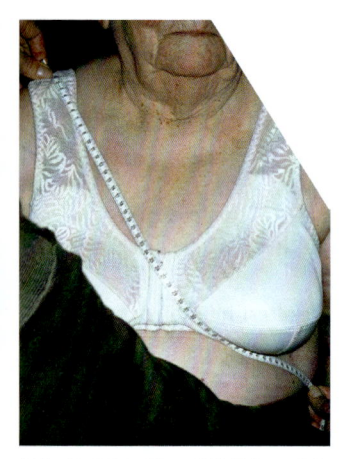

Abb. C-4.31: Mitte BH-Träger bis Taille.

Abb. C-4.32: Kompressionsärmel mit Überhöhung und Haftrand in Verbindung mit separatem Kompressionshandschuh.
Aufnahme: Juzo/Aichach

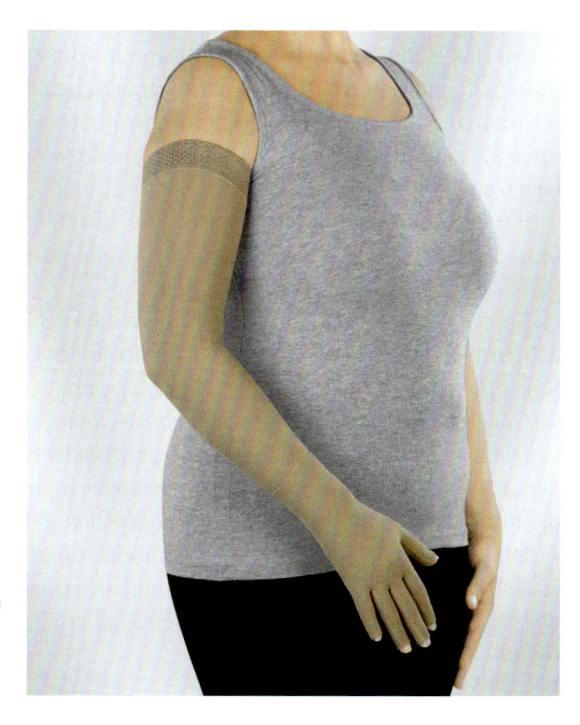

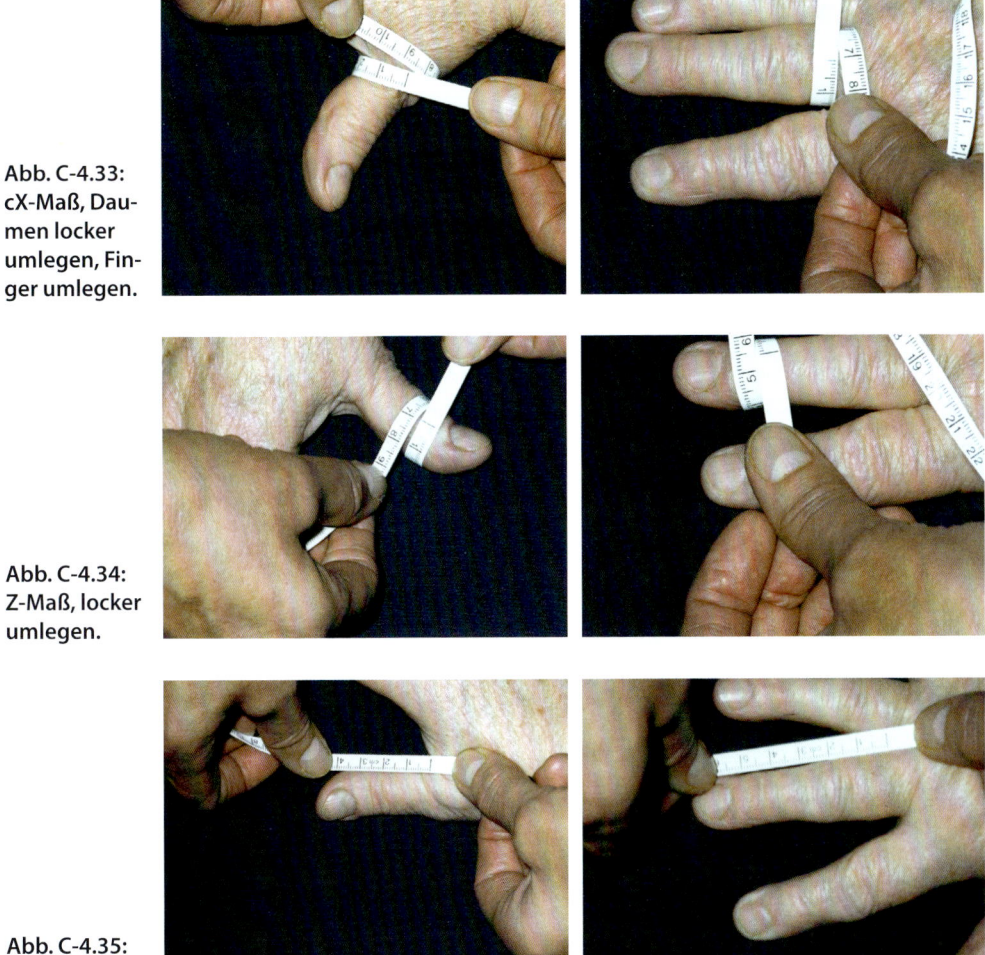

C Kompression in der KPE und ergänzende Maßnahmen

Abb. C-4.33: cX-Maß, Daumen locker umlegen, Finger umlegen.

Abb. C-4.34: Z-Maß, locker umlegen.

Abb. C-4.35: Längenmaß.

4.3.3 Kompressionshandschuh mit Fingern

Beim cX-Maß wird das Maßband locker umgelegt und verläuft über dem Daumengrundgelenk schräg nach proximal. Die Umfänge für die Finger werden für die cX-Maße so handnah wie möglich ermittelt, d.h. so proximal wie möglich. Das Maßband ist umgelegt.

Das Z-Maß wird über den distalen Fingergelenken ermittelt, dabei liegt das Maßband locker an. Je nach Ödemlokalisation werden die Längenmaße im Bereich der Finger von der Schwimmhaut, d.h. der Haut zwischen den Fingern, bis zum distalen Fingergelenk genommen, bei starker Ödematisierung wird bis zum Nagelbett gemessen. Bei den Längenmaßen der Finger gilt immer das Maß des kürzesten Weges (wie bei den Zehen).

4.3.4 Abmesstechnik beim Beinlymphödem

Die Entscheidung, ob ein Kompressionsbeinstrumpf mit oder ohne geschlossener Fußspitze gewählt wird, hängt von der Fußform ab. Bei breitem Vorfuß ist die Wahrscheinlichkeit groß, dass der Strumpf ohne Fußspitze von den Zehengrundgelenken in Richtung Sprunggelenk rutscht. Ist der Fuß gleichmäßig ausgebildet, bleibt er eher vorne. Natürlich muss auch der Wunsch des Patienten, ob mit oder ohne Spitze, berücksichtigt werden.

Also: breiter Vorfuß gleich Strumpf mit Spitze, ein schmaler Vorfuß kann auch ohne Spitze sein. Ein Strumpf ohne Spitze ist leichter anzuziehen!

Die bei den folgenden Umfangsmessungen beschriebenen Abzüge müssen auch in Abhängigkeit zur konditionellen Situation des Patienten und zum Krankheitsbild gesehen werden. Das heißt, das Alter des Patienten und eventuelle Zweiterkrankungen müssen berücksichtigt werden.

Umfangsmaße
Die Bereiche, in denen die Umfänge gemessen werden, werden mit einem Markierungsstift (Kajal) auf dem Bein markiert.

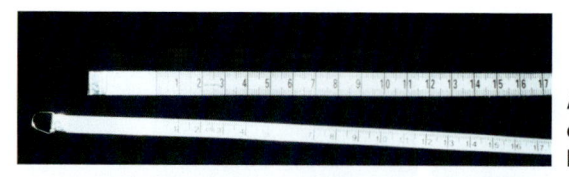

Abb. C-4.36: Maßband mit 1 cm Breite für die Beinumfänge und Längenmaße, Maßband mit 0,7 cm Breite für die Zehen.

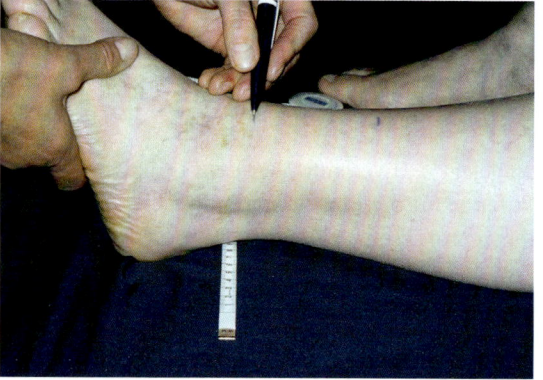

Abb. C-4.37: Markierungen für die Umfangsmessung.

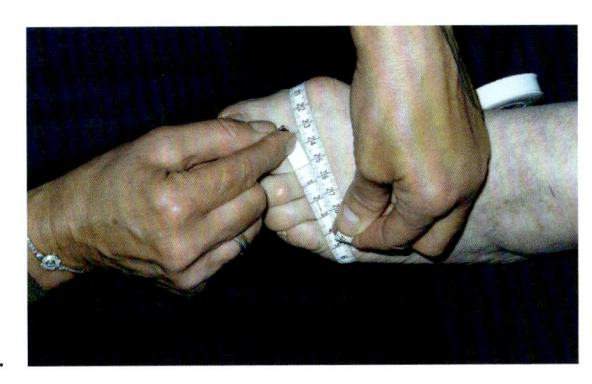

Abb. C-4.38: cA-Maß Zehengrundgelenk.

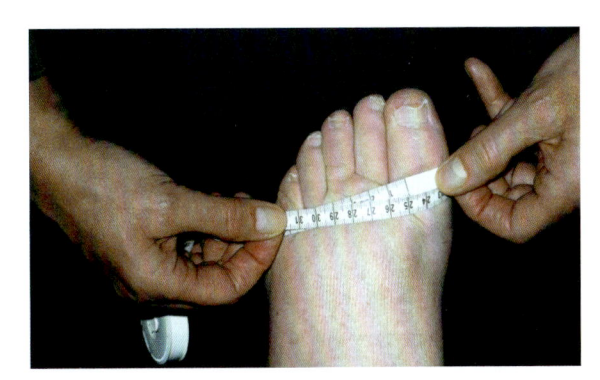

Abb. C-4.39: cA-Maß.

cA-Maß

Das cA-Maß wird über den Zehengrundgelenken ermittelt. Bei reizlosem Hallux valgus wird das cA-Maß distal vom Großzehengrundgelenk genommen. Liegt eine entzündliche Form vor, muss das Maß sehr locker ermittelt werden.

Der Zug, mit dem das Bandmaß angelegt wird, hängt davon ab, ob der Vorfuß ödematös ist oder nicht. Bei stark bombiertem, also ödematösem Fußrücken muss das Maßband intensiv angezogen werden. Bei einer massiven Vorfußschwellung mit ca. 25 cm Umfang muss sogar noch ca. 1 cm in Abzug gebracht werden. Ist der Vorfuß, wie z.B. beim Lipödem, nicht betroffen, liegt das Band nur locker an.

cY-Maß

Beim cY-Maß ist der Fuß in 90°-Position angewinkelt und das Maßband verläuft von der Fersenmitte über das Sprunggelenk. Unter Berücksichtigung der Beweglichkeit im Sprunggelenk ist es wichtig, dass das Maßband nur locker anliegt. Sollten, wie beim elephantiastischen Lymphödem, tiefe Hautfalteneinziehungen und ödematöse Überlappungen im Bereich des Sprunggelenks vorhanden sein, so muss zu diesem Maß noch eine Maßzugabe erfolgen. Auf jeden Fall darf der Kompressionsstrumpf nicht in diese Hautfalten hineinziehen und dort zu Abschnürungen führen.

cB-Maß

Das cB-Maß wird proximal der Malleolengabel (Knöchel) abgenommen. Entscheidend für die Intensität, mit der das Bandmaß angezogen werden muss, ist die Form des Unterschenkels. Ist der Übergang zur Wade fließend (zylindrisches Ödem), kann das Maßband fest umgelegt bis angezogen werden. Nimmt das Ödem nach proximal an Umfang stark zu (konischer Verlauf), muss der Orthopädietechniker das B-Maß lockerer abmessen.

Das cB1-Maß wird im Bereich des Übergangs von der Achillessehne zur Wadenmuskulatur bestimmt. Das Bandmaß wird hier intensiv angezogen.

cC-Maß

Das cC-Maß wird im Bereich des größten Umfangs im Bereich des Unterschenkels abgemessen. Entsprechend der Regel: Je größer der Umfang, desto größer ist der Zug auf dem Maßband. Deshalb wird das Maßband hier intensiv angezogen und der Messwert noch mit Abzügen notiert.

Alle folgenden beispielhaften Maßangaben sind nicht verbindlich und können je nach verwendetem Strumpfmaterial, Kompressionsklasse und Patientenbefund variieren:

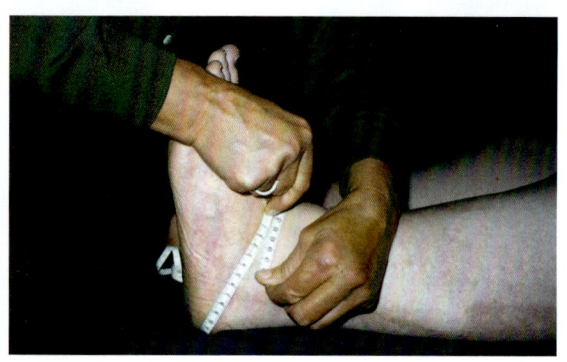

Abb. C-4.40: cY-Maß in 90°-Position.

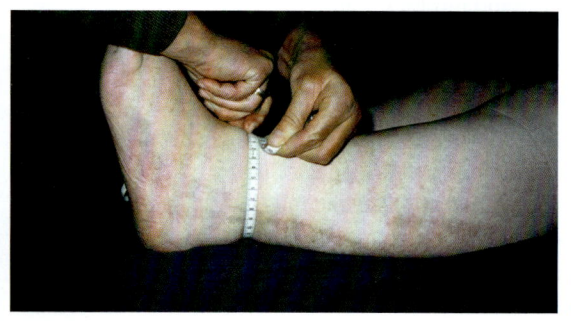

Abb. C-4.41: cB-Maß, proximal der Malleolen (Knöchel).

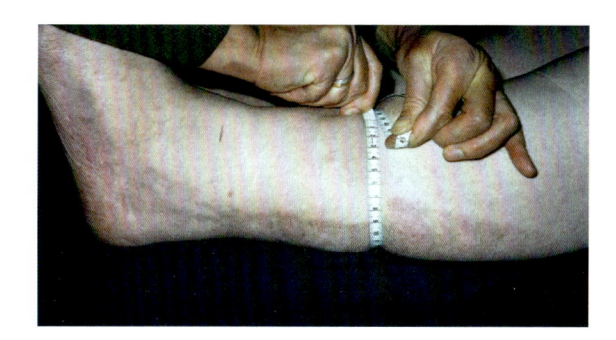

Abb. C-4.42: cB1-Maß, Bandmaß wird intensiv angezogen.

Umfang	Abzug
cC-Maß	
35 cm	ca. 1 cm
42 cm	ca. 1,5–2 cm

Abb. C-4.43: cC-Maß, Messung beim größten Umfang.

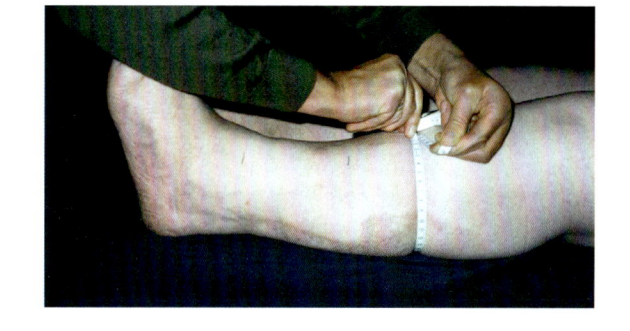

cD-Maß

Beim cD-Maß liegt das Maßband unterhalb des Fibulaköpfchens ca. 2 cm distal der Kniebeugefalte an, entsprechend der Regel, dass bei einem Übergang von einem großen auf ein kleineres Umfangsniveau die Abschnürung dadurch verhindert wird, dass bei einem langen Kompressionsstrumpf das Maßband locker angelegt bzw. sogar ca. 1 cm hinzugerechnet wird.

Das D-Maß als proximaler Abschluss für einen Kniestrumpf wird locker abgenommen, da bei einem eng abgemessenen „cC-Maß" mit einem Herunterrutschen des Strumpfes nicht zu rechnen ist. Man kann bei konischer Ödemform am Unterschenkel auch ein Haftband anbringen lassen. Da das Haftband weicher ist, als das Gewebe des Strumpfes mit einem Abzug von 1–2 cm.

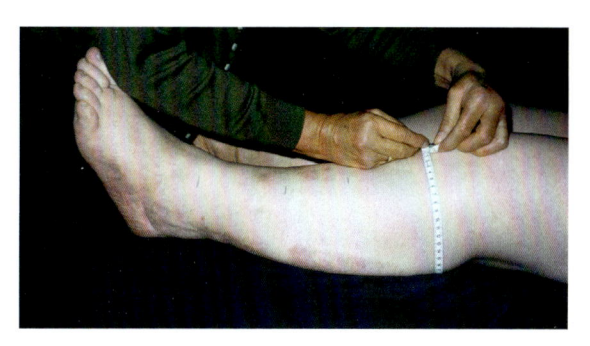

Abb. C-4.44: cD-Maß, 2 cm distal der Kniebeugefalte.

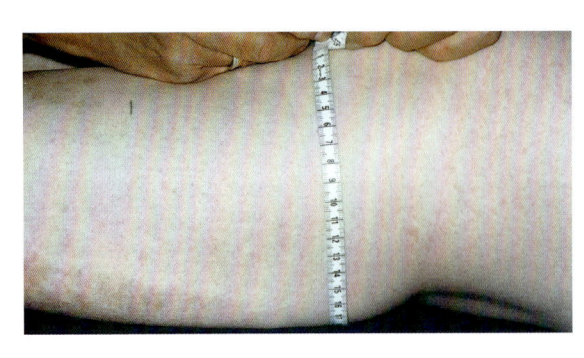

Abb. C-4.45: cD-Maß, Maßband locker anlegen.

cE-Maß

Das cE-Maß wird bei etwa 40° flektiertem Knie abgemessen. Das Maßband liegt proximal der Patella und ca. 3 cm proximal der Kniebeugenfalte an und wird locker umgelegt.

Bei konischem Verlauf des Ödems am Oberschenkel muss bei starker Ödemzunahme am Oberschenkel beim cE-Maß 1 cm hinzugerechnet werden (Abb. C-4.46).

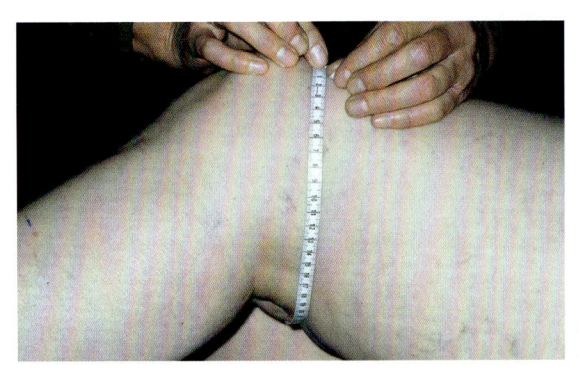

Abb. C-4.46: cE-Maß, 40° Knieflexion, 3 cm proximal der Kniebeugefalte.

cF-Maß

Das cF-Maß wird in der Mitte des Oberschenkels ermittelt. Je größer die Weichteilmasse am Oberschenkel, d.h. je größer der Umfang, umso stärker wird das Bandmaß angezogen und umso mehr cm werden in Abzug gebracht (ca. 1–4 cm).

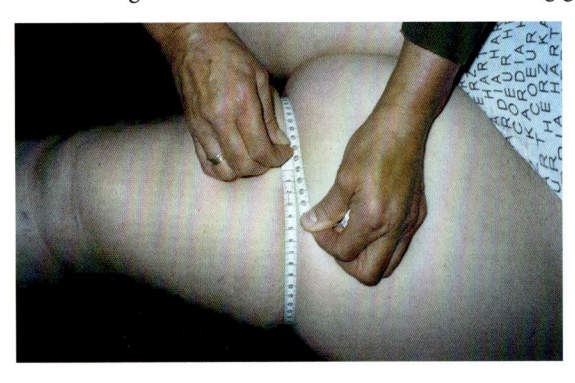

Abb. C-4.47: cF-Maß, große Weichteilmasse: großer Abzug.
(s. Tab. S. 195)

C Kompression in der KPE und ergänzende Maßnahmen

Alle folgenden beispielhaften Maßangaben sind nicht verbindlich und können je nach verwendetem Strumpfmaterial, Kompressionsklasse und Patientenbefund variieren

Musterbeispiele bei Flachstrickware:

Umfang cF-Maß	Abzug
50 cm	ca. 1 cm
60 cm	ca. 2 cm
65 cm	ca. 3 cm
70 cm	ca. 4 cm

Diese Abzüge sind auch in Abhängigkeit zur konditionellen Situation des Patienten und zum Krankheitsbild zu sehen. Das heißt, das Alter des Patienten und eventuelle Zweiterkrankungen müssen berücksichtigt werden.

Für das cG-Maß sollte der Patient aufrecht stehen. Das Maßband verläuft von der queren Gesäßfalte nach vorne zum Oberschenkel (Abb. C-4.48, C-4.49). Entscheidend für die Intensität des Anzugdruckes des Maßbandes ist hier, ob das Abschlussmaß für einen Oberschenkelstrumpf oder das Maß für eine Strumpfhose genommen wird. Han-

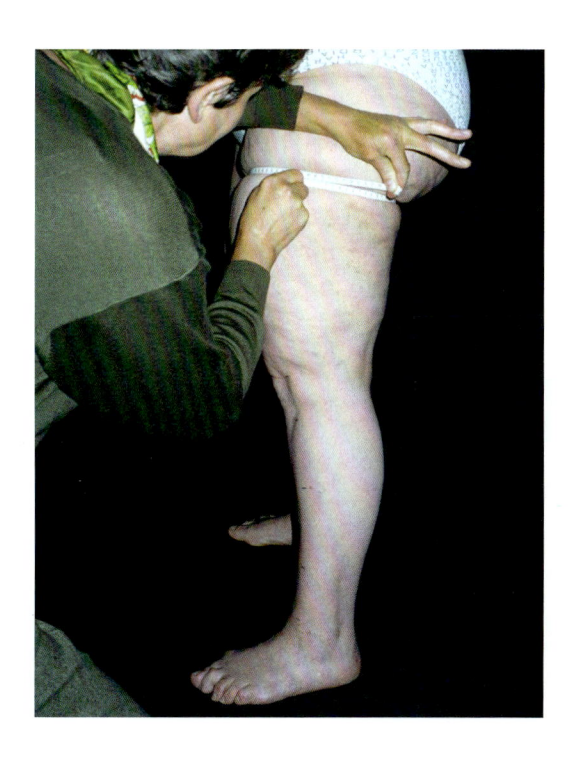

Abb. C-4.48: cG-Maß im Stehen.
(s. Tab. S. 196)

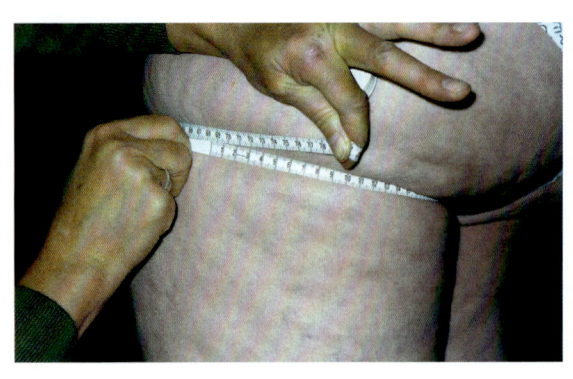

C   Kompression in der KPE und ergänzende Maßnahmen

Abb. C-4.49: cG-Maß.

delt es sich um ein Oberschenkelstrumpf-Abschlussmaß, so wird das Maßband intensiv angezogen, um ein Herunterrutschen zu vermeiden. Der Oberschenkelkompressionsstrumpf wird grundsätzlich mit einem 5 cm breiten Haftband versehen.

Bei zweiteiligen Kompressionsstrumpfhosen (Leistenstrümpfe und Bermuda oder Kniestrümpfe und Caprihose) soll bei den überlappenden Teilen 2 cm dazu addiert werden, um einen erhöhten Druck zu vermeiden.

Alle folgenden beispielhaften Maßangaben sind nicht verbindlich und können je nach verwendetem Strumpfmaterial, Kompressionsklasse und Patientenbefund variieren:

Musterbeispiele bei Flachstrickware:

Umfang	Abzug
cG-Maß	
60 cm	ca. 2 cm
70 cm	ca. 2,5 cm
80 cm	ca. 3,5 cm

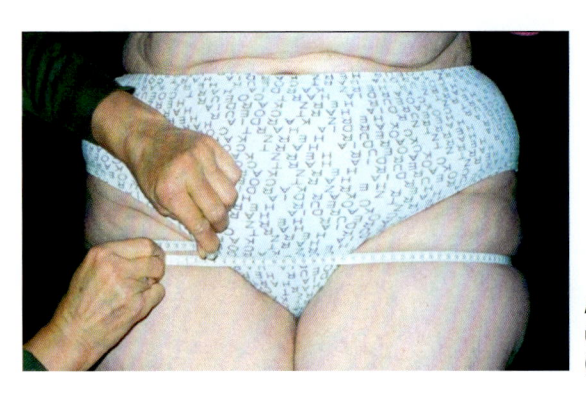

Abb. C-4.50: cK-Maß, größter Umfang über Gesäß und Hüfte.
(s. Tab. S. 197)

C Kompression in der KPE und ergänzende Maßnahmen

Für das cG-Maß bei Kompressionstrümpfen oder einer Kompressionsstrumpfhose sollten folgende Maße in Relation zum Umfang in Abzug gebracht werden.

Das bei einer Kompressionsstrumpfhose erforderliche cK-Maß wird beim aufrecht stehenden Patienten ermittelt. Es wird über der dicksten Stelle bzw. dem größten Umfang über Gesäß und Hüfte abgemessen. Auch hier gilt, je größer der Umfang, umso fester wird das Bandmaß angezogen. Je kleiner der Umfang, umso weniger wird das Maßband angezogen. Zur Orientierung sind in der folgenden Tabelle einige Beispiele für die Zugabe und den Abzug beim „cK- und cH-Maß"-Umfang angegeben.

Alle folgenden beispielhaften Maßangaben sind nicht verbindlich und können je nach verwendetem Strumpfmaterial, Kompressionsklasse und Patientenbefund variieren:

Musterbeispiele:

Umfang	Zugabe	Abzug
cK- + cH-Maß		
80 cm–85 cm	ca. 5 cm	
90 cm–95 cm	0 cm	0 cm
100 cm–110 cm		ca. 3 cm
120 cm–130 cm		ca. 5 cm
140 cm–150 cm		ca. bis zu 10 cm

Das cT-Maß wird auf der Taille ermittelt. Es handelt sich hier um ein Endmaß, d. h. es darf auf keinen Fall abschnüren. Richtlinie ist auch hier: Je größer der Umfang, umso mehr muss in Abzug gebracht werden, je kleiner der Umfang, desto weniger wird in Abzug gebracht.

Alle folgenden beispielhaften Maßangaben sind nicht verbindlich und können je nach verwendetem Strumpfmaterial, Kompressionsklasse und Patientenbefund variieren:

Umfang	Zugabe	Abzug
cT-Maß		
65 cm–70 cm	ca. 5 cm	
75 cm–80 cm	ca. 3 cm	
85 cm–95 cm	0 cm	0 cm
100 cm–105 cm		ca. 3 cm
110 cm–120 cm		ca. 5 cm

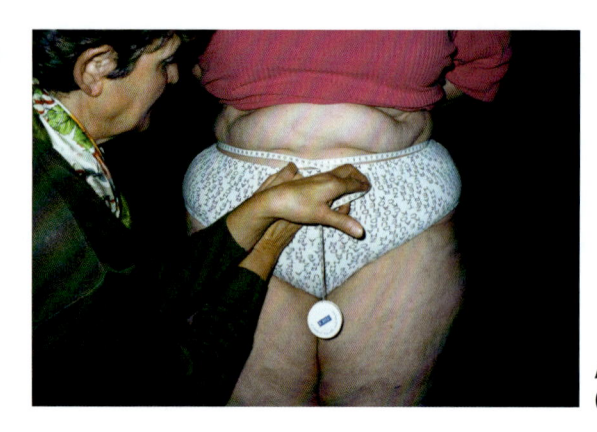

Abb.C-4 51: cT-Maß, Endmaß (keine Abschnürung!).

Die Längenmaße werden entsprechend der Markierungen beim liegenden Patienten medial am Bein von der Ferse weg bis zum F-Maß (ℓF) abgemessen, der Fuß muss sich in 90°-Stellung befinden.

Das Längenmaß ℓG wird im Stehen festgestellt (Abb. C-4.53).

Das Längenmaß ℓT wird ventral beim aufrecht stehenden Patienten, sozusagen im „Lot", ermittelt (Abb. C-4.54), ebenso die Längemaße ℓK und ℓH.

Die Längenmaße für das Leibteil werden zusätzlich noch ventral (vorne) und dorsal (hinten) separat abgemessen.

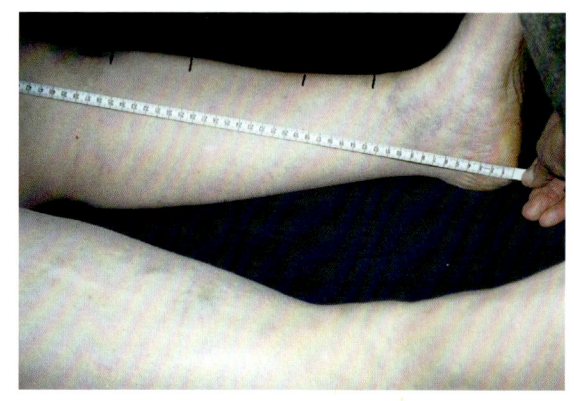

Abb. C-4.52: Längenmaß entsprechend der Markierungen im Liegen,

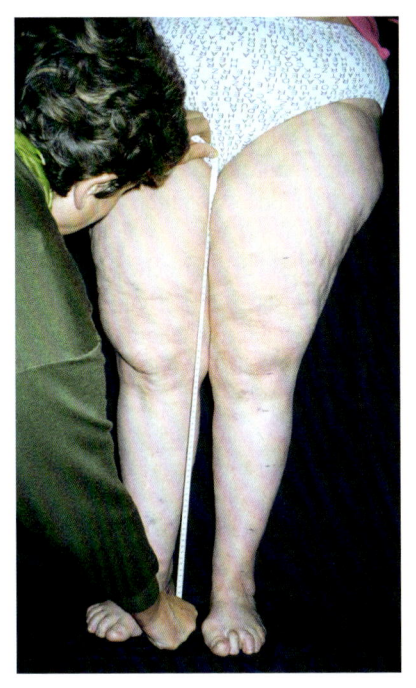

C Kompression in der KPE und ergänzende Maßnahmen

Abb. C-4.53: Längenmaß ℓG.

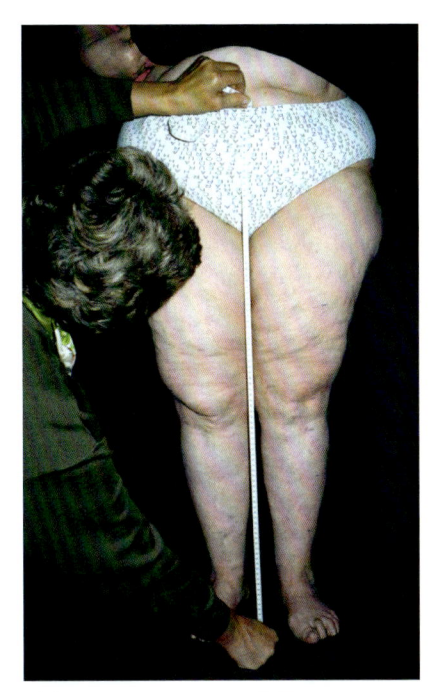

Abb. C-4.54: Längenmaß ℓT.

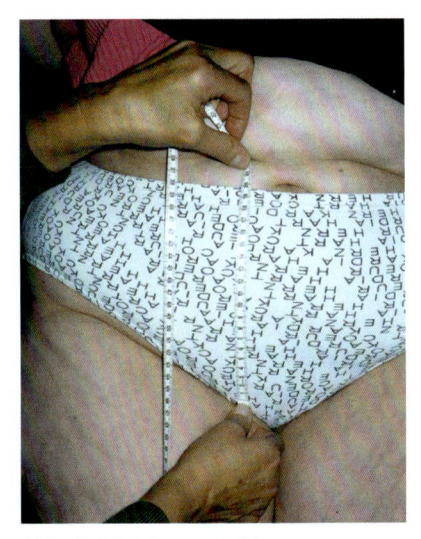

Abb. C-4.55: Separate Messung vorne.

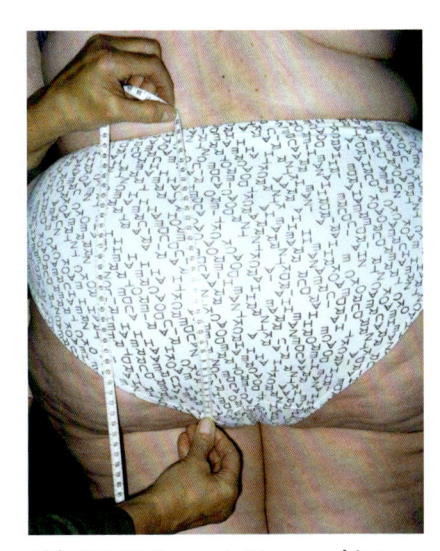

Abb. C-4.56: Separate Messung hinten.

Fußkappen- und Zehenabmessung

Bei gering- bis mittelgradig ausgeprägten Zehenödemen kommt die Kompressionsklasse I zur Anwendung. Bedingt durch die elastischen Materialien der KKL I wird beim cA-Maß ca. 1 cm in Abzug gebracht.

Bei stark ausgeprägten Zehenödemen ist die Kompressionsklasse II erforderlich. Hierbei werden die tatsächlich abgenommenen Umfangsmaße festgehalten.

Das cA-Maß wird über den Zehengrundgelenken gemessen.

Das cA1-Maß misst man beim Übergang Mittelfuß zu Fußwurzelknochen (Längenmaß). Das Maßband wird umgelegt und bei Kompressionsklasse I ca. 1 cm in Abzug gebracht. Bei Kompressionsklasse II wird das tatsächliche Maß festgehalten.

Großzehen: cX-Maß so proximal wie möglich (Abb. C-4.59) abmessen. Das cZ-Maß am Ende des Nagelbettes bestimmen (Abb. C-4.60).

Das Maßband wird umgelegt. Bei Kompressionsklasse I wird ca. 0,5 cm in Abzug gebracht und bei Kompressionsklasse II wird das Maßband nur umgelegt, ohne Abzug.

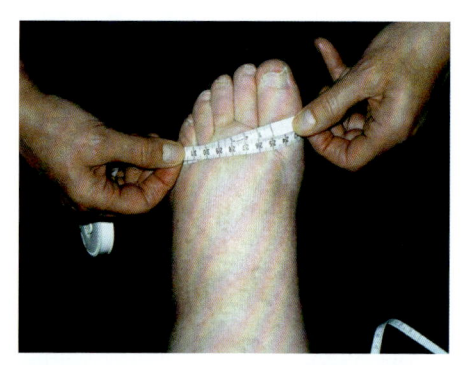

Abb. C-4.57: cA-Maß, ca. 1 cm Abzug bei Kompressionsklasse I. Bei Kompressionsklasse II tatsächliches Maß.

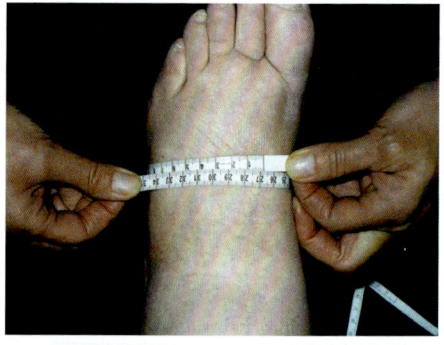

Abb. C-4.58: cA1-Maß, ca. 1 cm Abzug bei Kompressionsklasse I. Bei Kompressionsklasse II tatsächliches Maß.

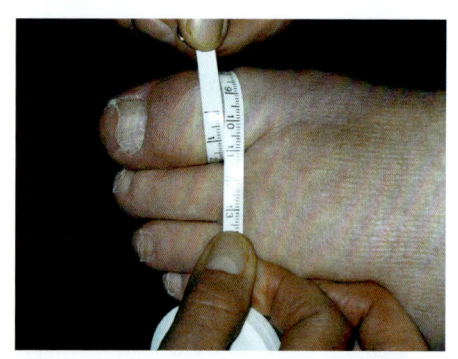

Abb. C-4.59: cX-Maß, so proximal wie möglich, schmales Maßband!

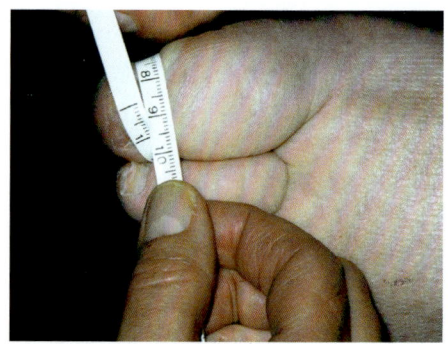

Abb. C-4.60: cZ-Maß am Ende des Nagelbettes, schmales Maßband!

Bei der zweiten, dritten und vierten Zehe werden sowohl das X-Maß wie das Z-Maß umgelegt (bei Kompressionsklasse II locker) (Abb. C-4.61, C-4.62).

Die fünfte Zehe wird nicht bestrumpft, um Scheuerstellen zu vermeiden und weil kein/kaum Ödem vorhanden ist.

Längenmaße Fuß und Zehen

Strecke ℓA-A1 wird innen gemessen, damit das Fußteil schräg, entsprechend dem Verlauf der Zehengrundgelenke, gestrickt werden kann. Bei stärkeren Ödemen muss entsprechend dem Ödem dieses Teil länger abgemessen werden.

Die Großzehenlänge misst man von der Schwimmhaut bis zum Ende des Fußnagels (Abb. C-4.63).

Die Zehenlänge wird medial (kürzester Weg) von der Schwimmhaut bis zum Ende des Fußnagels bestimmt (Abb. C-4.64).

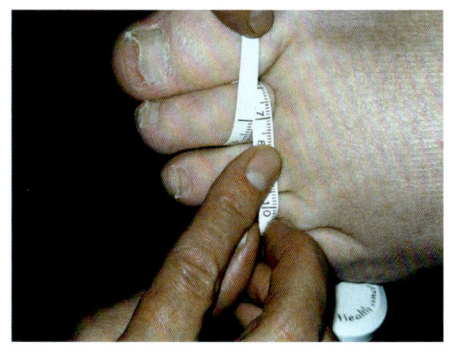

Abb. C-4.61: Umgelegt Kompressionsklasse I, locker umgelegt Kompressionsklasse II.

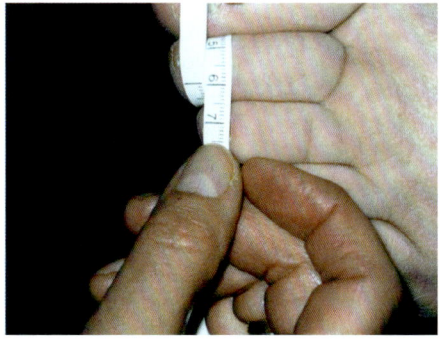

Abb. C-4.62: Umgelegt Kompressionsklasse I, locker umgelegt Kompressionsklasse II, fünfte Zehe wird nicht bestrumpft.

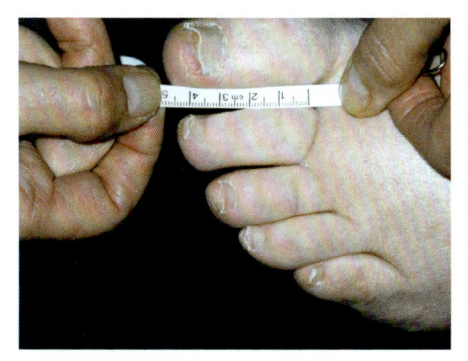

Abb. C-4.63: Großzehe, Schwimmhaut bis Ende Fußnagel.

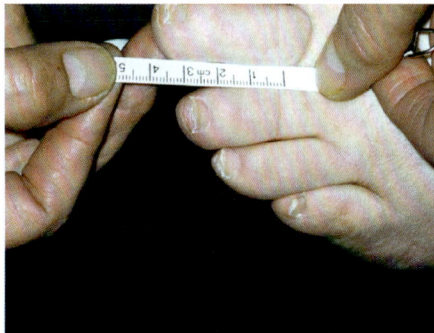

Abb. C-4.64: Zehenlänge medial von Schwimmhaut bis Ende Fußnagel (kürzester Weg).

Literatur

Amsler F, Willenberg T, Blättler W. In search of optimal compression therapy for venous leg ulcers: a meta-analysis of studies comparing diverse [corrected] bandages with specifically designed stockings. J Vasc Surg 2009;50(3):668-674.

Asmussen P, Söllner B. Kompressionstherapie: Prinzipien und Praxis. Elsevier, München 2004.

Barral J-P, Croibier A. Manipulation peripherer Nerven. Elsevier GmbH, München 2005.

Brandjes D, Büller H, Heijboer H et al. Randomised trial of effect of compression stockings in patients with symptomatic proximal-vein thromboses. Lancet 1997;349:759-762.

Chang H-Y, Chou K-Y, Lin J-J, Lin C-F, Wang C-H. Immediate effect of forearm Kinesio taping on maximal grip strength and force sense in healthy collegiate athletes. Physical Therapy in Sport 2010;11(4):122-127.

Froböse I et al. Training in der Therapie: Grundlagen und Praxis, 3. Auflage. Urban & Fischer Verlag/Elsevier GmbH, 2009.Gültig O. Ambulante Behandlung des Lymphödems. Kurze intensive Behandlung senkt Kosten. Heilberufe - Das Pflegemagazin 2001;8:46-47.

Hammer JB, Flemming MD. Lymphedema therapy reduces the volume of edema and pain in patients with breast cancer. Ann Surg Oncol 2007;14:1904-1908.

Herberger K, Blome C, Sandner A et al.. Quality of Care of Patients with Chronic Lymphoedema in Germany. Dermatology 2013 226:238–246.

Holtzmann M. Die „Fischer-Verbände", Teil III: Der Druckverband nach Heinrich Fischer. vasomed 1997;9:378-380.

Juenger M, Ladwig A, Staecker S et al. Efficacy and safety of silver textile in the treatment of atopic dermatitis (AD). Curr Med Res Opin 2006;22(4):739-750.

Jünger M, Partsch H, Kahle B et al.. Leitlinien der Gesellschaft für Phlebologie. Phlebologischer Kompressionsverband (PKV). AWMF online; Phlebologie 2009;38:168–171.

Konishi Y. Tactile stimulation with Kinesiology tape alleviates muscle weakness attributable to attenuation of Ia afferents. Journal of science and medicine in sport 2012;16(1):45-48.

Löken LS, Wessberg J, Morrison I et al. Coding of pleasant touch by unmyelinated afferents in humans. Nature Neuroscience 2009;12:547-548.

Lofferer O. Die Wirkung von Kompressionsverbänden bei Erkrankungen der Venen und Lymphgefäße. Lymphol 1977;1(2):48 (Fortbildungsteil).

Lofferer O, Mostbeck A, Partsch H. Nuklearmedizinische Untersuchungen mit besonderer Berücksichtigung des postthrombotischen Unterschenkelgeschwürs. Zb Phlebologie 1969 8:1.

Lofferer O, Mostbeck A, Partsch H. Nuklearmedizinische Untersuchungen in der Phlebologie. Phlebol Proktol 1978;7:220.

Metzger T, Gerstlauer P. Heilung mit elastischem Tape! Das aktuelle Praxisbuch zum Medical Taping Concept, Band 1. Verlag Sport und Historie, Bielefeld/Aalen 2010.

Metzger T, Gerstlauer P, Mett E-D. Medizinische Taping Conception, Clinical Reasoning für Taping und Manuelle Therapie; klinische Muster für die obere Extremität, Verlag Sport und Historie, Bielefeld/Aalen 2013.

Miller A, Ruzicka T. Kompressionsbehandlung und Patientencompliance. LymphForsch 1997;1(2):93-95.

Mosti G, Mattaliano V, Partsch H. Influence of Different Materials in Multicomponent Bandages on Pressure and Stiffness of the Final Bandage. Dermatol Surg 2008;34(5):631-639

Partsch B, Partsch H. Which pressure do we need to compress the great saphenous vein on the thigh? Dermatol Surg 2008;34:1726-1728.

Partsch H, Rabe E, Stemmer R. Kompressionstherapie der Extremitäten. Editions Phlebologiques Francaises, Paris 1999.

Partsch H, Clark M, Mosti G et al. Classification of compression bandages: practical aspects. Dermatol Surg 2008;34:600-609.

Partsch H, Lofferer O, Mostbeck A. Zur Beurteilung der Lymph- und Venenzirkulation am Bein mit und ohne Kompression. Akt Probl Angiol 1973;19:169-175.

Partsch J, Horovka M. Kompressionsbestrumpfung zur Behandlung venöser Unterschenkelgeschwüre. WMW 1994;144:242-249.

Reißhauer A, Auler S, Jahr S, Bieringer S. Kompendium der lymphologischen Kompressionsversorgung. Bundesfachschule für Orthopädie-Technik, Dortmund 2009.

Riem S. Interdisziplinär gegen das Lymphödem. Ohne Kompression ist die beste Lymphdrainage nichts wert. MMW Fortschr Med 2004;146(14):14.

Schneider W, Schuchhardt C, Vollmer A, Weissleder H. Fehlerhafe Kompressionsbestrumpfung, Folgen und Konsequenzen. LymphForsch 2002;6(1):29-36.

Schneider W, Vollmer A. Qualitätssicherung in der Kompressionsstrumpfversorgung - verbesserte Ergebnisse durch optoelektronische Bestrumpfungskontrolle. LymphForsch 2000;4(2):101-106.

Schneider W, Walker J (Hrsg.). Kompendium der Phlebologie: Die chronische Venen-Insuffizienz in Theorie und Praxis. Universitätsdruckerei und Verlag Dr. C. Wolf und Sohn, München 1984;376.

Schuchhardt C. Das Lymphödem der Thoraxwand und der verbliebenen Brust nach brusterhaltender Therapie und Bestrahlung. LymphForsch 2004;8(2):82-84.

Shacklock M. Angewandte Neurodynamik. Urban & Fischer, München Jena 2008.

Stemmer R. Effektivität von Kompressionsmaterialien. Dermatologe 1980;31:353.

Stenger E, Eibl-Eibesfeldt B, Kessler S. Verbandlehre. Urban & Schwarzenberg, München Wien Baltimore 1997.

Vollmer A. Kompressionsstrumpfbehandlung lymphostatischer und venöser Extremitätenödeme. vasomed 1995;7:209-216.

Vollmer A. Falsche Kompressionsbestrumpfung bei Lymphödemen. vasomed 1996;8:341-350.

Vollmer A. Spezialversorgung außergewöhnlicher Lymphödemformen mit Kompressionsstrümpfen, -strumpfhosen. vasomed 1997;9:366-377.

Voogd AC, Ververs JM, Vingerhoets AJ et al. Lymphoedema and reduced shoulder function as indicators of quality of life after axillary lymph node dissection for invasive breast cancer. Br J Surg 2003;90:76-81.

Weissleder H. Grundsätzliches zur Kompressionsstrumpfversorgung. LymphForsch 1998;2:45-50.

Weissleder H. Kompressionsbestrumpfung bei Extremitätenödemen. Viavital, Essen 1999.

Weissleder H. Aktuelle Information zur Lösung von Anmessproblemen bei der Kompressionsstrumpfversorgung von Lymphödemen. LymphForsch 2003;7(1):44-46.

Weissleder H, Schuchhardt C. Der Lymphödem-Kompressionsstrumpf – Ein Beitrag zur Qualitätssicherung in der Therapie lymphologischer Extremitätenödeme. LymphForsch 1998;2(2):111-113.

D Ödemkrankheitsbilder – Komplexe Physikalische Entstauungstherapie

H. Pritschow, M. Hörner

Im Folgenden werden die Behandlungssystematiken von häufigen Ödemkrankheitsbildern aus der ambulanten physiotherapeutischen Praxis, der Umgang mit möglichen Komplikationen und die entsprechende KPE erklärt.

1 Behandlungssystematiken

Voraussetzungen für jedes hier beschriebene Behandlungskonzept sind:
- Anamnese, Inspektion und Palpation (physiotherapeutische Diagnose),
- Kontraindikationen müssen ausgeschlossen sein,
- Therapieplan für die KPE Phase I entsprechend Qualitätsregelkreis,
- adäquate ärztliche Verordnungen: 1. MLD/LKV/ÜB; 2. Bandagematerialien; 3. Kompressionsstrumpfversorgung.

Patientenedukation bei Erstbehandlung: Themen sind Pathophysiologie des Patientenödems, Do's und Dont's (Vermeidung von Schädlichkeiten), Erklärung des Therapieplans.

1.1 Behandlungssystematik der MLD beim einseitigen sekundären Armlymphödem nach Ablatio mammae (Brustamputation) (Abb. D-1.1)

Bei bestehendem Thoraxwand- und/oder Brustlymphödem ohne Armbeteiligung erfolgt die Rumpfbehandlung wie beschrieben, der Arm wird nicht mitbehandelt.

Patientin in Rückenlage, der Therapeut steht rechts oder links von der Patientin.

Zentrale Vorbehandlung mit der MLD
1. Effleurage.
2. Kontaktaufnahme am Hals, z. B. Stehende Kreise in der Supraklavikulargrube und „Langer Weg" über den Trapeziusrand zur Supraklavikulargrube.
3. Brustbehandlung der nicht betroffenen Brustseite.
4. Stehende Kreise auf den Nll. inguinales der operierten Seite.
5. Stehende Kreise und Drehgriffe vom betroffenen Rumpfquadrant über das Sternum zum kontralateralen nicht betroffenen Rumpfquadranten.

D   Ödemkrankheitsbilder – Behandlungssystematiken und Komplikationen

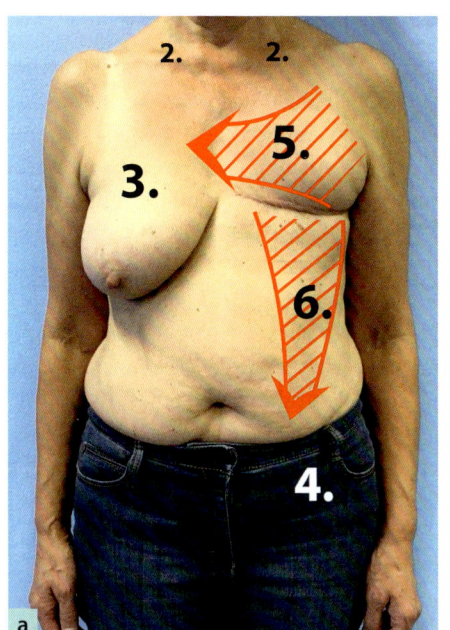

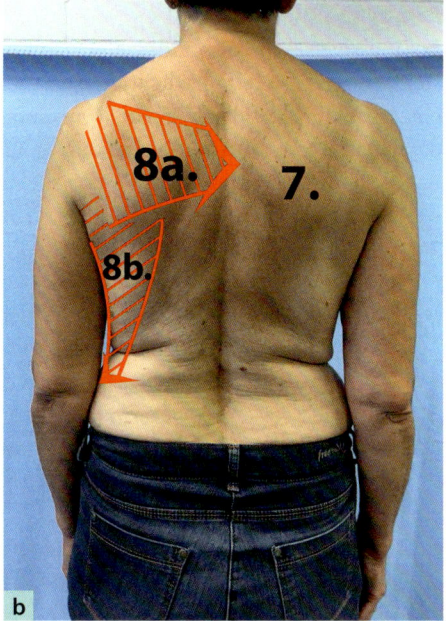

Abb. D-1.1: Patientin mit Ablatio mammae links, sekundäres Arm- u. Rumpfwandlymphödem; a) ventral; b) dorsal.
Die Zahlen entsprechen der Nummerierung der MLD-Griffreihenfolge.

6. Stehende Kreise, Pumpen-Weiterschieben und Drehgriffe von der operierten Axilla zu den homolateralen Nll. inguinales.
7. Vorbehandlung der nicht betroffenen Rückenseite:
   a) Bei stark ausgeprägtem Lymphödem liegt die Patientin in Bauchlage, und der Rücken wird komplett entsprechend der Griffreihenfolge behandelt.
   b) Bei weniger stark ausgeprägtem Ödem liegt die Patientin auf der nicht betroffenen Seite. Stehende Kreise flächig von der Wirbelsäule zur Axilla sowie interkostal und paravertebral in die Tiefe. Anatomiegerechte Lagerung beachten!
8. Stehende Kreise, Drehgriffe und Kieblergriffe von der operierten Seite zum kontralateralen nicht betroffenen Rumpfquadranten und zu den Nll. inguinales der betroffenen Seite. Auf der operierten Seite interkostal und paravertebral mit Stehenden Kreisen in die Tiefe.
9. Nacharbeiten: Patientin dreht sich auf den Rücken. Drehgriffe, Stehende Kreise und Kieblergriffe, ventral (vorne), vom betroffenen Rumpfquadranten zu den Nll. inguinales und zur kontralateralen nicht betroffenen Axilla.

Armbehandlung

Bei massiven Armlymphödemen erfolgt die Armbehandlung erst, nachdem sichergestellt ist, dass die lymphpflichtige Last auch tatsächlich ablaufen kann. Das heißt, dass eine deutliche Ödemreaktion in Form einer Konsistenzveränderung tastbar ist oder dass das Ödem Falten bekommt. Bei mäßig ausgeprägten Armlymphödemen kann direkt nach der ventralen und dorsalen Vorbehandlung das Armlymphödem mitbehandelt werden, da der zentrale Abfluss nicht stark beeinträchtigt ist.

Patientin in Rücken- oder Seitenlage.
10. Pumpgriffe oder Pumpen-Weiterschieben, über laterales Armterritorium in Richtung Akromion und von dort mit Stehenden Kreisen über die Wasserscheiden zu vorbehandelten ödemfreien Gebieten dorsal und ventral wegarbeiten.
11. Stehende Kreise am Oberarm vom medialen Armterritorium nach lateral, dann über laterales Armterritorium in vorbehandelte, ödemfreie Gebiete wegarbeiten. Dieselbe Griffreihenfolge am Oberarm von dorsal. In dieser Weise wird der Oberarm erst proximal, dann distal behandelt.
12. Unterarm und Hand werden normal nach Griffreihenfolge behandelt.
13. Nacharbeiten: Während der Armbehandlung wird immer wieder in vorbehandelte, ödemfreie Gebiete weggearbeitet. Hierbei kommen alle passenden Griffe der MLD „virtuos" zur Anwendung.
14. Ödemverschiebegriff von distal nach proximal fortschreitend, erst am Oberarm, dann am Unterarm.
15. Knetungen, spitz und/oder großflächig zur Lockerung von Bindegewebeproliferationen.
16. Nacharbeiten, z.B. Pumpgriffe und Pumpen-Weiterschieben über den ganzen Arm, von distal nach proximal, dann Drehgriffe, Kieblergriffe oder Stehende Kreise von der operierten Seite in die ödemfreien, angrenzenden Gebiete.
17. Abschlusseffleurage wie Punkt 1.

Kompressionstherapie: Nach der MLD wird ein Lymphologischer Kompressionsverband angelegt (s. Kap. C 2.1) (Abb. D-1.2).
Hautpflege: Lymphödembedingte Hautveränderungen sind mit dem Arzt zu besprechen. Permanente Kompressionsversorgung und/oder Kompressionsbandage können zu Hautreizungen führen, es empfiehlt sich die prophylaktische Hautpflege mit den von Kompressionsstrumpfversorgern angebotenen Mitteln (s. Kap. A 7.5).
Krankheitsselbstmanagement: Mit einem Ödemtagebuch kann der Patient „herausfinden", was ihm und seinem Ödem gut tut und was nicht. Entsprechend der Erkenntnisse wird gemeinsam mit dem Therapeuten eine mögliche „Alltagsstrategie" geklärt und vereinbart.
Selbstbehandlung: MLD-Griffe in der Reihenfolge der Behandlungsgebiete und der Druckrichtung, die vom Therapeuten gezeigt wurden, werden vom Patienten selbst

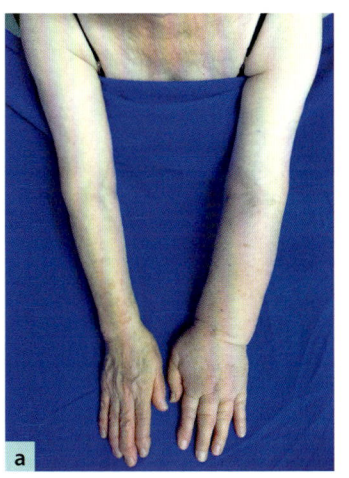

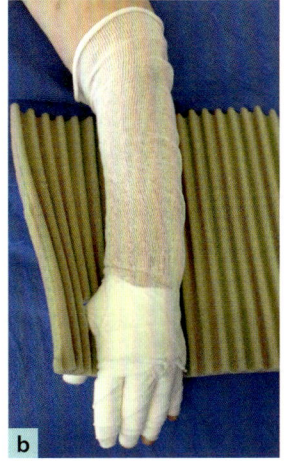

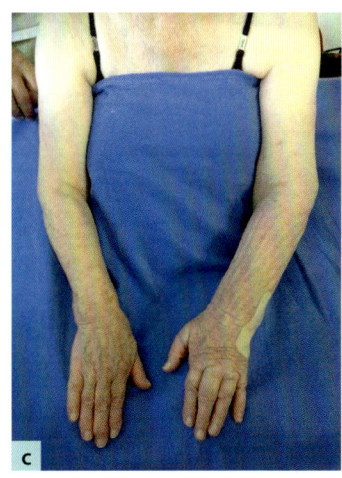

Abb. D-1.2: a) Patientin mit ausgeprägten Bindegewebsproliferationen des Armlymphödems links. b) Zur Lockerung der Bindegewebsproliferationen wird eine Kompressionsbandage mit unruhiger Polsterung benötigt. c) Ergebnis nach KPE.

durchgeführt. Selbstbandage, ggf. mit der Binde auf der Kompressionsversorgung, und Atemgymnastik werden vom Patienten täglich selbst durchgeführt und helfen, die Ödemsituation so gering wie möglich zu halten.

Ärztliche Verordnung KPE Phase I: möglicher Verordnungstext entsprechend Heilmittel-Richtlinie (HMR) (s. Kap. F):

1. Rezept Physiotherapie, Rezeptvordruck Heilmittelverordnung (Muster 13): Indikationsschlüssel LY 3a; 1. Zeile: 10 x MLD 60 plus LKV; Intervall: 5-6 x/Wo.; 2. Zeile: 10 x Übungsbehandlung; Intervall: 5-6/Wo.; Diagnose: Mammakarzinom re. (ICD-10-Code C50.9), Eintrag im Bereich „Medizinische Begründung bei Verordnungen außerhalb des Regelfalles": Langfristiger Heilmittelbedarf bei sek. Armlymphödem (ICD-10-Code I89.01).
2. Rezept Kompressionsbandagematerial, Rezeptvordruck Kassenrezept (Muster 16), max. drei verschiedene Produkte pro Rezept (s. Kap. C 2.1)
3. Rezept Kompressionsstrumpfversorgung, Rezeptvordruck Kassenrezept (Muster 16), Nr. 7 Hilfsmittel ankreuzen, Rezepttext individuell mit Bandagist und Arzt abstimmen.

1.2 Behandlungssystematik beim sekundären Armlymphödem beidseits nach beidseitiger Ablatio mammae (Abb. D-1.3)

Bei bestehendem Thoraxwand- und/oder Brustlymphödem ohne Armbeteiligung werden der oder die Arme nicht mitbehandelt.

D Ödemkrankheitsbilder – Behandlungssystematiken und Komplikationen

Patientin in Rückenlage, der Therapeut steht rechts oder links von der Patientin.

Zentrale Vorbehandlung mit der MLD
1. Effleurage.
2. Kontaktaufnahme am Hals, z. B. Stehende Kreise in der Supraklavikulargrube und „Langer Weg" über den Trapeziusrand zur Supraklavikulargrube.
3. Bauchbehandlung und Bauchatemgriffe
4. Stehende Kreise auf den Nll. inguinales beidseits.
5. Stehende Kreise, Pumpen-Weiterschieben, Drehgriffe und Kieblergriffe von den oberen Rumpfquadranten ventral auf direktem Weg zu den Nll. inguinales.
6. Stehende Kreise am Thorax interkostal und parasternal, Druckrichtung in die Tiefe.

Patientin in Bauchlage.
7. Stehende Kreise, Drehgriffe, Pumpen-Weiterschieben und Kieblergriffe vom Rücken (obere Rumpfquadranten) mit Druckrichtung direkt in Richtung der Nll. inguinales beidseits.
8. Stehende Kreise paravertebral und interkostal mit Druckrichtung in die Tiefe.

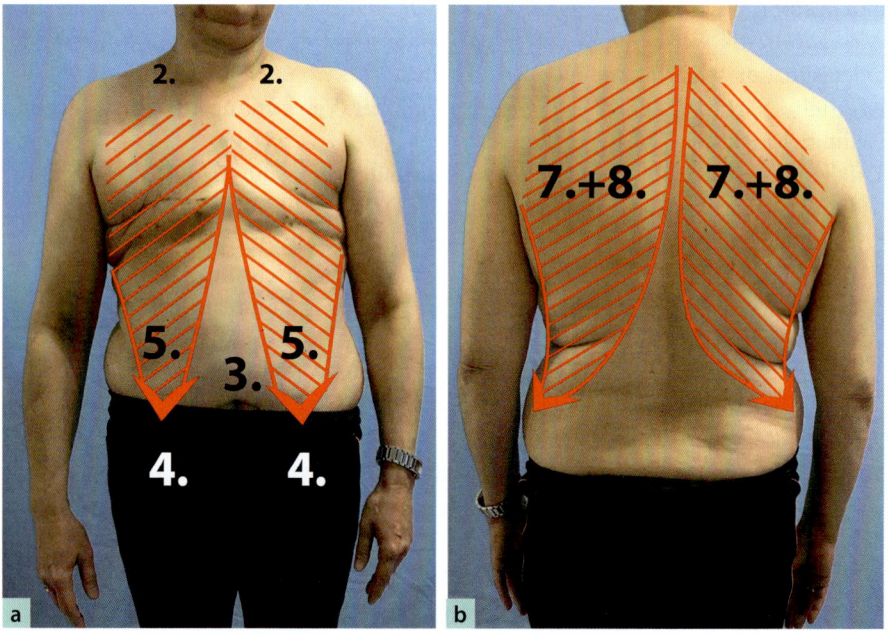

Abb. D-1.3: Patientin mit Ablatio mammae bds., sekundäres Arm- und Rumpfwandlymphödem, a) ventral, b) dorsal.
Die Zahlen entsprechen der Nummerierung der MLD-Griffreihenfolge.

D Ödemkrankheitsbilder – Behandlungssystematiken und Komplikationen

Therapeut sitzt am Kopfende der Behandlungsbank, die Patientin legt, soweit möglich, die Hände unter die Stirn.

9. Pumpgriff beidseits über die Mm. deltoidei beginnend in Richtung Hals. Während der Daumen in der Supraklavikulargrube stehen bleibt, machen die Finger Stehende Kreise von der Spina scapulae in Richtung der Supraklavikulargrube.
10. Nacharbeiten: Patientin dreht sich auf den Rücken. Drehgriffe, Stehende Kreise und Kieblergriffe, ventral, von den oberen Rumpfquadranten zu den Nll. inguinales.

Armbehandlung

Der Ödemarm, der zuerst reagiert, wird zuerst behandelt!

MLD-Armbehandlung wie beim einseitigen, sekundären Armlymphödem, aber Abfluss in Richtung Supraklavikulargrube und Nll. inguinales beachten!

Kompressionsbandage: Nach der MLD wird ein Lymphologischer Kompressionsverband angelegt (s. Kap. C 2.1, Abb. D-1.2).

Hautpflege: Lymphödembedingte Hautveränderungen sind mit dem Arzt zu besprechen. Permanente Kompressionsversorgung und/oder Kompressionsbandage können zu Hautreizungen führen, es empfiehlt sich die prophylaktische Hautpflege mit den von Kompressionsstrumpfversorgern angebotenen Mitteln (s. Kap. A 7.5).

Krankheitsselbstmanagement: Mit einem Ödemtagebuch kann der Patient „herausfinden", was ihm und seinem Ödem guttut und was nicht. Entsprechend der Erkenntnisse wird gemeinsam mit dem Therapeuten eine mögliche „Alltagsstrategie" geklärt und vereinbart.

Selbstbehandlung: MLD-Griffe in der Reihenfolge der Behandlungsgebiete und der Druckrichtung, die vom Therapeuten gezeigt wurde. Selbstbandage, ggf. Binde direkt auf der Kompressionsversorgung, und Atemgymnastik werden vom Patienten täglich selbst durchgeführt und helfen, die Ödemsituation so gering wie möglich zu halten.

Ärztliche Verordnung KPE Phase I: Möglicher Verordnungstext entsprechend HMR (s. Kap. F):

1. Rezept Physiotherapie, Rezeptvordruck Heilmittelverordnung (Muster 13): Indikationsschlüssel LY 3a; 1. Zeile: 10 x MLD 60 plus LKV bds.; Intervall: 5–6 x/Wo.; 2. Zeile: 10 x Übungsbehandlung; Intervall: 5-6/Wo.; Diagnose: Mammakarzinom bds. (ICD-10-Code C50.9), Eintrag im Bereich „Medizinische Begründung bei Verordnungen außerhalb des Regelfalles": Langfristiger Heilmittelbedarf bei sek. Armlymphödem (ICD-10-Code I89.01).
2. Rezept Kompressionsbandagematerial, Rezeptvordruck Kassenrezept (Muster 16), max. drei verschiedene Produkte pro Rezept (s. Kap. C 2.1).
3. Rezept Kompressionsstrumpfversorgung, Rezeptvordruck Kassenrezept (Muster 16), Nr. 7 Hilfsmittel ankreuzen; Rezepttext individuell mit Bandagist und Arzt abstimmen.

1.3 Behandlungssystematik beim einseitigen sekundären Beinlymphödem nach Unterleibskrebsoperation (Abb. D-1.4)

Patient in Rückenlage, die Beine sind hochgelagert, der Therapeut steht rechts vom Patienten.

Zentrale Vorbehandlung mit der MLD
1. Effleurage.
2. Kontaktaufnahme am Hals, z. B. Stehende Kreise in der Supraklavikulargrube, dann „Langer Weg" über den Trapeziusrand zur Supraklavikulargrube und anschließend Schulterkreisen beidseits.
3. Stehende Kreise auf den Nll. axillares der betroffenen Seite.
4. Bauchbehandlung und Bauchatemgriffe.
5. Stehende Kreise auf den Nll. inguinales der kontralateralen, nicht betroffenen Seite.
6. Stehende Kreise, Drehgriffe und/oder Kieblergriff von der Regio inguinalis der betroffenen Seite zu den homolateralen Nll. axillares.
7. Stehende Kreise von der Regio inguinalis der betroffenen Seite über den Os pubis zu den Nll. inguinales der kontralateralen, nicht betroffenen Seite.

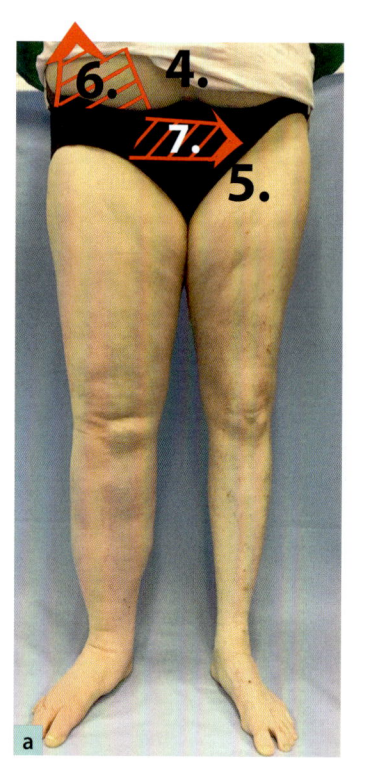

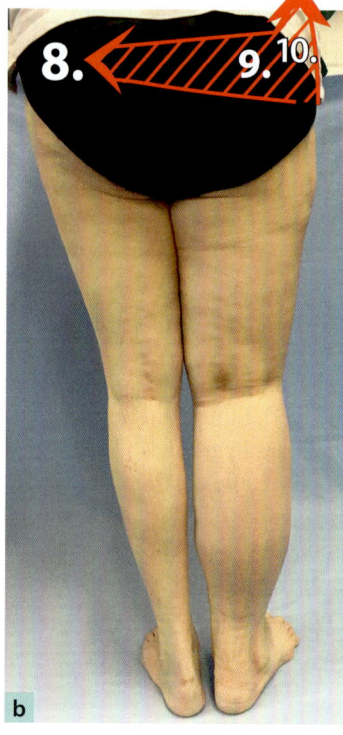

Abb. D-1.4: Patient mit sekundärem Beinlymphödem rechts, a) ventral, b) dorsal. Die Zahlen entsprechen der Nummerierung der MLD-Griffreihenfolge.

D Ödemkrankheitsbilder – Behandlungssystematiken und Komplikationen

8. Vorbehandlung der nicht betroffenen Lendenseite (Glutealregion). Lagerung unter Berücksichtigung der anatomischen Gegebenheiten!
   a) Bei massivem Beinlymphödem dreht sich der Patient in Bauchlage, komplette Lendenbehandlung.
   b) Ist das Beinlymphödem mäßig ausgeprägt, legt sich der Patient auf die nicht betroffene Seite. Behandlung der nicht betroffenen Lende, alle MLD Griffe, die in Seitenlage möglich sind.
9. Stehende Kreise, Drehgriffe und Kieblergriffe von der betroffenen Seite über das Kreuzbein zur kontralateralen, nicht betroffenen Seite.
10. Stehende Kreise, Drehgriffe und Kieblergriff von der Glutealregion und vom Trochanter major femoris der betroffenen Seite zu den Nll. axillares auf der betroffenen Seite.
11. Stehende Kreise über dem M. quadratus lumborum in die Tiefe auf der betroffenen Seite.
12. Stehende Kreise entlang der Lendenwirbelsäule paravertebral in die Tiefe auf der betroffenen Seite.

Patient wieder in Rückenlage, die Beine sind hochgelagert.
13. Nacharbeiten: Während der ganzen Behandlung ist immer wieder dafür zu sorgen, dass die lymphpflichtige Last tatsächlich dorthin abläuft, wo sie hin soll, und dass mit allen passenden Griffen vom ödematösen Gebiet weggearbeitet wird.

Beinbehandlung

Patient in Rückenlage, die Beine auf Keil lagern.
14. Effleurage Beinlymphödem, lateral herunter, medial hoch.
15. Stehende Kreise, Pumpen, Pumpen-Weiterschieben, vom lateralen Oberschenkelterritorium zu den Nll. axillares der betroffenen Seite.
16. Stehende Kreise am Oberschenkel, erst proximal, dann distal von medial bis ins laterale Oberschenkelterritorium.
17. Pumpgriffe, Pumpen-Weiterschieben und/oder Drehgriffe vom lateralen Oberschenkelterritorium zu den Nll. axillares der betroffenen Seite.
18. Bei aufgestelltem Bein: Stehende Kreise, von medial nach lateral über die dorsale Seite des Oberschenkels, erst proximal, dann distal bis ins laterale Oberschenkelterritorium.
19. Knie, Unterschenkel und Fuß werden nach Griffreihenfolge normal behandelt.
20. Nacharbeiten: Pumpen, Pumpen-Weiterschieben, Drehgriffe vom Bein in Richtung Nll. axillares. Kieblergriff von der Regio inguinalis über die Bauchdecke zu den Nll. axillares der betroffenen Seite.

Bei Patienten mit massivem, elephantiastischem Beinlymphödem wird das Bein auch in Bauchlage behandelt (Abb. D-1.5).

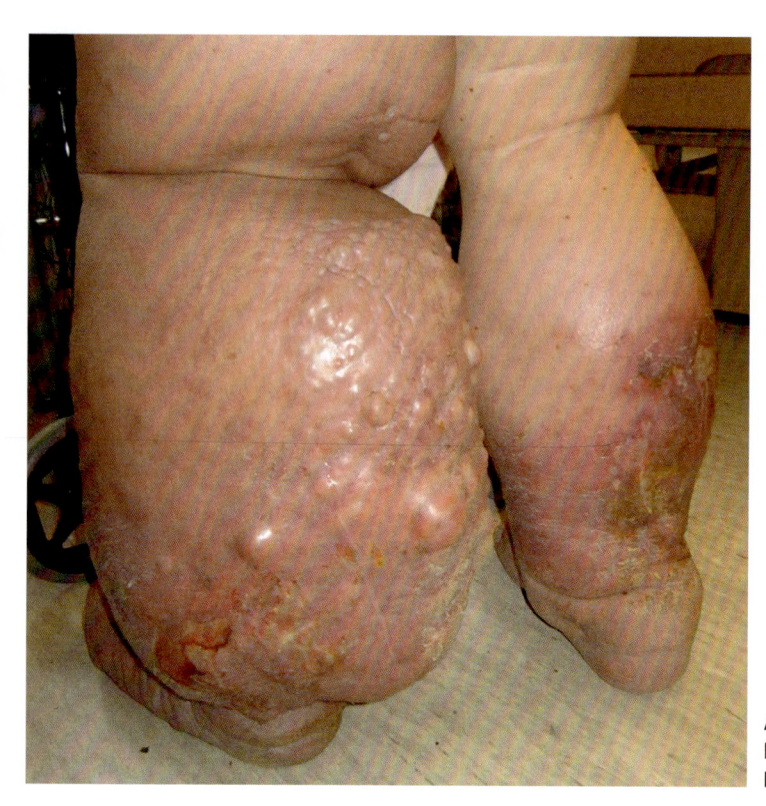

Abb. D-1.5:
Elephantiastisches Beinlymphödem.

Patient in Bauchlage
21. Stehende Kreise, Pumpen, Pumpen-Weiterschieben, vom lateralen Oberschenkelterritorium zu den Nll. axillares der betroffenen Seite.
22. Stehende Kreise am Oberschenkel, erst proximal, dann distal, von medial nach lateral.
23. Stehende Kreise, Pumpen, Pumpen-Weiterschieben, vom lateralen Oberschenkelterritorium in Richtung Nll. axillares der betroffenen Seite und über das Kreuzbein (Os sacrum) zur kontralateralen Seite Nll. inguinales.
24. Ischias-Anastomose behandeln, dabei mit dem langen Daumen parallel Druck in die Tiefe ausüben, dann nach proximal verschieben.
25. Stehende Kreise in der Kniekehle in Kombination mit Bewegung, d. h. während der Unterschenkel in Flexion und Extension bewegt wird.
26. Unterschenkel mit Pumpgriffen und/oder „Pumpen-Weiterschieben" behandeln.
27. Daumenkreisen parallel der Achillessehne in Kombination mit Bewegung, d. h. während der Flexion und der Extension im oberen Sprunggelenk pressen die Daumen die Regio retromalleolaris aus.
28. Ödemverschiebegriff von distal nach proximal fortschreitend, erst am Oberschenkel, dann am Unterschenkel.

29. Knetungen, spitz und/oder großflächig, zur Lockerung von Bindegewebsproliferationen.
30. Nacharbeiten, z. B. Pumpgriffe und Pumpen-Weiterschieben über das ganze Bein, von distal nach proximal, dann Drehgriffe, Kieblergriffe oder Stehende Kreise von der operierten Seite in ödemfreie, angrenzende Gebiete.
31. Abschlusseffleurage wie Punkt 13.

Kompressionsbandage: Nach der MLD wird ein Lymphologischer Kompressionsverband angelegt (s. Kap. C 2.2).

Hautpflege: Lymphödembedingte Hautveränderungen sind mit dem Arzt zu besprechen. Permanente Kompressionsversorgung und/oder Kompressionsbandage können zu Hautreizungen führen, es empfiehlt sich die prophylaktische Hautpflege mit den von Kompressionstrumpfversorgern angebotenen Mitteln (s. Kap. A 7.5).

Krankheitsselbstmanagement: Mit einem Ödemtagebuch kann der Patient „herausfinden", was ihm und seinem Ödem guttut und was nicht. Entsprechend der Erkenntnisse wird gemeinsam mit dem Therapeuten eine mögliche „Alltagsstrategie" geklärt und vereinbart.

Selbstbehandlung: MLD-Griffe in der Reihenfolge der Behandlungsgebiete und der Druckrichtung, die vom Therapeuten gezeigt wurden. Nachtkompression, der LKV bleibt in der KPE Phase I über Nacht dran, für den Patienten zur persönlichen Anwendung wäre ersatzweise Juzo® SoftCompress oder JOBST® Relax geeignet. Für die Phase II empfiehlt sich die Selbstbandage, ggf. über der Kompressionsversorgung, und Atemgymnastik, die vom Patienten täglich selbst durchgeführt werden und helfen, die Ödemsituation so gering wie möglich zu halten.

Ärztliche Verordnung KPE Phase I: möglicher Verordnungstext entsprechend HMR (s. Kap. F):
1. Rezept Physiotherapie, Rezeptvordruck Heilmittelverordnung (Muster 13): Indikationsschlüssel LY 3a; 1. Zeile: 10 x MLD 60 plus LKV; Intervall: 5–6 x/Wo.; 2. Zeile: 10 x Übungsbehandlung; Intervall: 5–6/Wo.; Diagnose: Bösartige Neubildung der weiblichen Genitalorgane (ICD-10-Code 57.9), Eintrag im Bereich „Medizinische Begründung bei Verordnungen außerhalb des Regelfalles": Langfristiger Heilmittelbedarf bei sek. Beinlymphödem re. (ICD-10-Code I89.01).
2. Rezept Kompressionsbandagematerial, Rezeptvordruck Kassenrezept (Muster 16), max. drei verschiedene Produkte pro Rezept (s. Kap. C 2.2)
3. Rezept Kompressionsstrumpfversorgung, Rezeptvordruck Kassenrezept (Muster 16), Nr. 7 Hilfsmittel ankreuzen, Rezepttext individuell mit Bandagist und Arzt abstimmen.

1.4 Behandlungssystematik beim beidseitigen sekundären Beinlymphödem nach Unterleibskrebsoperation (Abb. D-1.6)

Patient in Rückenlage, Beine auf Keil gelagert, der Therapeut steht rechts vom Patienten.

Zentrale Vorbehandlung mit der MLD

1. Effleurage.
2. Kontaktaufnahme am Hals, z. B. Stehende Kreise in der Supraklavikulargrube, dann „Langer Weg" über den Trapeziusrand zur Supraklavikulargrube und anschließend Schulterkreisen beidseits.
3. Stehende Kreise auf den Nll. axillares beidseits.
4. Bauchbehandlung und Bauchatemgriffe, vorher Testgriffe, Kontraindikationen ausschließen.
5. Stehende Kreise, Drehgriffe und/oder Kieblergriff von der Regio inguinalis und den unteren Rumpfquadranten mit Druckrichtung direkt zu den Nll. axillares beidseits.

Patient in Bauchlage, Lagerung unter Berücksichtigung der anatomischen Gegebenheiten!
6. Stehende Kreise, Drehgriffe und Kieblergriff von den unteren Rumpfquadranten (Glutealregion) und vom Trochanter major femoris beidseits mit Druckrichtung direkt zu den Nll. axillares.

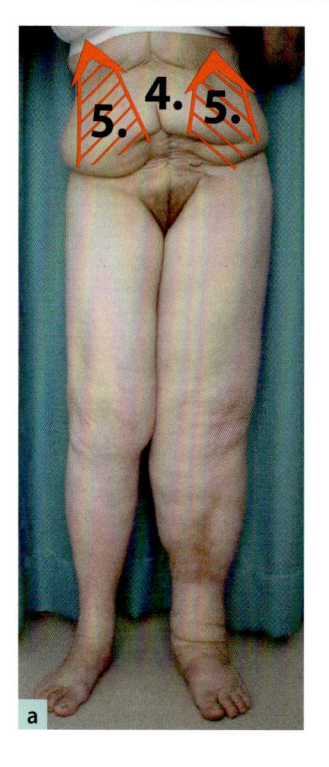

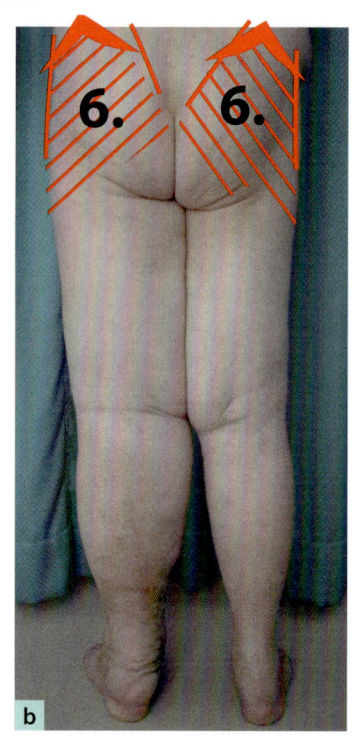

Abb. D-1.6: Sekundäres Lymphödem des Beines und des unteren Rumpfquadranten bds.,
a) ventral,
b) dorsal.
Die Zahlen entsprechen der Nummerierung der MLD-Griffreihenfolge.

7. Stehende Kreise über dem M. quadratus lumborum beidseits in die Tiefe (Cisterna chyli).
8. Stehende Kreise entlang der Lendenwirbelsäule paravertebral beidseits in die Tiefe.

Patient wieder in Rückenlage
9. Nacharbeiten nach Befund, z. B. Stehende Kreise, Drehgriffe und/oder Kieblergriff von der Regio inguinalis und den unteren Rumpfquadranten mit Druckrichtung direkt zu den Nll. axillares beidseits oder „Kurzversion" der Bauchatemgriffe.

Patient in Rückenlage, die Beine sind hochgelagert.
10. Effleurage Beinlymphödem, lateral herunter, medial hoch.
11. Stehende Kreise, Pumpen, Pumpen-Weiterschieben, vom lateralen Oberschenkelterritorium zu den Nll. axillares der betroffenen Seite.
12. Stehende Kreise am Oberschenkel, erst proximal, dann distal von medial bis ins laterale Oberschenkelterritorium.
13. Pumpgriffe, Pumpen-Weiterschieben und/oder Drehgriffe vom lateralen Oberschenkelterritorium zu den Nll. axillares der betroffenen Seite.
14. Bei aufgestelltem Bein: Stehende Kreise, von medial nach lateral über die dorsale Seite des Oberschenkels, erst proximal, dann distal bis ins laterale Oberschenkelterritorium.
15. Knie, Unterschenkel und Fuß werden nach Griffreihenfolge normal behandelt.
16. Nacharbeiten: Pumpen, Pumpen-Weiterschieben, Drehgriffe vom Bein in Richtung Nll. axillares. Kieblergriff von der Regio inguinalis über die Bauchdecke zu den Nll. axillares der betroffenen Seite und Atemgriffe.

Bei massivem, elephantiastischem Beinlymphödem wird das Bein auch in Bauchlage behandelt (Abb. D-1.5).

Patient in Bauchlage.
17. Stehende Kreise, Pumpen, Pumpen-Weiterschieben, vom lateralen Oberschenkelterritorium zu den Nll. axillares der betroffenen Seite.
18. Stehende Kreise am Oberschenkel, erst proximal, dann distal, von medial nach lateral.
19. Stehende Kreise, Pumpen, Pumpen-Weiterschieben, vom lateralen Oberschenkelterritorium in Richtung Nll. axillares der betroffenen Seite und über das Kreuzbein (Os sacrum) zur kontralateralen Seite Nll. inguinales.
20. Ischias-Anastomose behandeln, dabei mit den Daumen Druck in die Tiefe ausüben, dann nach proximal verschieben.
21. Stehende Kreise in der Kniekehle in Kombination mit Bewegung, d. h. während der Unterschenkel in Flexion und Extension bewegt wird.
22. Unterschenkel mit Pumpgriffen und/oder „Pumpen-Weiterschieben" behandeln.

23. Daumenkreise parallel der Achillessehne in Kombination mit Bewegung, d. h. während der Flexion und der Extension im oberen Sprunggelenk pressen die Daumen die Regio retromalleolaris aus.
24. Ödemverschiebegriff von distal nach proximal fortschreitend, erst am Oberschenkel, dann am Unterschenkel.
25. Knetungen, spitz und/oder großflächig (falls erforderlich), zur Lockerung von Bindegewebsproliferationen.
26. Nacharbeiten, z. B. Pumpgriffe und Pumpen-Weiterschieben über das ganze Bein, von distal nach proximal, dann Drehgriffe, Kieblergriffe oder Stehende Kreise von unteren Rumpfquadranten in ödemfreie, angrenzende Gebiete.
27. Abschlusseffleurage wie Punkt 10.

Kompressionsbandage: Nach der MLD wird ein Lymphologischer Kompressionsverband angelegt (s. Kap. C 2.2).

Hautpflege: Lymphödembedingte Hautveränderungen (Hyperkeratose, Papillomatose etc.) sind mit dem Arzt zu besprechen. Permanente Kompressionsversorgung und/oder Kompressionsbandage können zu Hautreizungen führen, es empfiehlt sich die prophylaktische Hautpflege mit den von Kompressionsstrumpfversorgern angebotenen Mitteln (s. Kap. A 7.5).

Krankheitsselbstmanagement: Mit einem Ödemtagebuch kann der Patient „herausfinden", was ihm und seinem Ödem guttut und was nicht. Entsprechend der Erkenntnisse wird gemeinsam mit dem Therapeuten eine mögliche „Ödemvermeidungsstrategie" geklärt und vereinbart.

Selbstbehandlung: MLD-Griffe in der Reihenfolge der Behandlungsgebiete und der Druckrichtung, die vom Therapeuten gezeigt wurde. Nachtkompression, der LKV bleibt in der KPE Phase I über Nacht angelegt, für den Patienten zur persönlichen Anwendung wäre ersatzweise Juzo SoftCompress oder JOBST® Relax geeignet. Für die Phase II empfiehlt sich die Selbstbandage, ggf. über der Kompressionsversorgung, und Atemgymnastik, die vom Patienten täglich selbst durchgeführt werden und helfen, die Ödemsituation so gering wie möglich zu halten.

Ärztliche Verordnung KPE Phase I: möglicher Verordnungstext entsprechend HMR (s. Kap. F):

1. Rezept Physiotherapie, Rezeptvordruck Heilmittelverordnung (Muster 13): Indikationsschlüssel LY 3a; 1. Zeile: 10 x MLD 60 plus LKV bds.; Intervall: 5-6 x/Wo; 2. Zeile: 10 x Übungsbehandlung; Intervall: 5-6/Wo; Diagnose: Bösartige Neubildung der Harnorgane (ICD-10-Code 68.9), Eintrag im Bereich „Medizinische Begründung bei Verordnungen außerhalb des Regelfalles": Langfristiger Heilmittelbedarf bei sek. Beinlymphödem (ICD-10-Code I89.01)
2. Rezept Kompressionsbandagematerial, Rezeptvordruck Kassenrezept (Muster 16), max. drei verschiedene Produkte pro Rezept (s. Kap. C 2.2)
3. Rezept Kompressionsstrumpfversorgung, Rezeptvordruck Kassenrezept (Muster 16) Nr. 7 Hilfsmittel ankreuzen, Rezepttext individuell mit Bandagist und Arzt abstimmen.

> **Merke:** Primäre einseitige und beidseitige Arm- bzw. Beinlymphödeme werden genauso wie sekundäre Extremitätenlymphödeme therapiert. Besonderheit: beim primären Lymphödem dürfen die regionalen Lymphknoten zum Abschluss der MLD mitbehandelt werden.

1.5 Behandlungssystematik beim primären oder sekundären Genitallymphödem

Allgemeine Anmerkungen: Das Genitallymphödem (Abb. D-1.7 und D-1.8) ist eine Komplikation, die die gesamte Lebensqualität des Patienten einschränkt. Unter Umständen sind nicht nur das normale Sexualleben, sondern auch das Wasserlassen nicht mehr regelrecht möglich. Die Hygiene und die Hautpflege stellen zusätzlich eine besondere Herausforderung dar. Rezidivierende Infekte können zur Verschlechterung der Gesamtsituation führen, der Patient ist psychisch belastet und braucht umfassende, auch seelische Betreuung. Wir empfehlen, dass die Behandlung von Frauen von weiblichen Therapeuten und die Behandlung von Männern von männlichen Therapeuten durchgeführt werden. Die geschlechtsspezifischen Probleme können somit als bekannt vorausgesetzt werden. Das Unterrichten des Krankheitsselbstmanagements fordert die ganze Empathie, Kreativität und die Kompetenz des Therapeuten.

Das Genitallymphödem wird immer nach der allgemeinen Vorbehandlung vor dem Extremitätenlymphödem behandelt. Es hat sozusagen Priorität!

Patient in Rückenlage, die Beine sind auf Keil gelagert, der Therapeut steht rechts vom Patienten.

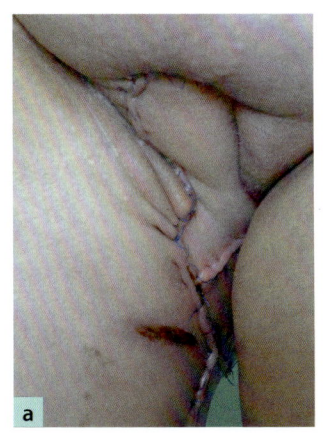

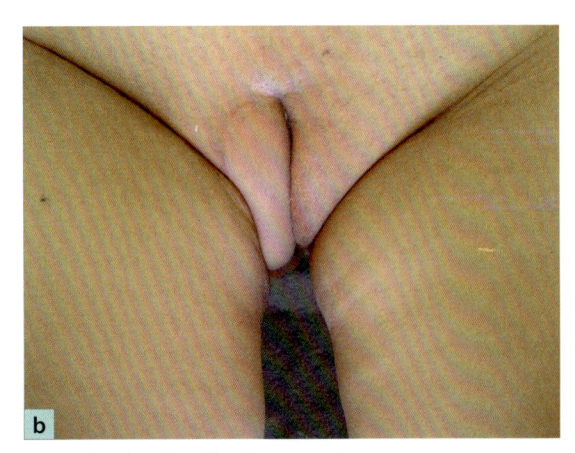

Abb. D-1.7 Labien- und Mons-pubis-Lymphödem bei der Frau
a) vor KPE,
b) Ödem nach KPE.

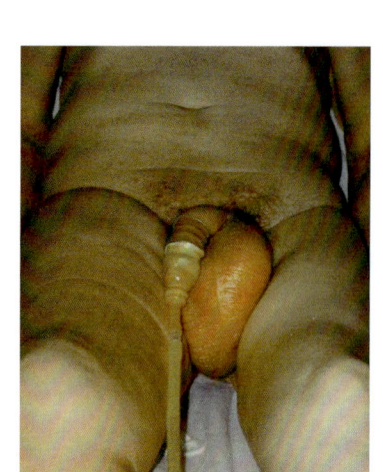

D Ödemkrankheitsbilder – Behandlungssystematiken und Komplikationen

Abb. D-1.8: Sekundäres Bein- und Genitallymphödem beim Mann.

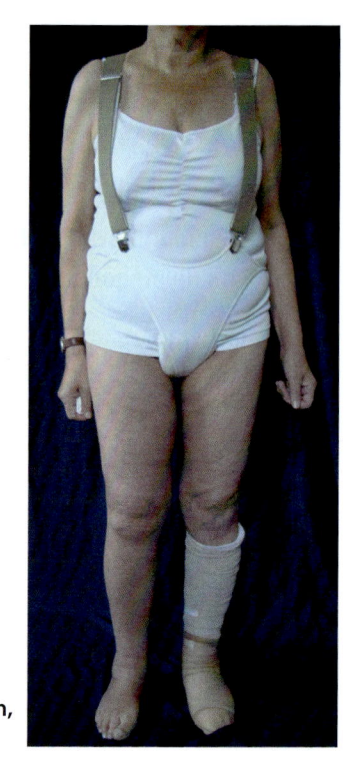

Abb. D-1.9: Hosenträgerkompression, dickes Polster in der Unterhose.

Zentrale Vorbehandlung mit der MLD beim Beinlymphödem beidseits, mit Penis- und Skrotumödem beim Mann bzw. Mons-pubis- und Labienödem bei der Frau

1. Effleurage.
2. Kontaktaufnahme am Hals, z. B. Stehende Kreise in der Supraklavikulargrube, dann „Langer Weg" über den Trapeziusrand zur Supraklavikulargrube und anschließend Schulterkreisen beidseits.
3. Stehende Kreise auf den Nll. axillares beidseits.
4. Bauchbehandlung und Bauchatemgriffe, vorher Testgriffe, Kontraindikationen ausschließen.
5. Stehende Kreise, Drehgriffe und/oder Kieblergriff von der Regio inguinalis und den unteren Rumpfquadranten mit Druckrichtung direkt zu den Nll. axillares beidseits.

Bauchlage, Lagerung unter Berücksichtigung der anatomischen Gegebenheiten!

6. Stehende Kreise, Drehgriffe und Kieblergriff von den unteren Rumpfquadranten (Glutealregion) und vom Trochanter major femoris beidseits mit Druckrichtung direkt zu den Nll. axillares.
7. Stehende Kreise über dem M. quadratus lumborum beidseits in die Tiefe (Cisterna chyli).
8. Stehende Kreise entlang der Lendenwirbelsäule paravertebral beidseits in die Tiefe.

D Ödemkrankheitsbilder – Behandlungssystematiken und Komplikationen

Patient wieder in Rückenlage, die Beine sind hochgelagert.
9. Nacharbeiten nach Befund, z. B. Stehende Kreise, Drehgriffe und/oder Kieblergriff von der Regio inguinalis und den unteren Rumpfquadranten mit Druckrichtung direkt zu den Nll. axillares beidseits oder/und „Kurzversion" der Bauchatemgriffe.

Der Therapeut trägt bei der Genitalbehandlung immer Gummihandschuhe!
10. a) Stehende Kreise und Kieblergriff vom Os pubis, dann von der Peniswurzel in Richtung Axilla.
    b) Stehende Kreise und Kieblergriff vom Mons pubis und der Regio inguinalis in Richtung Axilla.
11. Ist der Lymphabfluss sichergestellt,
    a) wird der Penis mit Stehenden Kreisen behandelt, eine Hand dient als „Widerlager" und stützt den Penis, während die andere Hand die Stehenden Kreise ausführt. Druckrichtung Os pubis und von dort Richtung Axilla wegarbeiten.
    b) stellt die Patientin das Bein auf der Seite auf, auf der das Labienödem zuerst behandelt werden soll. Eine Hand der Therapeutin stützt das aufgestellte Bein, während die andere Hand die Labien mit Stehenden Kreisen behandelt. Zuerst Druckrichtung Mons pubis, von dort in Richtung Axilla, dann Stehende Kreise mit Druck in Richtung Sitzbein und Damm (perineum), von dort dorsal über die Glutäen in Richtung Axilla wegarbeiten. Die Labien auf der anderen Seite werden entsprechend behandelt.
12. Skrotumbehandlung: Der Patient stellt das Bein auf der Seite auf, auf der das Skrotum zuerst behandelt werden soll. Stehende Kreise vom Skrotum in Richtung Sitzbein und Damm, von dort dorsal über die Glutäen in Richtung Axilla wegarbeiten. So wird diese Seite des Skrotums ganz mit Stehenden Kreisen mit einer Hand behandelt, während die andere Hand das weiche Gewebe stützt und als Widerlager dient.
13. Die andere Seite des Skrotums wird in derselben Weise wie bei Punkt 12 behandelt.
14. Nacharbeiten nach Befund, z. B. Stehende Kreise, Drehgriffe und/oder Kieblergriff von der Regio inguinalis und den unteren Rumpfquadranten mit Druckrichtung direkt zu den Nll. axillares beidseits oder/und „Kurzversion" der Bauchatemgriffe.

Kompressionsbandage: Nach der MLD wird ein Lymphologischer Kompressionsverband angelegt (s. Kap. C 3.3)
Hautpflege: Mit den vom Arzt verordneten Mitteln (s. Kap. A 7.5 und C 3.3).
Krankheitsselbstmanagement: Mit einem Ödemtagebuch kann der Patient „herausfinden", was ihm und seinem Ödem guttut und was nicht. Entsprechend der Erkenntnisse wird gemeinsam mit dem Therapeuten eine mögliche „Alltagsstrategie" geklärt und vereinbart.
Selbstbehandlung: Die erlernten MLD-Griffe, die Bandage des Genitales beim Mann (s. Kap. C 3.3), das Tragen einer speziellen Unterhose mit Hosenträgern (a) ohne Polsterung, (b) mit Polsterung (Abb. D-1.9) und die Atemgymnastik sollen vom Patienten täglich selbst durchgeführt werden und dabei helfen, der Reödematisierung entgegenzuwirken.

Ärztliche Verordnung KPE Phase I: Möglicher Verordnungstext entsprechend HMR (s. Kap. F):

1. Rezept Physiotherapie, Rezeptvordruck Heilmittelverordnung (Muster 13): Indikationsschlüssel LY 3a; 1. Zeile: 10 x MLD 60 plus LKV; Intervall: 5-6 x/Wo.; 2. Zeile: 10 x Übungsbehandlung; Intervall: 5-6/Wo.; Diagnose: Bösartige Neubildung der männlichen Genitalorgane, nicht näher bezeichnet (ICD-10-Code 63.9), Eintrag im Bereich „Medizinische Begründung bei Verordnungen außerhalb des Regelfalles": Langfristiger Heilmittelbedarf bei sek. Genitallymphödem (ICD-10-Code I89.04).
2. Rezept Kompressionsbandagematerial, Rezeptvordruck Kassenrezept (Muster 16), max. drei versch. Produkte pro Rezept (s. Kap. C 2.2 u. C 3.3)
3. Rezept Kompressionsstrumpfversorgung, Rezeptvordruck Kassenrezept (Muster 16) Nr. 7 Hilfsmittel ankreuzen; Rezepttext individuell mit Bandagist und Arzt abstimmen.

1.6 Behandlungssystematik beim sekundären Lymphödem im Kopf-Halsbereich nach Neckdissektion (Abb. D-1.10)

Allgemeine Anmerkungen: Die Lagerung muss der individuellen Situation des Patienten angepasst werden. Der Patient mit ausgeprägtem Kopf- bzw. Halslymphödem mit

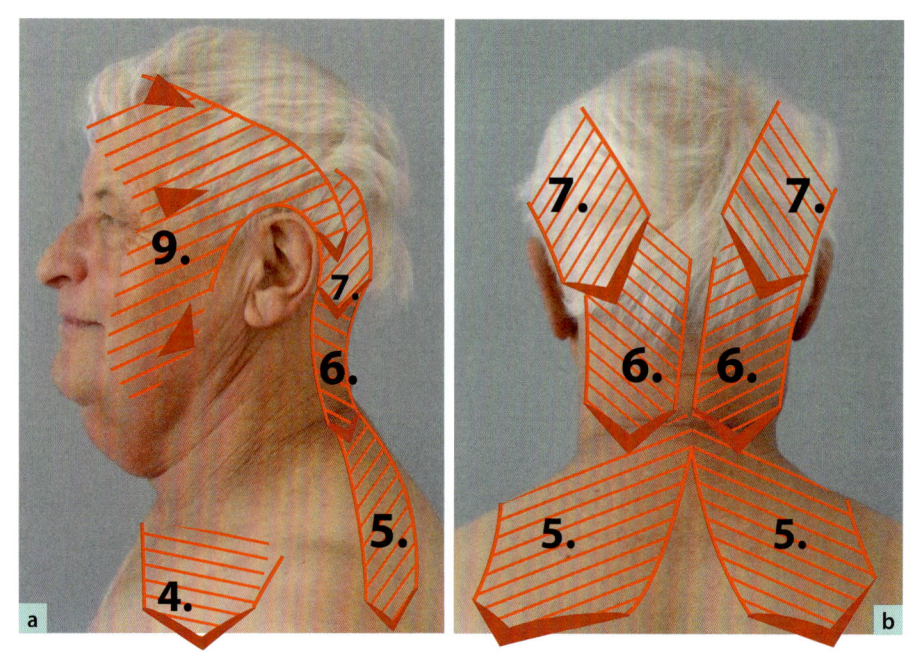

Abb. D-1.10: Sekundäres Kopf- und Hals-Lymphödem
a) von der Seite, b) dorsal.
Die Zahlen entsprechen der Nummerierung der MLD-Griffreihenfolge.

eventueller Beteiligung des Mund-Rachenraumes wird eher in einer sitzenden Haltung zu therapieren sein, während derjenige Patient ohne Atem- oder Schluckbeschwerden durchaus im Liegen mit leicht erhöhtem Kopfteil behandelt werden kann. Aufgrund des Eingangsbefundes gehen wir davon aus, dass die zervikalen Lymphknotenstationen insuffizient sind. Sollten sich während der MLD-Behandlung Abflussbereiche (z. B. supraklavikular) zeigen, kann die Behandlungssystematik modifiziert werden.

Der Therapeut steht rechts oder links vom Patienten.

Zentrale Vorbehandlung mit der MLD
1. Effleurage vom Sternum zum Akromion.
2. Schulterkreisen beidseits (Angiomotorikanregung aller noch intakten Lymphgefäße, peri- und subklavikular).
3. Stehende Kreise auf den Nll. axillares beidseits.
4. Stehende Kreise und Kieblergriff von der Klavikula beidseits in Richtung Axilla.

Patient in Seitenlage oder in sitzender Position.
5. Stehende Kreise und Kieblergriff vom Trapeziusrand in Richtung Axilla.
6. Stehende Kreise am Nacken kaudal beginnen und nach kranial fortschreitend, Druck immer in Richtung Nll. axillares.
7. Stehende Kreise am Hinterkopf beginnen bis Os temporalis, Druckrichtung immer Nll. axillares.
8. Wiederholt nacharbeiten und sicherstellen, dass die lymphpflichtige Last zur Axilla abfließen kann.
9. Stehende Kreise von der Schläfen-, Nasen-, Wangen-Region in Richtung Kopfhörerwasserscheide, von dort über den Hinterkopf und den Nacken in Richtung Axilla wegarbeiten.
10. Hautlockerungsgriffe mit leichten Fingerknetungen auf den Bindegewebeproliferationen im Bereich der Wange.
11. Nacharbeiten und sicherstellen, dass die lymphpflichtige Last zur Axilla abfließen kann.

Patient dreht sich auf die andere Seite.
12. Auf der anderen Seite die Griffe 5–11 wiederholen.

Patient in Rückenlage.
13. Mundinnendrainage (s. Kap. B 2.10)

Kompressionsbandage: Nach der MLD wird ein Lymphologischer Kompressionsverband angelegt (s. Kap. C 3.1)
Hautpflege: Mit den vom Arzt verordneten Mitteln (s. Kap. A 7.5).

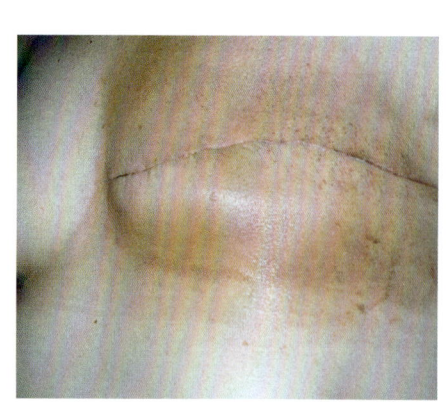

D Ödemkrankheitsbilder – Behandlungssystematiken und Komplikationen

Abb. D-1.11: Akutes Radioderm der Brustwand, Zustand nach Ablatio mammae.

Krankheitsselbstmanagement: Über das Ödemtagebuch soll der Patient „herausfinden", was ihm und seinem Ödem guttut und was nicht.

Selbstbehandlung: MLD-Selbstbehandlung der Nll. axillaris, Schulterkreisen, Streichungen von Nacken und Hinterkopf in Richtung Rücken und vom Gesicht in Richtung Brust und Axilla. Täglich mehrfach zuckerfreien Kaugummi kauen, nach dem Essen intensive Mundhygiene mit Mundspülungen, Gesichtsgymnastik, z. B. vor dem Spiegel Grimassen schneiden.

Ärztliche Verordnung KPE Phase I: Möglicher Verordnungstext entsprechend HMR (s. Kap. F):
1. Rezept Physiotherapie, Rezeptvordruck Heilmittelverordnung (Muster 13): Indikationsschlüssel Ly3a; 1.Zeile 10 x MLD 45 plus LKV; Intervall 5-6x/Wo.; 2. Zeile: 10 x Übungsbehandlung; Intervall 5-6 x/Wo.; Diagnose: Bösartige Neubildung des Oropharynx (ICD-10-Code 10.9), Eintrag im Bereich „Medizinische Begründung bei Verordnungen außerhalb des Regelfalles": Langfristiger Heilmittelbedarf bei sek. Kopf-Hals-Lymphödem (ICD-10-Code I89.04).
2. Rezept Kompressionsbandagematerial, Rezeptvordruck Kassenrezept (Muster 16), max. drei verschiedene Produkte pro Rezept (s. Kap. C 3.1)
3. Rezept Kompressions-Kopf-Gesichts-Versorgung, Rezeptvordruck Kassenrezept (Muster 16), Nr. 7 Hilfsmittel ankreuzen, Rezepttext individuell mit Bandagist und Arzt abstimmen.

1.7 Sekundäres Lymphödem: Strahlenschäden und Therapie

Allgemeine Anmerkungen: Die Bestrahlung in Folge einer Krebsoperation hat das Ziel, verbliebene Krebszellen/-strukturen zu zerstören und/oder deren Wachstum zu verlangsamen. Die Schädigung bleibt nicht auf die Krebszellen beschränkt, sondern alle um sie herumliegenden Gewebestrukturen werden mehr oder weniger beschädigt! Das Bindegewebe, aber auch neurale Strukturen, schrumpfen und vernarben, das hat einen Elastizitätsverlust und eine mehr oder weniger starke Verhärtung (Brüchigkeit) des Ge-

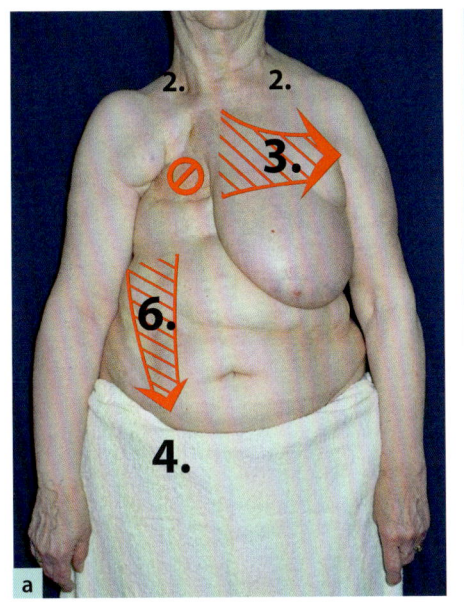

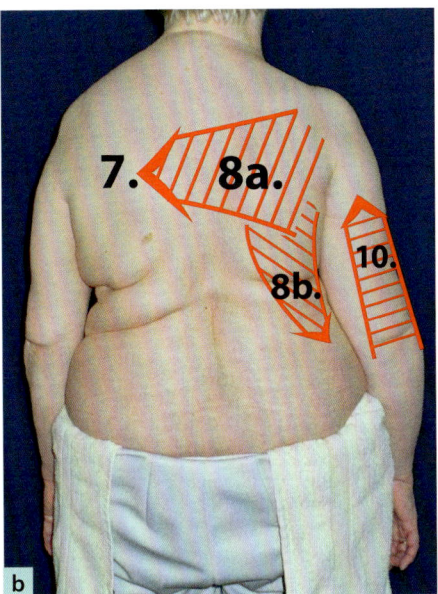

D Ödemkrankheitsbilder – Behandlungssystematiken und Komplikationen

Abb. D-1.12: Patientin mit massiver, nicht verschiebbarer radiogener Fibrose, a) ventral, b) dorsal.
Die Zahlen entsprechen der Nummerierung der MLD-Griffreihenfolge.

webes zur Folge. Ob MLD-Behandlung oder Übungsbehandlung, diese Situation muss sorgfältig bei allen physiotherapeutischen Maßnahmen berücksichtigt werden, um irreversible Schädigungen zu vermeiden.

Strahlendermatitis: Bei akuter Strahlendermatitis (Abb. D-1.11) dürfen die betroffenen Hautareale während der Therapie des Lymphödems keinen mechanischen Zug- oder Dehnreizen ausgesetzt werden. Nach Beendigung der Strahlentherapie und dem Abklingen der akuten Symptome kann der Bestrahlungsbereich normal in die MLD-Behandlung integriert werden.

Radiogene Fibrose

a) Radiogene Fibrose, nicht verschiebbar (Abb. D-1.12 und D-1.13), darf nicht gelockert oder durch spezielle Lymphdrainagegriffe „weich" gemacht werden, einzige Maßnahme ist mit MLD das Gewebe um sie herum möglichst ödemfrei zu halten. Hier wird der Patient angeleitet diese „Entlastung der Fibrose" zweimal täglich für zehn Minuten selbstständig durchzuführen.

b) Radiogene Fibrose, verschiebbar, kann der MLD-Therapeut in Zusammenarbeit mit dem Patienten „lockern". Der Patienten wird zur Selbstbehandlung angeleitet. Die Wirksamkeit der zweimal täglich über zehn Minuten durchgeführten Selbstbehandlung kann der Therapeut an der Verschieblichkeit und an der Lockerung der Fibrose feststellen.

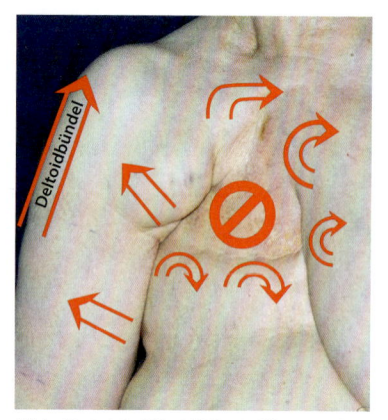

Abb. D-1.13: Mit MLD-Griffen nicht in die Fibrose hineinarbeiten, sondern umgehen und wegarbeiten.

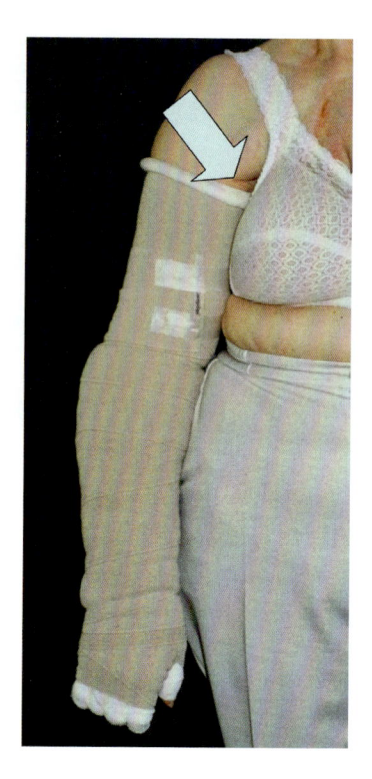

Abb. D-1.14: Bandagierung nicht direkt bis zur Fibrose, um die freie interstitielle Flüssigkeit nicht in die Fibrose hineinzuquetschen.

MLD-Technik der Fibroselockerung: Stehende Kreise vom Rand her, ringsherum, Druckrichtung immer weg von der Fibrose. Die Druckintensität und die Verschiebung von Gewebe mit dem Stehenden Kreis muss dem Grad der Schädigung (Härte) des Gewebes angepasst werden. MLD- und bandagespezifisch ist zu beachten, dass die radiogene Fibrose immer eine Abflussbarriere darstellt.

Bei abdominalen Strahlenschäden ist in Rücksprache mit dem Arzt zu prüfen, ob eine MLD in diesem Bereich indiziert ist. Bestrahlungsfolgen wie Strahlenzystitis oder Strahlenkolitis können beim Patienten zu anfallsartigen Durchfällen führen und stellen eine absolute Kontraindikation für aggressive, tiefeingreifende Griffe der MLD-Bauchbehandlung dar.

> **Merke:** Der Patient soll seine radiogene Schädigung und sein Lymphödem selbst beurteilen lernen und einfache therapeutische Maßnahmen im Sinne einer Selbstbehandlung vornehmen können, um die Behandlungsintervalle in der Praxis möglichst weit zu strecken.

1.8 Chronische venöse Insuffizienz (CVI): Mögliche Ödeme und ihre Behandlungssystematik

Allgemeine Anmerkungen: Die Venenschwäche ist eine Zivilisationserkrankung, sie wird wesentlich begünstigt durch allgemeinen Bewegungsmangel und Übergewicht (s. Kap. A 6.2.3).
Absolute Kontraindikation: Akute Venenkrankheiten dürfen nicht mit der MLD behandelt werden!

CVI Stadium I
Phlebödem aufgrund einer phlebo-lymphodynamischen Insuffizienz.
Prophylaktische Maßnahmen: Bewegung, im Sitzen Sprunggelenkpumpe betätigen, Beine immer wieder tagsüber hochlegen, das Bett am Fußende um 10 cm erhöhen, keine enge, abschnürende Kleidung tragen, Kneippsche Anwendungen wie kalte Güsse, Taulaufen, Wassertreten, adstringierende Bäder (Eichenrinde, Rosskastanie etc.), keine MLD erforderlich. Situativ sind Kompressionsstrümpfe zu tragen.

CVI Stadium II
Zur massiv erhöhten lymphatischen Last der dynamischen Insuffizienz tritt jetzt eine organisch mechanische Insuffizienz des Lymphgefäßsystems hinzu, d. h. es entsteht eine kombinierte Lymphgefäßinsuffizienz. Das Ödem verschwindet jetzt nicht mehr über Nacht, sondern bleibt. Das Stemmer'sche Zeichen ist meist positiv. Es besteht eine phlebo-lymphostatische Insuffizienz, d. h. ein phlebolymphostatisches Ödem.
Therapie bzw. prophylaktische Maßnahmen: wie Stadium I plus KPE.
KPE Phase I der Entödematisierung: Ziel ist die Kompressionsstrumpfversorgung (Lieferung des Kompressionsstrumpfes dauert nach Anmessung ca. eine Woche). Wird der Kompressionsstrumpf konsequent getragen, erübrigt sich meist die KPE bis zur nächsten Kompressionsstrumpfanmessung!
KPE Phase II der Konservierung und Optimierung: Entsprechend der Reödematisierungstendenz wird das Behandlungsintervall in Abstimmung mit dem Arzt festgelegt.

CVI Stadium III
Klinisches Bild wie Stadium I–II mit zusätzlich noch bestehendem oder abgeheiltem Ulcus cruris venosum. Wenn das Ulcus cruris venosum riecht, liegt eine Infektion vor, und es muss mit dem Arzt umgehend eine medikamentöse Therapie besprochen werden.
Therapie: KPE, Prophylaxe wie in Stadium I und II. Achtung Bagatellverletzungen im Ödembereich vermeiden!

1.8.1 Die KPE bei phlebo-lymphostatischem Ödem: CVI-Stadium II

Patient in Rückenlage, die Beine sind auf Keil hochgelagert, der Therapeut steht rechts vom Patienten.

Zentrale Vorbehandlung mit der MLD
1. Effleurage.
2. Kontaktaufnahme am Hals, z. B. Stehende Kreise in der Supraklavikulargrube, dann „Langer Weg" über den Trapeziusrand zur Supraklavikulargrube und anschließend Schulterkreisen beidseits.
3. Bauchbehandlung und Bauchatemgriffe, vorher Testgriffe, Kontraindikationen ausschließen.
4. Normale Griffreihenfolge am Bein (s. Kap. B 2.5).
5. Ödemverschiebegriffe Unterschenkel und Oberschenkel von distal nach proximal fortschreitend.
6. Nacharbeiten nach Befund, z. B. Pumpgriffe wechselweise, Pumpen-Weiterschieben, Stehende Kreise.

Sind beide Beine betroffen, werden die Nll. axillares mit vorbehandelt und das Beinödem sowohl in Richtung Nll. inguinales als auch in Richtung Nll. axillares abdrainiert.

Kompressionsbandage: Die Beinbandage wird entsprechend der Bandagetechnik gewickelt (s. Kap. C 2.2). Ist das Ödem teigig weich, so benutzen wir zur Polsterung Artiflex®-Wattebinden. Ist das Ödem fest und sind Bindegewebeproliferationen zu tasten, so polstern wir mit einer 5 mm dicken Schaumgummibinde (Comprifoam®) und umwickeln hälftig überlappend das Bein. Für die nun folgende Bandage verwenden wir textilelastische Kurzzugbinden.

Hautpflege: Mit den vom Arzt verordneten Mitteln.

Selbstbehandlung: Bauchatmung gegen Wiederstand, immer wenn tagsüber Zeit ist. Fuß- und Sprunggelenk- und Wadenmuskelpumpe beim Sitzen und Stehen (auf der Stelle laufen). Wann immer möglich Beine hochlagern, das Bett am Fußende um ca. 10 cm hochstellen. Nachtkompression z. B. mit Juzo SoftCompress oder JOBST® Relax.

Bewegungstherapie: Die Bewegungstherapie wird aufgrund der individuellen Befundung durchgeführt mit dem Ziel, die Entödematisierung so effektiv wie möglich zu machen.

Ärztl. Verordnung KPE Phase I: möglicher Verordnungstext entsprechend HMR (s. Kap. F):
1. Rezept Physiotherapie, Rezeptvordruck Heilmittelverordnung (Muster 13): Indikationsschlüssel LY 2a; 1. Zeile: 10 x MLD 60 plus LKV; Intervall: 5-6x/Wo.; 2. Zeile: 10 x Übungsbehandlung; Intervall: 5-6/Wo.; Diagnose: Phlebostatisches Ödem Stad. II, Beinlymphödem (ICD-10-Code I89.01), Eintrag im Bereich „Medizinische Begründung bei Verordnungen außerhalb des Regelfalles": Langfristiger Heilmittelbedarf
2. Rezept Kompressionsbandagematerial, Rezeptvordruck Kassenrezept (Muster 16), max. drei verschiedene Produkte pro Rezept (s. Kap. C 2.2)
3. Rezept Kompressionsstrumpfversorgung, Rezeptvordruck Kassenrezept (Muster 16), Nr. 7 Hilfsmittel ankreuzen; Rezepttext individuell mit Bandagist und Arzt abstimmen.

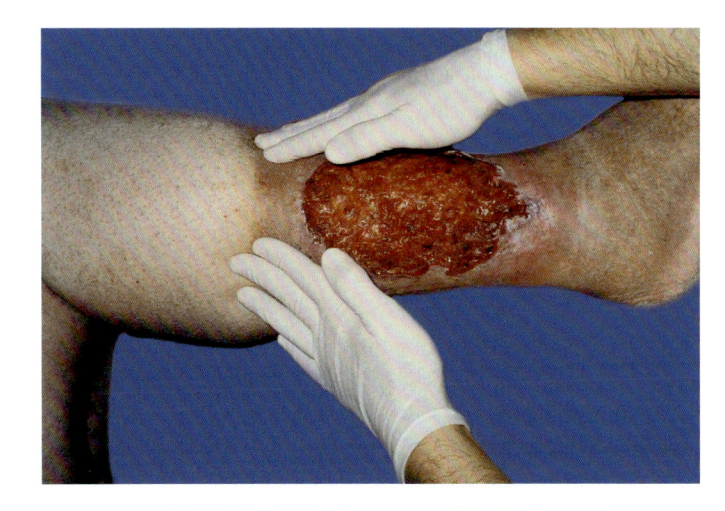

Abb. D-1.15: Behandlung eines Ulcus cruris venosum mittels MLD.

> **Merke:** Das phlebo-lymphostatische Ödem ist die Folge der kombinierten Insuffizienz des Lymphgefäßsystems. Ob nach der entödematisierenden Phase der Therapie die alleinige Kompressionsversorgung ausreicht, um das Ödem zu beherrschen oder ob zusätzlich eine Manuelle Lymphdrainage erforderlich ist, zeigt uns die Reödematisierungstendenz der Extremität.

1.8.2 Die KPE bei Phlebolymphostatischem Ödem und bestehendem Ulcus cruris venosum: CVI-Stadium III

Manuelle Lymphdrainage

Kontaktaufnahme am Hals, dann Bauch- und Bauchatemgriffe und Beinbehandlung. Die distal des Ulkus liegenden ödematösen Gewebebereiche werden um das Ulkus herum in Richtung Nll. inguinales drainiert. Sind beide Beine betroffen, werden die axillären Lymphknoten vorbehandelt und das Beinödem wird zusätzlich zu den Nll. inguinales in Richtung Axilla drainiert. Unter Berücksichtigung einer eventuell vorliegenden Varikose werden die vorliegenden Bindegewebeproliferationen mit Lockerungsgriffen behandelt. Ödemgriffe und weiche Knetungen werden zum Abschluss der Behandlung durchgeführt. Die Behandlung des Ulcus cruris venosum erfolgt mittels Stehender Kreise um das Ulkus herum. Die Druckrichtung ist sternförmig weg vom Ulkusrand. Der Ulkusrand selbst wird intensiv mit Stehenden Kreisen gelockert und entödematisiert.

Kompressionsbandage: Sie erfolgt wie beim Stadium II. Es ist wichtig, dass das mit Wundabdeckung versorgte Ulcus cruris venosum mit komprimiert wird.

1.9 Lipödem-Syndrom (s. Kap. A 6.1)

Therapieplanung

Die KPE Phase I dauert ca. zwei Wochen. Die Patientin wird täglich einmal behandelt, und die Bandage bleibt von einer bis zur nächsten Behandlung angelegt. Während für den Abtransport der freien interstitiellen Flüssigkeit die MLD angewendet wird, werden für die Beeinflussung des Fettes, sobald die Druckschmerzhaftigkeit dies zulässt, klassische Massagegriffe wie das Kneten oder die Hohlhandklatschung angewendet. Eine zonale, starke Hyperämie scheint von positiver Wirkung zu sein!

Die erfolgreiche Beseitigung der freien interstitiellen Flüssigkeit ist mit dem „Schwabbeltest" vor und nach der MLD zu zeigen. Der Therapeut klopft auf die Extremität und beobachtet, wie sich eine Wellenbewegung fortsetzt, ähnlich der Wellenbewegung, die entsteht, wenn man einen Stein ins Wasser wirft. Je weniger Flüssigkeit im Gewebe ist, desto geringer ist die Wellenbewegung. Die Patientin bekommt die Hausaufgabe, ihre Fettschürze am Bauch und die Fettpolster über den Hüften mit dem Pannikulose-Kneif-Griff (*Vodder*) morgens und abends zehn Minuten lang zu behandeln. Als Ergebnis ist eine deutlich schmalere Unterhautfettschicht mit dem Hautfaltentest nachweisbar.

Die mit Schaumgummipolsterung kombinierte Kompressionsbandage wird mit großem Druck durchgeführt. Mit der Bandage wird die Patientin angehalten, ihrem Trainingsstand entsprechend, eine Gehstrecke von bis zu acht Kilometern pro Tag zurückzulegen. Für die persönliche Überprüfung erhält die Patientin einen Schrittzähler. Nach etwa zwei Wochen wird von einem erfahrenen Orthopädietechniker eine flachgestrickte Kompressionsstrumpfhose nach Maß angemessen, sodass direkt am Ende der ersten KPE-Phase eine Kompressionsstrumpfhose zur Verfügung steht (s. Kap. C 4).

Dann folgt die KPE Phase II. Die KPE wird für ca. anderthalb Jahre einmal wöchentlich, u.U. länger durchgeführt! Die Kompressionsstrumpfhose muss tagsüber immer getragen werden.

Zentrale Vorbehandlung mit der MLD

Patientin in Rückenlage, die Beine auf Keil lagern, der Therapeut steht rechts von der Patientin.
1. Effleurage.
2. Kontaktaufnahme am Hals
3. Bauchbehandlung und Bauchatemgriffe
4. Normale Griffreihenfolge Bein (s. Kap. B 2.5). Da beide Beine betroffen sind, werden die Nll. axillares mit vorbehandelt und das Beinödem sowohl in Richtung Nll. inguinales als auch in Richtung Nll. axillares abdrainiert.
5. Ödemverschiebegriffe Unterschenkel und Oberschenkel von distal nach proximal fortschreitend.
6. Nacharbeiten nach Befund

D Ödemkrankheitsbilder – Behandlungssystematiken und Komplikationen

Patientin in Bauchlage.
7. Lendenbehandlung, anschließend Knetungen und Hohlhandklatschungen.

Patientin wieder in Rückenlage.
8. Nacharbeiten nach Befund, z. B. Stehende Kreise, Drehgriffe und/oder Kieblergriff von der Regio inguinalis und den unteren Rumpfquadranten mit Druckrichtung direkt zu den Nll. axillares beidseits oder „Kurzversion" der Bauchatemgriffe.

Kompressionsbandage: Das weiche, schaumige Gewebe ist kontrolliert zu komprimieren; es muss vermieden werden, dass die Binden aufrollen und ins Ödem einschnüren. Um das Aufrollen der Binde zu vermeiden, kann der Therapeut die Bandage über eine alte Kompressionsstrumpfhose der Patientin wickeln. Um das Fett mit möglichst hohen Drücken zu komprimieren, kann das ganze Bein mit einer zugeschnittenen, drei Zentimeter dicken Schaumgummiplatte gepolstert werden. Die Beinbandage wird entsprechend der Bandagetechnik gewickelt (s. Kap. C 2.2).

Hautpflege: Mit den vom Arzt verordneten Mitteln.

Bewegungstherapie: In der Kompression Sport treiben, Rad fahren, spazieren gehen, laufen etc.

Selbstbehandlung: MLD-Griffe in der Reihenfolge der Behandlungsgebiete und der Druckrichtung, die vom Therapeuten gezeigt wurden. Nachtkompression, der LKV bleibt in der KPE Phase I über Nacht dran. Für die Phase II empfiehlt sich die Selbstbandage, ggf. über der Kompressionsversorgung, und Atemgymnastik, die vom Patienten täglich selbst durchgeführt wird. Dies hilft, die Ödemsituation so gering wie möglich zu halten.

Ärztliche Verordnung KPE Phase I: möglicher Verordnungstext entsprechend HMR (s. Kap. F):

1. Rezept Physiotherapie, Rezeptvordruck Heilimittelverordnung (Muster 13): Indikationsschlüssel LY 2a; 1. Zeile: 6 x MLD 60 plus LKV; Intervall: 5-6 x/Wo.; 2. Zeile: 6 x Übungsbehandlung; Intervall: 5-6/Wo.; Diagnose: Lipolymphödem der Beine Stad. II (ICD-10-Code I89.01), Eintrag im Bereich „Medizinische Begründung bei Verordnungen außerhalb des Regelfalles": Langfristiger Heilmittelbedarf (ICD-10-Codes E88.21 + I89.01)
2. Rezept Kompressionsbandagematerial, Rezeptvordruck Kassenrezept (Muster 16), max. drei verschiedene Produkte pro Rezept (s. Kap. C 2.2)
3. Rezept Kompressionsstrumpfversorgung, Rezeptvordruck Kassenrezept (Muster 16), Nr. 7 Hilfsmittel ankreuzen; Rezepttext individuell mit Bandagist und Arzt abstimmen.

1.10 Das posttraumatische/postoperative Ödem (passager) (S. Kap. A 5.4.5)

Die Wirkungen der MLD bei der Behandlung des akuten Lymphödems sind:
- Mit der MLD reduzieren wir das Ödem (Lymphzeitvolumen wird erhöht), damit wird der erhöhte Gewebedruck verringert, was wiederum Druckentlastung bedeutet. Die Folge ist weniger Schmerz!

D Ödemkrankheitsbilder – Behandlungssystematiken und Komplikationen

Die Phasen der Wundheilung und der KPT

Intensiv KPT: MLD, Kompression, MT, KG, 5x p/Wo
Situativ n. Befund: KG, MT, PNF, MLD (, Kompression), 2-3x p/Wo
Trainingstherapie

Entzündung
Proliferationsphase
Remodellierung/Maturation

Erste Hilfe (PECH)

1   5   10   15   20   25 Tage

Modifiziert nach v. Wingerden

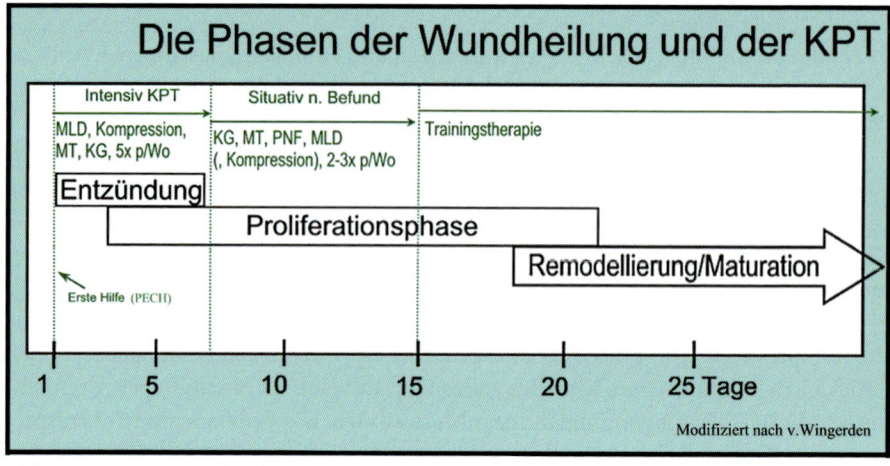

Abb. D-1.16: Unterscheidung verschiedener Phasen der Wundheilung (nach van Wingerden, 1998, modifiziert von H. Pritschow):
(KPT = Komplexe Physikalische Therapie)
a) die Entzündungsphase vom ersten bis ca. siebten Tag posttraumatisch,
b) die Proliferationsphase vom ca. dritten bis ca. 22. Tag posttraumatisch,
c) die Remodellierung/Maturationsphase vom ca. 18. Tag bis zur Wiederherstellung des funktionalen Leistungsniveaus.

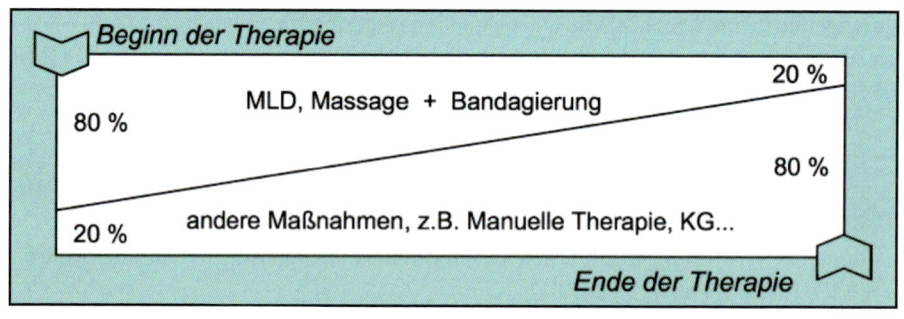

Beginn der Therapie
80 % MLD, Massage + Bandagierung 20 %
20 % andere Maßnahmen, z.B. Manuelle Therapie, KG... 80 %
Ende der Therapie

Abb. D-1.17: KPT physiotherapeutischer Maßnahmen auf der Zeitschiene zu Beginn und zum Ende der Therapie.

- Die Entödematisierung führt zur Normalisierung der Säure-Basen-Situation im Interstitium. Die Folge ist weniger Schmerz!
- Über die Erregung von Mechanorezeptoren durch die MLD kommt es zu einer Hemmung der Schmerzleitung. Die Folgen sind weniger Schmerz und damit eine größere Beweglichkeit!

In der posttraumatischen, akuten Entzündungsphase steht die MLD im Mittelpunkt der Behandlung. Je weiter wir in die Proliferationsphase hineinkommen, d. h. also nach drei

Abb. D-1.18: Patient, zwölf Jahre nach Inversionstrauma mit Hämatom. Massive, knochenharte Bindegewebeproliferation perimalleolar. Beweglichkeit im oberen Sprunggelenk noch ca. 5° Ex. und 5° Flex..

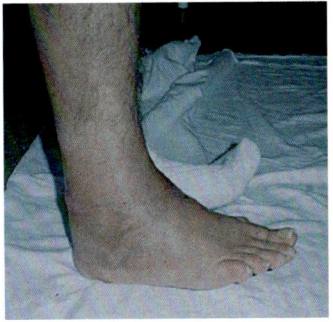

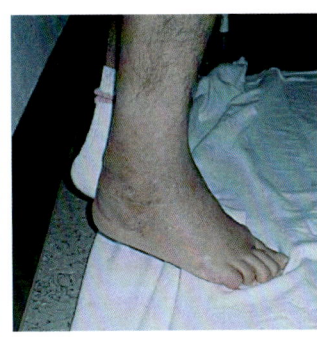

bis fünf Tagen, nimmt der Anteil der MLD in der KPE zugunsten von Manueller Therapie (MT), Gelenkmobilisation, Weichteiltechniken und komplexen Bewegungsabläufen (Propriozeptive Neuromuskuläre Faszilitation (PNF)) immer mehr ab (Abb. D-1.16 und D-1.17.)

1.10.1 Behandlungssystematik beim posttraumatischen/postoperativen Ödem

Die von uns angewandte KPE beim akuten Lymphödem erfolgt nach einem Stufenschema.
Der Therapieplan gliedert sich dabei in drei Phasen:

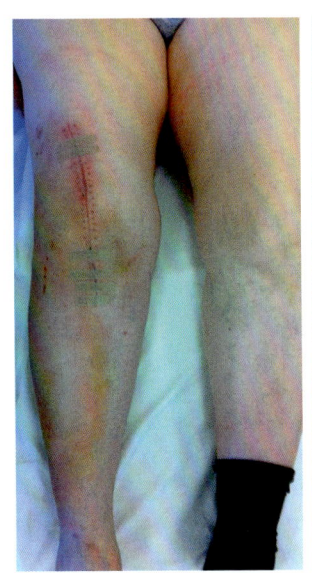

Abb. D-1.19: Ödem nach Knie-TEP.

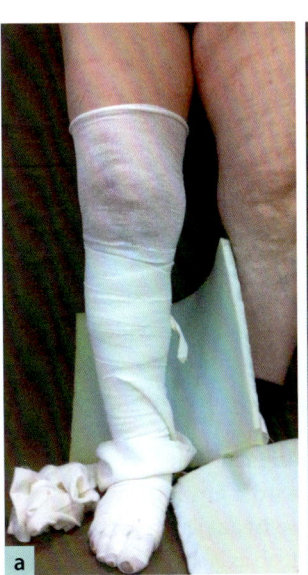

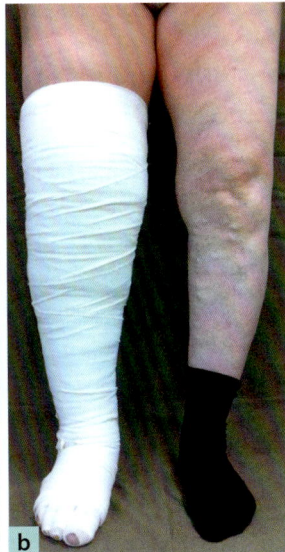

Abb. D-1.20: Postoperatives Ödem nach Knie-TEP;
a) Bandagepolsterung 2 cm Schaumgummi
b) Kompressionsbandage mit ruhiger Polsterung.

1. Entstauung,
2. Funktionelle Therapie,
3. Muskelaufbau.

Alle physiotherapeutischen Maßnahmen haben einem generellen Prinzip zu folgen, sie müssen schmerzfrei sein! Entsprechend der oben beschriebenen Entzündungsphase *(van Wingerden, 1998)* ist es optimal, so früh wie möglich posttraumatisch mit Erste-Hilfe-Maßnahmen im Sinne von Kühlung, Kompression, Pause und Hochlagerung zu beginnen. Damit wird die oft überschießende Reaktion des Körpers (Hämatom, Schwellung) begrenzt. Sobald eine eventuelle Blutung zum Stillstand gekommen ist, kann mit der MLD begonnen werden.

Befindet sich das posttraumatische Ödem an einer Extremität, beginnt die MLD immer bei den nächstgelegenen freien regionalen Lymphknoten. Dann werden die proximalen Extremitätenabschnitte zügig im Sinne einer Lymphangiomotorikanregung behandelt. Sowie der Schmerz es zulässt, nähern wir uns dem traumatisierten Gebiet. Um das Ödem und/oder das Hämatom herum arbeiten wir sternförmig weg, um die Resorptionsfläche zu vergrößern. Zwischendurch wird immer wieder nach proximal weggearbeitet. Im Verlauf dieser Behandlung ist sehr schnell ein Nachlassen der Schmerzhaftigkeit zu beobachten, sodass der Therapeut relativ rasch zum Zentrum des traumatischen Geschehens mit seinen Griffen vordringen kann. Die Kompressionsbandage mit einer 2 cm dicken Schaumgummipolsterung über dem betroffenen Gebiet (Abb. D-1.20) bringt eine achsengerechte Stabilisierung des Knies und ermöglicht schnell einen regelrechten Bewegungsablauf mit Stützen.

Ärztliche Verordnung KPE Phase I: möglicher Verordnungstext entsprechend HMR (s. Kap. F):
1. Rezept Physiotherapie, Rezeptvordruck Heilmittelverordnung (Muster 13): Indikationsschlüssel LY 1a; 1. Zeile: 6 x MLD 30 plus LKV; Intervall: 5-6 x/Wo.; 2. Zeile: 6 x Übungsbehandlung; Intervall: 5-6/Wo.; Diagnose: akutes Lymphödem postoperativ (ICD-10-Code I89.01)
2. Rezept Kompressionsbandagematerial, Rezeptvordruck Kassenrezept (Muster 16), max. drei verschiedene Produkte pro Rezept (s. Kap. C 2.2)

1.10.2 Manuelle Lymphdrainage bei Gelenkverletzungen

Bei der Befundung des betroffenen Gelenkes sollte festgestellt werden, ob es sich um einen intraartikulären Erguss oder ein extraartikuläres Ödem handelt. Wird ein intraartikulärer Erguss vermutet, so ist auf jeden Fall zunächst eine Punktion durch den Arzt erforderlich, um festzustellen, ob es sich um ein Exsudat oder um einen sanguinolenten, also blutigen, Erguss handelt. Dies ist besonders wichtig, da ein sogenannter Hämarthros (blutiger Gelenkerguss) sehr schnell zu irreversiblen Gelenkschäden führen kann (Abb. D-1.21).

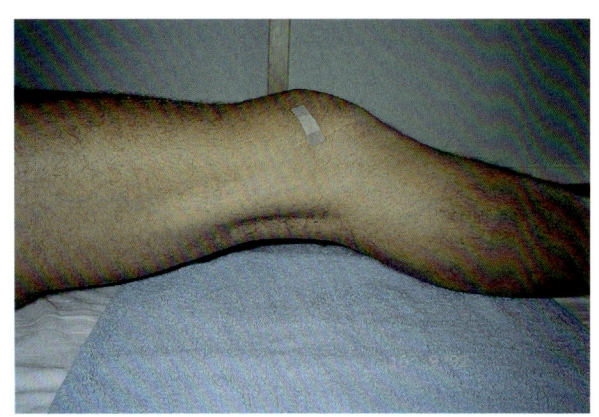

Abb. D-1.21: Knie eines Patienten nach Kreuzbandabriss, Knorpelshaving, Kapselstraffung, drei Arthroskopien und fünf Punktionen wegen eines Gelenkergusses.

KPE bei einem Gelenktrauma: Erste-Hilfe-Maßnahmen (s.o.), dann Manuelle Lymphdrainage bei nächstgelegenen regionären Lymphknoten beginnend kombiniert mit vorsichtiger Traktionsbehandlung zur Schmerzlinderung. Entödematisierung ca. zwei bis drei Tage nach dem Trauma. Sobald der Schmerz es zulässt, Manuelle Therapie, Weichteiltechniken, Muskeldehnung, isometrische Übungen, isotonische Übungen. Wenn eine relative Übungsstabilität vorhanden ist, arbeiten wir mit PNF (Propriozeptive Neuromuskuläre Faszilitation), abschließend wird die Propriozeption, dann die Koordination mit Gehschule und Laufen geübt. Danach wird der Patient der Trainingstherapie zugeführt.

1.10.3 Das posttraumatische Ödem in der Sportphysiotherapie.

Der Sportphysiotherapeut beobachtet meist den Vorgang der Traumatisierung und führt dann sofort Erste-Hilfe-Maßnahmen durch. Das heißt, der Sportler pausiert, im Verletzungsbereich erfolgt eine Kühlung und Kompression, und die Extremität wird hochgelagert. Anschließend sollte der Sportler von einem Arzt untersucht werden, um weitergehende, unter Umständen lebensbedrohliche Schäden wie das Kompartmentsyndrom oder eine Emboliegefahr auszuschließen. Etwa zwei bis drei Stunden nach dem Ereignis wird mit MLD, anschließender Kühlung und Kompression behandelt. Nach der Behandlung ruht der Sportler, lagert die betroffene Extremität hoch und sobald der Schmerz es zulässt, beginnt er mit isometrischen Spannungsübungen in der Bandage. Nach weiteren zwei bis drei Stunden wird die MLD-Behandlung wiederholt, sodass innerhalb eines Tages bis zu vier Behandlungen durchführt werden können. Der Effekt der Behandlung besteht darin, dass eventuelle Hämatome bzw. eiweißreiche Schwellungen schnell beseitigt werden können. Damit werden unnötige sekundäre Gewebeveränderungen vermieden und optimale Voraussetzungen für den Heilungsprozess und für eine baldmöglichste Wiederaufnahme des Trainings ermöglicht.

Verordnungsbeispiel:

1. Rezept Physiotherapie, Rezeptvordruck Heilmittelverordnung (Muster 13): Indikationsschlüssel Ly1a; 1.Zeile 6 x MLD 30 plus LKV; Intervall 5-6x/Wo.; 2. Zeile: 6 x Übungsbehandlung; Intervall 5-6x/Wo.; Diagnose: akutes Lymphödem postoperativ (ICD-10-Code I89.01)
2. Rezept Kompressionsbandagematerial, Rezeptvordruck Kassenrezept (Muster 16), max. drei verschiedene Produkte pro Rezept (s. Kap. C 2.2)

> **Merke:** Besteht das Ödem posttraumatisch oder postoperativ länger als drei bis sechs Monate, spricht man von einem posttraumatischen sekundären Lymphödem.

1.11 Komplexes Regionales Schmerzsyndrom (CRPS)

Therapiekonzept

Ziel unserer kombinierten Therapie bei CRPS (s. Kap. A 5.4.5.1) ist die Vermeidung einer Defektheilung und eine möglichst baldige Wiederherstellung der Arbeitsfähigkeit des Patienten. Dabei ist zu berücksichtigen, dass die Rekonvaleszenz ca. viereinhalb bis sechs Monate in Anspruch nimmt. Der Hinweis auf diesen immer erforderlichen Zeitraum ist sowohl für den Patienten als auch für den verordnenden Arzt von Bedeutung. Um irrationalen Heilungserwartungen vorzubeugen, sollte dieser Hinweis erfolgen.

Der Therapieplan gliedert sich in drei Phasen:
1. Entstauung,
2. funktionelle Therapie,
3. Muskelaufbau.

Alle physikalisch therapeutischen Maßnahmen haben einem generellen Prinzip zu folgen: Sie müssen schmerzfrei sein!

Therapieplan der Entstauung

Allgemeine Anmerkungen: Dem Krankheitsbild entsprechend ist eine kontinuierliche Überprüfung und Anpassung des Therapieplanes an den aktuellen Tagesbefund erforderlich. CRPS-Patienten benötigen eine besondere Begleitung und Führung während der Therapie. Eine gestörte Wahrnehmung zwischen der tatsächlich möglichen Bewegung und der geglaubten Bewegungsmöglichkeit erschwert den Heilungsprozess ungemein. Es bedarf des Einfallsreichtums des Therapeuten, diese Lücke zwischen der Wahrnehmung des Patienten und dem tatsächlich Möglichen zu schließen.

Behandlungsintervall: eine Woche KPE Phase I, tägliche Behandlung (MLD, MT, Kompressionsbandage, Selbstmanagement), dann wird das Behandlungsintervall auf ca. drei Behandlungen pro Woche reduziert. Sollte dieses „Dreierintervall" nicht den gewünschten Effekt haben, muss die Behandlungsfrequenz wieder erhöht werden.

D Ödemkrankheitsbilder – Behandlungssystematiken und Komplikationen

Manuelle Lymphdrainage: Die KPE Phase I hat zum Ziel, das Ödem und den Schmerz zu reduzieren. Befindet sich das Ödem z. B. nach einer Radiusfraktur am Handgelenk und der Hand, so beginnt die MLD mit den axillären Lymphknoten, entsprechend der Schmerzempfindung des Patienten wird der Oberarm und der Unterarm zügig im Sinne einer Angiomotorikanregung behandelt. Mit sehr leichter Griffintensität werden das Handgelenk und der Handrücken therapiert (schmerzlos). Kombiniert mit der MLD führen wir Piccolotraktionen (Schmerzlinderung) im Bereich der betroffenen Gelenke durch, muskuläre Irritationen werden manualtherapeutisch angegangen.

Entgegen der verbreiteten Meinung, dass die Kompressionsbandage bei der Behandlung des CRPS kontraindiziert sei, hat sie sich bei uns als wichtiges therapeutisches Mittel bewährt. Mechanorezeptoren werden durch die Bandage stimuliert, dies führt über efferent liegende Hemmzellen zur Reduktion des Schmerzes. Die vorher eingeschränkte Bewegung verändert sich unter der Bandage spontan zu einer um mehrere Grade verbesserten Beweglichkeit.

Bandagetechnik: Zunächst werden die Finger und die Hand einschleichend mit einer Elastomull®-Binde komprimiert. Unter „einschleichend" verstehen wir, dass die Bandage dem Ödem, dem Wohlbefinden des Patienten und den Abflussmöglichkeiten angepasst ist. Sollte also der Patient die Bandagierung der Hand als unangenehm oder sogar schmerzhaft erfahren, so reduzieren wir den Druck der Bandage und beschränken uns zunächst auf die Finger. Sobald der Patient dies toleriert, können wir schon bei der nächsten Behandlung mit der Ausdehnung und Intensität der Bandage fortschreiten. Der nächste Schritt ist dann die Erhöhung des Arbeitsdruckes durch die Bandage mit textilelastischen Mittelzugbinden (Idealbinden), sie sind weicher und anschmiegsamer als Kurzzugbinden. Bei Bedarf erfolgt eine Unterpolsterung der Bandage mit einer aufgebauschten Wattebinde (z. B. Artiflex®) (Abb. D-1.22).

Die Kompressionsbandage ist neben der MLD die wichtigste therapeutische Maßnahme in der Phase der Entstauung. Der Patient hat subjektiv weniger Beschwerden bei „Daily Life Activities". Schmerzreduktion hat einen verbesserten Lymphabfluss (Schmerz

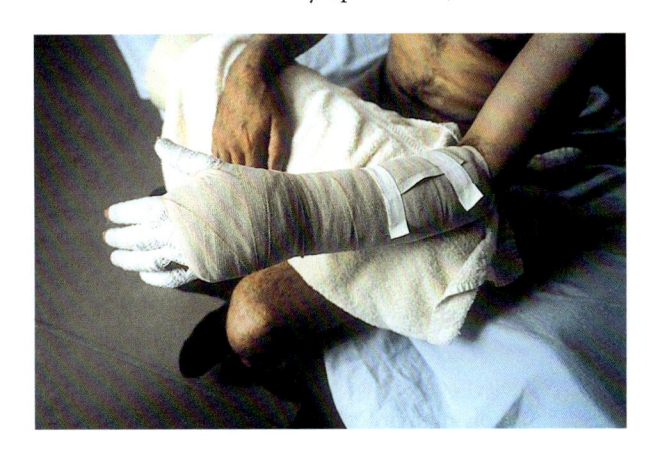

Abb. D-1.22: Bandage mit Elastomull®-Binden und textilelastischen Binden.

= Spasmus der Lymphangione) und damit eine unbeschwertere Bewegung zur Folge. Das Ödem wird reduziert, was zusätzlich die schmerzfreie Bewegungsmöglichkeit erhöht, die Trophik wird verbessert. Die Selbsterfahrung des Patienten in der Wahrnehmung der tatsächlichen Schmerzhaftigkeit wird gefördert.

> **Merke:** Die Rekonvaleszenz bei der CRPS dauert viereinhalb bis sechs Monate. Ziel der Behandlung ist die Schmerzreduktion, bessere Beweglichkeit und Vermeidung der Defektheilung (*Dertwinkel et al.,* 1998).

1.12 Manuelle Lymphdrainage in einer komplexen Schmerztherapie

Die MLD ist eine physikalisch therapeutische Methode, die sich auch als ergänzende Maßnahme in einer komplexen Schmerztherapie anbietet. Sie hilft, das Ödem mit den Entzündungsmediatoren abzutransportieren und senkt den interstitiellen Druck. Unter der Prämisse, keinen Schmerz und keine starke Hyperämie zu provozieren, ist das Ziel dieser „Lymphdrainage", alle möglichen Schwellungen und Proliferationen der Gewebestrukturen extra- und subfaszial zu entödematisieren und zu lockern.

Ziel der MLD/KPE

Allgemeine Anmerkungen: Das Ziel unserer KPE ist die Beseitigung der Schwellung und des Schmerzes und damit eine Verbesserung der Beweglichkeit.

Die Wirkungen der MLD bei der Behandlung des akuten Lymphödems sind:
- Mit der MLD reduzieren wir das Ödem (Lymphzeitvolumen wird erhöht), damit wird der erhöhte Gewebedruck verringert, was wiederum Druckentlastung bedeutet. Die Folge ist weniger Schmerz!
- Die Entödematisierung führt zur Normalisierung der Säure-Basen-Situation im Interstitium (*Brügger*). Die Folge ist weniger Schmerz!
- Über die Erregung von Mechanorezeptoren durch die MLD kommt es zu einer Hemmung der Schmerzleitung. Die Folgen sind weniger Schmerz und damit eine größere Beweglichkeit!

Technik der Manuellen Lymphdrainage

Die Druckintensität variiert und muss der Ödemform und der Schmerzintensität angepasst werden. Je größer der Schmerz, desto geringer der Druck! Die zentral gelegenen, regionalen Lymphknoten müssen vor den peripher gelegenen Geweben behandelt werden, um den „Abfluss" frei zu machen. Der Patient sollte sich wohl und geborgen fühlen.

Behandlung mittels der KPE

Manuelle Lymphdrainage: Vorbehandlung der regionalen Lymphknoten mit Stehenden Kreisen, dann den betroffenen Körperabschnitt mit passenden Griffen im Sinne einer Lymphangiomotorikanregung behandeln.

Kompressionsbandage: Manche Patienten erleben eine vorsichtig einschleichende Bandage als sehr hilfreich. Sie ist warm, auch führt die Reizung der Mechanorezeptoren zur Schmerzhemmung und verhindert eine schnelle Reödematisierung. Die Bandage bringt eine Stütz- und Funktionsverbesserung und somit eine Mobilitätsverbesserung.

1.13 Das lymphatische Kind

Allgemeine Anmerkungen: Die Behandlung lymphatischer Kinder (s. Kap. A 6.4) erfolgt in verschiedenen Schritten. Als erstes findet ein ausführliches Gespräch mit der Mutter, manchmal mit beiden Elternteilen statt. Selten tritt der Vater allein als Bezugsperson in Erscheinung. In diesem Gespräch wird die Anatomie, die Physiologie und die Pathophysiologie des Lymphgefäßsystems im Kopf-/Halsbereich in allgemein verständlicher Weise erklärt. Die Bezugsperson sollte wissen, dass die Anschwellung der Schleimhäute im Nasen-Rachenraum „eng macht" und damit die Durchlüftung der Nebenhöhlen und der „Abfluss" von Sekreten aus dem Mittelohr erschwert werden.

Befundung, Therapieziel und Therapieplan

Anamnese, Inspektion und Palpation werden durchgeführt und in einem spezifischen Befundbogen (Abb. D-1.23) die erforderlichen Angaben des Kindes und der Bezugsperson erfasst.

Das Therapieziel wird gemeinsam mit der Mutter formuliert und dann der Therapieplan besprochen. Das Kind sollte einmal wöchentlich behandelt werden. Im Verlauf der Therapie wird immer wieder ein Zwischenbefund erhoben und eventuelle Veränderungen im Befinden des Kindes sorgfältig festgehalten. Nach zehn Behandlungen informieren wir den behandelnden Arzt über den Stand der Therapie. Nach erfolgreichem Abschluss der Therapie sollte der Abschlussbefund nicht vergessen werden.

Information und Anleitung zum Selbstmanagement

Das Selbstmanagement wird mit dem Kind (dem Alter entsprechend) und der Mutter besprochen. Dazu gehört die Mundhygiene, d. h. nach jedem Essen sollten die Zähne geputzt werden, wenn dies nicht möglich ist (z. B. in der Schule), sollte zumindest der Mund mit Wasser ausgespült werden. Als Gymnastik bekommen die Kinder die Hausaufgabe, den Mund nach dem Zähneputzen intensiv auszuspülen („Muffeln", d.h. das Wasser wird beim Spülen durch die Zähne gesogen und dann wieder gepresst). Dann wird „Wasserweitspucken" in die Badewanne geübt. Des Weiteren werden die Kinder vom Therapeuten befragt, ob sie damit einverstanden sind, dreimal täglich einen zuckerfreien Kaugummi zu kauen. Zur Antwort erhalten wir in der Regel ein begeistertes „Ja" und ein heftiges, zustimmendes Kopfnicken. Der Kaugummi ist hilfreich, um das „Muster", also das gewohnte Offenhalten des Mundes, zu durchbrechen. Zusätzlich führt der Kauvorgang zu einer Anregung der Lymphangiomotorik. Erfahrungsgemäß sind insgesamt ca. 15–20 Behandlungen (einmal pro Woche) ausreichend, um die Symptome

D Ödemkrankheitsbilder – Behandlungssystematiken und Komplikationen

---

Praxis für Physikalische Therapie Hans Pritschow, Goethestraße 17, 79183 Waldkirch,
Tel.Nr. 07681/24266

Befundbogen Lymphatisches Kind

Name: .... Vorname: .... Eltern: ....

Alter: .... männl. ☐ weiblich ☐

Arzt: ....

Mundatmer: ja ☐ seit wann: .... nein ☐

Schnarcher: ja ☐ seit wann: .... nein ☐

Schwellungen: Gesicht ja ☐ nein ☐
               Kopfschwarte: ja ☐ nein ☐
               harter Gaumen ja ☐ nein ☐
               weicher Gaumen ja ☐ nein ☐

Lymphknoten zu tasten: ja ☐ welche .... nein ☐
Infektanfälligkeit: ja ☐ nein ☐
  ☐ Ohren: Hörtest: ja ☐ nein ☐ ....
  ☐ Nase/Rachen:
  ☐ Hals:

Hypertrophie: Polypen ☐ ja ☐ nein
               Operation wann: ....
               Rachenmandeln ☐ ja ☐ nein
               Operation wann: ....

Andere Erkrankungen:
Logopädische Behandlung: ja ☐ seit wann .... nein ☐
Kieferorthopädische Behandlung ja ☐ seit wann .... nein ☐

Kindergarten: ....
Schule: ....
Sportliche und andere Aktivitäten, Hobby:
....
....

Bezugsperson: ....
Wie nimmt die Bezugsperson das Kind wahr?: selbstbewußt ☐
                                             unruhig, nervös ☐
                                             gelassen ☐
                                             Hyperaktiv ☐

Was erwarten Sie von der Behandlung bei uns?
....
....

ML- Behandlung. Erste: .... Letzte: ....

Abschlußbefund:

Nachricht an Frau/Herrn Dr. ....

Abb. D-1.23: Befundbogen lymphatisches Kind.

zum Verschwinden zu bringen. Eine häufig geforderte, mehrmalige Behandlung pro Woche bringt erfahrungsgemäß kein schnelleres Erreichen des Therapiezieles! In seltenen Fällen ist, nachdem Ende der Therapie, eine Wiederholung der Behandlung erforderlich, vor allem wenn in der nasskalten Jahreszeit die oben beschriebenen Symptome wieder auftreten sollten.

Die Beziehung Mutter-Kind

Beim größten Teil der behandelten Kinder beobachteten wir eine besondere Beziehung zwischen der Bezugsperson und dem Kind, die auf das lymphatische Krankheitsgeschehen Einfluss zu haben schien. Wir stellten fest, dass die Selbstständigkeit und Selbstverantwortlichkeit des Kindes von ihm selbst oder/und von anderen unbewusst infrage gestellt wurde. Bei den von uns behandelten Kindern bestand häufig eine Situation, in der die Bedürfnisse und Gefühle der Kinder der wohlgemeinten Bedürfnis-, Gefühls- und Erfahrungswelt der Bezugsperson unterworfen wurden. Gefühle der Bezugsperson wurden auf das Kind projiziert, es hatte wenig oder keine Chance, ein Selbstbewusstsein zu entwickeln!

Manuelle Lymphdrainage

Voraussetzung für die MLD ist, dass kein akuter Infekt vorliegt. Die Manuelle Lymphdrainage führt zu einer Entödematisierung. Das Abschwellen der Schleimhäute im Nasen-Rachenraum ermöglicht das Einüben einer regelgerechten Nasenatmung.

Wir beginnen mit der Behandlung der Halslymphknoten, behandeln dann das Gesicht, und abschließend wird die Mundinnendrainage durchgeführt. Oft schlafen die Kinder bei der Behandlung ein (Abb. D-1.24).

Die Reflexzonen für den Nasen-Rachenraum werden am Fuß und am Ohr mitbehandelt. Für die gesamte Behandlung brauchen wir ca. 45 Minuten. Die Bezugsperson ist nur während der ersten Behandlung zugegen, bis sich ein gewisses Vertrauensverhältnis zwischen Kind und Therapeut entwickelt hat. Zum Abschluss der Behandlung wird das Kind gefragt, ob es einen zuckerfreien Kaugummi oder einen vom Therapeuten gefalteten Papierflieger haben möchte.

Für die effektive Behandlung ist von großer Bedeutung, dass während der Therapie keine unnötigen Störungen oder Ablenkungen auftreten, sei es durch Gespräche in der Nachbarkabine, Telefonate und Ähnliches. Der Therapeut muss sich ganz auf das Kind konzentrieren.

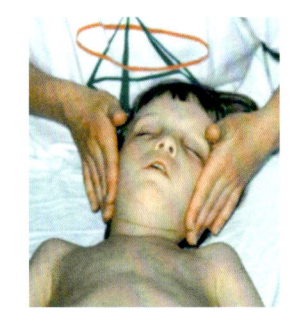

Abb. D-1.24: Schlafendes Kind während der Behandlung.

Atemgymnastik

Die Vollatmung und die Nasenatmung müssen geübt werden. Ziel ist es, eine optimale Durchlüftung der Nasennebenhöhlen und Lungen zu erreichen. Hierbei denken wir auch an den großen Einfluss der Atmung auf die Lymphangiomotorik. Das Grundübel, der Prototyp der Fehlatmung, die Mundatmung, muss beseitigt werden.

Broich (1988) schreibt dazu: *„Die Umstellung einer bestehenden Mundatmung auf eine geführte Nasenatmung leitet im Zusammenhang mit einer Entstauung des lymphoepithelialen Gewebes die Erweiterung und Verbesserung der Resonanzräume ein und beeinflusst günstig die Kopf-, Kiefer- und Zungenhaltung."*

Ärztliche Verordnung KPE Phase I: möglicher Verordnungstext entsprechend HMR (s. Kap. F)
1. Rezept Physiotherapie, Rezeptvordruck Heilmittelverordnung (Muster 13): Indikationsschlüssel LY 2a (s. Kap. A 6.4) ; 1. Zeile: 6 x MLD 30; Intervall: 5-6 x/Wo.; 2. Zeile: 6 x Übungsbehandlung; Intervall: 1 x/Wo.; Diagnose: Adenoide Vegetation, akutes Kopf-Hals-Lymphödem (ICD-10-Code I89.04).

Effekte der Therapie
Die Behandlungsergebnisse sprechen für sich! Fast alle Kinder, die zur Behandlung kamen, waren für operative Eingriffe wie Tonsillektomie, Polypen-Operation, Paukenröhrchen oder einen Trommelfellschnitt angemeldet.

Nach der beschriebenen Manuellen Lymphdrainagebehandlung erübrigten sich diese operativen Eingriffe (s. Kap. A 6.4). Deshalb plädieren wir heute dafür, dass vor invasiven, also operativen Maßnahmen, zunächst die nebenwirkungsfreie Physikalische Therapie zur Anwendung kommt.

1.14 Selbstbehandlung, Compliance, Selbstmanagement bei Lymphödempatienten

(Synonym: Selbstmanagement, Krankheitsselbstmanagement, Gesundheitsförderung)

Allgemeine Anmerkungen: Eigenverantwortliches Handeln des Lymphödempatienten mit der chronischen Erkrankung hat die Autonomie und die Maximierung der persönlichen Freiheit der Betroffenen zum Ziel. Es bedarf Grundlagenwissen zur Anatomie, Physiologie und Pathophysiologie des Lymphgefäßsystems. Die individuelle Ödemsituation des Patienten muss berücksichtigt werden.

Aufgaben des Lymphdrainagetherapeuten
Der Lymphdrainagetherapeuten hat in der ambulanten Lymphödemtherapie eine zentrale Rolle, er ist sozusagen Schnittstellenmanager zwischen Arzt, Patient, Orthopädietechniker, häuslichem Pflegedienst etc. Er ist der einzige, der in kontinuierlichem Kontakt mit dem Patienten steht, auftretende Probleme erkennt, diese bespricht und mit den jeweiligen zuständigen Partnern in der Versorgungskette Kontakt aufnimmt, um gemeinsam Lösungen zu finden. Der Lymphdrainagetherapeut hat die lymphologische Kompetenz, den Patienten parallel zur KPE Phase I oder in separaten Kursen in der Selbstbehandlung auszubilden (s. Kap. F).

D Ödemkrankheitsbilder – Behandlungssystematiken und Komplikationen

Aufgaben des Orthopädietechnikers, der Medizinprodukteberaterin

Die Kompressionsstrumpfanmessung sollte immer auf der maximal entödematisierten Extremität erfolgen. Die Person, die die Abmessung vornimmt, muss sicherstellen, dass vorher eine KPE Phase I stattgefunden hat. In Zusammenarbeit mit dem behandelnden Lymphdrainagtherapeuten und dem verordnenden Arzt erfolgen die Planung und die terminliche Abstimmung für die Abmessung. Vor Beginn der KPE muss eine Umfangmessung der Extremität durchgeführt werden. Diese Messung wird dann für den Kostenvoranschlag verwendet, der für Flachstrickversorgungen bei der Krankenkasse gestellt werden muss. Erst nach Genehmigung der Kostenübernahme der Versorgung durch die Krankenkasse wird in der Regel mit der KPE Phase I begonnen.

Für den Kostenvoranschlag benötigt das Sanitätshaus zusätzlich die adäquate Rezeptverordnung für die Flachstrickversorgung. Hier ist es hilfreich, wenn der Orthopädietechniker bei der textlichen Formulierung des Rezeptes behilflich ist. Bei der Durchführung der KPE ist der Lymphdrainagetherapeut regelmäßig in Kontakt mit dem Sanitätshaus, und sobald die Entödematisierung des Lymphödems fortgeschritten ist, wird ein Termin zur Abmessung mit dem Sanitätshaus vereinbart. Nach der Anmessung vergehen in der Regel sieben Tage, bis die maßgefertigte Kompressionsversorgung an den Patienten abgegeben werden kann. Der Patient wird aufgeklärt, wie die Pflege der Kompressionsversorgung durchgeführt werden muss, er wird über mögliche Reaktionen der Haut auf die Dauerkompression informiert, und die erforderliche Hautpflege wird besprochen. Nun werden dem Patient die verschiedenen Anziehmöglichkeiten der Versorgung gezeigt und mögliche Anziehhilfen erklärt. Für die nächsten fünf Tage findet ein Trageversuch statt, d.h. über diesen Zeitraum beobachten der Patient, der Therapeut und ggf. der Arzt die Wirkung der Kompressionsversorgung. Sollte die Kompression verrutschen, einschnüren oder das Ödem wieder auftreten (zu wenig Kompressionsdruck!), muss ein neuer Kompressionsstrumpf hergestellt werden.

Aufgaben des Arztes

Der Arzt stellt die erforderliche Diagnose und vergibt die Rezepte. Nach Abschluss der KPE Phase I kontrolliert der Arzt das Ergebnis und nach dem Trageversuch die Passgenauigkeit der Kompressionsversorgung. Er plant mit dem Lymphdrainagetherapeuten die Weiterführung in der KPE Phase II.

Das Behandlungsintervall in der KPE Phase II hängt direkt von der Mitarbeit der Betroffenen und ihrem in der Phase I erlernten Selbstmanagement ab. Eine sukzessive Reduktion des Behandlungsintervalls, im Sinne von „so wenig wie möglich, so viel wie nötig KPE" bedeutet mehr persönliche Freiheit für den Patienten.

> **Merke:** Nur die Zusammenarbeit von Arzt, Patient, Lymphdrainagetherapeut, Orthopädietechniker und Krankenkasse bringt optimale Ergebnisse und führt zur Zufriedenheit aller am Prozess Beteiligter.

2 Funktionell elastisches Taping in der Lymphödemtherapie

P. Gerstlauer

Voraussetzung für das erfolgreiche „Lymphtape" sind die Kenntnisse der Anatomie des Lymphgefäßsystems und der Verlauf möglicher „Umleitungen/Umgehungen" bei Abflussblockaden, z. B. bei sekundären Lymphödemen aufgrund einer mechanischen Insuffizienz der regionären Lymphknotenstationen. Langjährige Erfahrungen von Taping-Anwendern in speziellen lymphologischen Schwerpunktabteilungen (u. a. ZML Pritschow Waldkirch, Städtische Rehakliniken Bad Waldsee) zeigen sowohl bei der Phase I der Entödematisierung wie bei der Phase II der Konservierung und Optimierung in der Lymphödemtherapie eine subjektiv länger anhaltende Wirkung der KPE in Kombination mit funktionell elastischem Tape. Unsere Hypothesen der Wirkmechanismen von elastischem Tape und Bewegung sind:
1. Anregung der Lymphangiomotorik durch Druck-Zug und Dehnreize des Tapes, d. h. die Frequenz und die Amplitude der Lymphangione noch funktionierender Lymphkollektoren steigt an, das Lymphzeitvolumen erhöht sich.
2. Der dreidimensional zu verstehende interstitielle „Ödemraum" wird durch das Tape „wie angehoben". Drainagewege wie kutanes klappenloses Lymphgefäßnetz, Gewebekanäle (Tissue Channels), lympho-lymphatische Anastomosen und eventuelle lympho-venöse Anastomosen können verstärkt genutzt werden.

Häufig sehen wir multimorbide Lymphödempatienten, d. h. neben dem bestehenden Lymphödem finden sich internistische, orthopädische, neurologische und funktionelle Erkrankungen. Hier ist das funktionell elastische Taping ein vielversprechender Ansatz, um sowohl die Effizenz der Manuellen Lymphdrainage zu erhöhen als auch die anderen Problemstellungen therapeutisch anzugehen. In Verbindung mit einem differenzierten Übungsprogramm und dem Selbstmanagement des Lymphödempatienten wird der lymphatisch entstauende Effekt und die körperliche Funktions- und Leistungsfähigkeit in der Tape-Anlage nachhaltig unterstützt.

Die Anlagedauer einer funktionell elastischen Tape-Anlage beim Lymphödem ist bis zu sieben Tage, bei orthopädischen oder neurologischen Erkrankungen wird die Tape-Anlage in der Regel bei der nächsten Therapie überprüft und gegebenenfalls erneuert.

Die gebräuchlichen Tapes sind längselastisch und bestehen meist aus Baumwolle oder baumwollähnlichem Material (nicht allergisches Material), sie sind mit einem hautfreundlichen Acrylkleber beschichtet, Hautirritationen und Unverträglichkeiten können somit weitestgehend vermieden werden (KIRA-Sports Tape).

Allergische Hautreaktionen sehen wir bei minderwertigen Tape-Produkten, bei Patienten mit Hauterkrankungen sowie bei Patienten, die aufgrund von Medikamenteneinnahme, Alkohol und Nikotin auf Tape-Anlagen mit Juckreiz, Pickel- oder Pustelbildung reagieren. In diesen Fällen ist besonders darauf zu achten (!), das Tape sehr vorsichtig zu entfernen (eine Hand fixiert die Haut, die andere zieht vorsichtig am Tape oder das Tape nass machen und dann entfernen).

2.1 Behandlungsbeispiele

Tape-Anlage bei einem sekundären Armlymphödem

Grundsatz: Die Basis und Ausrichtung der Tape-Anlage weist immer in Richtung nächstgelegener freier regionärer Lymphknoten.

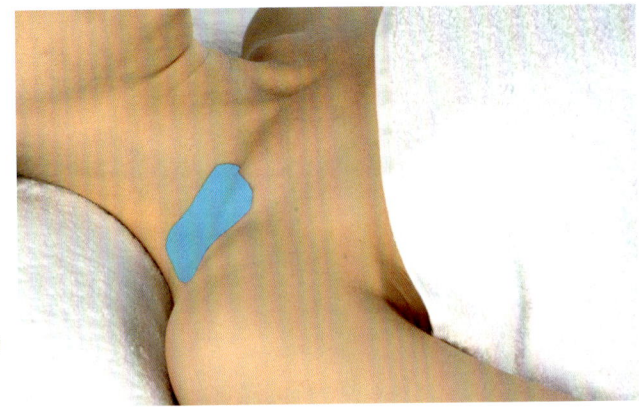

Abb. D-2.1: Das elastische Tape (KIRA-Sports Tape) wird im supraklavikulären Bereich ohne Zug am Ende der Ausatmung geklebt, wenn indiziert beidseitig.

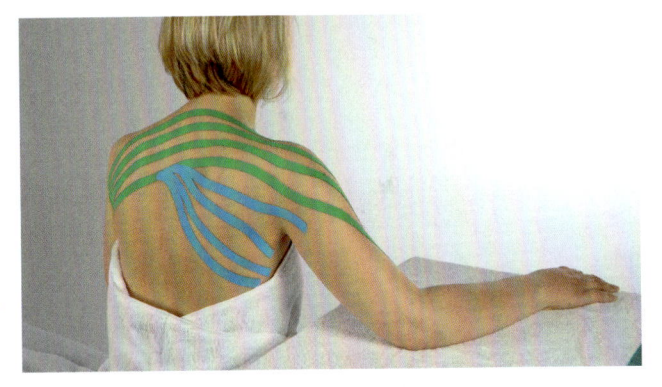

Abb. D-2.2: Die Basis wird im Bereich der Nll. axillares auf der nichtbetroffenen Seite über die dorsale median sagittale Wasserscheide kontralateral geklebt. Die Tentakel laufen bis in den betroffenen Ödembereich.

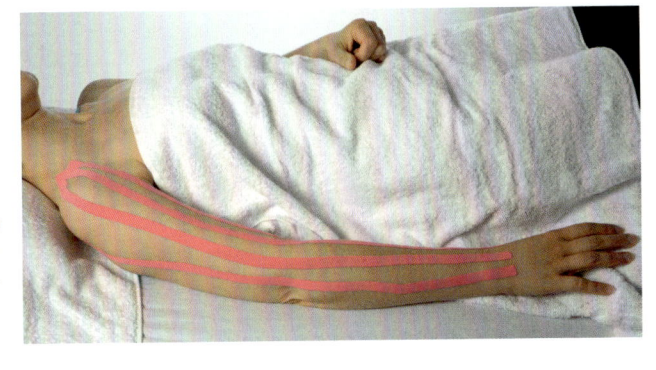

Abb. D-2.3: Die Basis der Tape-Anlage wird im supraklavikulären Bereich geklebt. Die Tentakel laufen über die Schulter auf der radialen Seite nach distal zum Handgelenk.

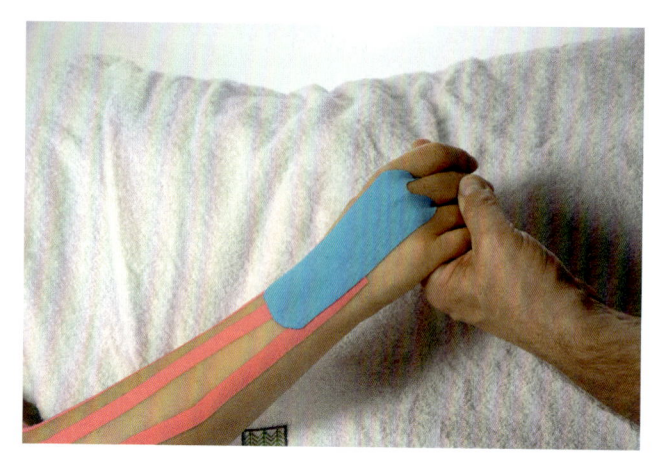

D Ödemkrankheitsbilder – Behandlungssystematiken und Komplikationen

Abb. D-2.4: Der Handrücken wird mit einem I-Zügel lokal mit einbezogen.

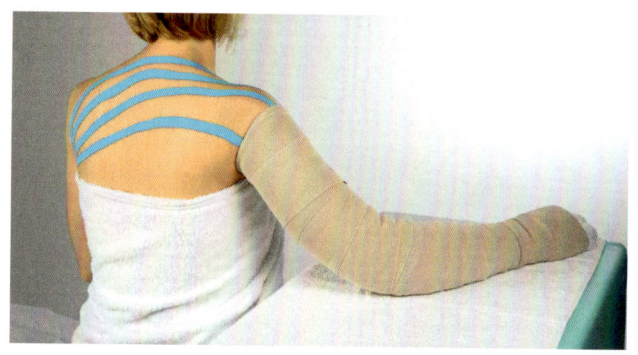

Abb. D-2.5a: Die Tape-Anlage kann mit einem lymphologischen Kompressionsverband oder einem flachgestrickten Kompressionsstrumpf nach Maß kombiniert werden (Pritschow 2007; 2014).

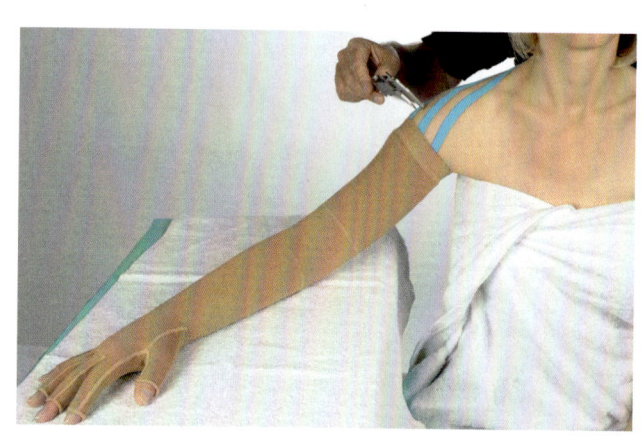

Abb. D-2.5b

Merke: Tape-Anlagen entfalten ihre volle Wirkung in Verbindung mit einem speziellen, aktiven (lymphologischen) Übungsprogramm.

D Ödemkrankheitsbilder – Behandlungssystematiken und Komplikationen

Therapieerweiterungsmöglichkeiten bei einem sekundären Armlymphödem

Abb. D-2.6: Die Tape-Anlage (KIRA-Sports Tape) des M. trapezius pars ascendens dient zur Unterstützung der Therapie Skapula Richtung Retraktion. Die Basis wird im Bereich des Processus spinosus Th 6-Th12 (u/o) einem Dysfunktionssegment geklebt. Die Tape-Zügel verlaufen zur Spina scapulae und zum lateralen Acromionrand. Die Tape-Anlage wird am Ende der Ausatmung geklebt.

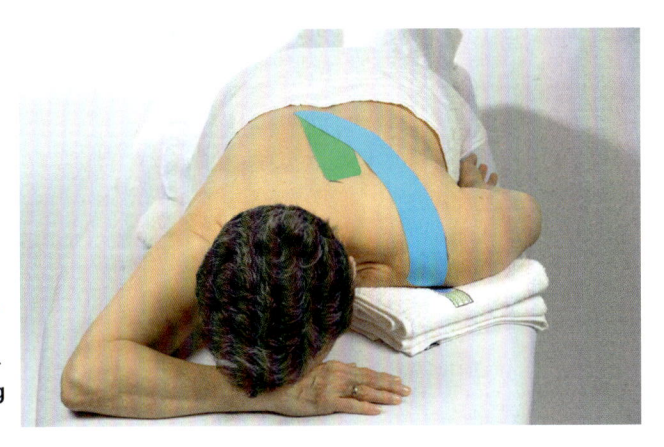

Abb. D-2.7: Ziel der Tape-Anlage ist die situations- und funktionsspezifische Unterstützung des N. axillaris. Die Basis wird lateral vom M. sternocleidomastoideus geklebt und verläuft Richtung latero-dorsaler Deltabereich. Tipp: Zum Schutz der Axilla Tape-on-Tape-Technik wählen.

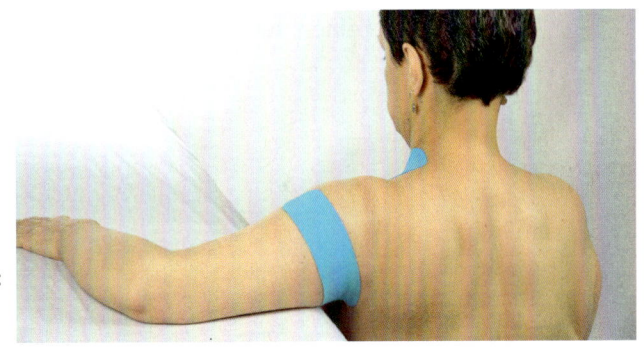

Abb. D-2.8: Ziel der Tape-Anlage für die Fascia clavipectoralis ist die Verbesserung der Beweglichkeit im betroffenen Gebiet. Die Basis liegt im Bereich der eingeschränktesten Verschieberichtung (latero-infraklavikulär). Die Tentakel verlaufen zur medialen Fläche des M. pectoralis major. Tipp: in Ausatmung kleben!

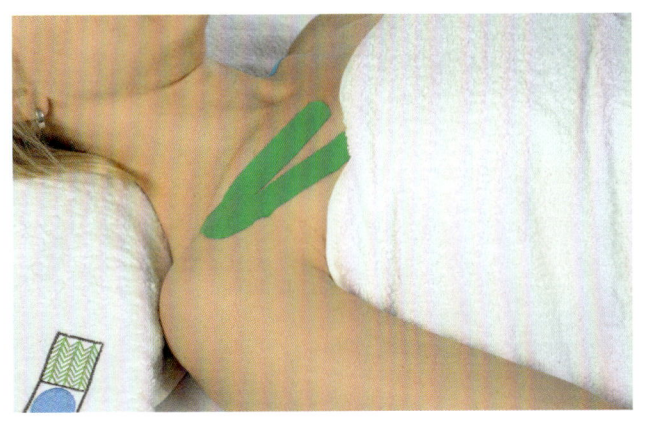

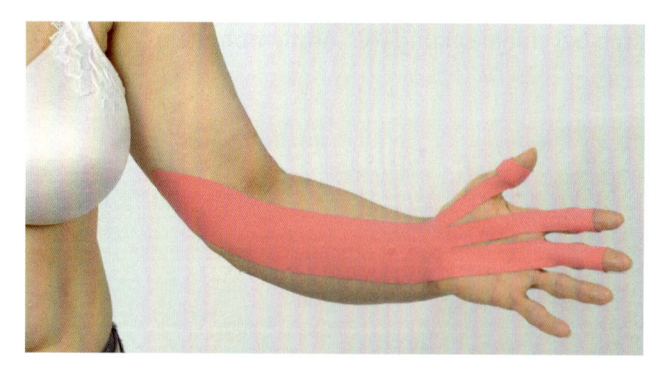

D   Ödemkrankheitsbilder – Behandlungssystematiken und Komplikationen

Abb. D-2.9: Ziel der Tape-Anlage für den distalen Bereich des N. medianus ist eine situations- und funktionsspezifische Unterstützung des Gleitens des Nervs, Schmerzreduktion und Bewegungserweiterung. Die Zugrichtung vom Tape ist immer in Richtung der Basis (Tension Points).

Tape-Anlage bei einem sekundären Beinlymphödem

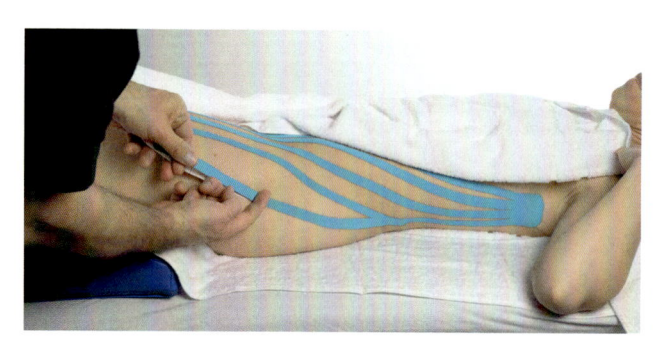

Abb. D-2.10a: Die Basis der Tape-Anlage (KIRA-Sports Tape) liegt im Bereich der Nll. axillares, die Tentakel mit den applizierten Y-Zügeln verlaufen unter Umgehung der Nll. inguinales nach distal zum Ödembein.

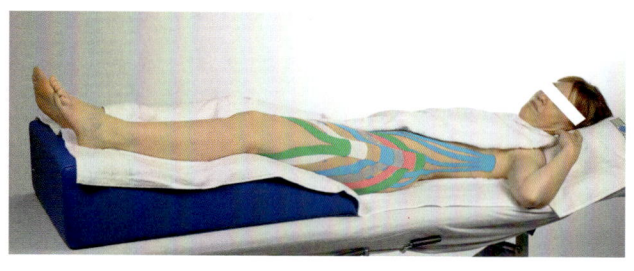

Abb. D-2.10b: Zur besseren Darstellung wurden die Y-Zügel farblich differenziert.

D Ödemkrankheitsbilder – Behandlungssystematiken und Komplikationen

Abb. D-2.11: Die Tape-Applikation (rotes Tape) verläuft vom medialen zum lateralen Beinterritorium und durchkreuzt die Kniekehle.

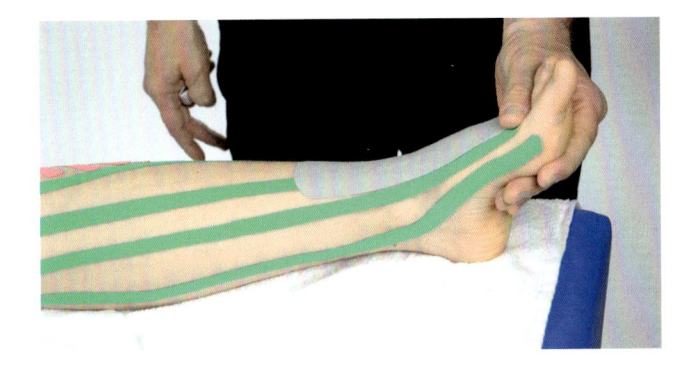

Ab. D-2.12: Der Fußrücken wird mit einem lokalen I-Zügel versorgt.

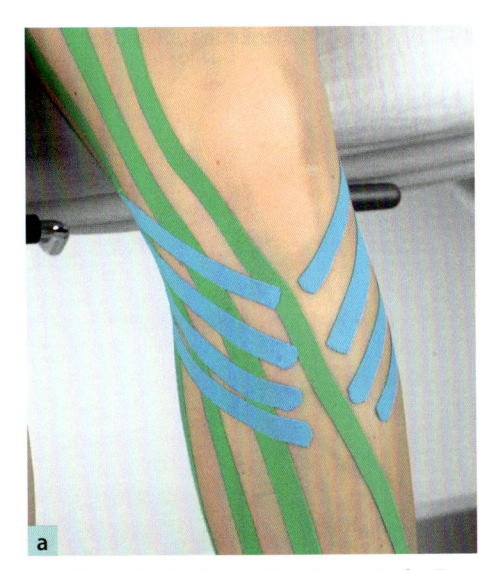

Abb. D-2.13 a,b: Durch aktiv dynamische Tape-Anlagen (blaues/rotes Tape) wird die aktuelle Beweglichkeit des Patienten verbessert.

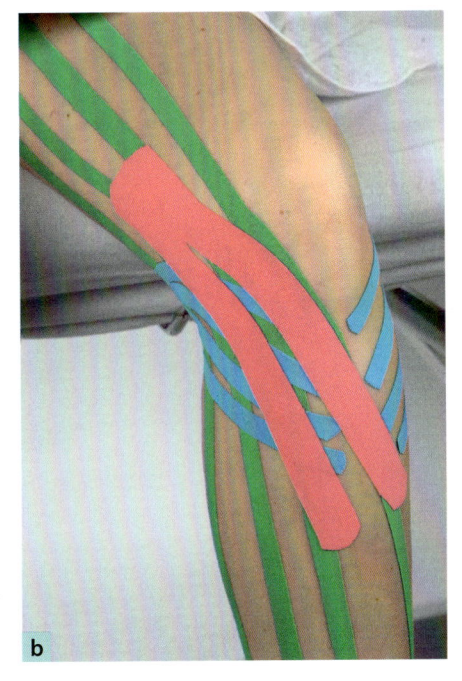

D Ödemkrankheitsbilder – Behandlungssystematiken und Komplikationen

Therapieerweiterungsmöglichkeiten bei einem sekundären Beinlymphödem

Die Atmung ist ein wichtiger Motor des Lymphtransports.

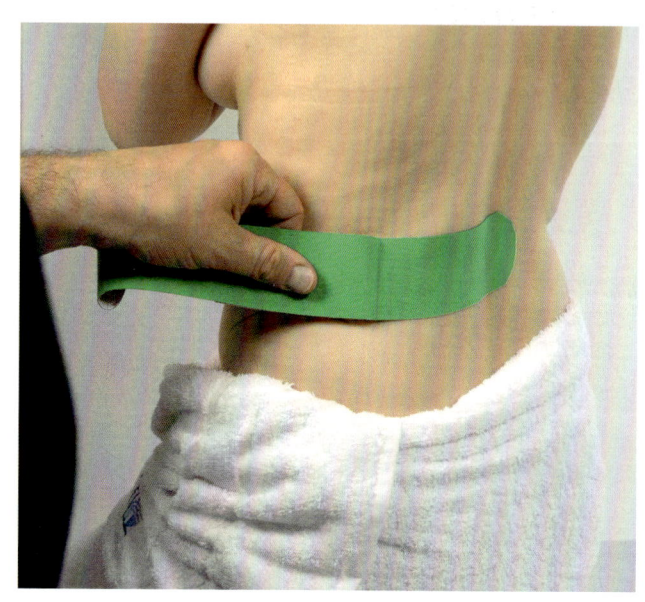

Abb. D-2.14a: Die Basis der Zwerchfell-Tape-Anlage (KIRA-Sports Tape) liegt im Bereich zwischen TH12 und L4 und verläuft Richtung Processus xyphoideus. Das Tape wird in maximaler Expiration geklebt.

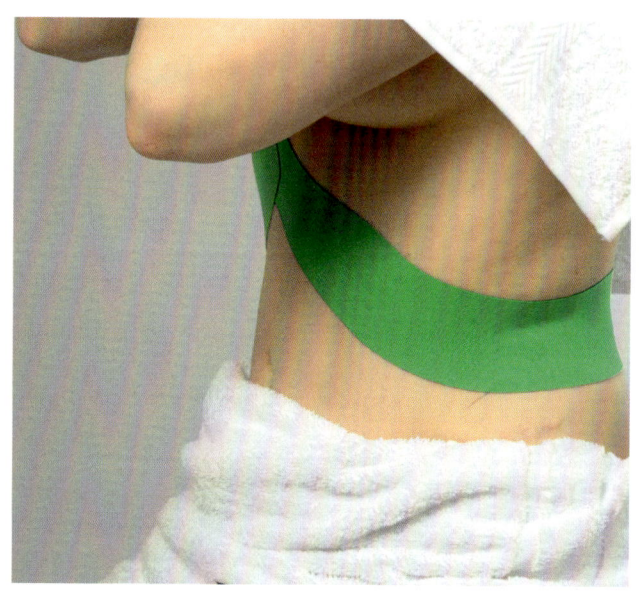

Abb. D-2.14b

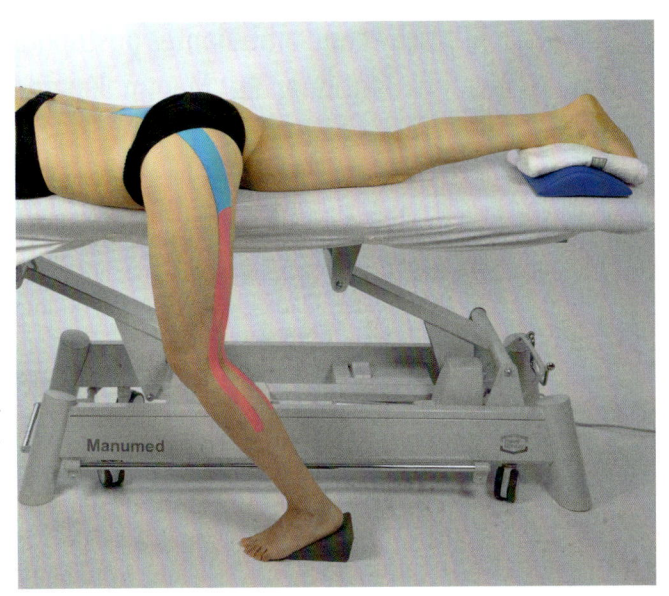

Abb. D-2.15: Ziel der Tape-Anlage für den N. ischiadicus ist eine situations- und funktionsspezifische Unterstützung des Gleitens des Nervs, Schmerzreduktion und Bewegungserweiterung. Die Tape-Anlage des N. ischiadicus verläuft entlang der Ischiasanastomose.

> **Merke:** Muskuläre, fasziale und nervale Tape-Anlagen können die Bewegung verbessern und damit die lymphatische Entlastung unterstützen. Das funktionelle elastische Taping ist ein auf neuro-muskulo-skelettale Beschwerden ausgerichtetes Taping-Konzept im Sinne von „Evidenz based Practice".

3 Klinisches und ambulantes postoperatives Ödemmanagement von Patientinnen mit Mammakarzinom

M. Hörner, E. Weiss

Ein erfolgreiches postoperatives Ödemmanagement kann nur gelingen, wenn bereits bei der Diagnostik, der Operations- und der allgemeinen Therapieplanung die lymphologischen Aspekte der onkologischen Grunderkrankung und die Nebendiagnosen der Patientin mit bedacht werden.

In den in Deutschland flächendeckend etablierten und zertifizierten Brustzentren werden Patientinnen mit Mammakarzinom nach der S3-Leitlinie der Fachgesellschaften diagnostiziert und behandelt. Neben der Operation (OP), sind auch die evtl. notwendige Bestrahlung oder medikamentöse Therapie Risikofaktoren für die Entstehung von Lymphödemen. Von den 448 Seiten der aktuellen Ausgabe der Leitlinie beschäftigen sich nur zwei mit dem postoperativen Lymphödem des Armes, welches nach Sentinel-Node-Biopsie (SNB) in 11 % und nach axillärer Lymphknoten-Exstirpation (ALNE) in 31 % der Fälle auftritt, aber direkt postoperativ noch keine Rolle spielt.

Bei der SNB werden die sogenannten Wächterlymphknoten entfernt, die sich nach perimammillärer intrakutaner und/oder peritumoraler Injektion mit ^{99m}Tc-markiertem Kolloid angereichert haben und mit Hilfe einer Gamma-Sonde lokalisiert werden können. Meist sind einer bis drei Lymphknoten zu finden. Oft wird parallel dazu eine verdünnte Patentblaulösung eingesetzt, um die Sentinellymphknoten und die zuführenden Lymphbahnen zusätzlich anzufärben, damit eine gezielte und schonende Entnahme mit minimaler Gewebedestruktion ermöglicht wird. Für ein Lymphknotenstaging mittels ALNE sollen laut Zertifizierungsvorgaben für Brustzentren mindestens zehn Lymphknoten entfernt werden.

Keine Erwähnung in der Leitlinie erfährt jedoch das relativ häufig vorkommende postoperative Brust- und Thoraxwandlymphödem. Risikofaktoren dafür können die Durchtrennung der lokalen Lymphkollektoren mit entsprechender Narbenbildung durch die OP, aber auch die Radiatio z. B. nach brusterhaltender/brustrekonstruktiver Therapie sein. Die Makromastie stellt nach unserer Erfahrung einen zusätzlichen Risikofaktor dar.

Definition der onkoplastischen Chirurgie

Das Grundprinzip der onkoplastischen Chirurgie ist die Kombination der klassischen Krebschirurgie mit Verfahren der Plastischen Chirurgie, die durch verschiedenste Methoden (Abb. D-3.1) ein bestmögliches kosmetisches Ergebnis unter Erhalt der Therapiesicherheit in Bezug auf die lokoregionäre Tumorkontrolle, lokal und im Lymphabflussgebiet (R0-Resektion), anstrebt.

D Ödemkrankheitsbilder – Behandlungssystematiken und Komplikationen

Onkoplastische Mammakarzinom-Operationen (primär oder sekundär rekonstruktiv)	
Ersatz der ganzen Brustdrüse	**brusterhaltende OP**
Rekonstruktion mit Implantat +/- Netz/ADM +/- Expander	Rekonstruktion durch intramammäre glanduläre Lappenplastik
lokale Lappenplastik +/- Implantat z. B. Rotations- Gleit- und Verschiebelappen	lokale Hautdrüsenlappen (lokale Lappenplastik)
	tumoradaptierte Reduktions-mastopexietechniken
gestielte Fernlappenplastik LDF = Latissimus Dorsi Flap +/- Implantat TRAM = Transverser Rectus Abdominis Myocutaner Lappen	Gestielte oder freie Lappenplastik als autologer Volumenersatz. LDF = Latissimus Dorsi Flap TRAM = Transverser Rectus Abdominis Myocutaner Lappen DIEP = Deep Inferior Epigastric Artery Perforator Lappen
freie Fernlappenplastik mit mikrovaskulärem Gefäßanschluss: DIEP = Deep Inferior Epigastric Artery Perforator SIEA = Superficial Inferior Epigastric Artery SGAP = Superior Gluteal Artery Perforator Free-TRAM	SIEA = Superficial Inferior Epigastric Artery Lappen SGAP = Superior Gluteal Artery Perforator Lappen Free-TRAM

Abb. D-3.1: Onkoplastische Mammakarzinom-Operationen.

Belastungen für die Patientinnen

Alle Operationen mit Verpflanzung von körpereigenem Gewebe (autologer Gewebeersatz) verursachen nicht nur an der betroffenen Brust, sondern auch im Bereich der Entnahmeregion einen Defekt im Bereich der Haut sowie bei myokutanen Lappen auch einen Verlust von Muskelgewebe. Dies kann postoperativ Schmerzen und Narben verursachen, aber auch zu Wundheilungs- und Lymphabflussstörungen führen.

Bis zum endgültigen Rekonstruktionsergebnis kann es notwendig sein, mehrere Operationen durchzuführen. Beispielsweise wird bei Zustand nach Mastektomie und geplanter Rekonstruktion mit einem Silikonimplantat zunächst das Gewebe mobilisiert und eine meist subpektorale Expanderprothese eingelegt. Diese wird durch schrittweises Befüllen mit Kochsalzlösung voluminöser und dehnt den Gewebemantel so weit, bis ein endgültiges Implantat, das der Brustgröße und Form der kontralateralen Seite entspricht, eingelegt und ggf. später auch die Mamille wieder aufgebaut werden kann (Abb. D-3.2

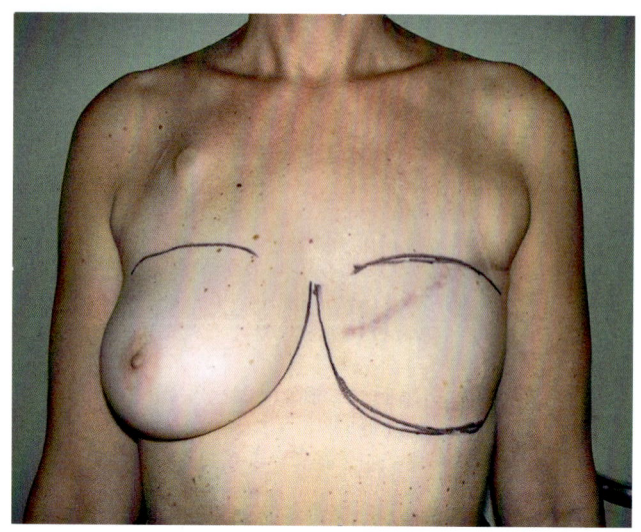

D   Ödemkrankheitsbilder – Behandlungssystematiken und Komplikationen

Abb. D-3.2: Sekundärer Wiederaufbau präoperativ.

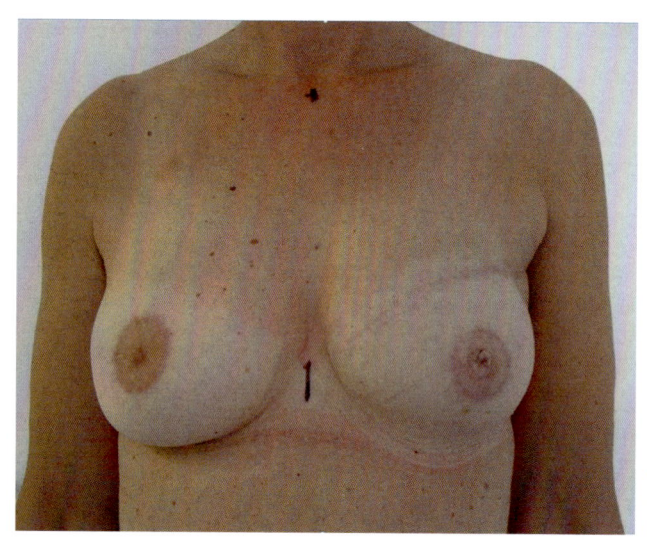

Abb. D-3.3: Sekundärer Wiederaufbau mit Implantat und Mamillenrekonstruktion.

und D-3.3). Jeder Eingriff ist mit einer erneuten Narbenbildung verbunden, die zunächst eine erneute Störung des Lymphabflusses hervorrufen kann.

Ein gutes kosmetisches Operationsergebnis ist für die Lebensqualität der Patientin von großer Wichtigkeit. 10-40 % der Patientinnen mit brusterhaltender OP sind mit dem Aussehen der Brust nicht zufrieden, vor allem, wenn bei der OP-Planung die Relation der Tumorgröße zur vorhandenen Brustgröße nicht ausreichend berücksichtigt wurde. Wichtig ist jedoch nicht nur das langfristige Überleben der Patientinnen, sondern auch die Lebensqualität während dieser Überlebenszeit. Das Wohlbefinden kann jedoch deutlich gemindert werden, wenn sich im Verlauf der Erkrankung die rekonstruierte Brust durch das Auftreten eines Lymphödems oder einer Fibrosierung zum Nachteil verändert und die Patientin dem Geschehen unvorbereitet gegenübersteht. Laut Ergebnissen der 2014 veröffentlichten WHEL-Studie (Women`s Healthy Eating and Living Study) gaben 692 von 2431 Teilnehmerinnen an, ein Lymphödem zu haben (28,5 %). Bei 335 dieser Patientinnen verursachte dieses Lymphödem Kummer oder sogar Verzweiflung, sodass auch die Ergebnisse zur Einschätzung der physischen und psychischen Gesundheit signifikant schlechter waren als bei Patientinnen, die mit ihrem Lymphödem zurechtkamen oder kein Lymphödem hatten.

Unsere Erfahrungen in der ambulanten und stationären Versorgung der Patientinnen bestätigen dies. Daher ist es im Klinikalltag ein besonderes Anliegen, die Patientinnen ausführlich aufzuklären, ohne unnötige Ängste zu schüren und sie so auch über die Erfahrungen mit der Behandlung des postoperativen Lymphödems vernünftig an das Thema heranzuführen, um eine zusätzliche Traumatisierung im Falle einer chronischen Ödematisierung zu vermeiden.

OP-assoziiertes Brust- und Thoraxwandlymphödem

Die Inzidenz des Brustlymphödems wurde 2004 in verschiedenen Arbeiten mit Werten zwischen 9,6 % und 23 % angegeben. Risikoerhöhend für die Entstehung sind Begleiterkrankungen wie Adipositas und Bluthochdruck. Aber auch das Tumorstadium, das Alter der Patientin, die vorhandene Brustgröße und die verschiedenen Operationsmethoden beeinflussen die Wahrscheinlichkeit, ein Brustlymphödem zu bekommen, sodass Lawenda et al. in 2009 eine Inzidenz zwischen 6-48 % je nach Patientenkollektiv beschrieben hat. 2015 wurde in einer Dissertation bei Mammakarzinom-Patientinnen der Universitätsfrauenklinik Freiburg das Auftreten eines postoperativen Brustlymphödems bei 16,3 % und ein Thoraxwandlymphödem bei 17, 2 % des Gesamtkollektivs gefunden. Nimmt man jedoch nur die Anzahl der Patientinnen, die überhaupt von einem postoperativen Lymphödem betroffen waren als Grundmenge, so liegt der Anteil der Brustlymphödem-Patientinnen bei 45,7 % und der der Patientinnen mit Thoraxwandlymphödem bei 48,3 %.

In einer klinikeigenen Studie fand sich 2015 in einer der drei Patientengruppen (Erstdiagnose (ED) 2013) bei 26 von 30 Patientinnen ein u. a. durch sonographische Messung der Hautdicke festgestelltes Brustlymphödem (86,7 %), wobei elf Patientinnen (36,7 %) nur vorübergehend im ersten postoperativen Jahr betroffen waren, meist im Rahmen der Radiatio. In den beiden Kontrollgruppen aus früheren Jahren der Erstdiagnose lag der Anteil der Patientinnen mit Brustlymphödem aufgrund der Befragungsergebnisse bei 12 % (ED 2011) und 8 % (ED 2008). Allerdings kam es bei einigen Patientinnen aufgrund des Fehlens einer adäquaten Komplexen Physikalischen Entstauungstherapie zu ungünstigen kosmetischen Ergebnissen durch Narbeneinziehungen und Fibrosierung des Gewebes (Abb. D-3.4 und D-3.5).

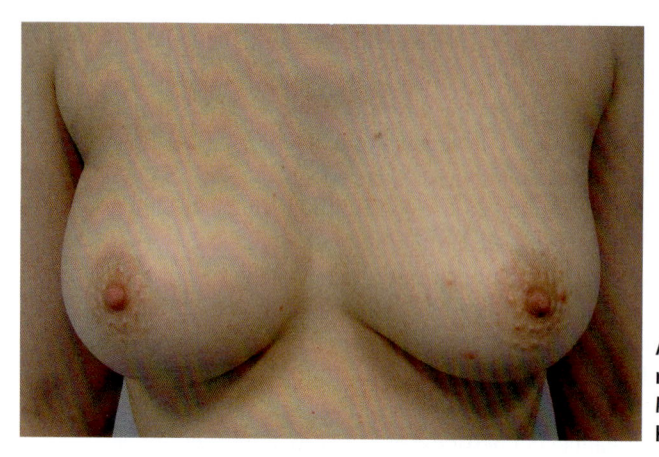

Abb. D-3.4: Brustlymphödem rechts drei Jahre nach OP, MLD plus unregelmäßige Kompression.

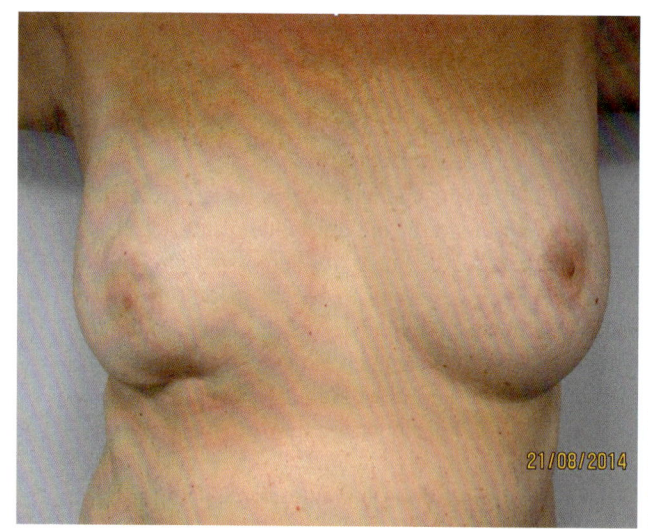

Abb. D-3.5: Rückläufiges Brustlymphödem rechts drei Jahre nach OP, jedoch keine Rezepte für eine KPE erhalten: Narbeneinziehung und Fibrosierung.

„Die beste Behandlung iatrogener Schäden ist ihre Vermeidung." Daher ist es wichtig, bereits bei der OP-Planung auf ein lymphgefäßschonendes Vorgehen zu achten, sei es bei der einfachen brusterhaltenden Therapie (Abb. D-3.6 und D-3.7) oder bei onkoplastischen Operationen (Abb. D-3.2, D-3.3, D-3.8 bis D-3.11). Bereits vor der Operation sollten an beiden Armen die Umfänge gemessen werden, um besser postoperative Volumenvermehrungen objektivieren zu können. Weiterhin ist es für die Patientinnen wie für das interdisziplinäre Team, bestehend aus Ärzten, Pflegekräften Physiotherapeuten und Bandagisten, essenziell, anhand eines strukturierten Ablaufplans adäquat auf den Verlauf des postoperativen = posttraumatischen Ödems/Lymphödems reagieren zu können.

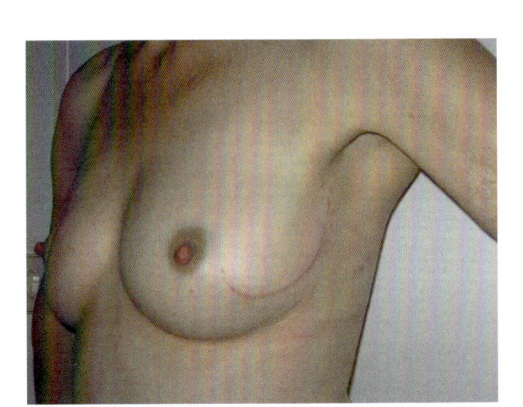

D Ödemkrankheitsbilder – Behandlungssystematiken und Komplikationen

Abb. D-3.6: Böblinger Haken.

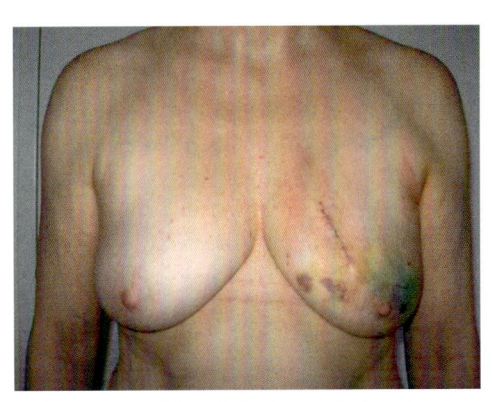

Abb. D-3.7: Radiärer Schnitt parallel zu den Kollektoren.

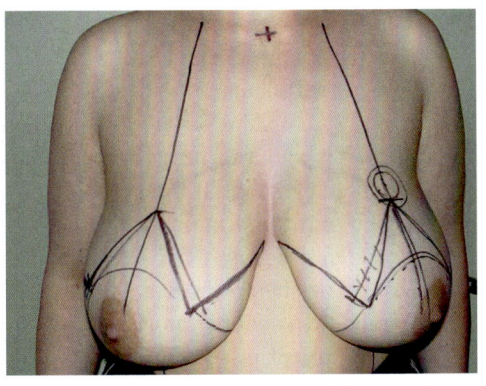

Abb. D-3.8: Tumoradaptierte Reduktion mit Angleichen der nicht betroffenen Seite → präoperative Planung.

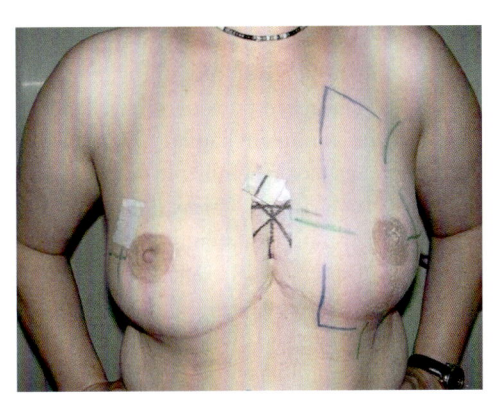

Abb. D-3.9: Tumoradaptierte Reduktion mit Angleichen der nicht betroffenen Seite → postoperatives Ergebnis.

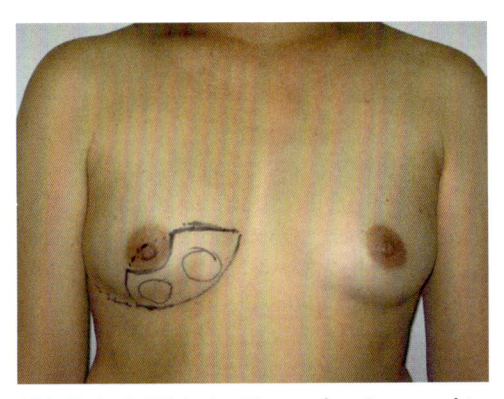

Abb. D-3.10: Bifokales Mammakarzinom rechts innen unten → OP-Planung.

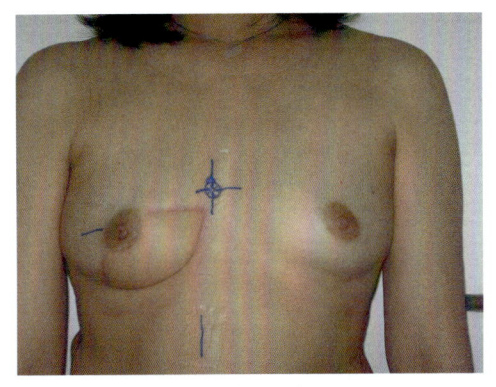

Abb. D-3.11: Defektdeckung des inneren unteren Quadranten rechts durch Latissimus-dorsi-Flap.

Ambulante präoperative Planung

Nach ambulanter Diagnostik und Vorstellung in der präoperativen Tumorkonferenz erfolgt in einem ausführlichen Gespräch mit der Patientin die Aufklärung über die Vor- und Nachteile der unterschiedlichen OP- und Therapieoptionen. Auch die Kurz- und Langzeitkomplikationen, wie das Lymphödem müssen darin berücksichtigt werden. Die „Verfahrensanweisung zum Umgang mit onkoplastischen und rekonstruktiven Operationen in zertifizierten Brustzentren" und das „Infoblatt Plastische Brustrekonstruktion" der Deutschen Krebsgesellschaft bieten den entsprechenden Rahmen zur Orientierung für das eigene Vorgehen (http://www.onkozert.de/wordpress/wp-content/uploads/2018/07/BZ_Infoblatt_Brustaufbau_Pat_170809.docx und http://onkozert.de/wordpress/wp-content/uploads/2018/07/BZ_Verfahrensanweisung_rekonstrOP_170809.pdf; Stand 12.08.2018, 13:50 Uhr). Entsprechend der Entscheidung der Patientin wird ggf. die stationäre Aufnahme zur OP geplant.

Stationäres Management

In prospektiven Studien wurde beschrieben, dass bei Patientinnen, bei denen in den ersten sieben postoperativen Tagen Dehnungsübungen der Schulter durchgeführt wurden, signifikant häufiger Wundheilungsstörungen und Serombildungen auftraten, als bei denen, deren Schulter in den ersten sieben Tagen nicht mit krankengymnastischen Übungen behandelt wurde. Beide Komplikationen stören die Lymphgefäßregeneration und sind somit Risikofaktoren für die Entstehung eines chronischen Lymphödems.

Daher wird bereits am Aufnahmetag für den ersten postoperativen Tag Manuelle Lymphdrainage plus ggf. Kompressionsbandagierung angemeldet, welche während des stationären Aufenthaltes werktags täglich und mindestens einmal am Wochenende durchgeführt wird. Wurde eine onkoplastische Operation geplant, wird ebenfalls am Tag der Aufnahme für die entsprechende Kompressionsversorgung von geschulten Pflegekräften Maß genommen (z. B. für ein Kompressionsbustier).

Die Patientin erhält ein Formular mit den Kontaktdaten der ansässigen Sanitätshäuser und Informationen zu den aktuellen Kooperationssanitätshäusern des Brustzentrums. So ist gewährleistet, dass die Patientin vom Sanitätshaus ihrer Wahl betreut werden kann und die entsprechende Kompressionsware direkt nach Beendigung der OP vor Ort zur Verfügung steht und angewendet werden kann.

Mit Beginn der stationären KPE achten die Lymphtherapeuten auf die besonderen lokalen Gegebenheiten des Wundgebietes und die Schmerzempfindlichkeit der Patientinnen. Wie immer in der Lymphologie wird der Sogeffekt über die Aktivierung der zentralen Lymphgefäße und der benachbarten nicht betroffenen Lymphknotenstationen und Rumpfquadranten genutzt. Die KPE soll nicht dazu dienen, prophylaktisch ein Lymphödem zu verhindern, sondern die Heilung durch die Behandlung des je nach Operationsmethode mehr oder weniger ausgeprägten postoperativen = posttraumatischen Lymphödems zu unterstützen. Sollten weitere Kompressionsversorgungen notwendig sein, wird wiederum mit dem entsprechenden Sanitätshaus Kontakt aufgenommen.

Komplikationsmanagement

In der Literatur wird beschrieben, dass speziell nach der Operation eines Mammakarzinoms Serome gehäuft zu chronischen Lymphödemen führen.

Sollte trotz entsprechend gewebeschonender OP-Methode sowie adäquater postoperativer Drainage und Kompression ein Serom auftreten, ist eine konsequente Behandlung notwendig, um weitere Folgeschäden zu vermeiden. Die Patientinnen klagen meist über ein vermehrtes Druck- und Schmerzempfinden in der betroffenen Region und wünschen eine schnelle Entlastung mittels Punktion. Auch die Strahlentherapeuten präferieren oft dieses Vorgehen, da das Vorhandensein eines Seroms, je nach Ausprägung, den Beginn der Radiatio verzögern kann. Allerdings führen rezidivierende Punktionen ohne begleitende KPE meist nicht zum gewünschten Behandlungserfolg, sondern bergen die Gefahr weiterer Komplikationen z. B. durch eine Infektion der Seromhöhle.

Um eine realistische Chance zu haben, ein Serom suffizient allein durch eine KPE erfolgreich zu behandeln, ist neben der engen interdisziplinären Zusammenarbeit der Behandler vor allem die Compliance der Patientin der Hauptfaktor für das Gelingen. Natürlich ist es für die Patientin oft unangenehm und belastend, einen unruhig gepolsterten Kompressionsverband konsequent zu tragen, damit sich zwischen den dadurch aneinander gepressten Seromwänden Gewebebrücken bilden können, um das Nachlaufen der Flüssigkeit zu vermindern und die Heilung in dem so entstandenen gekammerten Befund zu erleichtern. Je nach Ausgangsbefund kann es notwendig sein, zu Beginn der Behandlung das Serom einmalig zu punktieren und es wenn möglich komplett zu entleeren.

Äußerst selten kommt es nach Mammakarzinomoperationen zur Ausbildung einer Lymphfistel, welche eher nach Gefäßoperationen in 2-3 % der Fälle oder bei 10 % der Patientinnen nach ilioinguinaler Lymphknotenexstirpation auftritt. Lymphfisteln können lokal im Bereich der Axilla oder auch an den Entnahmestellen nach onkoplastischen

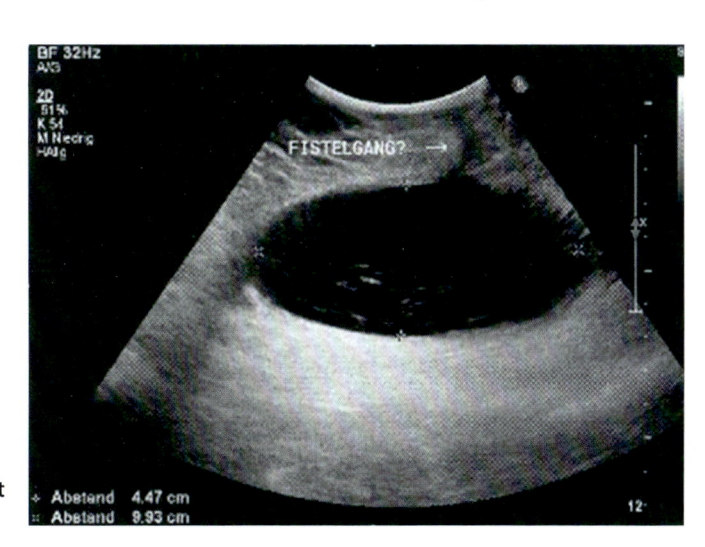

Abb. D-3.12: Serom an der Entnahmestelle nach DIEP mit Fistel im Nabel 2015.

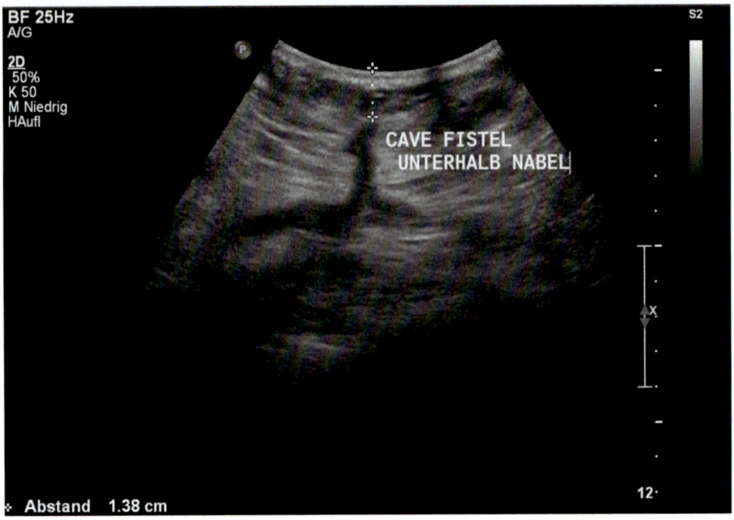

Abb. D-3.13: Restserom mit neuem sukutanem Fistelgang 2016.

Operationen auftreten (Abb. D-3.12 und D-3.13). Sollten entsprechende Kompressionsverbände allein nicht zum Verschluss der Fistel führen, ist es unumgänglich, die Ressourcen des interdisziplinären Brustzentrums einzubeziehen und je nach Komplexität und Zusatzkriterien z. B. durch chirurgische Intervention und Anlage eines VAC-Verbandes oder per Durchführung einer Radiatio den Verschluss der Fistel zu erreichen.

Entlassmanagement

Alle Patientinnen mit Zustand nach axillärer Lymphknotenentfernung, ob SNB oder ALNE, erhalten mit den Entlasspapieren ein Informationsblatt zur unterstützenden Selbstbehandlung, um das von den Lymphtherapeuten gelernte Vorgehen zuhause weiter fortführen zu können. Patientinnen mit Zustand nach ALNE erhalten eine Heilmittelverordnung mit 10 x MLD 45 plus anschließende Kompressionsbandagierung plus 10 x Übungsbehandlungen, 2-5 x/Woche bei Indikationsschlüssel LY3a und ICD C50 (…) (budgetneutral durch langfristigen Heilmittelbedarf), damit das posttraumatische Lymphödem entsprechend seiner Ausprägung suffizient und zeitnah weiterbehandelt werden kann.

Hilfreich ist es, wenn die umgebenden Physiotherapiepraxen durch ein vorhandenes Lymphnetzwerk das Vorgehen der Klinik kennen und durch Fortbildungen und Refresherkurse regelmäßig geschult werden, sodass die Patientinnen auch extern und heimatortnah auf kompetente Lymphtherapeuten zurückgreifen können.

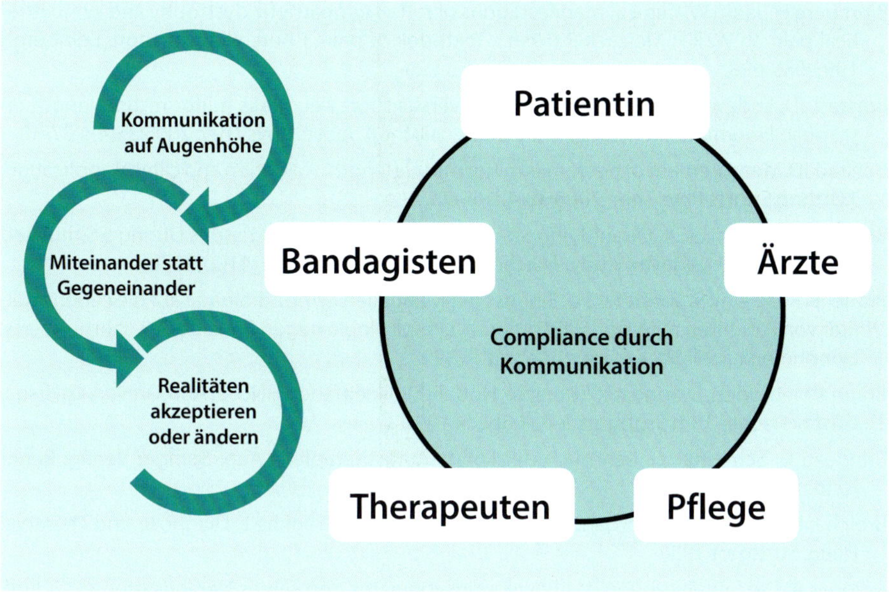

Abb. D-3.14: Compliance durch Kommunikation.

Fazit

Zusammenfassend ist ein erfolgreiches postoperatives Ödemmanagement nur möglich, wenn neben der Behandlung nach aktuellen Standards eine gute Kommunikation aller Beteiligten auf Augenhöhe gelingt, um die für den Behandlungserfolg notwendige Compliance zu gewährleisten (Abb. D-3.14).

Literatur

Arlotta M, LoVasco G, McLean L. Selective recruitment of the lower fibers of the trapezius muscle. J Electromyogr Kinesiol. 2011;21(3):403-10.

Bahnemann H. Fortschritte der Kieferorthopädie. Separata. Urban & Schwarzenberg, München Berlin Baltimore 1979.

Barkhoff E. Zur Frage der intraocularen Lymphbahnen. In Graefe's archive for clinical and experimental ophthalmology, 1964; Bd. 167;573-584.

Berger M, Gerstenbrand F, Lewit K. Schmerzstudie 6, Schmerz und Bewegungssystem. Gustav Fischer, Stuttgart 1984.

Bernhardsson S, Klintberg IH, Wendt GK. Evaluation of an exercise concept focusing on eccentric strength training of the rotator cuff for patients with subacromial impingement syndrome. Clin Rehabil 2011;25(1):69-78.

D   Ödemkrankheitsbilder – Behandlungssystematiken und Komplikationen

Blumberg H, Jänig W. Clinical manifestations of reflex sympathetic dystrophy and sympathetical pain. In Wall P, Melzack R (Hrsg.), Textbook of pain. Churchill Livingston, Edinburgh 1993;685-698.

Borstad JD, Ludewig PM. The effect of long versus short pectoralis minor resting length on scapular kinematics in healthy individuals. J Orthop Sports Phys Ther. 2005;35(4):227-38.

Borstad JD. Measurement of pectoralis minor muscle length: validation and clinical application. J Orthop Sports Phys Ther. 2008;38(4):169-74.

Borstad JD, Dashottar A. Quantifying Strain on Posterior Shoulder Tissues During 5 Simulated Clinical Tests: A Cadaver Study. J Orthop Sports Phys Ther. 2011;41(2):90-9.

Bräuer B, Koscielny S, Sonnefeld U. Einfluss der Manuellen Lymphdrainage auf die Lebensqualität von Patienten mit Kopf-Halstumoren. Lymphologie gegen Ende des 20. Jahrhunderts. Lymphologica 99. Shaker, Herzogenrath 1999.

Braun J. Methoden, Diagnostik, Therapie, Notfall. Klinikleitfaden HNO. 2. Aufl. Grevers G (Hrsg.). Gustav Fischer, Ulm Stuttgart Jena Lübeck 1997.

Bringezu G, Schreiner O. Lehrbuch der Entstauungstherapie, 4.Aufl. Spinger Verlag, Berlin Heidelberg 2014.

Broich I, Karl F. Das Mundorgan. Wesen und Bedeutung. Krankheit, Diagnose und Therapie. Haug, Stuttgart 1988.

Brügger A. Die Erkrankungen des Bewegungsapparates und seines Nervensystemes. 2. Aufl. Gustav Fischer, Stuttgart 1980.

Brunner U. Das Lymphödem der unteren Extremität. Aktuelle Probleme in der Angiologie. Hans Huber, Bern 1969.

Brunner U, Frei-Fleischlin C. Gegenwärtiger Stand der kombinierten physikalischen Entstauungstherapie beim primären und sekundären Lymphödem der Beine. VASA 1993;22(1):8-14.

Bühring M. Reflexdystrophie nach sogenanntem Schleudertrauma der HWS. Orthopädie 1984; 122:281-286.

Butler D. Adverse mechanical tension in the nervous system: a model for assessment and treatment. Aust J Physiother 1989;35(4):227-38

Butler D, Gifford L. The concept of adverse mechanical tension in the nervous ststem. Physiotherapy 1989;75:622-36.

Butler D. Mobilisation of the nervous system. Churchill Livingstone, Melbourne 1991.

Butler D. Mobilisation des Nervensystems. Springer Verlag, Berlin Heidelberg 1995.

Butler D. Mobilisation des Nervensystems. Rehabilitation und Prävention, Bd. 29. Springer Verlag 1995.

Butler D, Moseley L. Schmerzen verstehen, Springer Verlag 2004.

Butler DS, Coppieters MW. Neurodynamics in a broader perspective. Manual Therapy 2007;12(1):e7-8.

Crosbie J, Kilbreath SL, Dylke E et al. Effects of mastectomy on shoulder and spinal kinematics during bilateral upper-limb movement. Physical Therapy 2010;90(5):679-92

Del Frari B, Piza-Katzer H, Schoeller T, Wechselberger G. Lymphfisteln an der unteren Extremität, Intraoperative Darstellung und Therapie durch intrakutane Methylenblau-Injektion. Phlebologie 2007;5:267-271.

De-la-Llave-Rincon AI, Ortega-Santiago R, Ambite-Quesada S et al. Response of pain intensity to soft tissue mobilization and neurodynamic technique: a series of 18 patients with chronic carpal tunnel syndrome. J Manipulative Physiol Ther. 2012;35(6):420-7.

Dertwinkel R, Strumpf M, Zenz, M. Sympathische Reflexdystrophie und Phantomschmerz. Zae FQ 1998;92:34-40.

Deutsches Netzwerk für Qualitätsentwicklung in der Pflege (Hrsg.): Expertenstandard Pflege von Menschen mit chronischen Wunden. Schriftenreihe des Deutschen Netzwerks für Qualitätsentwicklung in der Pflege, Osnabrück 2008.

Dimeo F, Thiel E, Böning D. Körperliche Aktivität in der Rehabilitation von onkologischen Patienten. Die Rolle des aeroben Trainings. Dtsch Arztebl 1999;20:B1042-B1046.

Dittel R. Schmerzphysiotherapie. Lehrbuch und Handbuch des Neuromedizin-Konzepts. Gustav Fischer, Stuttgart 1992.

Dominick SA, Natarajan L, Pierce JP et al. The Psychosocial Impact of Lymphedema-related Distress among Breast Cancer Survivors in the in the WHEL Study. Psychooncology 2014;23(9):1049-1056.

Dotterweich M. Die kombinierte Therapie eines postoperativen/-traumatischen Ödems. LymphForsch 2000;4(1):25-27.

Ebaugh D, Spinelli B, Schmitz KH. Shoulder impairments and their association with symptomatic rotator cuff disease in breast cancer survivors. Medical Hypotheses 2011;77(4):481-7.

Engelhard K. Wenn Qualität zum Selbstverständnis wird. Ein kurzer Einblick in industrielle Anforderungen. In Schuchhardt C (Hrsg.), Lymphologie – State of the Art. Kagerer Kommunikation, Bonn 1998;68-72.

Engelhard K, Weissleder H. Qualität im Spiegel von Anspruch und Wirklichkeit – Ein Beitrag zur Qualitätssicherung in der Therapie lymphostatischer Extremitätenödeme. LymphForsch 1998;2(2):92-99.

Erdmann H. Schleuderverletzungen der HWS. Hippokrates, Stuttgart 1973.

Erel E, Dilley A, Turner S et al. Sonographic measurements of longitudinal median nerve sliding in patients following nerve repair. Muscle & Nerve 2010;41(3):350-4.

Erhebungsbogen Brustkrebszentren, Kapitel 5.2.14 Bestimmung Nodalstatus (Stand 28.09.2017).

Ewald H. Sportarten bei sekundären Lymphödemen nach Mammakarzinom. In: Greg A, Thür L: Kongressbericht (2.Teil). Lymphol XV 1991;2:38-43.

Fialka V, Sadil V. Physikalisch therapeutische Möglichkeiten beim Morbus Sudeck. Krankengymnastik 1986;38(11).

Fialka-Moser V. Kompendium der Physikalischen Medizin und Rehabilitation: Diagnose und therapeutische Konzepte, 2.Aufl. Springer, Wien 2005.

Fischer H. (Hrsg.). Chronische Veneninsuffizienz: Pathogenese und medikamentöse Therapie. Schattauer, Stuttgart 1984.

Fischer R, Früh G. Varikose und Lymphödem - wann ist eine Operation sinnvoll? 39. Jahrestagung der Deutschen Gesellschaft für Phlebologie. vasomed 1997;4(Suppl):23.

Fischer U, Baum F. Diagnostische Interventionen der Mamma. Thieme, Stuttgart 2008;173.

Földi E. Genitallymphödeme aus klinischer Sicht. Lymphologica, Jahresband 1998, Kagerer Kommunikation Bonn 1998;15.

Földi, M. Die Insuffizienz des zervikalen Lymphgefäßsystems; Lymphostatische Enzephalopathie und Retinopathie nach zervikaler Blockdissektion. Laryngol Rhinol Otol 1988;67: 435-437.

Földi M et al. Abtransport von corpusculären Teilchen aus dem subarachnoidalen Raum beim Hund. Z Exp Med 1960;133:110-112.

Földi M, Kubik S (eds). Lehrbuch der Lymphologie für Mediziner, Masseure und Physiotherapeuten. Urban & Fischer Verlag, München/Jena 2002;329ff

Földi M. Lehrbuch der Lymphologie, 6. Aufl. Elsevier Urban & Fischer, München 2005.

Földi E. Postoperative physikalische Therapie nach der chirurgischen Brustkrebsbehandlung. In: Kreienberg R, Möbus V, Jonat W, Kühn T. Mammakarzinom Interdisziplinär, 4 Aufl. Springer 2010;280.

Fortner N. Die V.A.C-Therapie bei postoperativ persistierenden Lymphfisteln und Lymphozelen nach gefäßchirurgischen Eingriffen – erste Ergebnisse. Österreichische Pflegezeitschrift 2006;2:8-12.

Gaarenstrom K, Kenter G, Trimos J et al. Postoperative complications after vulvectomy and inguinofemoral lymphadenectomy using separate groin incisions. Int J Gynecol Cancer 2003;13:522-527.

Gilbert KK, Roger James C, Apte G et al. Effects of simulated neural mobilization on fluid movement in cadaveric peripheral nerve sections: implications fort he treatment of neuropathic pain and dysfunktion. The Journal of Manual & Manipulative Therapy 2015;23(4):219-25.

Goffman TE, Laronga C, Wilson L, Elkins D. Lymphedema of the arm and breast in irradiated breast cancer patients: risks in an era of dramatically changing axillary surgery. Breast J 2004;10:405–411.

Grifka J, Hedtmann A, Pape H, Tyws J. Diagnostik und Therapie bei Beschleunigungsverletzungen der Halswirbelsäule. Dtsch Arztebl 1998;4:131-134.

Grol R, Wensing M. What drives change? Barriers to and incentives for achieving evidence-based practice. Medical Journal of Australia 2004;180(6):57.

Grol R, Wensing M, Eccles M. Improving patient care the implementation of change in clinical practice. Elsevier; Philadelphia (PA) 2004.

Grol RP, Grimshaw J. From best evidence to best practice: effective implementation of change in patients' care. Lancet 2003;362(9391):1225-30.

Grol RP, Bosch MC, Hulscher ME et al. Planning and studying improvement in patient care: the use of theoretical perspectives. The Milbank Quarterly 2007;85(1):93-138.

Gültig O. Erfolg und Misserfolg bei Einsatz der Apparativen Intermittierenden Kompressionstherapie (AIK) - Ergebnisse einer breit angelegten Fragebogenaktion bei Patienten mit chronischem Lymphödem der Extremitäten. LymphForsch 2004;8(2):91-92.

Gültig O, Miller A, Zöltzer H (Hrsg.). Leitfaden Lymphologie. Elsevier Urban & Fischer, München 2015.

Günther R. Balneotherapie bei chronischen Schmerzen. In Thomalske G (Hrsg.), Nicht-medikamentöse Therapie bei Schmerz. Gustav Fischer, Stuttgart 1991.

Gutmann, G. Chirotherapie nach Schleudertrauma der Halswirbelsäule? Gustav Fischer, Stuttgart 1984.

Haid H. Keine Angst vor Venenleiden. Gessler, Friedrichshafen 1990.

Haid-Fischer F. Gesunde Beine – ein Leben lang: Venenleiden und Krampfadern vorbeugen, Beschwerden richtig behandeln, 7. Aufl. Trias Thieme Hippokrates Enke, Stuttgart 1995.

Harzer W, Czekalla V, Landmesser H. Zur Bedeutung der Mundatmung für die Entstehung von Dysgnatien unter besonderer Berücksichtigung der Erkrankung des Respirationstraktes. Stomatologie der DDR 1987;31(1):25-30.

Hentschel D, Zimmermann H. Naturheilverfahren in der ärztlichen Praxis. Deutscher Ärzteverlag, Köln 1996.

Herpertz U. Ödeme und Lymphdrainage. Diagnose und Therapie von Ödemkrankheiten, 3. Aufl. Schattauer, Stuttgart 2006.

Herpertz U. Sekundäre Lymphödeme. http://www.lymphklinik.net/sekundaere_lymphoedeme.pdf.

Hinz P. Verletzungsmuster der Halsorgane in Abhängigkeit der Impulsrichtung (Physikalisch-experimentelle Ergebnisse am Schleuderschlitten). Hefte der Unfallheilkunde 1972;110: 15-20.

Hörner M. Prophylaktische Manuelle Lymphdrainage nach Mammachirurgie in der unmittelbaren postoperativen Phase. Erste Ergebnisse der Böblinger Studie. LymphForsch 2015;19(1):24-27.

Hrinle P, Földi E: Lymphödem des weiblichen Genitale. Lymphologica Jahresband 1998. Kagerer Kommunikation, Bonn 1998;17

Hutzschenreuter P, Einfeldt H, Besser S (Hrsg.). Lymphologie für die Praxis. 24 Tabellen. Hippokrates, Stuttgart 1991.

Inman VT, Saunders CM, Inman VT et al. Observations on the function of the shoulder joint. Journal of Bone and Joint Surgery 1944;26A:1–30.

Inman VT, Saunders M, Abbot LC. Observations on the function of the shoulder joint. The Journal of Bone and Joint Surgery 1948;26:1-30.

Interdisziplinäre S3-Leitlinie für die Früherkennung, Diagnostik Therapie und Nachsorge des Mammakarzinoms, Langversion 4.0-Dezember 2017. AWMFRegisternummer: 032-045OL;285-286.

Kahle W. Nervensystem und Sinnesorgane. In Kahle W, Leonhardt H, Taschenatlas der Anatomie: für Studium und Praxis (Bd. 3), 4. Aufl. Thieme, Stuttgart 1984.

Kalsa AL, Mckenzie DC. Upper body exercise and lymphedema following breast cancer: a pilot study. Med sci sports exercise 2000;32(5):1421.

Karl T. Postoperative Komplikationen nach inguinalen Eingriffen in der Gefäßchirurgie. Gefäßmedizin Scan 2016;03(01):59-76.

Kehrl W. Das infektanfällige Kind aus HNO-ärztlicher Sicht. Von www.aerztekammer-hamburg.de abgerufen 2006.

Kelly D. A primer on lymphedema. Pearson Education, Upper Saddel River, New Jersey 2002.

Klyscz T. Stellenwert physikalischer Therapieverfahren bei chronischer Veneninsuffizienz (CVI) und arthrogenem Stauungssyndrom. Viavital, Essen 2000.

Kubik S. Ursachen der Ödembildung und des kutanen Refluxes. Anatomie und Entwicklung der Extremitätenlymphgefäße. Lymphologica. Jahresband. Medikon München 1989;26-35.

Kujath P, Michelsen A. Wunden – von der Physiologie zum Verband. Dtsch Arztebl 2008;105 (13):239-248.

Lawenda BD, Mondry TE, Johnstone PAS. Lymphedema: A primer on the identification and management of a chronic condition in oncologic treatment. CA. Cancer J. Clin. 2009;59:8–24.

Lee SA, Kang JY, Kim YD et al. Effects of a scapulaoriented shoulder exercise programme on upper limb dysfunction in breast cancer survivors: a randomized controlled pilot trial. Clinical Rehabilitation 2010;24(7):600-13.

Mckenzie DC. Abreast in a boat a race against breast cancer.CMAJ 1998;159(4):376-378.

Mckenzie DC, Jespersen DK. Repetitive upper body exercise in patients treated for breast cancer. Med sci sports exercise 2000;32(5):1422.

Neu B, Gauss G, Haase W et al. Strahlentherapie von Lymphfisteln und Lymphozelen: Strahlenther Onkol 2000;176(1):9-15.

Pain S. Variation in lymphatic function may predispose to development of breast cancer related lymphedema. Eur J Surg Oncol 2004;30 (5):508-514.

Preisler V, Hagen R, Hoppe F. Nimmt bei Manueller Lymphdrainage die Inzidenz lokoregionärer Rezidive bei therapierten Kopf-Hals-Tumoren zu? In Tiedjen K. (Hrsg.) Lymphologica Bochum. Kargerer Kommunikation, Bonn 1995;63.

Preisler V, Hagen R, Hoppe F. Nutzen und Risiken der manuellen Lymphdrainage bei Kopf-Hals-Tumoren. Physikalische Therapie 1999;20:541-545.

Pritschow H. Die Kompressionsbandage in der Physikalischen Therapie der sympathischen Reflexdystrophie – Widerspruch oder Notwendigkeit? LymphForsch 2000;4(2):98-100.

Pritschow H. Manuelle Lymphdrainage nach Schleudertrauma. Physik Therapie 1986;7(1);21-22.

Pritschow H. Die Physikalische Therapie des lymphatischen Kindes mit Mundatmung. Physik Therapie 1986;7(9).

Pritschow H et al. Die Behandlung des lymphatischen Kindes in der lymphologischen Schwerpunktpraxis. LymphForsch 2007;11(1):11-13.

Pritschow H. Spezial-Qualifizierungsangebot „Ambulante Lymphologie auf Fachklinikniveau" - Erstes Seminar unter Schirmherrschaft der Deutschen Gesellschaft für Lymphologie. LymphForsch 2014;18(1):41-43.

Pritschow H, Schuchhardt C. Das Lymphödem und die Komplexe Physikalische Entstauungstherapie, 4. Aufl. Viavital, Köln 2014.

Reiss M, Reiss G. Manual lymph drainage as therapy of edema in the head and neck area. Schweiz Rundsch Med Prax 2003;92:271-274.

Rönkä RH, Pamilo MS, von Smitten KAJ, Leidenius MHK. Breast lymphedema after breast conserving treatment. Acta Oncol. 2004;43:551–557.

Rüger, K. Das Kopflymphödem in der klinischen Praxis. Z Lymphol 1993;17(1):6-11.

Rusznyak M, Földi M, Szabo G. Die lymphostatische Encephalopathie. Lymphologie, Physiologie und Pathologie der Lmyphgefäße und der Lymphgefäße und des Lymphkreislaufes. Gustav Fischer, Stuttgart 1957.

Schattauer. Sporttherapie bei Krebserkrankungen. Schattauer GmbH, 2012.

Shacklock M. Neurodynamics. Physiotherapy 1995;81:9-16.

Shacklock M. Clinical application of neurodynamics. In: Shacklock M. Moving in on Pain. Butterworth Heinemann, Sydney 1995;123-31.

Shacklock M. Clinical Neurodynamics. A new system of musculoskeletal treatment. Elsevier Butterworth Heinemann 2005.

Shacklock M. Von neuraler Spannung zu klinischer Neurodynamik Neues System zur Anwendung neuraler Test- und Behandlungstechniken. Manuelle Therapie 2006;10:22-30.

Schiefer J, Hagen R. Rehabilitation laryngektomierter Karzinompatienten. Der Onkologe 2000; 6:36-43.

Schlosser V, Kaner E. Traumatologie, 3. Aufl. Thieme, Stuttgart 1980.

Schneider W, Schuchhardt C, Vollmer A, Weissleder H. Fehlerhafte Kompressionsbestrumpfung, Folgen und Konsequenzen. LmyphForsch 2002;6(1):29-36.

Severin N. Fitnesstraining mit Brustkrebspatientinnen unter besonderer Berücksichtigung des Lymphödems. Diplomarbeit, DSHS Köln, 2000.

Schoberth H. Traumatische Erkrankungen. In Földi M, Kubik S (Hrsg.). Lehrbuch der Lymphologie. Gustav Fischer, Stuttgart New York 1989;308-314.

Schuchhardt C, Gültig O, Pritschow H, Weissleder H. Therapiekonzepte. In Weissleder H, Schuchhardt C (Hrsg.). Erkrankungen des Lymphgefäßsystems, 4. Aufl., Viavital, Essen 2006;411-468.

Schwarz U. Die Häufigkeit des primären Lymphödems. Eine epidemiologische Studie an über 1000 Probanden. vasomed 1990; 1(1):29-34.

Siegl J. Zur Therapie der Tonsillophatien beim Lymphatischen Kind. In M. Zilch, Lymphsystem und Lymphatismus. Von der Morphologie zur Konstitutionspathologie. Johann Ambrosius Barth, München 1963.

Strößenreuther R. Physikalische Therapie beim Sudeck. In Földi M, Földi E, Kubik S (Hrsg.), Lehrbuch der Lymphologie für Mediziner, Masseure und Physiotherapeuten, 6. Aufl. Urban & Fischer, München 2005;720-723.

Thiessen FEF, Tjalma WAA, Tondu T. Breast reconstruction after breast conservation therapy for breast cancer. Eur J Obstet Gynecol Reprod Biol 2018.pii: S0301-2115(18)30147-7.

Thoma H. Behandlung des Genitallymphödems/Unterbauchlymphödems beim Mann. Lymphologica Jahresband 1998. Kagerer Kommunikation Bonn;208-209.

Trettin, H. Schädel-Hirn-Traumen durch Sport. Pathomechanismen, Klinik und physikalische Therapie unter besonderer Berücksichtigung der manuellen Lymphdrainage. Z Lymphol 1993;17(2):36-40.

Tyndall S, Shepard A, Wiczewski J, Reddy D, Elliot J. Groin lymphatic complications after arterial reconstruction. J Vasc Surg 1994;9:858-864.

Uher E-M, Vacariu G, Schneider B, Fialka V. Manuelle Lymphdrainage im Vergleich zur Physiotherapie bei Complex Regional Pain Syndrom Typ I. Randomisierte kontrollierte Therapievergleichsstudie. Wien Klin Wochenschr 2000;112(3):133-137.

Vaezipour N. Inzidenz und Risikofaktoren des sekundären Lymphödems nach Therapie des Mammakarzinoms. Inaugural-Dissertation zur Erlangung des Medizinischen Doktorgrades der Medizinischen Fakultät der Albert-Ludwigs-Universität Freiburg im Breisgau, vorgelegt 2015;25

Vairo L et al. Systematic review of efficacy for manual lymphatic drainage techniques in sports medicine and rehabilitation: An evidence-based practice approach. J Man Manip Ther. 2009;17(3):e80-e89

Vignes S, Trevidic P. Lymphedema of male external genitalia. A retrospective study of 33 cases. Ann Dermatol Venereol 2005;132:21.

Weissleder H, Schuchhardt C. Erkrankung des Lymphgefäßsystems, 6. Aufl. Viavital, Köln 2015

Weissleder H, Schuchhardt C. Therapie-Iatrogene Schäden des Lymphgefäßsystems. In: Weissleder H, Schuchhardt C (Hrsg). Erkrankungen des Lymphgefäßsystems, 5. Aufl. Viavital, Köln 2011;260,262.

Weissleder H, Schuchhardt C. Posttraumatisches Lymphödem. In: Weissleder H, Schuchhardt C (Hrsg). Erkrankungen des Lymphgefäßsystems, 5. Aufl. Viavital, Köln 2011;223.

Weissleder H, Schuchhardt C. Pathophysiologie – Posttraumatisches Lymphödem. In: Weissleder H, Schuchhardt C (Hrsg). Erkrankungen des Lymphgefäßsystems, 5. Aufl. Viavital, Köln 2011;230.

Wiesner H, Mumenthaler M. Schleuderverletzungen der Halswirbelsäule: Mechanismus, Diagnostik, Therapie und Begutachtung. Schmerzkonferenz. Gustav Fischer, Stuttgart 1984.

Wingerden B v. Bindegewebe in der Rehabilitation. SCIPRO, Schaan 1998.

Winiwarter A. Haut und Unterhautgewebe. Die chirurgischen Krankheiten der Haut und des Zellgewebes. Enke, Stuttgart 1892.

Winter J. Gerätegestützte Lymphologie. Apparative intermittierende Kompressionstherapie. Pro und Kontra. Physiotherapie 2004;5:15-26.

Zenz M, Jurna I. Lehrbuch der Schmerztherapie. Wissenschaftliche Verlagsgesellschaft, Stuttgart 2001.

E Bewegungs- und Trainingsgrundlagen für Patientinnen mit sekundärem Armlymphödem nach Brustkrebstherapie

N. Pötzl, H. Pritschow

1 Einführung

Brustkrebs ist heute eine der häufigsten Erkrankungen der weiblichen Brust. Die Therapie, die in der Regel aus der Operation, der Chemotherapie und der Bestrahlung besteht, greift tief in die Körperfunktionen ein und betrifft alle Körpersysteme. In der postoperativen Phase sind die Frauen besonderen physischen und psychischen Anforderungen ausgesetzt. Sie fühlen sich kraftlos und matt, oft sind sie nicht einmal in der Lage, ihren eigenen Haushalt zu bewältigen. Die Empfehlung „schonen Sie sich, das wird schon wieder..." ist dennoch falsch! Eine konsequente, individuelle Trainingsplanung, die der persönlichen Leistungsfähigkeit des Patienten angepasst ist, ist notwendig und erfolgt durch den Physiotherapeuten.

Die Bewegung wirkt sich nicht nur positiv auf die Kondition oder Anteile der Kondition aus, sondern hat ebenso positive Auswirkungen auf die Psyche wie auch auf das Immunsystem der Patientinnen. So werden z.B. durch ein moderates Ausdauertraining vermehrt NK-Zellen (Natürliche Killerzellen) gebildet, die bei der Krebsabwehr mithelfen. Eine ausgeglichene psychische Situation der Patientin wirkt sich auch auf das Immunsystem aus. Dieses Gefühl des Wohlbefindens kann durch den Sport erreicht werden. Beweglich und konditionell in der Lage zu sein, den Alltag zu bewältigen, ist mit mehr Lebensqualität und Wohlbefinden verbunden.

Bei lebensrettenden ärztlichen Maßnahmen wie der Brustkrebstherapie werden häufig Lymphknoten entfernt, und das Lymphgefäßsystem wird beschädigt. Etwa 20 % der Patientinnen nach Brustkrebstherapie entwickeln nach Operation, Chemotherapie und Bestrahlung ein sekundäres Armlymphödem.

Bewegungen, die sich negativ auf das Lymphgefäßsystem auswirken können, wie reißende, schleudernde und länger schwingende Bewegungen, sollten deshalb grundsätzlich vermieden werden. Ansonsten kann jede Art von körperlicher Aktivität ausgeführt werden.

Die Intensität, die Belastung des Trainings, das dem Körper zugemutet wird, muss jedoch individuell und situativ der Leistungsfähigkeit der Patientin und der ihres Lymphgefäßsystems angepasst werden. Diese Leistungsfähigkeit kann nur durch das subjektive

Belastungsempfinden und die sorgfältige Beobachtung der Ödematisierungstendenz der Extremität herausgefunden werden. Ödematisierungstendenz bezeichnet die beginnende Schwellung des Armes oder Rumpfes aufgrund von bestimmten „Daily Life Activities" oder anderer Aktivitäten.

In den nachfolgenden Abschnitten wird am Beispiel des Trainings mit dem Thera-Band®-Übungsband Einblick in die Bewegungs- und Trainingsmöglichkeiten nach einer Brustkrebstherapie gegeben. Es wird gezeigt, wie die eigene Belastbarkeit eingeschätzt werden kann und wie diese im Trainingsplan Berücksichtigung findet.

> **Merke:** Reißende, schleudernde Bewegungen und langes Schwingen des Armes können das Lymphgefäß zusätzlich schädigen und sind deshalb kontraindiziert.

2 Trainingsmöglichkeiten

2.1 Differenzierung von Bewegungsmöglichkeiten

Wir unterscheiden zwischen Bewegungen, die entweder die Ausdauer, die Kraft, die Beweglichkeit, die Schnelligkeit oder die Koordination ansprechen, erhalten oder fördern. Will die Patientin die allgemeine Ausdauer (Kondition) verbessern, muss mindestens ein Sechstel ihrer Körpermuskulatur an der Bewegung beteiligt sein. Eine Armbewegung allein reicht nicht aus, um die allgemeine Ausdauer zu trainieren. Die Schnelligkeit ist hier nicht von Bedeutung, da die Gefahr der reißenden Bewegung und der damit verbundenen Lymphgefäßschädigung zu groß erscheint. Im Folgenden werden zunächst Trainingsmöglichkeiten für Patientinnen, die unter posttherapeutischen Erschöpfungszuständen leiden, aufgezeigt und dann Bewegungsmöglichkeiten an und mit Geräten beschrieben, die sowohl die Beweglichkeit des Schultergelenks, als auch die Kraft der oberen Extremität erhalten oder fördern können.

2.2 Trainingsmöglichkeiten bei Erschöpfungszuständen nach Tumorbehandlung

Bei Tumorpatienten nach chirurgischer, strahlen- und chemotherapeutischer Behandlung beobachten wir immer wieder Erschöpfungszustände, die sich, werden sie nicht adäquat therapiert, chronifizieren können. So wurden bei Patienten nach Tumorbehandlung schon bei geringen Belastungen (Gehen bei 5 km/h) Herzfrequenzen von 150/min und mehr gemessen.

Nicht Ruhe und Schonung, sondern die adäquate Belastung im Sinne einer dosierten körperlichen Aktivität hilft der Patientin, wieder leistungsfähig zu werden! Auch ausge-

E Bewegungs- und Trainingsgrundlagen

dehnte lange Spaziergänge erreichen nicht die Intensität, die für eine Zunahme der Leistungsfähigkeit notwendig ist. Eine Möglichkeit, das Ziel einer „physischen, psychischen und sozialen Stabilisierung" zu erreichen, stellt das aerobe Training dar. Aerobe Sportarten sind unter anderem Laufen und Jogging, Walking, Schwimmen, Radfahren und Rudern.

Aerobes Training bezeichnet körperliche Aktivitäten, die drei Voraussetzungen erfüllen:
- Große Muskelgruppen werden rhythmisch bewegt.
- Die Belastungsintensität liegt zwischen 70 und 80 % der maximalen Belastbarkeit.
- Die Belastung erstreckt sich über eine längere Zeit.

Ein Trainingsbeispiel ist ein sechswöchiges, täglich von Montag bis Freitag durchgeführtes Gehen auf einem Laufband bei einer Geschwindigkeit, die ca. 80 % der maximalen Herzfrequenz (200 minus Alter) entspricht.

Mit folgender Belastung:

erste Woche	täglich 5 x 3 min,
zweite Woche	täglich 4 x 5 min,
dritte Woche	täglich 3 x 8 min,
vierte Woche	täglich 3 x 10 min,
fünfte Woche	täglich 2 x 15 min.

Zwischen den Belastungen sitzen die Patientinnen zu Beginn während der Pausen, später mit wachsender Belastbarkeit gehen sie bei der Hälfte der Geschwindigkeit über drei Minuten weiter. Erst in der sechsten Woche wird das Training über 30 Minuten ohne Unterbrechung durchgeführt.

Aerobes Training ist eine einfache und wirksame Intervention gegen die krankheits- und behandlungsbedingte Erschöpfung.

2.3 Trainingsmöglichkeiten mit Thera-Band®-Übungsbändern

Bei der Auswahl der Übungen wird darauf geachtet, dass die Übungsbehandlung die Hilfsmechanismen für den Lymphtransport wie die Muskelpumpe, die Atmung, die Arterienpulsation, die Gelenkpumpe und die Schwerkraft unterstützen. Patientinnen, die bereits ein Armlymphödem haben, wird empfohlen, während der Übungen den Kompressionsstrumpf zu tragen, um damit einer Ödemzunahme entgegenzuwirken.

> **Merke:** Die durchgeführte Übungsbehandlung sollte die Hilfsmechanismen für den Lymphtransport unterstützen.

Grundregeln für die Durchführung der Übungen:
- Die durchgeführten Bewegungen dürfen nie schmerzen.
- Sollte im Verlauf der Übung der Arm schnell ermüden und ein Ödem sichtbar sein, ist die Übung sofort zu unterbrechen.
- Patientinnen mit Armlymphödem sollten die Übungen nur mit Armkompressionsstrumpf oder Armbandage durchführen.
- Auf die genaue Ausführung der Übung ist zu achten. Sollte eine Bewegungseinschränkung das korrekte Ausführen einer Übung verhindern, ist die Übung abzubrechen.
- Der Körper darf nicht überfordert werden, deshalb muss langsam begonnen werden. Falscher Ehrgeiz ist hier fehl am Platz. Weniger ist oft mehr!
- Vor Beginn der Übungsbehandlung sollte sich die Patientin mittels einer Ausdauersportart (z. B. Radfahren oder Joggen) zehn Minuten aufzuwärmen.

Übungsprogramm
Die folgenden Übungen sind in erster Linie für Bewegungen mit dem Thera-Band®-Übungsband beschrieben, da man unabhängig von der Örtlichkeit damit trainieren kann. Die Übungen, die auch teilweise mit Hanteln oder einem Seilzug ausgeführt werden können, sind besonders gekennzeichnet.

Auswahl der individuellen Stärke des Thera-Band®-Übungsbandes
Die Bandstärke ist so zu wählen, dass die Übungen gut 15–20-mal wiederholt werden können. An der Farbe ist die Stärke des Bandes zu erkennen: beige (sehr leicht), gelb (leicht), rot (mittel-stark), grün (stark), blau (extra-stark), schwarz (spezial-stark), silber (super-stark) und gold (max.-stark). Es empfiehlt sich, von einem leichteren auf ein stärkeres Band zu wechseln, wenn die Übungen problemlos mehr als 30-mal hintereinander ausgeführt werden können. Die Übungsintensität kann auch dadurch gesteigert werden, dass
a) das Band doppelt gelegt wird,
b) das Band schon in der Ausgangsstellung gespannt gehalten wird oder
c) das Band kürzer gefasst wird.
Die normale Bandlänge sollte zwei bis drei Meter betragen.

Technik der Bandführung
Das Band wird mit dem Ende zwischen Zeigefinger und Daumen gelegt und einmal um die Hand gewickelt. Das hat den Vorteil, dass das Band so bei den Übungen nicht festgehalten werden muss. Bei allen Übungen mit Thera-Band®-Übungsbändern ist darauf zu achten, dass das Band immer großflächig um die Hände gewickelt ist, um ein Einschneiden (Verletzung) zu vermeiden. Eine weitere Möglichkeit, das Band zu halten, besteht darin, eine Schlaufe am Ende des Bandes zu bilden und per Knoten zu fixieren. Für die einzelnen Übungen muss die Bandlänge variiert werden.

E Bewegungs- und Trainingsgrundlagen

Übungspraxis
Für Anfänger und Ungeübte bietet es sich an, die Übungen zunächst sitzend durchzuführen, da die Bewegungen kontrollierter umgesetzt werden können. Wird die Bewegung in ihrer Ausführung sicher beherrscht, sollte zum Stand als Ausgangsstellung gewechselt werden.

2.3.1 Praktische Übungen

> **Ziel:** Kräftigung der Rückenmuskulatur

1. Übung
Ausgangsstellung: Beide Füße stehen parallel auf dem Band. Der Oberkörper wird aufrecht etwas nach vorne geneigt, während die Hände überkreuzt das Band greifen. Die Schultergelenke sind ohne Befund.
Ausführung: Von den Oberschenkeln werden die Hände diagonal nach oben geführt, bis die Arme fast gestreckt sind.

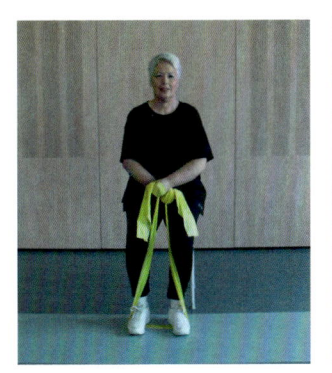

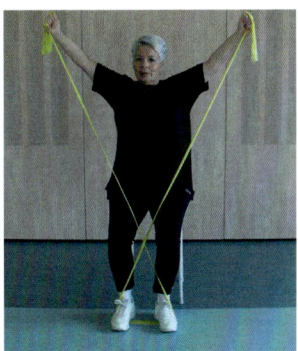

Hinweis: Zur Übung gehört dazu, dass die Bauchmuskulatur angespannt ist. Ruhig weiteratmen.

2. Übung
Ausgangsstellung: Das Band wird etwa schulterbreit mit beiden Händen unter leichtem Zug gehalten, dann über den Kopf geführt.
Ausführung: Von dort ziehen beide Arme so weit in Richtung Decke, bis die Ellenbogen nur noch leicht angewinkelt sind. Die Ellenbogen beugen sich nun wieder bis auf Schulterhöhe und ziehen wieder in Richtung Decke.

Hinweis: Während der Übung ist die Bauchmuskulatur angespannt, und es wird ruhig weitergeatmet.

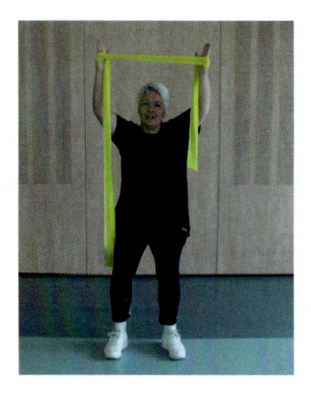

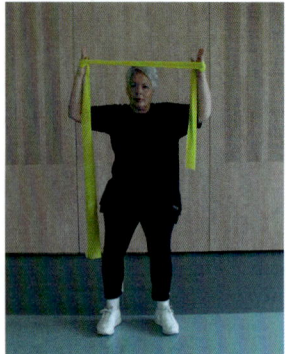

3. Übung

Ausgangsstellung: Das Band wird auf Höhe der Ellenbogen befestigt (z.B. am Heizkörper). Mit fast gestreckten Armen wird das Band vor dem Körper gehalten.

Ausführung: Eine Faust wird gebildet und beide Ellbogen werden seitlich am Körper zurückgezogen, bis die Hände die Taille erreichen. Die Unterarme bleiben parallel zum Boden. Auf dem Weg zur Ausgangsstellung wird die gebildete Faust etwas gelöst.

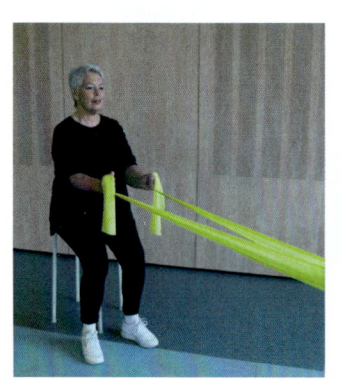

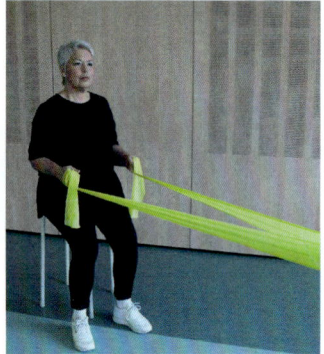

Hinweis: Der Oberkörper bleibt immer in der aufrechten Position. Die Schultern bewegen sich nicht mit nach vorne.

Ziel: Kräftigung der Schultermuskulatur hinten und vorne

4. Übung

Ausgangsstellung: Die Patientin steht. Das Band wird auf Unterarmhöhe angebracht (z.B. Fensterbank, Sprossenwand o.ä.). Der Körper steht seitlich zur Zugrichtung. Die Füße werden etwa hüftbreit nebeneinander gesetzt. Der Ellenbogen des ziehenden Armes befindet sich in Taillenhöhe, der Unterarm zeigt in Richtung der Bandbefestigung.

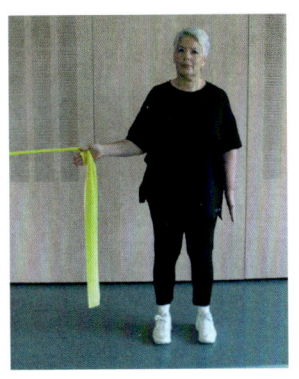

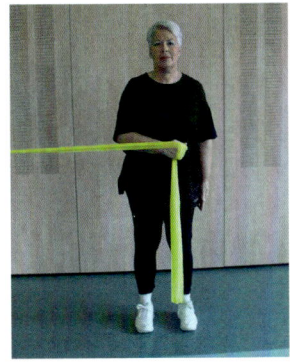

Ausführung: In Form einer „scheibenwischerartigen Bewegung" wird der Unterarm nahe zum Bauch herangeführt. Beim Zurückführen in die Ausgangsposition gibt der Unterarm langsam dem Zug des Bandes nach. Der Ellenbogen bleibt während der Ausführung an der Taille. Das Handgelenk ist dabei gestreckt.

Hinweis: Der Oberkörper bleibt stabil in der Ausgangsposition, nur der Arm bewegt sich.

Ziel: Kräftigung der Armmuskulatur

5. Übung

Ausgangsstellung: Das Band wird auf Unterarmhöhe angebracht (z.B. Fensterbank, Sprossenwand o.ä.). Der Körper steht seitlich zur Zugrichtung, die Füße stehen hüftbreit nebeneinander. Der Oberarm liegt am Oberkörper an, der Ellenbogen ist rechtwinklig angebeugt und der Unterarm befindet sich vor dem Bauch.

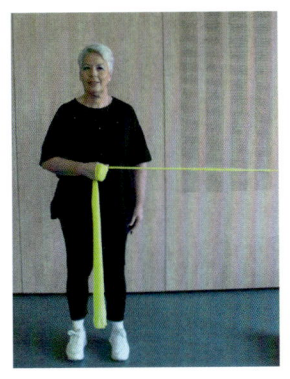

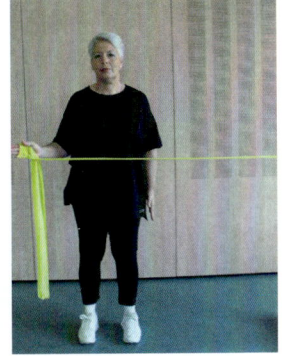

Ausführung: So weit wie möglich zieht der Unterarm nach außen. Das Handgelenk bleibt während der Übung gestreckt und der Ellenbogen bleibt an der Taille. Beim Zurückführen in die Ausgangsposition gibt der Unterarm langsam dem Zug des Bandes nach.

Hinweis: Es bewegt sich nur der Arm. Der Oberkörper bleibt ruhig.

6. Übung

Ausgangsstellung: Die Patientin steht mit hüftbreiter Fußstellung auf dem Band. Die Hände halten das Band mit leicht gebeugten Ellenbogen.

Ausführung: Zu Beginn der Übung werden der Bauch und das Gesäß anspannt. Die Ellenbogen befinden sich nahe der Taille. Das Band wird durch Anbeugen im Ellenbogen in Richtung Schulter gezogen und langsam wieder abgelassen.

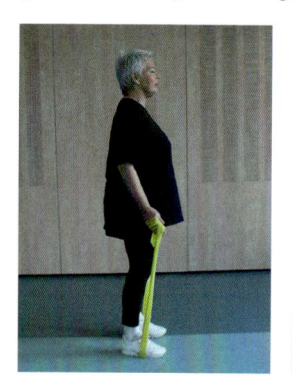

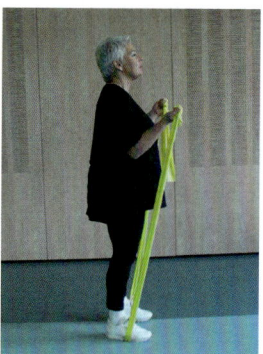

Hinweis: Während der Übung soll das Band immer in Spannung bleiben, d. h. die Arme sollen dabei nicht vollständig gestreckt und gebeugt werden. Nicht immer ist es sinnvoll, diese Muskulatur zu trainieren, da diese speziell nach einer Extirpation (Ausräumung) axillärer Lymphknoten aufgrund der Schonhaltung leicht zur Verkürzung neigt. Hier muss individuell mit dem Therapeuten geklärt werden, ob die Übung durchgeführt werden kann.

7. Übung

Ausgangsstellung: Die Patientin geht in Schrittstellung und steht mit dem hinteren Fuß auf dem Band. Als ob die Patientin sich über den Kopf nach hinten zwischen die Schulterblätter fassen wollte, befindet sich die Hand nahe der Schulter.

Ausführung: Der Unterarm wird nun in Richtung Decke gestreckt und wieder angebeugt, wobei langsam dem Zug des Bandes nachgegeben wird. Es bewegt sich nur der Unterarm!

Hinweis: Der arbeitende Arm kann durch das Festhalten des Ellenbogens durch die freie Hand unterstützt werden. Diese Übung lässt sich ebenso mit der Hantel in liegender Position ausführen.

E Bewegungs- und Trainingsgrundlagen

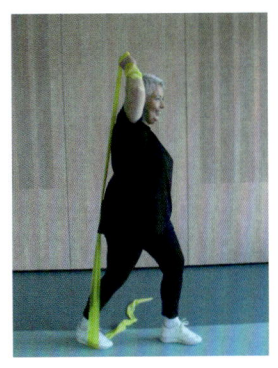

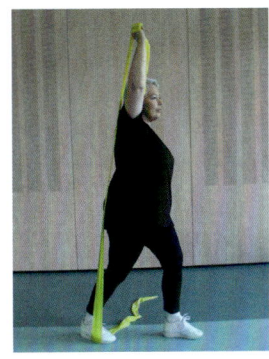

8. Übung

Ausgangsstellung: Auf einer Bank werden in Rückenlage die Füße zum Gesäß mit herangezogen. Die Hantel wird mit beiden Händen festgehalten und hinter den Kopf geführt, so dass die Ellenbogen in Richtung Decke zeigen.

Ausführung: Die Unterarme strecken sich nur so weit, dass die Ellenbogen noch leicht gebeugt sind und werden dann wieder angebeugt.

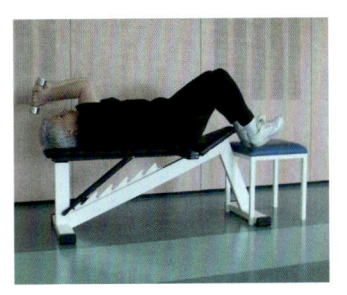

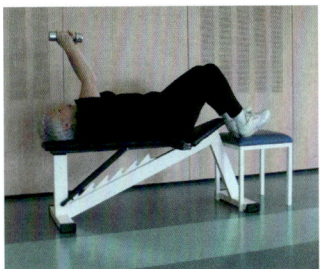

Ziel: Kräftigung der Handmuskulatur

9. Übung

Ausgangsstellung: Die Handfläche der Patientin zeigt nach oben. Der Thera-Band®-Handtrainer wird in die Hand gelegt.

Ausführung: Der Ball wird kurz zusammengedrückt und wieder losgelassen.

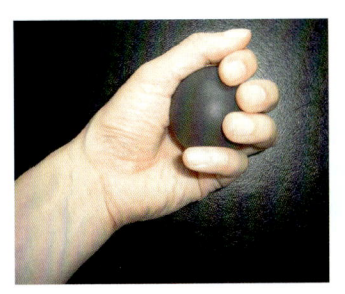

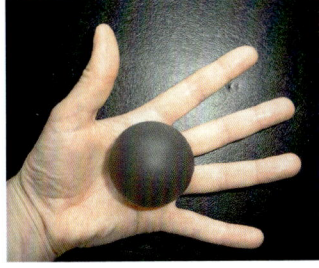

10. Übung

Ausgangsstellung: Der Arm ist mit dem Ellenbogen aufgestützt, die Handflächen zeigen in Richtung Fußboden, die Finger sind angebeugt und komplett vom Band bedeckt. Das Band wird von der freien Hand gehalten und in Richtung Boden gezogen.
Ausführung: Die Finger strecken sich gegen den Widerstand des Bandzuges und beugen sich wieder.

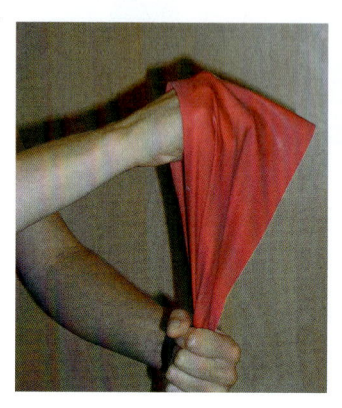

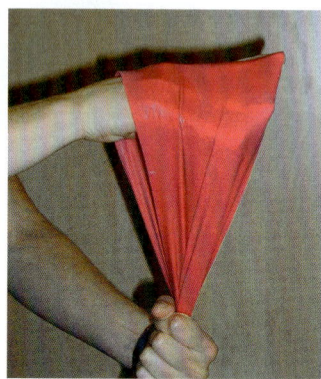

2.4 Die Entwicklung eines persönlichen Trainingsplans

Um die eigene Leistungsfähigkeit, die Fitness, zu erhöhen, ist Training nötig. Dazu ist ein planmäßiges und wiederholtes Ausführen von Bewegungsabläufen erforderlich, die eine Anpassung des Körpers und seiner Organe bewirken. Die erforderlichen Reize, um ein gezieltes und effektives Training zu gewährleisten, dürfen nicht zu groß und nicht zu klein sein. Die Reaktionen des Körpers sollten bekannt sein und wollen ernst genommen werden, wenn einer Überlastung mit destruktiven Folgen begegnet werden soll. Die nachfolgende Tabelle soll helfen, das subjektive Belastungsempfinden, dass sich während der Belastung einstellen kann, richtig einzuschätzen und zu beschreiben.

Die Angabe des Intensitätsbereiches ist auf die Maximalkraft bezogen und gibt einen Überblick, mit welcher Belastung trainiert wird.

Wert	Einschätzung	Intensitätsbereich
1	sehr leicht	0– 10 %
2	leicht	10– 30 %
3	etwas anstrengend	30– 50 %
4	anstrengend	50– 70 %
5	schwer	70– 90 %
6	sehr schwer	90–100 %

Tab. E-2.1: Subjektive Einschätzung der Kraftbelastung mittels der modifizierten RPE-Skala (Froböse et al., 2010)

Die Patientin nach Brustkrebstherapie sollte maximal bis zur Stufe 4 aufgebaut werden, da die Stufen 5 und 6 mit Schmerzen verbunden sind, die die Lymphangiokontraktionen einschränken können.

2.4.1 Trainingsaufbau und Planung

Eine der Grundlagen der körperlichen Fitness ist die Kraft. Sie kann in Form von Schnellkraft, Kraftausdauer oder Maximalkraft trainiert werden.

Das Trainieren der Schnellkraft wie auch der Maximalkraft ist kontraindiziert, da es schnell zur Überlastung des betroffenen Armes und zur Entstehung eines Lymphödems führen kann.

Der Oberkörper darf aber im Kraftausdauerbereich gefördert werden. In diesem Bereich besteht das Ziel darin, eine Belastungsart zu finden, die ein Gleichgewicht zwischen der Steigerung der Kraft und dem Abtransport der anfallenden Lymphlast (unter Berücksichtigung der eingeschränkten Transportkapazität) ermöglicht. Da sowohl die Menge der anfallenden Lymphlast als auch die verbliebene Drainagefähigkeit des Lymphgefäßsystems bei jeder Person verschieden ist, muss die Belastung individuell eingestellt und dosiert werden.

Die richtige Trainingsbelastung ist für das Erreichen eines gesetzten Ziels unabdingbar. Sie setzt sich zusammen aus der Belastungsintensität, der Belastungsdauer, dem Belastungsumfang, der Belastungsdichte und der Häufigkeit der Belastung. Jeder dieser Faktoren kann verändert werden, um ein Training individuell und optimal zu gestalten.

Trainingsbelastungsbeispiel für Anfänger:

Belastungsfaktoren	Erklärung	Beispiel
Belastungsintensität	Diese gibt an, wie stark die Belastung sein soll. Sie wird nach individuellem Belastungsempfinden eingestellt.	sehr leicht/leicht
Belastungsdauer	Diese legt die Anzahl der Wiederholungen bei dynamischen Übungen (auch Serien oder Sätze genannt) fest.	15 Wiederholungen
Trainingsumfang	Er gibt die Anzahl der Sätze von Übungen an	2–3 Sätze
Belastungsdichte	Diese beschreibt die Pausendauer zwischen den Serien oder den Durchgängen	2–4 min
Trainingshäufigkeit	Sie legt fest, wie oft pro Woche trainiert wird.	2–3-mal
Ausführung	Sie beschreibt Tempo und Qualität.	langsam

E Bewegungs- und Trainingsgrundlagen

Trainingshinweise:

- Die Belastungsintensität ist am wichtigsten! Das Gewicht oder die Belastung ist so einzustellen, dass während der Ausführung der Bewegung die Belastung (subjektives Belastungsempfinden) als sehr leicht bis leicht empfunden wird.
- Das subjektive Belastungsempfinden gibt immer das Tempo für erforderliche Trainingsveränderungen an.
- Die Belastungsdauer sollte in der ersten Woche bei zuerst zehn Wiederholungen liegen, um den Körper an die neue Bewegung zu gewöhnen. Dem folgt eine Belastungsdauer von 15 Wiederholungen.
- Es wird erst dann die Belastung (Gewicht/Bandstärke) gesteigert, wenn mehr als 30 Wiederholungen leicht ausgeführt werden können. Mit der Steigerung beginnt die Belastungsdauer erneut mit nur 15 Wiederholungen.
- Nach jedem Satz folgt eine Pause. Diese kann aktiv genutzt werden, indem man eine Übung für ein anderes Körperteil, z.B. für die Beine, anschließt.
- Jede Übung wird zwei- bis dreimal ausgeführt.
- Um einen Trainingseffekt zu erzielen, ist es notwendig, mindestens zweimal pro Woche zu trainieren.
- Alle Bewegungen sollen langsam ausgeführt werden.

Trainingsbelastung für Fortgeschrittene:	
Belastungsfaktoren	**Beispiel**
Belastungs**intensität**	leicht/etwas anstrengend
Belastungs**dauer**	15–30 Wiederholungen
Trainings**umfang**	2–3 Sätze
Belastungs**dichte**	2–4 min
Trainings**häufigkeit**	2–3-mal
Ausführung	langsam

Für das Training gilt:

- Auf das subjektive Belastungsempfinden ist unbedingt zu hören und zu achten.
- Immer schmerzfrei trainieren.
- Einer Belastungsphase folgt immer eine Ruhephase.

Das Ziel der Bewegungs- und Trainingsmöglichkeiten ist, durch eine erhöhte Fitness den Alltag besser zu bewältigen und somit unter anderem auch die Lebensqualität zu steigern. Bewegung und Sport machen Spaß und tragen dazu bei, sich wohler und fitter fühlen. Die Aussagen über Belastung, Aufbau und Durchführung des Übungsprogramms sind auch auf Patienten mit Beinlymphödem anwendbar!

> **Merke:**
> - Die Teilnahme an einem Training sollte zuerst mit dem Arzt und/oder Therapeuten besprochen werden.
> - Mögliche Begleiterkrankungen, für die ein Training kontraindiziert sein könnte, müssen vorher abgeklärt werden.
> - Hinweise und Ermutigungen, auf die Belastungsanzeichen des eigenen Körpers zu hören, sind ernst zu nehmen und von größter Bedeutung.
> - Die Übung ist sofort abzubrechen, wenn ein Spannungs- oder Schweregefühl des betroffenen Armes auftritt.

Literatur

Balk A. Krafttraining. Falken Verlag, Niederhausen 1995.

Baumann FT, Schüle K (Hrsg.) Bewegungstherapie und Sport bei Krebs. Neue aktive Wege. Deutscher Ärzte-Verlag, 2008.

Baumann M. Sport bei Krebs: Ein Projekt der Schweizerischen Krebsliga, 2. Aufl. Schweizerische Krebsliga, Bern 2000.

Dimeo F, Thiel E, Böning D. Körperliche Aktivität in der Rehabilitation von onkologischen Patienten. Die Rolle des aeroben Trainings. Dtsch Arztebl 1999;20:B-1042-B-1046.

Froböse I. Sport- und Bewegungstherapie. In: Hörmann G (Hrsg.) Psychosoziale Gesundheit im Beruf. Kapitel 6.6. Genter Verlag Stuttgart, 2007.

Froböse I, Nellessen-Martens G, Wilke C (Hrsg.). Training in der Therapie. Urban & Fischer bei Elsevier, 2010..

Geiger U, Schmid C. Muskeltraining mit dem Thera-Band®, 3. Aufl. BVL, München 2001.

Hilary A, Deane A. The Dyna-band Challenge. Overlook Press, New York 1994.

Hilary A, Deane A. Das Band, das fit macht. Büchergemeinschaft Donauland, Wien 1992.

Huth R. Das Thera-Band® als Übungsgerät in der Prävention ausgewählter Zivilisationserkrankungen: Entwicklung einer konzeptionellen Umsetzung. Dipl. Arbeit. Dt. SpoHo, Köln 1996.

Kempf H. Fit und schön mit dem Thera-Band®: Ein Trainingsbuch für Frauen. Rowohlt, Hamburg 1999.

Lörenz F. Ambulante krankengymnastische Behandlung nach Brustkrebsoperation. Krankengymnastik 1998;50(7):1147-1157.

McKenzie D. Abreast in a boat: team manual. British Columbia University 2000.

Schuchhardt C, Gültig O, Pritschow H, Weissleder H. Therapy concepts. In: Weissleder H, Schuchhardt C (eds.). Lymphedema – Diagnosis and therapy. Viavital, Essen 4th edition 2008;403-434.

Severin N. Fitnesstraining mit Brustkrebspatientinnen unter besonderer Berücksichtigung des Lymphödems. Dipl. Arbeit, Dt. SpoHo, Köln 2000.

Tiidus PM, Shoemaker JK. Effleurage massage, muscle blood flow and long-term post-exercise strength recovery. Int J Sports Med 1995;16(7):478-483.

Uhlenbruck G, Ledvina I. Glück, Gesundheit, Sport und Immunsystem. Krankengymnastik 1996;(9):1363-1369.

F Therapeutisches Qualitätsmanagement

K. Pritschow, H. Pritschow

1 Qualitätsmanagement in der Ödemtherapie

Qualitätsmanagement bezeichnet alle therapeutischen Maßnahmen, die Organisation der Versorgungskette in der ambulanten Ödemtherapie und die Ausbildung des Patienten zum persönlichen „Ödemspezialisten". Ziel ist immer die Verbesserung der Prozessqualität und der Therapieschritte, um damit dem Patienten zu dienen.

Qualitätsmanagement bedeutet Wissen und Kompetenz zum Behandlungskonzept der Ödemtherapie. Diese Punkte wollen wir durch dieses Handbuch praktisch und alltagstauglich vermitteln.

Zu einem guten Qualitätsmanagement gehören aber auch die richtigen Rahmenbedingungen, auf die wir später noch eingehen werden. Die besondere Herausforderung liegt an den speziellen Anforderungen, die das Gesamtkonzept der Ödemtherapie mit sich bringt – die sich von anderen therapeutischen Maßnahmen in der Physiotherapie unterscheiden – und die wir im folgenden Beitrag aufschlüsseln wollen.

Das Ziel – auch Ihr Ziel – könnte eine Spezialisierung in der Ödemtherapie sein und unter Umständen die Entscheidung für eine Lymphologische Physiotherapeutische Schwerpunktpraxis (am Ende dieses Kapitels finden sich Fragen zur persönlichen Standortbestimmung).

Im Folgenden beschreiben wir Ihnen Qualitätsaspekte und Standards für die Ödemtherapie, stellen aber auch Fragen zur Selbstreflexion; denn nur wer sich selbst in allen Facetten immer wieder konstruktiv reflektiert, wird in der Patientenversorgung erfolgreich sein.

Behandlungsmethode und Prozesskette

Die Behandlungsmethode, über die es in diesem Beitrag zur Ödemtherapie geht, ist die Komplexe Physikalische Entstauungstherapie (KPE) (s. Kap. A 7.6). Sie umfasst die Maßnahmen Manuelle Lymphdrainage, Hautpflege, Lymphologischer Kompressionsverband (LKV), Bewegungstherapie (Physiotherapie), die Hochlagerung der betroffenen Extremität und die Anleitung des Patienten zur Selbstbehandlung mittels MLD und LKV (Selbstmanagement). Nach KPE Phase I, der Entödematisierung, zu deren Abschluss bzw. Ziel die Kompressionsstrumpfanmessung/-versorgung gehört, folgt die KPE Phase II der Konservierung und Optimierung der Ödemsituation.

Eine wichtige Grundlage der Behandlung ist das Therapiemanagement, für das der Therapeut verantwortlich zeichnet.

F Therapeutisches Qualitätsmanagement

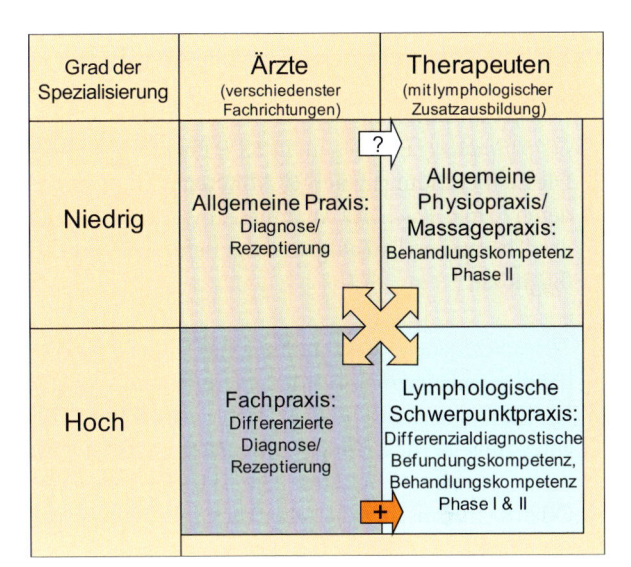

Grad der Spezialisierung	Ärzte (verschiedenster Fachrichtungen)	Therapeuten (mit lymphologischer Zusatzausbildung)
Niedrig	Allgemeine Praxis: Diagnose/ Rezeptierung	Allgemeine Physiopraxis/ Massagepraxis: Behandlungskompetenz Phase II
Hoch	Fachpraxis: Differenzierte Diagnose/ Rezeptierung	Lymphologische Schwerpunktpraxis: Differenzialdiagnostische Befundungskompetenz, Behandlungskompetenz Phase I & II

Abb. F-1.1: Kompetenzgefälle in der ambulanten Lymphödemtherapie.

Die besonderen Anforderungen der Interdisziplinarität im Bereich der Lymphödemtherapie sind bekannt. Nicht nur der Therapeut und der Patient sind an der Behandlung beteiligt, die Intensität der Zusammenarbeit mit den Ärzten und den Orthopädietechnikern nimmt im Laufe der Therapie immer mehr zu, vor allem, wenn das Ziel die personenzentrierte Ödemtherapie ist.

Um den Anforderungen eines effizienten Qualitätsmanagements nachkommen zu können, ist es sinnvoll, jegliche internen und externen Ressourcen einzubeziehen. Ausgerichtet am Wohl des Patienten ist ein Miteinander und Füreinander – zielgerichtet und begleitend, kompetent und lösungsorientiert – das Ziel der Zusammenarbeit. Dabei zeigt die Erfahrung, dass qualitatives Handeln auch Wirtschaftlichkeit zur Folge hat, sowohl für Patient, Arzt und Therapeut als auch für den Kostenträger.

Zur Umsetzung in der ambulanten Physiotherapiepraxis

In der Regel kommt der Patient mit einer Rezeptverordnung des Arztes zum Lymphtherapeuten. Die verschriebene Anzahl der Behandlungen reicht oft nicht aus, um den Patienten adäquat zu behandeln. Bei ca. 80–90 % der Verordnungen ist es sinnvoll, das Gespräch mit dem Arzt zu suchen, um eine für das Krankheitsbild des Patienten adäquate Verordnung für die KPE, das Bandagematerial und die Kompressionsstrumpfversorgung zu erhalten. Das lymphologische Kompetenzgefälle der verschiedenen Berufsgruppen, die an der ambulanten Lymphödemtherapie beteiligt sind (s. a. Abb. F-1.1), erfordert einen intensiven Austausch auf Augenhöhe, um die Ödemtherapie effektiv und wirtschaftlich zu gestalten.

F Therapeutisches Qualitätsmanagement

Grundlagenbeschreibung für qualitatives therapeutisches Handeln

a) Das Behandlungskonzept

- *Erstbefundung:* Einstieg in die KPE Phase I.
  Die Erstbefundung dauert 60 Minuten und legt den Grundstein für die Therapie und deren Erfolg. Nach der Anamnese, Inspektion und Palpation folgt die Prognose über den Therapieverlauf aufgrund des Befundergebnisses (physiotherapeutische Ödemdiagnose).

- *Therapieprognose:* Beschreibung des wahrscheinlich benötigten Aufwands, der Behandlungsdauer, der erforderlichen Behandlungsfrequenz (KPE Phase I oder Phase II) und des voraussichtlichen Materialaufwands. Die persönliche Situation des Patienten muss berücksichtigt werden: Alter, Fitness, räumliche Faktoren, z. B. Anfahrtsdauer, Mobilität, Belastbarkeit, aktuelle soziale Anforderungen, Eigenarten des Ödems (chronisch, akut), aber auch evtl. Hausbesuche.

- *Patienten-Therapeuten-Therapiezielvereinbarung (PTZ):* Sie dient als Schlüssel zur Patienten-Compliance. Für eine langfristige erfolgreiche Ödemtherapie ist die Patienten-Compliance ein unabdingbares Muss. Je bewusster der Patient Ziele mitgestaltet und ausformuliert, desto höher sind der Identifikationsgrad und die Mitarbeit. Den meisten Patienten fällt es schwer, ein angestrebtes Behandlungsziel zu beschreiben. Deshalb ist es eine der Aufgaben des Therapeuten, gemeinsam mit dem Ödempatienten das passende Ziel zu definieren und den Zeitraum, in dem dieses Ziel erreicht werden kann. Die schriftliche Formulierung der Zielvereinbarung kann allen Beteiligten – dem Arzt, Patienten, Therapeuten und den Kostenträgern – zur Überprüfung des angestrebten Zieles dienen. Das gemeinsame Ziel ist meist die Entödematisierung des Lymphödems, eine Verbesserung der Beweglichkeit und eine Rückbildung der sekundären Gewebeveränderungen beim chronischen Lymphödem.

- *Therapieplan:* Er wird der Diagnose und der PTZ (s. o.) angepasst und mit dem Patienten abgestimmt. Nach der KPE Phase I ist in der KPE Phase II die kontinuierliche Weiterbehandlung nötig. Die Therapieplanung der KPE Phase I unterscheidet sich von der der Phase II. In der Phase I ist Entödematisierung des Lymphödems, die Kompressionsversorgung und die Ausbildung des Patienten im Selbstmanagement das Ziel. In der Phase II ist das Ziel die Erhaltung des mit der Phase I Erreichten und die weitere Begleitung, Festigung und Beratung des Patienten das Leben mit dem Lymphödem betreffend. Es zeigt sich, dass der gut trainierte Patient trotz chronischer Erkrankung eine hohe Lebensqualität erreichen kann. Die Haltung des Patienten zu seiner Erkrankung und der Grad seiner erworbenen lymphologischen Kompetenz nehmen Einfluss auf das individuelle Wiederauftreten des Ödems und damit auf die erforderliche Behandlungsfrequenz mit der KPE. Der Lymphödempatient nimmt dann die Hilfe des Lymphdrainagetherapeuten erst wieder in Anspruch, wenn er selbst nicht mehr in der Lage ist, sein Ödem zu beherrschen.

- *Arztgespräch:* Die Patienten-Therapeuten-Zielvereinbarung wird mit dem Arzt besprochen und abgestimmt. Der Arzt ist in der Regel mit den physiotherapeutischen Maßnahmen beim chronischen Lymphödem nicht vertraut. Eine Ursache dafür ist die immer noch unzureichende Bekanntheit der Erkrankung Lymphödem und dessen Kombinationsformen. Das bedeutet, der Lymphdrainagetherapeut muss die erforderliche KPE erklären und ggf. Hilfestellung bei Verordnung der MLD/Bandage/Kompressionsversorgung anbieten. Insbesondere für die Qualität und die Effizienz der ambulanten Lymphödemtherapie ist die Zusammenarbeit in der Versorgungskette von entscheidender Bedeutung.

- *Selbstmanagement* und Selbstbehandlung werden dem Patienten im Verlauf des Therapieprozesses vom Lymphdrainagetherapeuten Schritt für Schritt beigebracht. Themen sind: 1. Grundlagen der Physiologie und Pathophysiologie des Lymphödems, 2. Do´s und Don´ts im Alltag, 3. Dauer und Ziel der KPE, 4. a) Ablauf der MLD-Selbstbehandlung, b) Einüben der Griffe, 5. a) Bandagematerialien, b) Theorie der Ödemkompression, c) praktische Selbstbandageübungen, 6. individuelle Selbstübungen. Während der KPE Phase I werden die verschiedenen Anforderungen eingeübt und dann in der Folge immer wieder reflektierend vom Therapeuten kontrolliert. Über die Frage: „Was tut dem Patienten und seinem Ödem gut, und was trägt zur Verschlechterung bei?" werden Verhaltensregeln gemeinsam mit dem Patienten erarbeitet.

- Die *Erstbefundung* ist sozusagen der Beginn der Verlaufsdokumentation, von nun an wird der Therapieverlauf (Ödemreaktion, Umfangsdifferenz etc.) kontinuierlich schriftlich festgehalten. Optimale Therapie erfordert dabei Kommunikation und situatives Handeln, d. h. dass die vereinbarte Vorgehensweise und das Therapieziel dem aktuellen Krankheitsgeschehen angepasst werden müssen.

- *Personenzentrierte Ödemtherapie* bedeutet, wir haben den Patienten im „Fokus". Das seelische Befinden und das Verständnis für die persönlichen Belange des Patienten als Menschen bestimmen die Therapieplanung mit. Ein Ziel ist es, dem Patienten zu ermöglichen, ein „Selbst"-Bewusstsein für die eigene, spezielle Erkrankung und deren Verlauf zu entwickeln, seine Situation besser zu verstehen und sein Krankheitsselbstmanagement weiter auszubilden. Der Therapeut unterstützt durch seine Gesprächsführung (Empathie, aktives Zuhören) den Patienten bei der Reflexion seiner Alltagsfragen (Selbstexploration). Die ganzheitliche Sichtweise und der nötige Respekt vor der speziellen Situation jedes Patienten sind wichtig.

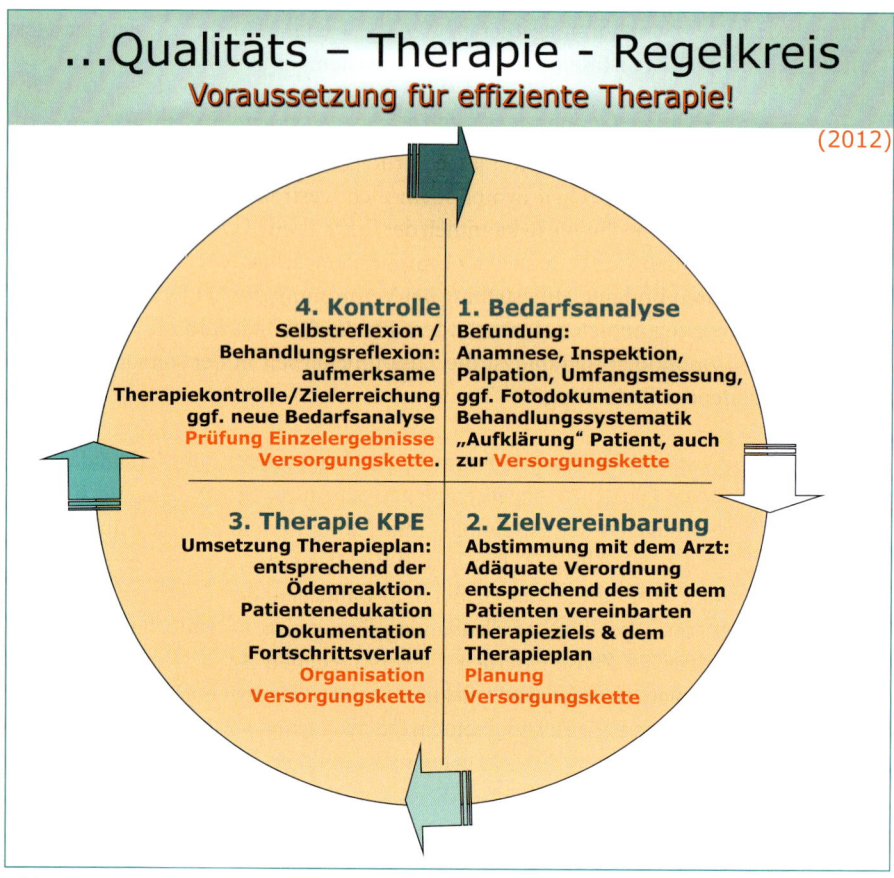

...Qualitäts – Therapie - Regelkreis
Voraussetzung für effiziente Therapie!
(2012)

4. Kontrolle
Selbstreflexion / Behandlungsreflexion: aufmerksame Therapiekontrolle/Zielerreichung ggf. neue Bedarfsanalyse
Prüfung Einzelergebnisse
Versorgungskette.

1. Bedarfsanalyse
Befundung: Anamnese, Inspektion, Palpation, Umfangsmessung, ggf. Fotodokumentation
Behandlungssystematik
„Aufklärung" Patient, auch zur Versorgungskette

3. Therapie KPE
Umsetzung Therapieplan: entsprechend der Ödemreaktion.
Patientenedukation
Dokumentation
Fortschrittsverlauf
Organisation
Versorgungskette

2. Zielvereinbarung
Abstimmung mit dem Arzt: Adäquate Verordnung entsprechend des mit dem Patienten vereinbarten Therapieziels & dem Therapieplan
Planung
Versorgungskette

Abb. F-1.2: Qualitätsregelkreis.
(nach *Pritschow*)

Merke: Qualitätsmanagement im Sinne der personenzentrierten Ödemtherapie

- ist die Strategie, mit der die größte Zufriedenheit des Patienten, des Therapeuten und des Arztes erreicht werden soll.
- ist das Krankheitsselbstmanagement, mit dem der Patient in die Lage versetzt wird, sein Leben in der höchstmöglichen Unabhängigkeit und Lebensqualität zu führen.
- bewirkt, dass der Patient selbst mithilft, die drohende Verschlechterung der Erkrankung zu verhindern.
- bedeutet die Dokumentation des Behandlungsprozesses. Sie dient der reflektierenden Betrachtung und ermöglicht eine lernende Qualitätssicherung und -steigerung.
- heißt, dass das Erreichen der Therapieziele partnerschaftlich vom Patienten, Arzt, Lymphdrainagetherapeuten, Orthopädietechniker und der Krankenkasse ermöglicht wird.

b) Die Zusammenarbeit des Praxisteams oder der Mitarbeiter in der Praxis

- Zu einer optimalen Patientenversorgung gehört eine *Spezialisierung*. Idealerweise gibt es mehrere Therapeuten, die sich gegenseitig unterstützen bzw. ergänzen und bei Abwesenheitszeiten füreinander einspringen können, um eine otpimale Patientenversorgung zu gewährleisten. Aus unserer Erfahrung heraus empfehlen wir auch, die Mitarbeiter der Rezeption in die Grundlagensystematik der speziellen Ödemtherapie einzuweisen. In der direkten Ansprache für die Patienten und die Terminierung ist es beispielsweise hilfreich zu verstehen, was für die Ödemtherapie wichtig ist.

- *Besprechungskultur und kollegiale Intervision:* In jeder Praxis sollten regelmäßige Besprechungen stattfinden – ein Muss für jedes Qualitätsmanagement. Die Zielsetzungen können sehr unterschiedlich sein. In der Lymphologischen Schwerpunktpraxis geht es unter anderem um Optimierung der Abläufe, Konfliktthemen, Entwicklung von Standards in der Therapie, Hilfestellungen bei Patientenfragen und vieles mehr. Im Speziellen wollen wir hier die kollegiale Intervision mit Patientenvorstellung hervorheben, die den Therapeuten in seinen täglichen Anforderungen stärken soll:
Ziel in den Intervisionen und Patientenbesprechungen ist es, Neubefunde vorzustellen, Therapiezielprognosen zu diskutieren und gegebenenfalls anzupassen, schwierige Arzt- sowie Patientengespräche in Rollenspielen zu üben und innerhalb des Teams Unsicherheiten oder akute Nöte zu thematisieren. Der Austausch fördert die Teambildung und rückt den Patienten in den Mittelpunkt, um Therapieziele zu erreichen. Gemeinsames Wissen macht Teammitglieder flexibel und gewährleistet im Falle von Urlaub oder Krankheit einen reibungslosen Therapeutenwechsel.

- *Regelmäßige kollegiale Fortbildung:* Kontinuierliche Fortbildung ermöglicht es, mit den gleichen Vorstellungen bzgl. Qualität und Lymphödemtherapie zu arbeiten. Themenspezifisch stellen die Therapeuten aus ihren unterschiedlichen Kompetenzfeldern Therapie- und Behandlungsformen dar, halten Kurzvorträge zu neuen Erkenntnissen aus der Fachliteratur oder erzählen von wertvollen Erfahrungen aus dem Praxisalltag. Dies begünstigt langfristig den Erfolg der Praxis und fördert das Image.

- *Supervision:* Geht es um Zusammenarbeit, Kommunikation mit Ärzten, Umgang mit schwierigen Patienten, Optimierung der Prozesse in der Versorgungskette, Koordination der Therapeuten etc. ist die von einem externen Berater durchgeführte Supervision oft sinnvoll.

> **Merke:** Kontinuierliche Fort- und Weiterbildung sind Voraussetzungen für immer effektivere Behandlungsergebnisse sowie für Optimierung und Beschleunigung der Abläufe in der Praxis und führen zu wachsender Kompetenz der Therapeuten.

F Therapeutisches Qualitätsmanagement

Mitarbeit und Selbstverantwortung des Ödempatienten in der Therapie

Langfristiger Erfolg der Ödemtherapie hängt von situativen Umständen, dem Therapeuten, wesentlich aber von der Einstellung (Haltung) des Lymphödempatienten zu seiner Krankheit ab.

Welche Aspekte dabei eine Rolle spielen, wie in der Zusammenarbeit von Lymphdrainagetherapeut und Patient ein Krankheitsselbstmanagement entwickeln werden und was der Patient selbst zu diesem Prozess beitragen kann, wollen wir erläutern.

1.1 Ödemtherapeut als „Schnittstellenmanager" der Hand-in-Hand-Zusammenarbeit in der Versorgungskette

Die Versorgungskette besteht aus den Einzelgliedern: Patient, Arzt, Lymphdrainagetherapeut, Orthopädietechniker/Sanitätsfachangestellte, evtl. Wundmanager, bei Bedarf Pflegedienst sowie dem Kostenträger.

Behandlungserfolge in der Ödemtherapie sind nur möglich, wenn die Versorgungskette nicht unterbrochen wird, es also zu keinem „Therapiebruch" kommt! Was heißt das? Beispielsweise das Folgerezept vom Arzt liegt nicht vor oder der angemessene Kompressionsstrumpf wird nicht rechtzeitig zum Ende der KPE Phase I geliefert.

Schnittstellenmanager bedeutet, der Therapeut übernimmt Verantwortung dafür, dass die interdisziplinäre Zusammenarbeit, die Abstimmung und das Zeitmanagement

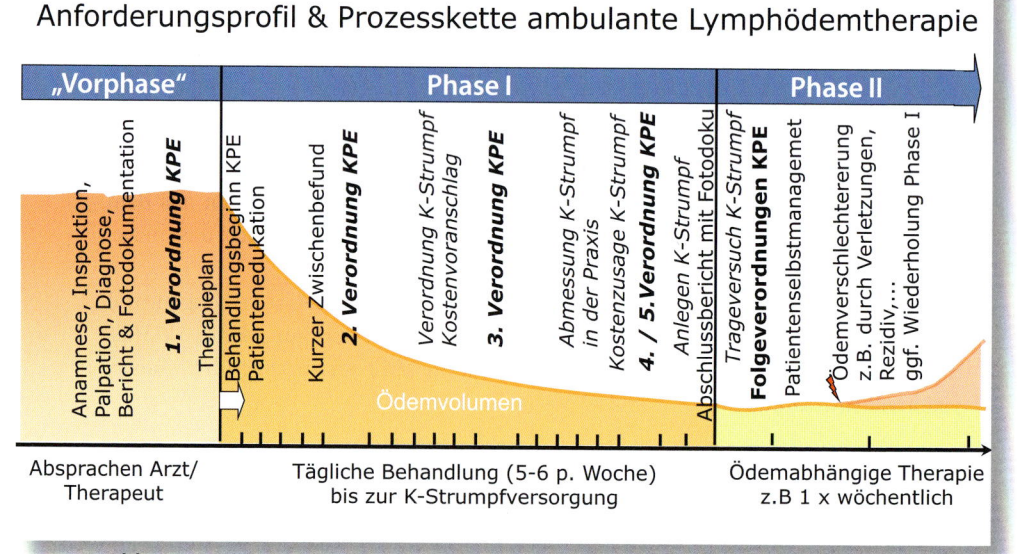

Abb. F-1.3: Beispiel für den optimalen Verlauf einer Entödematisierungs-Prozesskette und eines Anforderungsprofils der KPE Phase I.

mit dem Patienten und den anderen Gliedern der Versorgungskette funktionieren. Nur der Lymphdrainagetherapeut und der lymphkompetente Arzt können den aktuellen Stand der Entödematisierung beurteilen, die Rezeptverordnung absprechen sowie die Abmessung des Kompressionsstrumpfes zum richtigen Zeitpunkt mit dem Sanitätshaus planen.

1.2 Lymphödemtherapie in der Fachklinik und/oder in der ambulanten physiotherapeutischen Praxis

In der KPE (s. Kap. A 7.6) unterscheiden wir die Phase I der Entödematisierung und die Phase II der Erhaltung und Optimierung von Lymphödemen. Die Phase I der Reduktion von Ödemen durch Intensivbehandlung wurde bisher fast ausschließlich in der lymphologischen Fachklinik durchgeführt. Dort waren die lymphologische fachärztliche Kompetenz, 24-Stunden-Betreuung und das therapeutische „Know-how" der KPE zu Hause. Heute hat sich die lymphologische Kompetenz von niedergelassenen Ärzten, Lymphdrainagetherapeuten und Kompressionsstrumpfspezialisten so verbessert, dass die KPE Phase I in der ambulanten lymphologisch physiotherapeutischen Schwerpunktpraxis möglich ist (s. a. Abb. F-1.2, S. 284).

Die KPE Phase II der Erhaltung und Optimierung eines Lymphödems wird nach wie vor von zertifizierten Lymphdrainagetherapeuten (Vier-Wochen-Kurs MLD) in der ambulanten Physio- oder Massagepraxis angeboten.

Lymphologische physiotherapeutische Schwerpunktpraxis

Die Definition „Lymphologische Physiotherapeutische Schwerpunktpraxis" *(https:// www.dglymph.de/fileadmin/global/pdfs/LPS_letzte_Fassung.pdf)* ergibt sich aus Umfang, Qualität und Anzahl der betreuten Patienten mit einer Lymphödemerkrankung. Eine Grundvoraussetzung für die Sicherstellung einer lymphologischen Kompetenz ist eine langjährige praktische Erfahrung und die kontinuierliche, dem aktuellen Wissensstand angepasste Fortbildung der medizinischen Mitarbeiter. Standardisierte Organisationsabläufe, eine enge interdisziplinäre Zusammenarbeit und Kontrollmöglichkeiten müssen gewährleistet sein.

Das Ziel der KPE (MLD, funktioneller LKV, Bewegungsübungen, Hautpflege, Selbstbehandlung) in der ambulanten Lymphologischen Physiotherapeutischen Schwerpunktpraxis ist es, …

1. Patienten/innen mit chronischem Lymphödem (primär oder sekundär), phlebolymphostatischem Ödem, Lipödem und Kombinationsformen, posttraumatischem und postoperativem Ödeme zu entödematisieren und die adäquate Kompressionsbestrumpfung zu ermöglichen.
2. den Therapieablauf nach den Leitlinien der wissenschaftlichen Fachgesellschaften (AWMF) durchzuführen.
3. Patienten/innen in der MLD-Selbstbehandlung, der Selbstbandagierung und den

individuellen Bewegungsübungen auszubilden, um ihre Unabhängigkeit/Selbstständigkeit zu fördern.
4. Patienten/innen zu ihrem persönlichen Ödemspezialisten zu machen, sodass sie nur noch dann in die physiotherapeutische Praxis kommen müssen, wenn sie ihr Lymphödem mit der erlernten Selbstbehandlung nicht mehr selbst beherrschen können. Also „so viel wie nötig, so wenig wie möglich".

1.3 Kontrolle des Lymphödems durch MLD-Selbstbehandlung, Selbstbandage und körperliche Fitness

Das Ödem verstehen

Voraussetzungen, um das Ödem zu verstehen, sind Einblicke in die Funktion des Blutkreislaufs und des Lymphgefäßsystems. Die Erklärung der Funktionen wird dem Ödempatienten nicht in einer professionellen Sprache gegeben, sondern in einer allgemein verständlichen.

Beispiel Therapeut-Patient-Gespräch (im Rollenspiel vorher zu üben):

1. Schritt beim Erstbefund: „Gerne erkläre ich Ihnen, warum Sie ein Ödem haben und wie es entstanden ist. Dazu benötigen Sie das Wissen über die Funktion Ihres Blutkreislaufs und Ihrer Lymphgefäße. Ihr Herz pumpt das Blut in die Arterien, alle Gefäße, die vom Herz wegführen, nennt man Arterien. Durch die großen Arterien fließt das Blut in die kleinen Arterien, dann in die kleinsten Blutgefäße, das sind die Blutkapillaren. Von dort fließt das Blut durch die Venen wieder zurück zum Herzen. Aus den Blutkapillaren, die so dick sind wie eines Ihrer Haare (8–15 µm), treten Wasser und darin gelöste Nährstoffe ins Gewebe aus und ernähren die Zellen (die kleinsten Bausteine unseres Körpers). Etwa 90 % des Wassers und der darin gelösten Abfallprodukte werden wieder in die Blutkapillare aufgenommen. 10 % des Wassers und die darin gelösten Abfallprodukte und Eiweiß verbleiben im Gewebe und müssen von einem anderen Gefäßsystem aufgesaugt werden. Das sind die Lymphgefäße, die von den alten Griechen als Saugadern bezeichnet wurden.

Diese Lymphgefäßsaugadern haben die Aufgabe, die Flüssigkeit, die zu viel im Gewebe ist, abzusaugen und hier oben hinter dem Schlüsselbein wieder zurück in die Venen zu pumpen. Wie funktionieren diese Saugadern? Stellen Sie sich eine Perlenkette vor, jede Perle ist ein kleines Herz, hat zwei Klappen, die die Flüssigkeit in eine Richtung leiten. Eines dieser Lymphherzen (Lymphangion) zieht sich zusammen und spritzt die Flüssigkeit in das nächste Herz und so weiter … Wenn oben etwas weggepumpt wird, kommt es in der Peripherie zu einem Sog. So funktionieren die Saugadern. In die Lymphsaugadern sind Lymphknoten eingebaut, die als Filterstationen dienen und die Flüssigkeit, die hindurch fließt, immunologisch überprüfen. Schadstoffe bleiben in dem Filternetz der Lymphknoten hängen und Lymphozyten (Abwehrzellen) fressen beispielsweise Bakterien auf. Manchmal bleiben Krebszellen in den Lymphknoten hängen und verursachen dort Metastasen. Bei der Operation, die Sie hatten, wurden Lymphknoten entfernt, das Saugadersystem wurde dabei unterbrochen. Die Flüssigkeit, die die Lymphsaugadern vor der Operation noch abtransportieren konnten, bleibt im Gewebe liegen und jeden Tag kommt ein bisschen mehr an Flüssigkeit hinzu, es entsteht eine sicht- und tastbare Schwellung, ein Lymphödem."

2. *Schritt in folgenden KPE Sitzungen:* Die funktionellen Aspekte von Blutkreislauf und Lymphgefäßsystem werden wiederholt und gefestigt, indem der Therapeut sich die Funktionen vom Patienten erklären lässt. Ein Ödemtagebuch, in welchem der Patient aufschreibt, was seinem Ödem „guttut" und was ihm „nicht guttut", dient immer wieder dazu, die Alltagssituationen des Patienten am Arbeitsplatz wie auch zu Hause zu besprechen. Nach und nach werden die individuellen Do´s und die Don´ts für den Patienten mit dem Therapeuten diskutiert und aufgeschrieben. Der Patient wird immer sicherer in seinem Wissen und kann schon bald herleiten und verstehen, dass Hitze eine Mehrdurchblutung zur Folge hat und damit mehr Flüssigkeit aus den Blutkapillaren austritt, die dann wiederum von den Lymphsaugadern abtransportiert werden muss.

Verhaltensmaßregeln – „Don'ts" für den Lymphödempatienten
- Verletzungen vermeiden (Infektionsgefahr!), für Bagatellverletzungen empfiehlt es sich, ein Desinfektionsmittel in der Tasche bei sich zu tragen
- intensive Sonneneinstrahlung vermeiden, Sonnenbrandgefahr
- starke Mehrdurchblutung durch Hitze vermeiden, heißes Baden erhöht den Flüssigkeitsanfall im Gewebe = Ödemverschlechterung
- keine engen, abschnürenden Ringe, Armreifen oder Armbanduhren am Lymphödemarm bzw. -bein tragen
- keine schweren Lasten, Taschen, Koffer o. ä. auf der ödematösen Seite tragen, Überanstrengung vermeiden
- bei plötzlich auftretender Schwellung, Schmerzen und Fieber sofort den Arzt kontaktieren
- Injektionen und Infusionen am Lymphödemarm bzw. -bein vermeiden (Infektionsgefahr!)
- Blutdruckmessen auf der ödematösen Seite vermeiden, Verletzungen der Blut und Lymphgefäße möglich
- Übergewicht reduzieren, normal- und untergewichtige Patienten haben weniger Ödeme

Anleitung zur Selbstbehandlung
Die MLD-Selbstbehandlung soll vom Lymphödempatienten an den behandlungsfreien Tagen oder bei Bedarf durchgeführt werden. Ein Zeitfenster von ca. einer Stunde sollte für die Selbstbehandlung freigehalten werden. Streichungen, stehende Kreise und andere Griffe der Manuellen Lymphdrainage, die der Lymphdrainagetherapeut seinem Patienten beigebracht hat, führt der Patient selbstständig in den für ihn erreichbaren

Körperregionen durch. Dabei sind die individuellen Möglichkeiten des Patienten zu berücksichtigen. Jedes Lymphödem ist anders, deshalb lehnen wir verallgemeinernde Selbstbehandlungsschemata ab. Wir erwarten, dass der Therapeut dem Patienten die individuelle, für sein Lymphödem passende MLD beibringt.

Vorgehensweise: Der Therapeut erklärt während der KPE dem Patienten nach und nach die Reihenfolge der einzelnen MLD-Griffe und wiederholt diese einige Male mit dem Patienten, bis dieser die Systematik behalten hat und selbst vortragen kann. Während der täglichen Behandlung in der Entödematisierungsphase wird dem Patienten so in kleinen Einheiten, entsprechend der individuellen Fähigkeiten, die MLD-Selbstbehandlung beigebracht. Um den Patienten nicht zu überfordern, sollte der Therapeut immer wieder prüfen („abfragen"), was der Patient verstanden hat und was nicht.

Wenn der Patient die Selbstbehandlung durchgeführt hat, soll er dem Therapeuten berichten, wie die Behandlung bei ihm gewirkt hat. Probleme und Fragen werden direkt besprochen!

Kontraindikationen der MLD werden mit dem Patienten besprochen und auf einen respektvollen Umgang mit diesen medizinisch begründeten Regeln hingewiesen.

Kontraindikationen bzw. „Wann ist es verboten, MLD durchzuführen?"
- Fiebrige oder ansteckende Erkrankungen, bakteriell infizierte Wunden (Erysipel)
- akute Venenerkrankungen
- kardiales Ödem (Schwellung beider Beine aufgrund einer Herzschwäche!)
- Die MLD, die Bandage oder der Kompressionsstrumpf dürfen nie Schmerzen verursachen.
- Entstehen während der Selbstbehandlung Schmerzen oder bekommt der Patient Herzrasen, so muss der Patient die Selbstbehandlung sofort beenden und dies mit seinem Therapeuten oder Arzt besprechen!
- Individuell können noch andere Kontraindikationen vorliegen, diese werden dem Patienten von seinem Lymphdrainagetherapeuten erläutert.

Weitere Voraussetzungen für eine gute MLD-Selbstbehandlung sind:
- Für die Selbstbehandlung begibt sich der Patient in eine für ihn bequeme Position.
- Der geschwollene Arm bzw. das betroffene Bein sollen entspannt gelagert sein (nicht runterhängen lassen!).
- Es werden nur die Körperteile behandelt, die gut und bequem zu erreichen sind.
- Das Lymphödem an Arm oder Bein wird immer erst dann behandelt, wenn die angrenzenden ödemfreien, nicht betroffenen Gebiete vorbehandelt sind!

Achtung: „Es ist noch kein Meister vom Himmel gefallen!" Ermutigen Sie den Patienten, wenn die MLD-Selbstbehandlung nicht gleich wie gewünscht gelingt.

Die Selbstbandage wird während der KPE Phase I in 5–10 Minuten, bevor der Patient bandagiert wird, vom Therapeut demonstriert. Als Vorlage für den Patienten zum Üben kann eine Kopie der Bandagetechnik aus diesem Buch dienen. Sinnvoll ist es, sich anfangs nicht zu überfordern und „klein anzufangen".

Klein anzufangen heißt, die Finger oder Zehenbandage solange zu üben, bis eine gewisse Sicherheit eintritt, dann ist der nächste Schritt die Hand- oder Fußbandage, danach ist die Unterarm- oder Unterschenkelbandage an der Reihe und so weiter.

Auch hier gilt: „Übung macht den Meister!" Ermutigen Sie den Patienten, falls die Bandage nicht gleich wie gewünscht gelingt!

Achtung: Insbesondere bei der Zehen-, Fuß- und Unterschenkelbandage sind ein intaktes Hüft- und Kniegelenk Voraussetzung, um diese Körperbereiche mit der Hand selbst erreichen zu können.

Hilfreiche Informationen für den Patienten

Tagsüber kann die Selbstbandage, die über den Kompressionsstrumpf gewickelt wird, seine Wirkung intensivieren und verbessern.

Während der Kompressionsstrumpf Gummifäden enthält und deshalb nachts (im Bett) wegen möglicher Hautdurchblutungsstörungen nicht getragen werden darf, kann die Selbstbandage mit textilelastischen Kurz- oder Mittelzug-Binden auch über Nacht an der Extremität belassen werden. Sollte das nicht möglich sein, bietet die Industrie hier Möglichkeiten zur Selbstkompression wie SoftCompress von Juzo® (Armlinge und Beinlinge nach Maß) oder den Nachtstrumpf Jobst® Relax an. Diese Kompression ist auch für eine hocheffiziente Nachtkompression einzusetzen.

> **Merke:**
> - Während der täglichen Intensivbehandlung erlernt der Patient die Verhaltensregeln, die Hautpflege, die MLD-Selbstbehandlung und die Selbstbandagierung.
> - Die MLD-Selbstbehandlung darf nie wehtun oder Schmerzen zur Folge haben. Bei plötzlicher Unruhe, Unwohlsein oder Herzrasen muss die Selbstbehandlung sofort beendet und mit dem Arzt oder Therapeut besprochen werden.
> - Unerwünschte und schädliche Wirkungen der Bandage sind Schmerzen, Einschnürungen, Herunterrutschen, Scheuerstellen, Einschlafen, Taubheit oder „Absterben" des Armes oder Beines. In diesen Fällen muss sofort abgewickelt werden!

1.4 Körperliche Fitness und Bewegung in der Lymphödemtherapie

Entscheidend für die Wirksamkeit der Kompression, sowohl der Bandage als auch des Kompressionsstrumpfes, ist Bewegung. Der Verband und auch der Strumpf bieten der sich zusammenziehenden Muskulatur in der Gelenkbewegung ein Widerlager, damit entsteht ein Pumpeffekt, der den Abstrom des Blutes wie auch den Lymphstrom beschleunigt.

Die physiotherapeutischen Übungen, die der Lymphdrainagetherapeut dem Patienten während der Entödematisierung beigebracht hat, sollen täglich weiter durchführt werden. Untersuchungen zeigen, dass normal- oder untergewichtige Personen weniger zu Ödemen neigen als Übergewichtige und sich lieber und leichter bewegen. Studien belegen außerdem, dass kontinuierliches Training positiven Einfluss auf die Psyche hat (*Dimeo et al.*, 1999).

Welche Sportart für den Lymphödempatienten geeignet ist, sollte mit dem Physiotherapeuten besprochen werden. Beispiele aus Neuseeland und Australien zeigen, dass selbst Wettkampfsportarten wie Großkanurennen (Drachenboote) von Patientinnen mit sekundären Armlymphödemen bestritten werden können (s. Kap. E).

> **Merke:** Die Kompression entwickelt ihre beste Wirkung nur mit Bewegung.

Zusammenfassende Stichpunkte für das Krankheitsselbstmanagement

Die folgende Auflistung enthält Voraussetzungen und Ideen für eine optimale Patienten-Compliance von Lymphödempatienten:

- Kenntnisse vom Lymphgefäßsystem und von der Ödementstehung
- Ein Ödemtagebuch gibt Aufschluss darüber, was dem Ödem „guttut" und was ihm „nicht guttut".
- persönliche Verhaltensmaßregeln, „Do's" und „Don'ts" entdecken und ernst nehmen
- Hautpflege (s. Kap. A 7.5)
- MLD-Selbstbehandlung
- tägliches Tragen des Kompressionsstrumpfes, ergänzend Selbstbandagierung, Nachtkompression
- tägliches Bewegen in der Kompression, bei Bedarf spezielle Bewegungsübungen (s. Kap. E)
- aufmerksames Wahrnehmen der Ödemsituation, bei unerklärlichen Veränderungen direkt Rücksprache mit dem Arzt oder Therapeuten nehmen
- nach sechs Monaten Anpassen eines neuen Kompressionsstrumpfes

2 Qualitative Lymphödemtherapie in der ambulanten physiotherapeutischen Praxis

Im Folgenden werden die Voraussetzungen für eine effektive Lymphödemtherapie erläutert und die erforderliche ärztliche Verordnung besprochen. Die Komplexe Physikalische Entstauungstherapie ist die Methode der Wahl zur effektiven Therapie von Lymphödemen und deren Kombinationsformen. Die KPE ist nur dann erfolgreich, wenn alle ihre Einzelmaßnahmen zur Anwendung kommen.

2.1 Die Befundung

2.1.1 Anamnese, Inspektion und Palpation

Anamnese, Inspektion und Palpation (AIP) ermöglichen dem Therapeuten eine physiotherapeutische Diagnosestellung.

Anamnese: Mit der Anamnese erfasst der Therapeut die Krankengeschichte (Entwicklung), sie gibt uns wichtige Hinweise für die Behandlung und den später zu erstellenden Therapieplan. Die Anamnese sollte systematisch durchgeführt werden, auf die soziale Anamnese gehen wir hier nicht ein.

Beispiele aus der täglichen Praxis

Die Art und die Lokalisation von Beschwerden, die der Patient angibt, geben uns Auskunft über mögliche Ursachen, die eventuell Einfluss auf unsere Therapie nehmen könnten.

- *Beispiel a:* Der Patient klagt über Druck- und Spannungsschmerzen im ganzen Arm. Das Ödem war schnell entstanden, sodass das Gewebe sich nicht entsprechend anpassen konnte. Deshalb entstand ein Spannungsschmerz. Das benigne Lymphödem schmerzt normalerweise nicht. Schmerz im Lymphödem sollte uns immer aufhorchen lassen, weil dahinter ein maligner Prozess stecken könnte.
- *Beispiel b:* Der Patient klagt über ausstrahlende Schmerzen vom Nacken in den Arm, Kribbeln in den Fingern und intermittierende Taubheit der Finger. Für diese Beschwerden können verschiedene Faktoren verantwortlich sein, z. B. können starke Verspannungen der Nackenmuskulatur durch psychischen Stress oder infolge der Schonhaltung bei einseitiger Brustamputation dazu führen. Aber auch hier Vorsicht, eventueller maligner Prozess!
- *Beispiel c:* Der Patient beschreibt Irritationen und Sensibilitätsstörungen einzelner Dermatome (Hautzonen) oder Funktionsausfälle, die auf einen Schaden der innervierenden Nerven und/oder des Plexus brachialis schließen lassen. Hier könnte z. B. eine radiogene Plexopathie (Nervenschaden durch Bestrahlung) vorliegen, aber auch eine maligne Infiltration des Nervengewebes könnte solche Beschwerden provozieren.

Hier muss auf jeden Fall durch den Arzt differenzialdiagnostisch abgeklärt werden, was die Beschwerden verursacht.
- *Beispiel d:* Eine zusätzliche rheumatische Erkrankung, die mit Schmerz und chronisch entzündlichen Prozessen einhergeht, stellt eine Komplikation dar, die keine eindeutige Prognose für die Dauer einer Entödematisierung beim Lymphödem zulässt.

> **Merke:** Die sorgfältige Anamnese gibt dem Therapeuten Hinweise auf mögliche Ursachen für die Ödementstehung und auf die zu erstellende Prognose.

Inspektion: Bei der Inspektion betrachtet der Therapeut die Körperoberfläche, die Haltung und die Beweglichkeit des Patienten. Der Patient sollte entkleidet sein, wobei der Therapeut dem Patienten die Möglichkeit bietet, mit Tüchern seine Scham zu wahren. Es sollte hier nicht nur das Ödem betrachtet werden, sondern auch die angrenzenden Lymphabflussgebiete, die kontralaterale Seite mit Achselhöhle sowie die unteren Rumpfquadranten mit der Inguinalregion. Eventuelle orthopädische Veränderungen sind zu beachten, wie z. B. Beckenschiefstand, Senk-, Platt-, Knick- und Spreizfüße, da diese sich auf die labile Situation im Becken-, Lenden-, Wirbelsäulen- und Schultergürtelbereich negativ auswirken können.

Des Weiteren ist festzustellen, ob sich aus dem Narbenverlauf und der Lage sowie der Ausdehnung von Fibrosen Abflusshindernisse für die MLD ergeben. Liegen trophische (Trophik = Ernährung der Gewebe) Veränderungen der Haut vor, z. B. braune Hautflecken, so muss bei der Palpation geklärt werden, ob es sich bei den Veränderungen um Fibrosen, Strahlenschäden oder andere Erkrankungen handelt. Ist eine oberflächige (kollaterale) Venenzeichnung an Thoraxwand oder Arm zu sehen, so könnte dies auf eine abgelaufene Venenthrombose hindeuten oder darauf, dass Venen durch eine radiogene Fibrose oder einen Tumor komprimiert werden. Bei einer Rötung ohne allgemeine

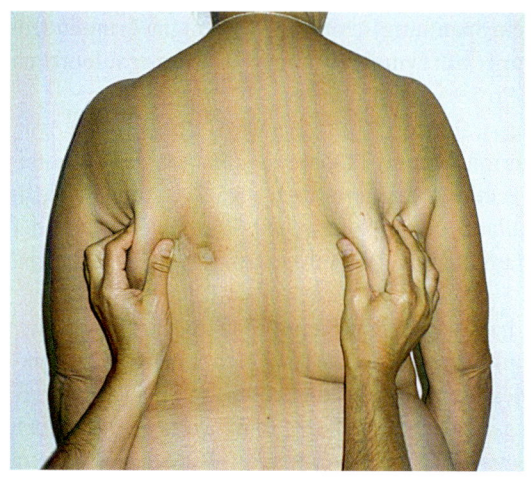

Abb. F-2.1: Hautfaltenvergleich am Rumpfquadranten.

F   Therapeutisches Qualitätsmanagement

Befundbogen		
Name:	Vorname:	Geb.:
Straße:	Ort:	Tel.:
Anamnese:		

Sonstige Erkrankungen:

Medikamente:

Inspektion/Palpation im Seitenvergleich:

Gemeinsam mit dem Patienten formuliertes Therapieziel:

Prognose des Therapeuten:

Absprachen mit dem Arzt:

Abb. F-2.2: Hauptaussagen der Dokumentation beim Erstbefund.

Symptome wie Wärme, Fieber, Schmerz, wenn es sich also nicht um eine Entzündung oder ein Erysipel handelt, ist Vorsicht geboten. Es könnte hierbei auch ein maligner Prozess wie die Lymphangiosis carcinomatosa vorliegen. Bei plötzlich auftretenden, hämatomartigen, blauen Flecken sollte an einen sehr aggressiven, bösartigen Prozess gedacht werden, ein Angiosarkom.

Palpation: Die Palpation bezeichnet das Betasten und das „Begreifen" von Gewebekonsistenz (Festigkeit), Muskelspannung, Hautbeschaffenheit, Temperatur etc. Es wird festgestellt, ob die Hinweise des Sichtbefundes sich bestätigen und ggf. in der Tiefe des Gewebes, der Achselhöhle, epi- oder subfaszial Veränderungen vorliegen, die nicht sichtbar sind.

Um festzustellen, wie weit sich das Ödem auf die Extremitätenwurzel und auf die Thoraxwand erstreckt, heben wir gleichzeitig eine Hautfalte auf der operierten und auf der nicht betroffenen Seite mit Daumen und Zeigefinger ab (Abb. F-2.1). Die Konsistenz des Lymphödems kann hart, teigig weich, dellenhinterlassend oder schaumig weich sein und ist ein wichtiger Faktor für die Bestimmung der erforderlichen Entödematisierungszeit im Therapieplan.

2.1.2 Fotodokumentation

Bei ausgeprägtem Lymphödem, phlebolymphostatischen Ödemen, Lipödemen und Ulcera cruris (venosum, artheriosum, diabetisch) ist die Fotodokumentation der Ödemausprägung und Ulkusfläche vor und nach der Phase I KPE ein zusätzliches Instrument zum Nachweis der Effizienz der KPE. Der Patient erklärt sich schriftlich damit einverstanden (gemäß Datenschutzgrundverordnung, DSGVO), dass die Fotos als Nachweis der Effizienz der Lymphödemtherapie gegenüber Kostenträgern und ggf. für Vorträge, Veröffentlichungen oder wissenschaftliche Untersuchungen genutzt werden dürfen. Die Fotos werden mittels einer Digitalkamera oder z. B. eines Tablet-Computers gemacht und zur Anonymisierung und späteren Identifizierung mit den Initialien des Patienten und dem Erstellungsdatum gekennzeichnet. Um unbefugten Zugriff zu verhindern, werden die Fotos auf einem externen Speichermedium abgelegt.

Technik des Fotografierens

Zum Nachweis einer Veränderung des Lymphödems oder der Wunde braucht es vergleichbare, präzise Fotos (Abb. F-2.3 und F-2.4). Das heißt, a) die Kamera muss im rechten Winkel zum zu fotografierenden Körperteil positioniert werden, um perspektivische „Verzerrungen" zu verhindern; b) Abstand und Bildausschnitt sollten möglichst identisch sein; c) der Hintergrund des Fotos ist mit entscheidend für die Wahrnehmung des Betrachters. Störende Accessoires, wie Mobiliar, andere Personen etc., sollten vermieden werden. Es bietet sich an, ein einfarbiges Laken (dunkelgrün, hellblau, mintgrün) als Hintergrund zu nutzen. Auch wird damit ein guter Kontrast bei den Fotos erreicht. Festinstallierte, professionelle, aufrollbare Fotoleinwände sind im Fachhandel günstig

F   Therapeutisches Qualitätsmanagement

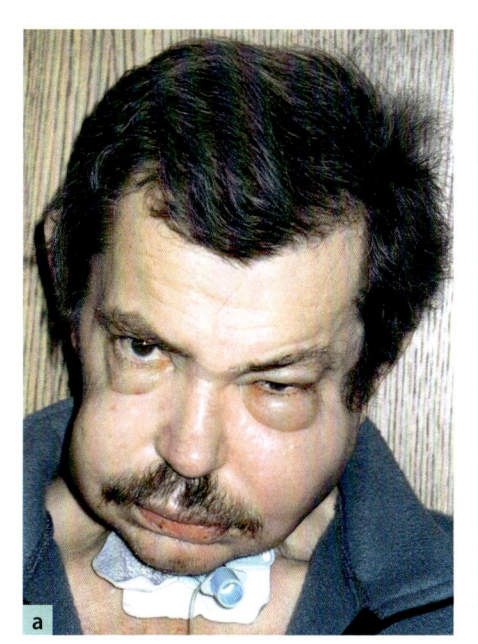

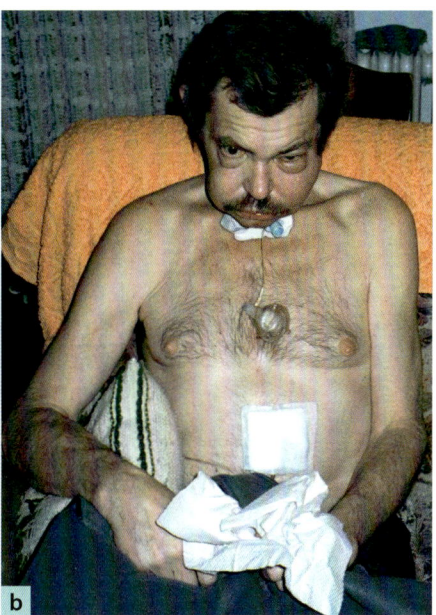

Abb. F-2.3: Bilder nicht präzise. a) Kopflymphödem vor KPE, b) nach KPE.

zu kaufen; d) „Schlagschatten" hinter der fotografierten Person verfälschen die Fotodokumentation und sind zu vermeiden, indem der Patient mindestens einen halben Meter vor der Wand steht und der Hintergrund separat beleuchtet wird.

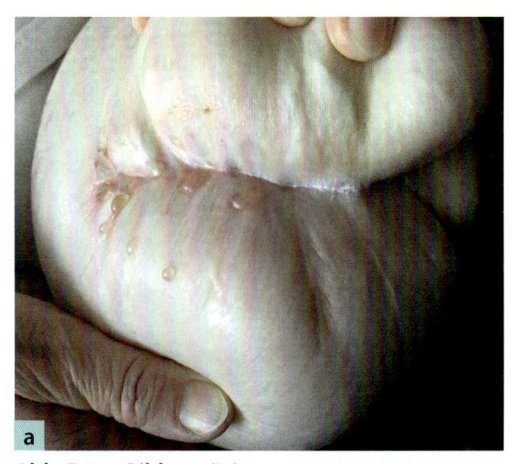

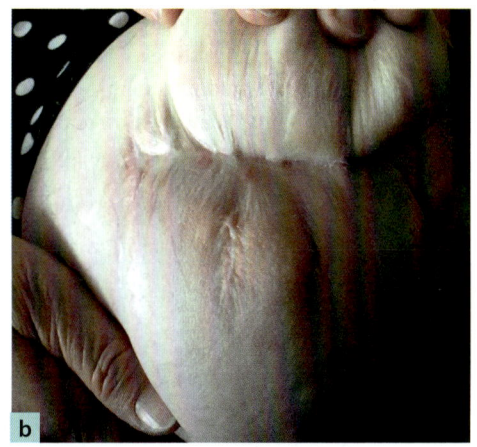

Abb. F-2.4: Bilder präzise.
a) posttraumatisches Ödem, Amputationsstumpf mit Lymphvarizen vor KPE,
b) Amputationsstumpf nach KPE.

> **Merke:** Nur mit einer präzisen, vergleichbaren Fotodokumentation lässt sich ein Behandlungsfortschritt darstellen!

2.1.3 Umfangsmessung

Zum Nachweis der Effizienz der KPE ist es erforderlich, vor und nach der Phase I KPE eine Umfangsmessung der Extremität vorzunehmen. Die Umfangsmessung findet an vorher genau definierten Messpunkten (Abb. F-2.5) statt entsprechend der bei der Kompressionsstrumpfanpassung verwendeten Maßtabellen. Sie ermöglicht den Nachweis der Effizienz der KPE und wird vor und am Ende der Phase I KPE durchgeführt. Die Differenz zwischen zwei Messpunkten vor und am Ende der Entödematisierung zeigt die Effizienz der KPE.

Technik der Umfangsmessung
Es wird ein Textil-Maßband von 1,5 cm Breite verwendet. Die vorher definierten Messpunkte werden mittels eines Kajalstiftes markiert. Das Maßband wird rechtwinkelig zur longitudinalen Achse der Extremität angelegt und locker umgelegt (Hautmaß). Nach der KPE Phase I wird mit leichtem Zug soweit angezogen, bis ein Widerstand zu spüren ist, um die entödematisierten, lockeren Hautfalten mit zu erfassen. Die

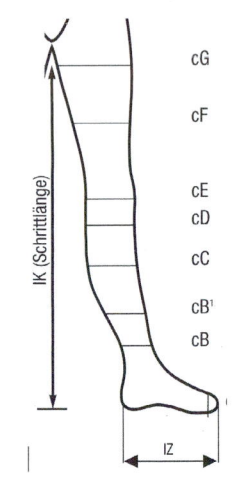

Abb. F-2.5: Messpunkte für die Umfangsmessung des Beines.

digitalisierte Messung wird anonymisiert und mit den Initialien und dem Messdatum des Patienten gekennzeichnet. Das Maßband ist nach jedem Gebrauch mit einem Flächendesinfektionsmittel zu reinigen. Generell muss zwischen der Umfangsmessung des Therapeuten (Hautmaß mit leichtem Zug) und der des Orthopädietechnikers (Zugmaß, bei großen Umfängen sehr stark) unterschieden werden! Der Orthopädietechniker zieht das Maßband je nach Messpunkt mehr oder weniger intensiv an, sodass die Passform der Kompressionsversorgung mit dem erforderlichen Druckverlauf gewährleistet ist.

2.2 Rezepttextvorschläge für Deutschland entsprechend dem Heilmittelkatalog mit ICD-10-Code-Beispielen

(Für Krankenkassen in Deutschland, ohne Gewähr, da krankenkassenspezifisch und wegen Umstrukturierungen des Gesundheitswesens Änderungen auftreten können.)

In Deutschland wurde die MLD erstmals 1973 im Abrechnungskatalog der Ersatzkassen aufgeführt und bezahlt. Weltweit wird Deutschland wegen seines Krankenversicherungssytems aufmerksam beobachtet und beneidet. Onkologische Lymphödempatienten bekommen die Lymphödemtherapie und die Kompressionsversorgung über Jahrzehnte bezahlt, was einen US-Amerikaner oder Japaner nur ungläubig staunen lässt.

Das Lymphödem ist immer noch ein Stiefkind der Medizin, wohl hat sich in den letzten 30 Jahren sehr viel zum Guten verändert, jedoch fällt es vielen verordnenden Ärzten nach wie vor schwer, die Notwendigkeit einer kontinuierlichen Komplexen Physikalischen Entstauungstherapie zu verantworten. Für den Lymphdrainagetherapeuten heißt dies, er muss im Gespräch mit dem Arzt die MLD/KPE erläutern und die erforderliche adäquate Rezeptverordnung darstellen können. Nicht nur der Physiotherapie-Rezeptvordruck Nr. 13 mit einem möglichen Verordnungstext, sondern auch der Rezeptvordruck Nr. 16 für Bandagematerial und Kompressionsstrumpfversorgung müssen dem Lymphdrainagetherapeuten bekannt sein. Da pro Rezeptvordruck Nr. 16 nur drei verschiedene Materialien notiert werden dürfen, sind unter Umständen bis zu fünf Rezepte auszufüllen. Aus diesem Grund sind im Folgenden Beispiele für das in der KPE Phase I erforderliche Rezept gegeben. Zu beachten ist, dass die ICD-10-Kodierung krankheitsbildspezifisch und stadienentsprechend angepasst werden muss. Im Kapitel D 1 sind weitere krankheitsbildspezifische mögliche Verordnungstexte zu finden. In Tabelle F-2.1 sind die Kodiermöglichkeiten des Lymphödems zusammengefasst.

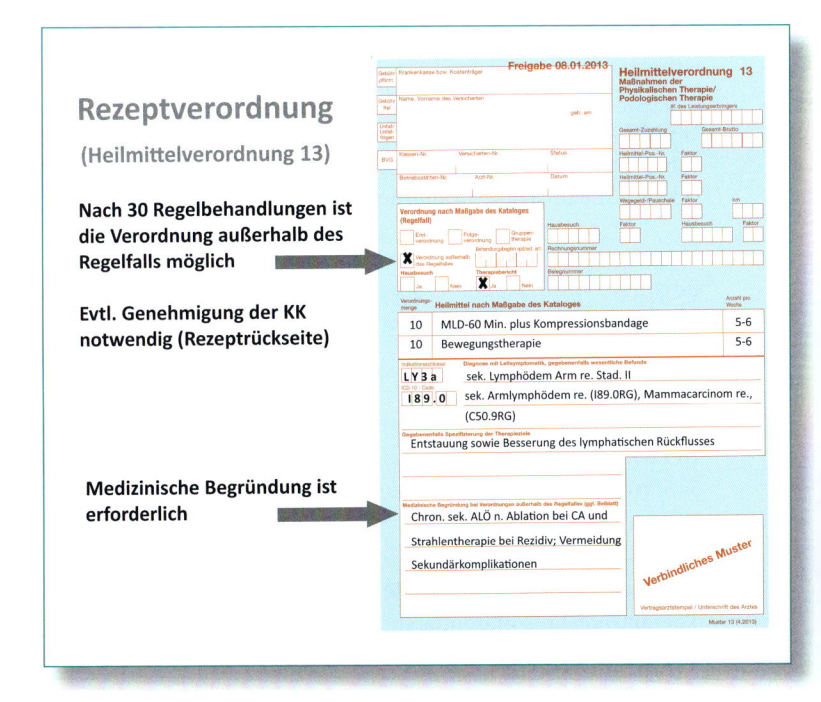

Abb. F-2.6: Rezeptmuster.

F Therapeutisches Qualitätsmanagement

Achtung: Der Lymphdrainagetherapeut kann nicht voraussetzen, dass der verordnende Arzt über die KPE Bescheid weiß. Das heißt, in der Regel müssen die Art der Therapie, der zeitliche Umfang, die erforderliche Bandagierung und Kompressionsstrumpfversorgung sowie die Rezeptformulierung erklärt werden!

Lymphödem	Stad. 0	Stad. I	Stad. II	Stad. III	n. n. bez.
hereditär					
Extremitäten (obere/untere)		Q82.00	Q82.01	Q82.02	
sonstige Lokalisationen (Kopf, Hals, Thoraxwand, Genitalbereich)	Q82.08	Q82.03	Q82.04	Q82.05	Q82.09
sporadisch/sekundär					
Extremitäten (obere/untere)		I89.00	I89.01	I89.02	
sonstige Lokalisationen (Kopf, Hals, Thoraxwand, Genitalbereich)	I89.08	I89.03	I89.04	I89.05	I89.09
nach medizinischen Maßnahmen					
nach (partieller) Mastektomie	I97.29*	I97.20	I97.21	I97.22	I97.29
zervikal	I97.80				
axillär (außer nach Mastektomie)	I97.89*	I97.81	I97.82	I97.83	I97.89*
inguinal	I97.89*	I97.84	I97.85	I97.86	I97.89*
urogenital (z. B. Genitalbereich, Harnblase, Prostata, Adnexe, Uterus)	I97.87				
sonstige Lokalisationen (z. B. Thoraxwand)	I97.88				

Tab. F-2.1: Kodierschema für Lymphödeme.
(* keine spezifischere Kodierung vorgesehen).

Beispiele für ärztliche Erstverordnungen für die KPE Phase I beim sekundären Armlymphödem nach Mammakarzinombehandlung

1. Rezept (Therapie):
Rezept Physiotherapie, Rezeptvordruck Nr. 13: Indikationsschlüssel LY 3a; 1. Zeile: 10 x MLD 60 plus LKV; Intervall: 5–6 x/Wo.; 2. Zeile: 10 x Übungsbehandlung; Intervall: 5–6/Wo.; Diagnose: Mammakarzinom re. (ICD-10-Code: C50.9), sek. Armlymphödem (ICD-10-Code: I89.01)

Nach zehn Behandlungen sollte der Patient den Arzt konsultieren und ihm das erreichte Therapieergebnis präsentieren. Nachdem der Arzt sich von der Effizienz der Therapie überzeugt hat, erfolgt die zweite Verordnung diesmal über weitere zehn Behandlungen.

2. Rezept (Bandagematerial, Rezeptvordruck Nr. 16):

Der Therapeut vereinbart mit dem Arzt persönlich, dass er dem Patienten einem Vordruck (s. Kap. C 2) mitgibt, auf dem er das tatsächlich für diesen Patienten erforderliche Bandagematerial vermerkt und bittet den Arzt, dem Patienten das Rezept über das Bandagematerial mitzugeben. Der Patient besorgt das Material aus der Apotheke oder dem Sanitätshaus und bringt es zur nächsten Behandlung mit.

Verordnungsbeispiel (pro Rezept können nur drei Produkte aufgeschrieben werden!): Rezeptvordruck Nr. 16, Diagnose: sek. Armlymphödem (ICD-10-Code I89.01), 1 AP Tricofix® E6, 1 AP Elastomull® 4 cm, 2 Rosidal® SC Kurzzugbinden (Polsterung) 10 cm; Comprilan®-Binden 2 x 6 cm, 2 x 10 cm, 1 Rolle Leukotape® 3,75 cm.

3. Rezept (Kompressionsstrumpf, Rezeptvordruck Nr. 16, 7 ankreuzen)

(Hilfsmittel, Diagnose Lymphödem, Armstrumpf Kompressionsklasse II, flachgestrickt, mit Befestigung und Handteil, eine Anziehhilfe Easy-Slide® Arm)

Bei einer drei Wochen dauernden entödematisierenden Phase der Therapie muss nach zwei Wochen ein Kompressionsstrumpf angemessen werden. Die Herstellung und Lieferung des Kompressionsstrumpfes darf maximal eine Woche in Anspruch nehmen, sodass der Patient rechtzeitig zum Abschluss der Phase I KPE seine Kompressionsstrumpfversorgung zur Verfügung hat. Bei Lymphödemen kommt in der Regel nur Flachstrickware (s. Kap. C 4.1) infrage.

Die weiteren Behandlungen in der KPE Phase II

In der jetzt folgenden zweiten Phase der Konservierung und Optimierung wird die Behandlungsfrequenz (Häufigkeit) bestimmt von der Reödematisierungstendenz. Was heißt das? Ein Beispiel: Der Patient beschreibt, dass er mit dem Kompressionsstrumpf und der MLD-Selbstbehandlung sein Ödem zehn Tage beherrschen kann. Vom elften Tag an erlebt der Patient eine Zunahme des Druckes in der Extremität. Die Finger und die Hand, die sonst ödemfrei sind, beginnen anzuschwellen. Das bedeutet, der Patient muss spätestens alle neun bis zehn Tage zur Behandlung kommen und die Hilfe des Lymphdrainagetherapeuten in Anspruch nehmen. Die Witterung und die Alltagsanforderungen (Stress, psychische Anspannung, schwere körperliche Arbeit) beeinflussen die Reödematisierung erheblich.

Auch in der Phase II KPE wird nach der Manuellen Lymphdrainage bandagiert, eventuell auch über den Kompressionsstrumpf. Somit können wir den aktuellen Zustand des Ödems mit dem individuellen, dem „Ödem-Istzustand" entsprechenden Kurzzugverband konservieren. Der Patient trägt die Bandage von der MLD-Behandlung bis er zu Bett geht. Sollte es aufgrund von z. B. heißer Witterung o. ä. zu einer Verschlechterung der Situation kommen, so kann eine Nachtkompression mit z. B. JOBST® Relax (atmungsaktiv, kühl) helfen, die Situation zu verbessern.

Bei schwerkranken Patienten und/oder Behinderten mit einem voraussichtlichen Behandlungsbedarf von mindestens einem Jahr kann eine Langfristverordnung (Langfrist-VO) beantragt werden, sie bietet viele Vorteile für die Therapiebeteiligten:
- Langfrist-VO unterliegt keiner „Wirtschaftlichkeitsprüfung".
- Die Art des Heilmittels muss mit den Vorgaben des Heilmittelkatalogs übereinstimmen (www.heilmittelkatalog.de).
- Es kann eine Verordnung für den Zeitraum von bis zu zwölf Wochen ausgestellt werden. d. h. keine Bindung mehr an die Systematik Erst- und Folge-VO.
- Arzt-Patienten-Kontakt spätestens alle zwölf Wochen.
- Es ist kein behandlungsfreies Intervall zu beachten.
- Neben dem Indikationsschlüssel ist eine ICD-10-kodierte Diagnose anzugeben (s. a. Tab. F-2.1, tabellarische Aufführung durch die Kassenärztliche Vereinigung).
- Der ICD-10-Schlüssel ist bundesweit auf den Webseiten der zuständigen Kassenärztlichen Vereinigungen abzufragen.
- §12 SGB V Wirtschaftlichkeitsgebot ist zu beachten.

Rezept Phase II KPE
Die Langfristverordnung des Arztes könnte folgendermaßen lauten:
Rezept Phase II KPE (30 Behandlungen bereits durchgeführt, chronisches Krankheitsbild daher weiterhin regelmäßig MLD/KPE-Behandlungen erforderlich)
Indikationsschlüssel: LY 3a
Erste Rezeptzeile: 10 x MLD 45 oder 60 min plus Kompressionsbandage links/rechts/beidseitig, Frequenz jede 2. Woche
Zweite Rezeptzeile: 10 x Bewegungsübungen, Frequenz jede 2. Woche
Diagnose: sekundäres Lymphödem des Armes/Beines links/rechts/beidseitig und/oder Rumpfwandlymphödem

> **Merke:** Auch in der KPE Phase II, der Erhaltungs- und Optimierungsphase, wird das Ergebnis der MLD durch den anschließenden lymphologischen Kompressionsverband (LKV) effektiver konserviert und damit optimiert.

3 Lymphologische Physiotherapeutische Schwerpunktpraxis (LPS)

In der Entscheidung einer Praxis für die lymphologische Spezialisierung liegt ein erheblicher Nutzen für den Lymphödempatienten, den Arzt, den Lymphdrainagetherapeuten, den Kostenträger und alle in der Versorgungskette des Lymphödempatienten zusammenarbeitenden Professionen. Der folgende Fragenkatalog soll dem Leser helfen, Klarheit darüber zu bekommen, ob er das Niveau einer Lymphologischen Physiotherapeutischen Schwerpunktpraxis hat.

3.1 Fragen zur Standortbestimmung

Die folgende Standortbestimmung ist eine Methode, um kurz, prägnant und alltagstauglich ein aktuelles Qualitätsbild von Ihnen persönlich und/oder der Praxis zu bekommen. Hier bestätigen sich vorhandene Kompetenzen, und Handlungsfelder für die Weiterentwicklung werden deutlich.

Welches Praxiskonzept verfolgen Sie?
a) Ist-Analyse:
1. Welche Krankheitsbilder wollen Sie behandeln?
2. Welche Zusatzqualifikationen haben bzw. benötigen Sie und mitarbeitende Therapeuten?
3. Wollen Sie sich bezogen auf die Marktsituation der Physiotherapiepraxen mit einem speziellen therapeutischen Konzept hervorheben?
4. Selbst wenn Sie sich diese oben genannten Fragen schon oft gestellt haben, wollen wir anhand der Ödemtherapie veranschaulichen, wie eine vertiefende eigene Einschätzung aussehen könnte und welche Konsequenzen daraus resultieren.

b) „Typ Praxis Modell I, II oder III"
Modell I: gelegentliche Ödemversorgung (KPE Phase II):
situativ z. B. postoperative Patienten; vereinzelt, eher selten chronische Patienten, die regelmäßig kommen, Standard-KPE mit Bandagierung, wenig Routinen durch die geringe Anzahl von Behandlungen; eindeutige, wenig komplizierte Krankheitsbilder, Standard-Kompressionsversorgungen...

Modell II: regelmäßige Ödembehandlungen (KPE Phase II, gelegentlich KPE Phase I):
Krankheitsbilder komplexer, zum Teil multimorbide Patienten; Therapiekonzepte z. B. wegen Kombinationserkrankungen anspruchsvoller als beim „Praxismodell I"; routinierte Bandagierung auch bei größeren Extremitätenumfängen; chronisch erkrankte

Patienten kommen regelmäßig; Patienten nach Entstauungsphase (KPE Phase I) in der Lymphologischen Fachklinik können adäquat weiterbehandelt werden (KPE Phase II).

→ Zum Modell II gehört die ständige Weiterqualifizierung, da Ödemvarianten mit größerer Anzahl an Patienten zunehmen. Hieraus folgt der kontinuierliche Zuwachs an lymphologischer Kompetenz. Auch innerhalb des Modells II gibt es Unterschiede, die durch die folgenden Fragen verdeutlicht werden: Können Sie alle, auch nicht so häufige Krankheitsbilder wie Genitalödeme, behandeln oder lieber nicht? Gibt es viele Erfahrungen mit Armlymphödemen, dafür aber wenige lymphatische Kinder?

Bereits bei diesem Praxismodell II ist eine enge Zusammenarbeit aller Beteiligten in der Versorgungskette erforderlich, aber noch nicht so anspruchsvoll wie bei der Entscheidung, in der ambulanten Praxis generell die Entstauungsphase anzubieten.

Modell III: Spezialisierung in der Ödemtherapie (KPE Phase I und Phase II):
Team von Ödemexperten, die das Gesamtkonzept der KPE mit Entstauungphase im Blick haben; Therapiemanagement, Kooperation mit allen Beteiligten der Versorgungskette; therapeutisches Expertenwissen zu komplexen Krankheitsbildern; starke kommunikative Fähigkeiten; Konsequenz in der Administration und Dokumentation; lymphologischer Ansprechpartner für Ärzte und Krankenkassen, Lymphnetzwerkarbeit; regelmäßige Abstimmung des Praxisteams fachlich wie administrativ; Rahmenbedingungen der Räumlichkeiten, wie Duschmöglichkeiten in der Entstauungsphase, Fotoleinwand für Fotodokumentation, separater Raum für das Sanitätshaus zur Kompressi-

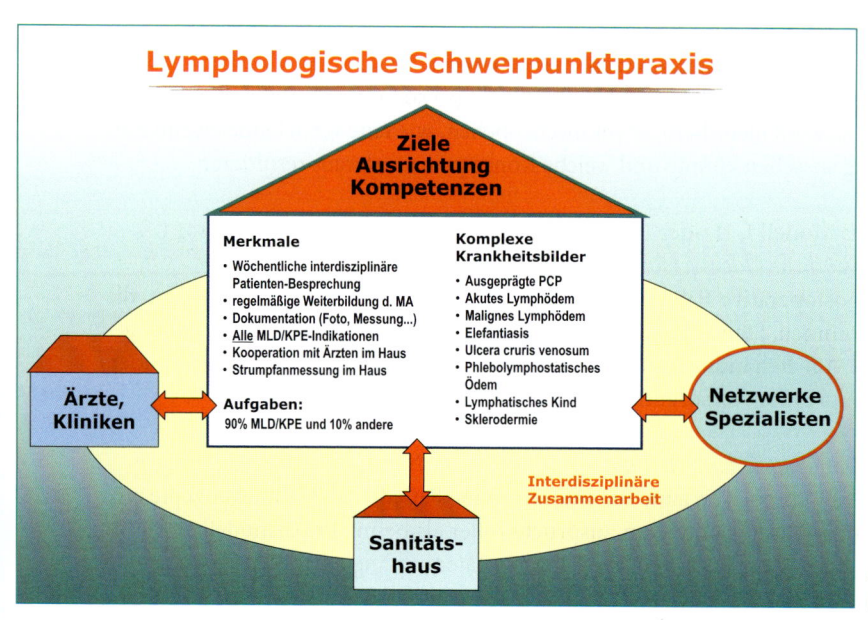

Abb. F-3.1: Modell III.

onsanmessung und Beratung; Lagerraum für Bandagepolstermaterial, geschlossener Raum für persönliche Gesprächsinhalte mit adäquater Hygieneplanung für immunsupprimierte onkologische Patienten.

c) Selbstcheck zum Kompetenzprofil

1. Fachkompetenz:
1.1 Welche der folgenden Krankheitsbilder sind Ihnen vertraut, trauen Sie sich zu/wollen Sie sie in Zukunft behandeln?
- Schwellungen nach Sportverletzungen
- Schwellungen nach operativen Eingriffen und Traumatisierungen
- Schwellungen bei Rheuma
- primäre Lymphödeme, untere Extremität, leichter Schwierigkeitsgrad
- sekundäre Lymphödeme, untere und obere Extremität, leichter Schwierigkeitsgrad
- Phlebolymphostatische Ödeme Stadium II
- Lipödeme (Stadium I-II)

1.2 Spezialisierungen
- primäre Lymphödeme, hoher Schwierigkeitsgrad z. B. mit großen Umfängen und massiven Bindegewebsproliferationen oder multimorbide Patienten
- sekundäre Lymphödeme, hoher Schwierigkeitsgrad z. B. mit radiogenen Fibrosen, Lähmungen, Genitallymphödeme, Kopflymphödeme, multimorbide Patienten, Palliativbehandlung
- Lipödeme Stadium I–III und Kombinationsformen
- lymphatische Kinder
- phlebolymphostatische Ödeme Stadium II sowie Stadium III „offene Beine" (Ulcus cruris venosum) – räumliche Voraussetzung für die Wundversorgung, Ausbildung in Wundmanagement

2. Methodenkompetenz
2.1 Neben dem Fachwissen ist das Systembewusstsein und die Systemsteuerung (Therapiemanagement) in der Ödemtherapie ab dem Praxismodell II besonders wichtig:
- Dialog (lymphologisches Spezialwissen) mit behandelnden Ärzten, u. a. Kenntnisse der Verordnungstexte entsprechend HMR, ICD-10-Kodierung und ggf. Pharmazentralnummer (PZN), Rücksprache zur Rezeptierung, Kompressionsversorgung etc. ...
- professioneller Erstbefund, Anamnese, Inspektion, Palpation, Fotodokumentation und Umfangsmessung, physiotherapeutische Ödemdiagnose
- Therapieprognose, Zielvereinbarung und Therapieplan
- Anleitung der Patienten zum Krankheits-Selbstmanagement
- Terminplanung mit dem Sanitätsfachhandel, Beurteilung der Kompressionsversorgung

- Therapiebeurteilungen und Prognosen für Kostenträger
- strukturierte, professionelle Verlaufsdokumentation, die ggf. dem Arzt oder dem Kostenträger zur Verfügung gestellt werden kann
- langfristige (Jahre) Planung im Umgang mit einer möglichen Entwicklung des chronischen Krankheitsbildes

2.2 Bezüglich der Therapie:
- individuelle personenzentrierte Ödemtherapie (altersentsprechend, geschlechtsentsprechend, kulturentsprechend, differenziertes Vorgehen bei multimorbiden Patienten, onkologische palliative Erkrankungen)
- routinierte Anwendung verschiedener Grifftechniken entsprechend der bekannten unterschiedlichen Behandlungssystematiken (siehe Arm-, Bein-, Gesichtsbehandlung, s. Kap. D 1)
- Gewebekonsistenzorientierte funktionelle Bandagetechniken mit ruhigem oder unruhigem Polstermaterial (s. Kap. C 2 und 3)
- Kombination unterschiedlicher therapeutischer Maßnahmen der Manuellen Therapie, Osteopathie, Propriozeptive Neuromuskuläre Fazilitation (PNF), klassischen Massage, Lymphtaping zur Optimierung der KPE (s. Kap. D 2)

3. Persönlichkeitskompetenz

3.1 Jedes therapeutische Konzept in der Physikalischen Therapie erfordert Fachwissen, Methodenkompetenz, Empathie, Menschenkenntnis und Menschenliebe (Sozialkompetenz). Es wird eine innere Begeisterung und Überzeugung für die gewählte Behandlungsform benötigt – ebenso Persönlichkeit. Persönlichkeitskompetenz ist in der Ödemtherapie nicht nur gegenüber dem Patienten von großer Bedeutung, sondern bei der Zusammenarbeit aller Beteiligten in der Versorgungskette.

Im Folgenden können Sie selbst bewerten (1 bis 5 Punkte), wie ausgeprägt Ihre Persönlichkeitskompetenzen sind. Je mehr Punkte, umso besser! Wenn Sie bei der Bewertung unsicher sind, dann ist die Reflektion mit einem Kollegen, der Sie gut kennt, hilfreich.

(gering) 1 2 3 4 5 (stark)

- ooooo Klarheit im Auftreten gegenüber Kollegen, Patienten, Ärzten, Kostenträgern, Fachhandel
- ooooo Fähigkeit, konstruktiv mit Problemen umzugehen, um Lösungen zu finden
- ooooo nach Rückschlägen Dialogbereitschaft in der Zusammenarbeit (keine Feindbilder im Kopf entwickeln)
- ooooo einfühlende Gesprächsführung mit den Anforderungen der unterschiedlichsten Zielgruppen, z. B. Lipödempatienten, Palliativpatienten, chronisch kranken Patienten, ...
- ooooo Bereitschaft, administrative Aufgaben zu übernehmen, konsequent durchzuführen und weiterzuentwickeln

- ○○○○○ Offenheit für kollegialen Austausch im eigenen Team – Mut voneinander zu lernen
- ○○○○○ Engagement in der Lymphnetzwerkarbeit z. B. regelmäßige Fortbildung, interdisziplinärer Austausch und Diskussion schwieriger Krankheitsbilder, Zusammenarbeit mit lymphologischen Fachkliniken

Alle Kompetenzfelder – Fachwissen, Methodeneinsatz und Persönlichkeit – sollten in der Umsetzung einer erfolgreichen Entstauungsphase ausgeprägt sein.

Weiterführende Hinweise für die Anerkennung als Lymphologische Physiotherapeutische Schwerpunktpraxis (LPS/DGL) finden Sie auf der Homepage der Deutschen Gesellschaft für Lymphologie (www.dglymph.de) unter www.dglymph.de/fileadmin/global/pdfs/LPS_letzte_Fassung.pdf.

Literatur

Anforderungen an die Abgabe und Abrechnung von besonderen Maßnahmen in der Physiotherapie, Anlage 3 vom 17. Januar 2005 zu den Rahmenempfehlungen nach §125 Abs. 1 SGB V vom 1. August 2001.

Anlage 1a zu den Rahmenempfehlungen nach § 125 Abs. 1 SGB V vom 1. August 2001 in der Fassung vom 1. Juni 2006.

Cobe S, Real S et al. Beurteilung, Therapieziele und Interventionen bei Ödemen und Lymphödemen in der Palliativbehandlung. Vasomed 2018;2:98-99.

Deutsches Netzwerk für Qualitätsentwicklung in der Pflege (Hrsg.): Expertenstandard Pflege von Menschen mit chronischen Wunden. Schriftenreihe des Deutschen Netzwerks für Qualitätsentwicklung in der Pflege, Osnabrück 2008.

Engelhard K. Wenn Qualität zum Selbstverständnis wird. Ein kurzer Einblick in industrielle Anforderungen. In Schuchhardt C (Hrsg.). Lymphologie – State of the Art. Kagerer Kommunikation, Bonn 1998;68-72.

Engelhard K, Weissleder H. Qualität im Spiegel von Anspruch und Wirklichkeit – Ein Beitrag zur Qualitätssicherung in der Therapie lymphostatischer Extremitätenödeme. LymphForsch 1998;2(2):92-99.

Gemeinsame Empfehlungen der Spitzenverbände der Krankenkassen gemäß § 124 Abs. 4 SGB V.

Gültig O. Bedeutung der curricularen lymphologischen Weiterbildung niedergelassener Ärzte. LymphForsch 2009;13:111-112.

Leitlinien der Gesellschaft Deutschsprachiger Lymphologen „Diagnostik und Therapie der Lymphödeme" (Gesellschaft deutschsprachiger Lymphologen (GDL), federführend). http://www.awmf.org/leitlinien/detail/ll/058-001.html

Leitlinien der Deutschen Gesellschaft für Phlebologie, *www.awmf.org*. a) „Lipödem" (Deutsche Gesellschaft für Phlebologie (DGP), federführend. b) „Phlebologischer Kompressionsverband (PKV)" (Deutsche Gesellschaft für Phlebologie (DGP), federführend.

Pritschow H. Therapeutisches Qualitätsmanagement in der ambulanten Lymphologischen Schwerpunktpraxis. LymphForsch 2008;12(1);44-47.

Pritschow H, Pritschow K. Management der Therapie von Ödemerkrankungen in der ambulanten Praxis. In Gültig O, Zöltzer H, Miller A (Hrsg.): Leitfaden Lymphologie, 1. Aufl. Elsevier, München voraus. ET 2014.

Reißhauer A, Auler S, Jahr S, Bieringer S. Kompendium der lymphologischen Kompressionsversorgung. Bufa 2009.

Schuchhardt C. Qualitätssicherung bei der Behandlung von Lymphödemen. In Schuchhardt C (Hrsg.). Lymphologie – State oft he Art. Kagerer Kommunikation, Bonn 1998;73-80.

Verhoff MA, Kettner M, Lászik A, Ramsthaler F. Digital Photo Documentation of Forensically Relevant Injuries as Part of the Clinical First Response Protocol. Dtsch Arztebl Int. 2012; 109(39): 638-642. doi:10.3238/arztebl.2012.0638.

Weissleder H, Schuchhardt C. Qualitätsmanagement. In Weissleder H, Schuchhardt C (Hrsg.). Erkrankungen des Lymphgefäßsystems, 6. Aufl. Viavital, Köln 2015;692-704.

G Anhang

U. Schwarz, H. Pritschow

1 Befunde aus der ambulanten Praxis

Fall 1: Phlebo-lymphostatisches Ödem und Lipohypertrophie der Oberschenkel

Physiotherapeutischer Befund vom 08.04.2013

Geschlecht:	weiblich
Alter:	81 Jahre
Körpergroße:	1,65 cm
Gewicht:	102 kg
BMI:	37,5
Beruf:	Rentnerin, vorher Malerin
Hobbys:	Spazierengehen, TV, Zeitunglesen

Diagnose:	CVI Stadium II, phlebo-lymphostatisches Ödem beidseitig, Lipohypertrohie Oberschenkel
Bisherige Therapie:	vierteljährlich 6 x MLD, 1 x pro Woche
Nebendiagnosen:	Diabetes mellitus Typ II, beidseitige Gonarthrose
Hilfsmittel:	Brille, Gehstock, Rollator, orthopädische Schuhe
Medikamente:	Insulin zweimal täglich, blutdrucksenkende Tabletten

Anamnese:
Patientin leidet seit etwa sechs Jahren unter ödematisierten Beinen, verursacht durch die einseitige Belastung in ihrem Beruf. Manuelle Lymphdrainage 6 x pro Quartal, nach der MLD werden die Beine bandagiert.
Schmerzen: Wenn die Beine längere Zeit nicht bandagiert sind, treten bei der Patientin Schmerzen VAS 2 (visuelle Analagogskala) der Beine auf.
Familie: Mutter hatte auch schon Lymphödeme.

Inspektion und Palpation:
Ödembeschreibung: CVI Stadium II, mittelgradiges phlebolymphostatisches Ödem.
Fuß und Bein links: Kastenzehen mit tiefen Hautfalteneinziehungen, bombierter Fußrücken beidseits, prätibial dellenhinterlassendes Ödem beidseits, teigig weich (Oberschenkel schaumig weich), Malleolen verstrichen, nach distal tiefe Hautfalten, Hyper-

Umfangsmessungen:

Lokalisation	Messpunkte (von Ferse aus nach proximal)	rechtes Bein	linkes Bein
Fuß 2. Zehenspitze	10,0 cm	26,2 cm	27,5 cm
Sprunggelenk	11,0 cm	28,7 cm	33,5 cm
Schienbein	25,0 cm	37,4 cm	42,5 cm
Mitte Patella	44,0 cm	45,7 cm	40,5 cm
Mitte Oberschenkel	65,0 cm	78,5 cm	72,5 cm

keratosis lymphostatica, Einziehung über dem unteren Drittel der Tibia nach lateral verlaufend, Hautbläschen (Lymphzysten) am Unterschenkel in und um Induration, Dermatoliposklerose, Ödemverlauf nach proximal konisch.

Fuß und Bein rechts: Kastenzehen, Vorfuß mittelgradig ödematisiert, prätibial dellenhinterlassendes Ödem, Knie durch Arthrose verdickt, Oberschenkel schaumig-weich ödematisiert

Funktioneller Befund:

Patientin versorgt sich soweit wie möglich selbst, selbständiges An- und Auskleiden, Toilettengang alleine möglich, Hilfe nötig für An- und Ausziehen der Kompressionsstrümpfe, Sohn hilft, Schwiegertochter besorgt Einkäufe, einmal wöchentlich Putzfrau, Patientin geht regelmäßig mit ihrem Rollator und Gehstock spazieren (ca. 1 km), Treppensteigen ist mithilfe von Gehstock und Geländer möglich.

Beweglichkeitsprüfung:

Gelenk	rechtes Bein	linkes Bein
Hüftgelenk Flexion/Extension	o.B.	o.B.
Kniegelenk Flexion/Extension	Flexion: deutlich eingeschränkt Extension: gut ausführbar	Flexion: gering eingeschränkt Extension: gut ausführbar
Sprunggelenk	o.B.	o.B.

Patientenziel: Patientin hätte gerne das ganze Jahr durchgehend KPE, um eine Verschlimmerung des Ödems zu verhindern und die Beschwerden zu lindern.

Therapieziel: Entödematisierung, Verbesserung der Beweglichkeit, Reduktion der Bindegewebsproliferationen

Verordnungen:
1. Indikationsschlüssel Ly2a
ICD-10-Codes: I87.20; I89.01; I89.08
6 x MLD 60 min plus LKV bds.
6 x Übungsbehandlung
KPE Phase I: Frequenz 5-6 x pro Woche; Phase II: Frequenz 1-3 x pro Woche
2. Bandagematerial (LKV)
Schlauchverband Tricofix® F7; 2 AP Elastomull®-Binden 6 cm; 4 x Autosana® Schaumstoffpolsterbinde 10 x 250 x 0,4 cm; 2 x Autosana® 15 x 250 x 0,4 cm; Comprilan® Kurzzugbinden 4 x 6 cm, 4 x 8 cm, 8 x 10 cm, 8 x 12 cm; 2 Rollen Leukotape®
3. Kompressionsbestrumpfung
Ein Paar Unterschenkel-Kompressionsstrümpfe flachgestrickt nach Maß mit Naht, KKL II, Fuß geschlossen, Haftband, eine Kompressionscaprihose flachgestrickt nach Maß mit Naht, KKL II

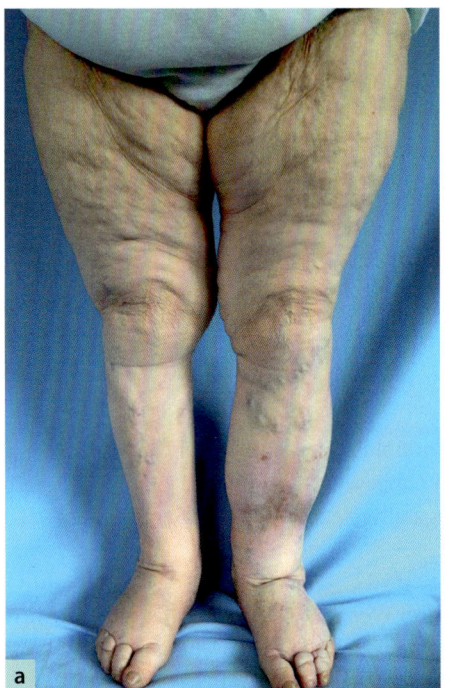

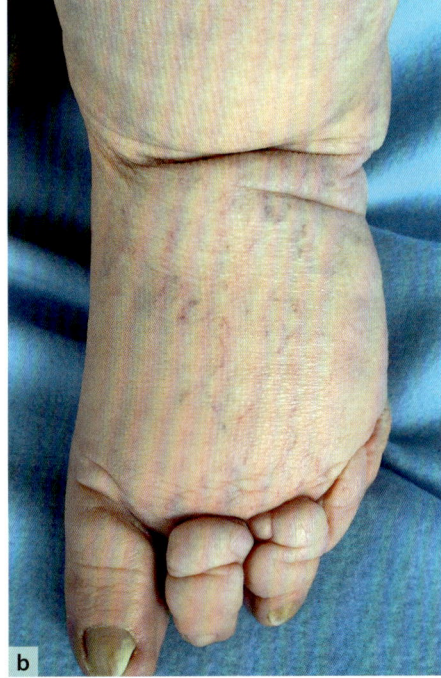

Abb. G-1.1: a) 81-jährige Patientin, chronisch venöse Insuffizienz Stadium II und phlebo-lympostatische Ödeme beidseits, Oberschenkellipohypertrophie; b) Fußbefund: Kastenzehen, tiefe Hautfalteneinziehungen, bombierter Fußrücken beidseits.

Fall 2: Sekundäres Arm-, Thorax-, Hals- und Wangenlymphödem

Physiotherapeutischer Befund vom 26.03.2018

Geschlecht:	weiblich
Alter:	69 Jahre
Gewicht:	62 kg
Körpergröße:	1,60 m
BMI:	24
Beruf:	Hausfrau, Rentnerin
Hobbys:	1 x pro Woche Gymnastik, ab und zu Schwimmen, Leitung der Lymphödem-Selbsthilfegruppe
Diagnose:	Zustand nach Mammakarzinom links, sekundäres Arm- und Thoraxlymphödem links, Zustand nach Hirn- und zervikalen Lymphknotenmetastasen, sekundäres Hals- und Wangenlymphödem links

Anamnese:

2001: brusterhaltende Operation wegen Mammakarzinom links. Fünf Tage später vollständige Brustentfernung mit radikaler axillärer Lymphknotenentfernung, weil „der Tumor zu weit in der Brust verästelt war". Zweimal Chemotherapie und sechs Wochen Bestrahlung.
2003: Auftreten submandibulärer Metastasen, anschließend Chemotherapie
2005: Auftreten zervikaler Metastasen links mit anschließender Bestrahlung und Chemotherapie
2005: Hirnmetastasen rechte Hirnhälfte
2007: Portwechsel mit Implantation eines neuen Ports
Schmerzanamnese: Schmerzen als Beifahrerin im Auto durch Druck des Sicherheitsgurtes auf den Port
Patientin wurde bestrahlt, verschiebbare radiogene Fibrosen
2017: Januar Erysipel linker Unterarm
2017: Juni Lungenentzündung, Herceptin® (monoklonaler Antikörper) aufgrund reduzierter Herzleistung (40 %) November 2017 abgesetzt
2017: Oktober Erysipel linker Arm durch Bagatellverletzung, seither Lymphödem verstärkt

Medikamente:	Herceptin® alle drei Wochen (seit 2003) über den Port injiziert, ASS, Betablocker, Cholesterinsenker
Nebendiagnose:	Schilddrüsenerkrankung
Familiäre Disposition:	Ödeme in der Familie bekannt, Großmutter mütterlicherseits und deren Schwester hatten ebenfalls Brustkrebs.

Erstmaliges Auftreten des Lymphödems:	Oktober/November 2001 nach harter Massage während Anschlussheilbehandlung, anfangs Ödem am gesamten Arm ohne Handbeteiligung

Inspektion und Palpation:
Ödemlokalisation: Oberarm links deutlich sichtbar, Stemmer'sches Zeichen diskret positiv
Linke Wange: Hautfalte fester und doppelt so breit wie auf der rechten Seite, linke Wange mehr geschwollen als rechte Seite
Rumpfquadrant: vorderer und hinterer oberer Rumpfquadrant Gewebe fester, Hautfalte links > rechts
Ödemkonsistenz: weich
Hautbeschaffenheit: gut gepflegt, weich
Sichtbefund/Narbenverlauf: Port kaudal der Klavikula
Narbe am Hals links (zweimal hintereinander operiert) ca. 2,5 cm
Brust-OP-Narbe Mitte Sternum bis Achsel ca. 10–12 cm, sternal eingezogen, Teleangiektasien an der Brustnarbe, dorsolateral am linken Arm Bindegewebsproliferationen, Hautfalte links > rechts, Oberarm M. deltoideus und ventral Bindegewebsproliferationen

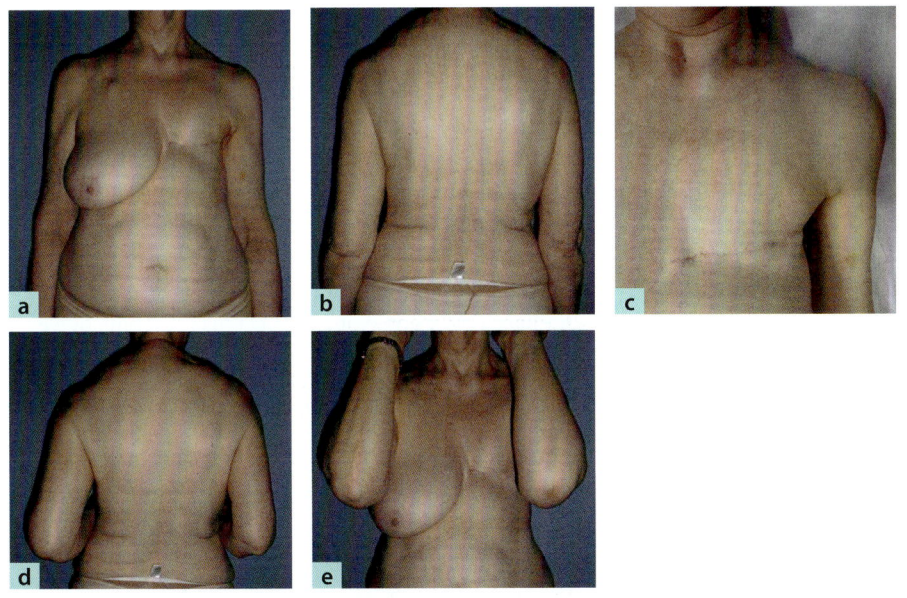

Abb. G-1.2: a) Patientin, sekundäres Arm- und Rumpfwandlymphödem links, Port rechts, von vorne und b) von hinten; c) verschiebliche radiogene Fibrose, Teleangiektasien, reizlose Ablatio-mammae-Narbe, Ödematisierung Halsseite links; d) Patientin von hinten, Arm- und Rumpfwandlymphödem und e) von vorne.

Orthopädischer Status: Rundrücken
Muskulärer Status: M. trapezius descendens, links stärker betont und im Tastbefund deutlich kontrakter, Schultergürtelmuskulatur insgesamt verspannt
Funktionsbefund: Abduktion linker Arm (betroffene Seite) 90°, dabei Ausweichbewegung des Rumpfes zur kontralateralen Seite
Patientin ist Rechtshänderin
Ergänzende Bemerkungen: Patientin trägt täglich flachgestrickten Armkompressionsstrumpf mit Handschuh KKL II, in der Ellenbeuge ist Seidenstoff eingenäht, um Scheuerstellen zu verhindern, leichte Brustprothese, ergänzend Schwimmprothese

Umfangsmessungen:

Lokalisation	Messpunkte (von Mittelfingerspitze aus)	linker Arm	rechter Arm
Handrücken	12,0 cm	19,5 cm	20,0 cm
prox. Handgelenk	20,0 cm	17,5 cm	17,0 cm
Unterarm	34,0 cm	26,5 cm	24,2 cm
Ellenbogen	43,0 cm	27,7 cm	26,4 cm
Oberarm	55,0 cm	31,7 cm	30,0 cm

Diagnose: Sekundäres Arm-, Thorax-, Hals- und Wangenlymphödem
Prognose: Reduktion der Bindegewebsproliferationen, Ödemverschlechterung vermeiden
Patientenziel: Patientin möchte, dass sich ihr Ödem nicht verschlechtert und möchte temporär auf Kompressionshandschuh verzichten können.
Therapieziel: Patientenziel berücksichtigen, funktionelle Bewegungsübungen, Haltungsschulung
Therapieplan: KPE Phase II, 2 x pro Woche MLD plus LKV plus Bewegungstherapie Kompressionsversorgung und Umfangsmessungen
Momentane Behandlung: 1 x MLD pro Woche, danach Tragen des Kompressionsstrumpfes, Patientin wird zur Selbstbandagierung angeleitet.

Verordnungen:
Indikationsschlüssel Ly 3a
ICD-10-Codes: I97.80; I89.01; C50.9
10 x MLD 60 min plus LKV
10 x Übungsbehandlung
Frequenz: 2 x pro Woche

2. Bandagematerial (LKV)
Schlauchverband Tricofix® E6; 2 AP Elastomull®-Binden 4 cm; Artiflex®-Wattepolster 4 x 10 cm; Comprilan®-Kurzzugbinden: 2 x 6 cm, 2 x 8 cm, 2 x 10 cm

3. Kompressionsbestrumpfung:
Kompressionsarmstrumpf flachgestrickt nach Maß mit Naht KKL II mit Haftband und eingenähtem Seidenstoff in der Ellenbeuge und Kompressionshandschuh flachgestrickt, KKL II

Behandlungsablauf der MLD:
Patientin in Rückenlage: Effleurage am Hals, Kontaktaufnahme supraklavikulär, langer Weg am M. trapezius, Schulterkreisen beidseits → Achtung: Port, Brustbehandlung komplett rechts,
von betroffener Rumpfseite in Richtung nicht betroffene Seite und in Richtung inguinale Lymphknoten links mit Stehenden Kreisen und Kieblergriff
Mit rechter Hand langer Weg von der betroffenen Seite über den Nacken zur nicht betroffenen Seite und mit der linken Hand mit Stehenden Kreisen von der Axilla links in Richtung inguinal,
Mit einer Hand Pumpgriffe am Rumpf in Richtung inguinal und mit anderer Hand am linken Oberarm von distal nach proximal
Seitenlage der Patientin, nicht betroffene Seite: Rückenbehandlung
Drehgriffe Richtung rechte Achsel, Interkostalräume rechts, Drehgriffe von betroffener zur nicht betroffenen Seite, Kieblergriff von links zur rechten Axilla, Stehende Kreise, Mobilisierung des Schulterblatts mit Schub nach unten/hinten
Stehende Kreise punktuell (wirkt am besten) über den Rumpf lateral Richtung Nll. inguinales, Stehende Kreise, Kieblergriff, Drehgriffe, Ausstreichung/Effleurage
Rückenlage: Nacharbeiten

Fall 3: Beidseitiges sekundäres Beinlymphödem

Physiotherapeutischer Befund vom 08.04.2010
Patient:	männlich
Alter:	87 Jahre
Größe:	1,60 m
Gewicht:	98 kg
BMI:	38
Beruf:	Rentner
Hobbys:	Fachliteratur lesen

G Anhang

Diagnose:
Sekundäres Beinlymphödem beidseits, rechts elephantiastisch, links mittelgradig, nicht verschiebliche radiogene Fibrose über Leiste links, Mitte Leiste tiefe Wunde von Thrombendarteriektomie und femoro-profundalem Dacron-Bypass rechts (2008), periphere arterielle Verschlusskrankheit rechts, Stadium II b

Anamnese:
1973: Liposarkom rechts Oberschenkel, ölige direkte Lymphographie beidseits, Bestrahlung (Betatron)
1996: Prostata-Operation
2004: Operation rechts Oberschenkel wegen eines Blutschwammes
2008: Thrombendarteriektomie Arteriae femoralis communis und profunda sowie femoro-profundaler Dacron-Bypass (8 mm) rechts
2008: Wundrevision Leiste rechts, immer noch offen, wird ambulant weiterversorgt
Aktuelle Situation: Schmerz rechtes Bein bis in Bauchraum, VAS 5-7, Qualität: klein, ziehend, stechend, anfallsartig. Häufig Sturzereignisse, weil Bein „versagt", er stolpert. Gehstock zur Sicherheit, Rollator wird momentan noch abgelehnt!
Regelmäßig einmal täglich Stuhlgang, Darm o.B.
Oberschenkel-Kompressionsstrümpfe flachgestrickt mit Haftband beidseits
Medikamente: Allopurinol® 300 mg, Quinapril Hexal®, Bisoprolol-corax® 5 mg, Furosemid-ratiopharm® 40 mg
Zur Person: freundlich, offen, interessiert und lebensbejahend, wohnt und versorgt sich weitestgehend allein (seit 2010 Witwer), häuslicher Pflegedienst (1 x tgl. morgens), bei Bedarf hilft tagsüber eine Betreuerin.

Inspektion und Palpation:
Stemmer'sches Zeichen positiv beidseits, rechts > links, Hautfalten rechts nicht abhebbar (Pachydermie), Zehen rechts massiv ödematisiert, Hyperkeratosis lymphostatica, Fußrücken beidseits Narben von Lymphographie, Fußrücken rechts fest und flach ödematisiert, Ferse rechts distal Malleolus medialis starke Verhornung, tiefe Einziehung, Risse in der Haut, Malleolen und Kniegelenk beidseits Konturen verstrichen, Induration prätibial (Fibrose), Unterschenkel rechts konisch ödematisiert bis zum Knie, Papillomatosis in diesem Bereich und zum Oberschenkel ziehend, Haut glänzend mit kleinen Wunden und Hautabschürfungen, Adduktoren Haut entzündlich rot, kleine offene Stellen, Kniegelenk und Oberschenkel rechts oberflächliche Venenzeichnung, auf der Leiste imponiert eine tiefe knorpelige Einziehung, Narbe und Wunde von Thrombendarteriektomie
Oberschenkel rechts ca. 14 cm breite zirkuläre Einziehung (Induration) distal über Trochanter major femoris bis Beckenkamm, rechts massive wulstartige Ödematisierung, Hautfalten der unteren Rumpfquadranten dorsal rechts nicht abhebbar, links möglich (verbreitert), Lymphödem am rechten Rumpf bis zur achten Rippe
Oberschenkel links Ödem konischer Verlauf, untere Rumpfquadranten links bis unterer Rippenbogen mittelgradig ödematisiert

Bewegungsprüfung Neutral-Null-Methode:

Gelenk	rechtes Bein (in Grad)	linkes Bein (in Grad)
Sprunggelenk Dext/Plflex passiv	5/0/20	10/0/30
Kniegelenk, Flexion/Extension passiv	30/0/0	100/0/0
Hüftgelenk, Flexion/Extension passiv	40/0/5	90/0/10
Beinachse	rechts größer links ARO von Hüftgelenk	

Umfangsmessung:

Lokalisation	Messpunkte	linkes Bein	rechtes Bein
Fuß	Von 2. Zehenspitze bis Fußrücken = 9,0 cm	24,6 cm	26,3 cm
prox. Malleolus med.	v. Ferse medial = 11,0 cm	29,0 cm	33,3 cm
Unterschenkel	von Ferse = 29,0 cm	38,0 cm	47,0 cm
Patellamitte	von Ferse = 45,0 cm	44,3 cm	55,2 cm
Oberschenkel	von Ferse = 60,0 cm	55,8 cm	60,0 cm
Trochanter major femoris	zirkulär 129,0 cm		

linker und rechter Fuß med. Kölbchenvenen, Corona phlebectatica paraplantaris, tiefe Einziehung distal Malleolus med. links, wenig Verhornung
Penis- und Skrotumödem (Genitallymphödem): Vorhaut lateral weich, im distalen Penisdrittel feste Bindegewebeproliferation, Hautfalte ca. 1,5 cm, Os pubis massiv ödematisiert, Rumpfquadrant links, dorsal feste Proliferation in Höhe des Beckenkammes, kranial der transversalen Wasserscheide normal, von dorsal sichtbar unterhalb des Schrittes, Adduktoren rechts lobuläres festes Ödem

Prognose:
Aufgrund der außergewöhnlichen Compliance und Mitarbeit des Patienten scheinen die folgenden Schritte im ambulanten Behandlungsverlauf bei kompetenter Begleitung realisierbar:
1. Entödematisierung des unteren Rumpfquadranten ca. eine Woche, täglich 2 x MLD 60 min, parallel Beginn der Sanierung der Hautsituation (Dermatologe?)
2. Entödematisierung des Genitales ca. eine Woche, täglich 2 x MLD/KPE 60 min
3. Entödematisierung der Beine ca. vier Wochen, täglich 1 x MLD/KPE 60 min

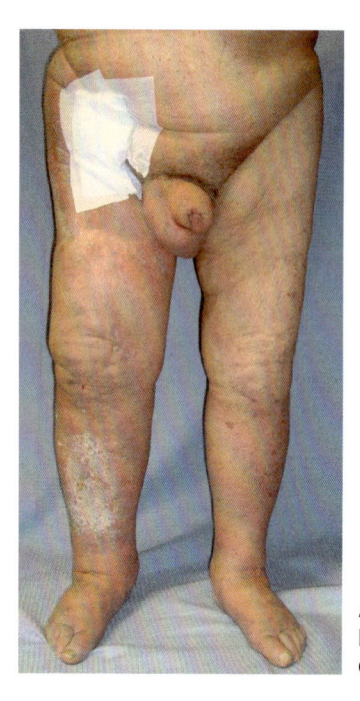

Abb. G-1.3: Patient, sekundäres Beinlymphödem beidseits, rechts elephantiastisch, links mittelgradig, Genitallymphödem.

Therapieplan:
1. Circa sechs Wochen entödematisierende Phase der KPE, 6 x wöchentlich MLD 60 min, Kompressionsbandagen beide Beine und Genital
2. Kompressionsstrumpfversorgung mit Unterschenkelkompressionsstrümpfen flachgestrickt nach Maß mit Naht und Zehenkappen beidseits, Oberschenkel-, Genital- und Leibkompression mit „Caprihose", ergänzend Hosenträger, um Druck auf das Genital zu entwickeln!
3. Ausbildung des Patienten im Krankheitsselbstmanagement, Selbstbandage und Selbstbehandlung mit MLD, Atemgymnastik und physiotherapeutischen Übungen zur Erhaltung der Selbstständigkeit des Patienten im häuslichen Umfeld.

Therapieziel:
Entödematisierung des Rumpfes, des Genitales und der Beine, Verbesserung der Beweglichkeit, Reduktion der Schmerzen

Verordnung:
1. Indikationsschlüssel LY 3a, außerhalb des Regelfalles oder Langfristverordnung
ICD-10-Codes: I89.01; I89.04; C63.9
10 x MLD 60 min plus Kompressionsverband bds. und Genital, Frequenz 5–6 x pro Woche
10 x Bewegungstherapie, Frequenz 5–6 x pro Woche

2. Bandagematerial
Comprilan®-Binden: 4 x 6 cm, 4 x 8 cm, 8 x 10 cm, 5 x 12 cm
Comprifoam®-Polsterbinden: 4 x 10 cm, 4 x 15 cm
Elastomull®-Binden: 1 AP 6 cm
Elastomull®-Haftbinden (Genitalbandage): 1 AP 4 cm, 1 AP 6 cm
Leukotape®: 1 Rolle 3,75 cm
Tricofix®-Schlauchverband: 1 AP E5, 1 AP F7
Medislip®: 1 AP 50

3. Kompressionsbestrumpfung
Unterschenkel-Kompressionsstrümpfe flachgestrickt Silber nach Maß KKL II, Zehenkappen KKL I beidseits, Caprihose Silver KKL II, Hosenträger für Hose zur Genitalkompression

Fall 4: Akutes Lymphödem

Physiotherapeutischer Befund vom 11.10.2017

Geschlecht:	männlich
Alter:	46 Jahre
Größe:	1,76 m
Gewicht:	84 kg
BMI:	27
Beruf:	Physiotherapeut
Hobbys:	Volleyballspielen
Medikamente:	keine
Nebendiagnosen:	Instabilität rechtes Kniegelenk mit rezidivierendem Reizerguss
Diagnose:	akutes Lymphödem am linken Oberschenkel einschließlich Bein nach Muskelfaserriss mit Hämatom

Anamnese:
Am 06.10.2017 beim Volleyball-Training Verkrampfung des linken Oberschenkels. Am folgenden Tag Spannungsgefühl im linken Oberschenkel und Gesäß, Autokupplung treten ist schmerzhaft. Patient bemerkte Hämatom am distal-dorsalen Oberschenkel. Aktuell in Ruhe Druckgefühl linker Oberschenkel; langsame, kontrollierte Bewegungen sind machbar; schnelle, ruckartige Bewegungen sind schmerzhaft.

Inspektion und Palpation:
Handtellergroßes Hämatom am distalen linken Oberschenkel mit lokaler Überwärmung. Achillessehnen-, Kniekehlen- und Oberschenkelkonturen links verstrichen. Hautfalte am linken Unterschenkel und im Hämatombereich verbreitert mit teigiger

Umfangsmessungen:

Lokalisation	Messpunkte	linkes Bein	rechtes Bein
Fuß	von 2. Zehenspitze bis Fußrücken = 10,0 cm	23,5 cm	23,3 cm
prox. Malleolus med.	von Ferse = 12,0 cm	23,2 cm	22,6 cm
Wade (dickste Stelle)	von Ferse = 34,0 cm	44,2 cm	42,0 cm
Patellamitte	von Ferse = 52,0 cm	42,5 cm	42,2 cm
Oberschenkel	von Ferse = 60,0 cm	49,4 cm	47,0 cm
Oberschenkel	von Ferse = 73,0 cm	59,5 cm	57,5 cm

Konsistenz. Hypertonus der linken ischiocruralen Muskulatur. Stemmer'sches Zeichen links positiv. Delle eindrückbar: diskret am Vorfuß beidseits links > rechts; prätibial beidseits links > rechts weiche Konsistenz.

Hüftgelenksflexion mit gestrecktem Bein bei 70° eingeschränkt wegen ziehendem Schmerz der ischiocruralen Muskulatur.

Prognose: eine Woche tägliche KPE, Entödematisierung
Patientenziel: Reduzierung des Druckgefühls, beschwerdefreies Sitzen und Kupplung treten
Formulierte Therapieziele: Entödematisierung, Schmerzlinderung, Bewegungsverbesserung, Heilungsprozess beschleunigen
Therapieplan: 1. Woche tägliche MLD 30 min. plus LKV und Übungsbehandlung. Ab der zweiten Woche 2-3 x wöchentlich situativ nach Befund

Verordnungen:
Indikationsschlüssel Ly1b
ICD-10 Code: I89.09
6 x MLD 30 min plus LKV, Frequenz 5–6 x pro Woche
6 x Übungsbehandlung, Frequenz 5–6 x pro Woche
2. Bandagematerial (LKV)
Schlauchverband Tricofix® F7, 1 AP Elastomull®-Binden 6 cm, 1 x Autosana® Schaumstoffpolsterbinde 10 x 250 x 0,4 cm, 1 x Autosana® Schaumstoffpolsterbinde 15 x 250 x 0,4 cm, Comprilan®-Kurzzugbinden 2 x 6 cm, 2 x 8 cm, 2 x 10 cm, 2 x 12 cm.

Behandlungsablauf der MLD:
Effleurage li. Bein, Vorbehandlung der Nll. inguinales, Stehende Kreise medialer Oberschenkel, Pumpen und Pumpen mit Kreisen ventraler und lateraler Oberschenkel, Ischiasanastomose auf Reaktion bedacht (evtl. 2-3 x wiederholen), Nll. popliteales, zügige Unterschenkelbehandlung – Priorität liegt bei der proximalen Angiomotorikanregung. Pat. Bauchlage: Oberschenkel von dorsal, mit Stehenden Kreisen sternförmig

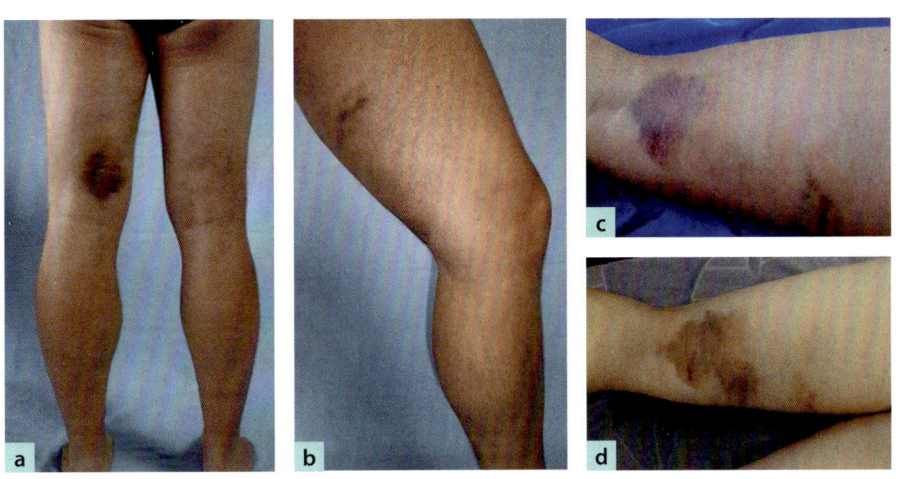

Abb. G-1.4: Akutes Lymphödem; a) Hämatom linker Oberschenkel proximal Kniekehle von hinten und b) von medial; c) Hämatom vor KPE und d) Hämatom nach KPE (24 h später!).

vom Hämatom wegarbeiten, entsprechend der Schmerzhaftigkeit Hämatom sternförmig in angrenzende Gebiete „verteilen", Ischiasanastomose von dorsal, Nll. popliteales mit Flexion des Kniegelenks, Stehende Kreise medialer Oberschenkel, Abschlusseffleurage. Lymphologischer Kompressionsverband Bein mit Schaumstoffpolsterung.

Fall 5: Sekundäres Handlymphödem

Physiotherapeutischer Befunde vom 19.03.2018

Geschlecht:	weiblich
Alter:	74 Jahre
Größe:	1,65 m
Gewicht:	60 kg
BMI:	22
Beruf:	Rentnerin, Versorgung des kranken Ehemannes, Haushalt
Hobbys:	Gartenarbeit, Stricken
Medikamente:	keine
Nebendiagnosen:	Makuladegeneration (Autofahren ist nur noch für kurze Strecken möglich.)
Diagnose:	sekundäres Handlymphödem

Anamnese:

Zustand nach Verkehrsunfall 1956 (Zusammenstoß mit LKW). Es gab massive Weichteildefekte am linken Unterarm. Zuerst wurde Amputation des Unterarmes erwogen, dann jedoch „nur" Hauttransplantation (vom Oberschenkel). In regelmäßigen Abständen Austreten von „mandelsplitterartigen" knöchernen Auswüchsen aus der Narbe. Laut eigenen Angaben hat die Patientin keine Einschränkungen, außer Spannungsgefühl bei Faustschluss und manchmal im Sommer (Wärme) bei körperlicher Arbeit Parästhesien („Kribbeln", „Ameisenlaufen") an der linken Hand.

Inspektion und Palpation:

Großflächige ca. 12 cm lange manschettenartige Narbe am linken Unterarm, proximal des Handgelenks beginnend. Lokale Entzündung proximal des Handgelenks mit Austritt eines ca. 1–2 mm großen knöchernen „Splitters" volar aus der Narbe. Unter der Narbe Weichteile deutlich reduziert, deutlicher Niveauunterschied am Unterarm. Konturen um Handgelenk sehr schlecht erkennbar.
Kaum abhebbare Hautfalte am linken Handrücken, derbe Hautverdickung, Proliferationen, Pachydermie. Das Stemmer'sche Zeichen ist positiv. Die Narbe ist nur minimal verschiebbar, nicht abhebbar, das Gewebe erscheint „ledrig". Ödematöse Hand wärmer als kontralaterale Seite.

Umfangsmessungen: (MCP = Metakarpophalangealgelenk)

Messpunkte		rechte Hand	linke Hand
MCP	11 cm vom Mittelfinger	20,0 cm	19,4 cm
Handgelenk	17,0 cm vom Mittelfinger	16,0 cm	19,0 cm
Ellenbogen	38,0 cm vom Mittelfinger	22,2 cm	22,0 cm

Verordnungen:

1. Indikationsschlüssel Ly2a, Verordnung außerhalb des Regelfalls
ICD-10-Code: I89.01
10 x MLD für 45 min plus LKV
10 x Bewegungstherapie
2. Bandagematerial (LKV)
Schlauchverband E6, 2 x Idealbinde 4 cm, Artiflex®-Wattepolsterung 10 cm, Comprilan®-Kurzzugbinden 2 x 6 cm, 2 x 8 cm
3. Kompressionsbestrumpfung
Ein Kompressionshandschuh lang, flachgestrickt nach Maß mit Naht, Pelotte, Reißverschluss, KKL II

Therapie:

KPE, entödematisierende Phase, ca. zehn Behandlungen. Am fünften Tag wird ein Kompressionsstrumpf nach Maß mit Reißverschluss angemessen. Wegen der starken Proliferationen ist ein Polster auf dem Handrücken zu platzieren.

Manuelle Lymphdrainage Armbehandlung: Effleurage, Nll. axillares, Oberarm, Ellenbogen, dann folgt die vorsichtige Behandlung der Narbe im Sinne einer Angiomotorikanregung (Da die Hautlymphgefäße zerstört sind, erfolgt der Druck in die Tiefe zwischen Ulna und Radius.). An der Reaktion des Handödems ist zu sehen, dass volar am Thenar das Ödem faltig wird und abläuft. Das Handödem wird deshalb in Richtung zu diesem Abfluss drainiert. Anschließend erfolgt die Hand- und Unterarmbandage. Auf dem Handrücken platzieren wir ein Schnipselsäckchen (unruhige Polsterung) zur Fibroselockerung, das mit einer Wattebinde fixiert wird. Mit dieser wird der restliche Unterarm gepolstert. Behandlungsdauer ca. 45 Minuten.

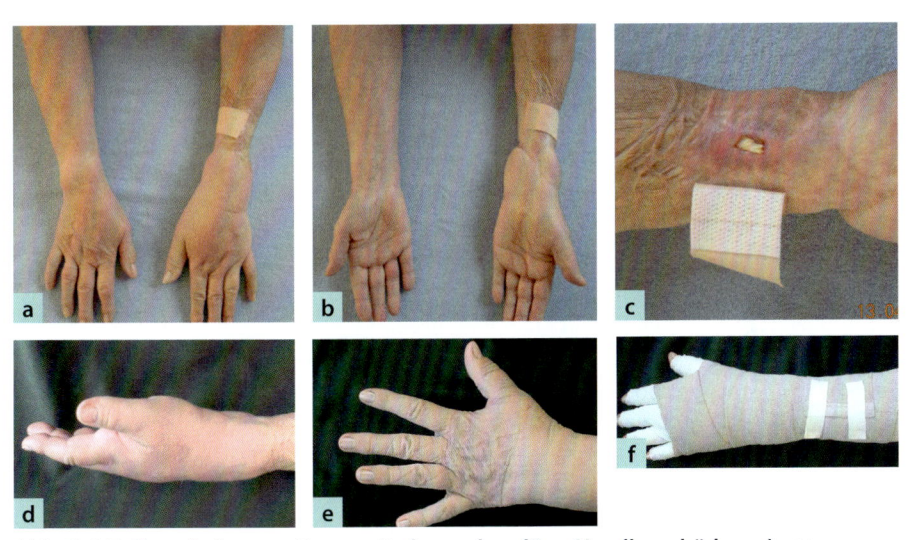

Abb. G-1.5: Chronisches, posttraumatisches, sekundäres Handlymphödem a) von oben; b) von unten; c) lokale Entzündung proximal des Handgelenks mit Austritt eines ca. 1–2 mm großen knöchernen „Splitters" volar aus der Narbe; d) vor der Therapie; e) Befund nach 24 Stunden; f) Lymphologischer Kompressionsverband.

G Anhang

2 Fragen zur Selbstkontrolle

1. Wie hoch ist normalerweise die Plasmaproteinkonzentration?
2. Welche Mechanismen sind für den Rücktransport des Blutes durch die Venen verantwortlich?
3. Welche Kräfte bestimmen den Stoffaustausch im Bereich der Blutkapillaren?
4. Auf welche Reize reagiert der präkapillare Sphinkter?
5. Definition aktive Hyperämie, mögliche Ursachen.
6. Definition passive Hyperämie, mögliche Ursachen.
7. Erklären Sie das Starling'sche Gleichgewicht.
8. Wann wird aus der Blutkapillare filtriert?
9. Unterscheiden Sie ein initiales Lymphgefäß vom Lymphkollektor.
10. Beschreiben Sie Aufbau und Funktion des Lymphkollektors.
11. Was verstehen Sie unter lymphpflichtiger Last?
12. Was ist das Einzugsgebiet des Ductus lymphaticus dexter?
13. Aufbau und Funktion des initialen Lymphgefäßes.
14. Definition des Lymphangions.
15. Was verstehen Sie unter der lymphatischen Wasserscheide?
16. Welches sind die Aufgaben der Lymphknoten?
17. Was verstehen Sie unter einem regionären Lymphknoten?
18. Welches Tributargebiet haben die inguinalen Lymphknoten?
19. Definieren Sie den Begriff Lymphzeitvolumen (LZV).
20. Definition der Transportkapazität des Lymphgefäßsystems.
21. Definieren Sie den Begriff funktionelle Reserve.
22. Definieren Sie den Begriff Ödembereitschaft.
23. Wie ist die Definition einer Lymphzyste, Lymphozele, Lymphfistel, Lymphvarize?
24. Welche Lymphknotengruppen behandeln wir bei der Hals- und Gesichtsbehandlung?
25. Welche Hilfsmechanismen fördern den lymphatischen Transport?
26. Wie versucht das Lymphgefäßsystem, eine durch Trauma oder OP bedingte Lymphtransportstörung zu kompensieren?
27. Aufgaben des Lymphgefäßsystems.
28. Schildern Sie den schematischen Aufbau des Lymphgefäßsystems von der kleinsten bis zur größten Einheit (Interstitium bis zum linken Venenwinkel).
29. Herkunft des interstitiellen Eiweißes?
30. Nennen Sie Beispiele für eine dynamische Insuffizienz des Lymphgefäßsystems.
31. Nennen Sie Beispiele für eine mechanische Insuffizienz des Lymphgefäßsystems.
32. Ist ein Ödem immer mit einer Lymphgefäßinsuffizienz verbunden?
33. Beschreiben Sie die drei Insuffizienzformen des Lymphgefäßsystems.
34. Mögliche Definitionen eines Ödems.
35. Definieren Sie den Begriff „Lymphödem".
36. Was verstehen Sie unter der Klassifikation des Lymphödems?

37. Nennen Sie Beispiele für eine kombinierte Insuffizienz des Lymphgefäßsytems.
38. Welche Rolle spielt das Lymphgefäßsystem beim kardialen Ödem?
39. Klinische Zeichen der manifesten Rechtsherz-Insuffizienz.
40. Was versteht man unter einer Lymphangitis?
41. Unterscheiden Sie anhand der klinischen Zeichen die sterile von der bakteriellen Entzündung.
42. Wann darf man bei einer akuten Entzündung Manuelle Lymphdrainage anwenden?
43. Unterscheiden Sie bei der mechanischen Lymphgefäßinsuffizienz zwischen der mechanisch organischen und der mechanisch funktionellen Form.
44. Schmerz und Lymphödem, welche Ursachen sind möglich?
45. Definieren Sie die Aussage „Lymphangiopathie mit noch suffizienter Lymphdrainage".
46. Nennen Sie Beispiele für
    a) eiweißreiche Ödeme,
    b) eiweißarme Ödeme.
47. Was verstehen wir unter „Latenzstadium" des Lymphödems
48. Welche sekundären Hautveränderungen sind beim chronischen Lymphödem möglich?
49. Differenzieren Sie zwischen benignem und malignem Lymphödem.
50. Nennen und beschreiben Sie die Stadieneinteilung des Lymphödems.
51. Wann ist die apparative Entstauung (AIK) beim Lymphödem problematisch?
52. Welche Grunderkrankungen können zu einer Hypoproteinämie führen?
53. Was sind die klinischen Anzeichen für ein Erysipel?
54. Was verstehen Sie unter Lymphangiomotorik, und wie kann sie durch die Manuelle Lymphdrainage beeinflusst werden?
55. Schildern Sie den Therapieverlauf bzw. die -systematik der KPE bei einer massiven Knieschwellung nach vorderer Kreuzbandplastik.
56. Was verstehen Sie unter der Hautpflege innerhalb der „Komplexen Physikalischen Entstauungstherapie"?
57. Wann denken Sie an ein Angiosarkom?
58. Welche Formen der Varikosis unterscheiden Sie?
59. Was verstehen Sie unter einem bösartigen Lymphödem?
60. Klinische Befunde beim bösartigen Lymphödem?
61. Besteht die Gefahr der Verschleppung von Krebszellen bei Manueller Lymphdrainage?
62. Definition eines Lymphangioms.
63. Welche oberflächlichen und tiefen Lymphgefäße stehen für die Umleitung eines Lymphödems (chron., prim./sek.) zur Verfügung?
64. Beschreiben Sie die KPE beim phlebo-lymphostatischen Ödem.
65. Beschreiben Sie die Wirkung der Bauchatemgriffe auf den Ductus thoracicus.
66. Definieren Sie den Begriff primäres Lymphödem, posttraumatisch apparent.
67. Nennen Sie Kontraindikationen der Manuellen Lymphdrainage und der Kompressionsbandage.

68. Anamnese, Inspektion, Palpation des primären Lymphödems.
69. Nennen Sie mögliche Ursachen für das sekundäre Lymphödem.
70. Wie erkennen Sie eine bakterielle Infektion eines Körperteils?
71. Bezeichnen Sie die klinischen Anzeichen des Erysipels.
72. Schildern Sie die Behandlung des Erysipels.
73. Warum treten bei Lymphödemen gehäuft Erysipele auf?
74. Beschreiben Sie die Zwei-Phasen-Therapie der KPE des Lymphödems.
75. Behandlung eines Lymphödems mit einer radiogenen Weichteilschädigung.
76. Beschreiben Sie den Therapieaufbau der MLD bei einem sekundären Armlymphödem beidseits nach beidseitiger Brustamputation mit Exstirpation der Nll. axillares.
77. Beschreiben Sie anhand der klinischen Zeichen die Stadieneinteilung der CVI.
78. Schildern Sie das klinische Bild des Lipödems und das der Lipohypertrophie.
79. Warum wirkt sich ein Erysipel bei einem Lymphödem so verheerend aus?
80. In welcher Reihenfolge der Behandlungsgebiete führen Sie die MLD bei Patienten mit einem einseitigen Gliedmaßenlymphödem durch?
81. Beschreiben Sie die Komplexe Physikalische Therapie beim komplexen regionalen Schmerzsyndrom (CRPS I, sympathische Reflexdystrophie, Sudeck-Syndrom).
82. Welche Methoden zur Ödemvolumenbestimmung haben Sie kennengelernt?
83. Beschreiben Sie Pathophysiologie und therapeutische Ansätze bei der Lymphostase bei Erkrankungen des rheumatischen Formenkreises.
84. Wie sollte die ärztliche Verordnung (Rezept) in der Entstauungsphase eines massiven, sekundären, einseitigen Lymphödems aussehen?
85. Wie muss ein akutes Bestrahlungsfeld in der Manuellen Lymphdrainage berücksichtigt werden?
86. Was ist bei der physiotherapeutischen Behandlung einer Patientin mit einem sekundären Armlymphödem nach Ablatiomammae und einer festen periklavikulären und axillaren radiogenenFibrose zu beachten?
87. Was verstehen Sie unter einer palliativen Behandlung?
88. Erläutern Sie die Wirkungen der Manuellen Lymphdrainage auf das Lymphgefäßsystem.
89. Was sind mögliche Ursachen für ein Therapieversagen in der KPE?
90. Nennen Sie mögliche auslösende Faktoren für ein primäres Lymphödem.
91. Beschreiben Sie die Anamnese beim malignen Lymphödem.
92. Welche Aussagekraft hat das Stemmer'sche Zeichen?
93. Wann darf eine radiogeneFibrose behandelt werden?
94. Welche Verhaltensmaßregeln sollte der Therapeut mit dem Lymphödem-Patienten erarbeiten?
95. Beschreiben Sie die eine mögliche Therapie des Lipödems.
96. Was versteht man unter einem artifiziellen Lymphödem und wodurch ist es gekennzeichnet?
97. Definieren Sie das Stewart-Treves-Syndrom.
98. Was passiert mit der Lymphe, wenn Sie eine Lymphknotenstation passiert?

99. Nennen Sie die Ziele der KPE bei der Lipödemtherapie.
100. Es gibt relative Kontraindikationen bezüglich der Bauchbehandlung. Welche kennen Sie?
101. Nennen Sie die Symptome des lymphatischen Kindes.
102. Beschreiben Sie die Behandlungssystematik der MLD einschließlich der Hausaufgaben beim lymphatischen Kind.
103. Welches sind die relativen Kontraindikationen der Halsbehandlung?
104. Beschreiben Sie die Phasen der Wundheilung.
105. Erklären Sie die Pathophysiologie der CVI.
106. Wie würden Sie mit dem behandelnden Arzt Ihres Patienten das Telefongespräch über die Notwendigkeit der KPE führen?
107. Wie gestalten Sie den Behandlungsaufbau der MLD bei einer beidseitigen Neck-Dissektion?
108. Was verstehen Sie unter dem Qualitätsregelkreis in der KPE?
109. Wie sollte die ärztliche Verordnung bei einem sekundären Beinlymphödem nach Unterleibskrebsoperation für die entödematisierende Phase I KPE aussehen?
110. Erklären Sie Arbeitsdruck und Ruhedruck in Bezug auf die Wirksamkeit der Kompressionsbandage.
111. Warum wird im Rahmen der Kompressionsbandage gepolstert?
112. Wann verwenden Sie bei der Kompressionsbandagierung ...
    a) Wattepolsterung?
    b) Schaumgummipolsterung?
    c) eine unruhige Polsterung?
113. Welche Anforderungen sollte jeder Lymphdrainagetherapeut an einen optimal angelegten Kompressionsverband stellen?
114. Worauf sollte beim Anlegen der Kompressionsbandage geachtet werden?
115. Welche Kompressionsklassen können bei Kompressionsbeinstrümpfen verwendet werden?
116. Welche physikalisch-therapeutischen Möglichkeiten haben Sie, um die Bindegewebeproliferationen infolge einer Lymphostase zu lockern?
117. Welche Kompressionsklassen können bei Kompressionsarmstrümpfen verwendet werden?
118. Unterscheiden Sie zwischen Lang-, Mittel- und Kurzzugbinden.
119. Welche Ziele hat der Kompressionsstrumpf nach Maß?
120. Was bedeuten die Begriffe rundgestrickt und flachgestrickt?
121. Wie viele Abmessungen werden benötigt, bis sich ein Orthopädietechniker/ein Orthopädiefachberater als Spezialist in der Kompressionsstrumpfanmessung bezeichnen kann?
122. Mit welchem Kompressionsmaterial erfolgt immer die Kompressionsstrumpfversorgung von Lymphödemen?
123. Welche Kompressionsklasse wird meist bei einem Armstrumpf, welche bei einem Beinstrumpf gewählt?

124. Bei welcher Indikation ist rundgestrickte Nahtware als Kompressionsbestrumpfung angezeigt?
125. Woran erkennen Sie, dass ein Kompressionsstrumpf falsch angemessen ist?
126. Was sagt das Laplace'sche Gesetz (S = D/R) aus?
127. Erklären Sie die Wirkungen der Kompressionsbehandlung auf die verschiedenen Gewebestrukturen und Organe.
128. Was bedeutet der Begriff „Trageversuch"?
129. Welche Maßbandbreite benutzt der professionelle Orthopädietechniker bei der Anmessung von Zehenkappen, welche Breite bei Beinumfängen?
130. Woran ist zu denken, wenn Kompressionsteile von verschiedenen Herstellern kombiniert werden?
131. Wann ist ein neuer Kompressionsstrumpf erforderlich?
132. Erklären Sie den Begriff „Therapiebruch", und welche Auswirkungen hat ein solcher auf die Effizienz der KPE?
133. Eine Patientin mit einem sekundären Armlymphödem kommt in Ihre Praxis und klagt über Parästhesien im Ödemarm. Woran denken Sie?
134. Die Mitarbeit des Patienten bei der Entödematisierung ist unabdingbar, wie definieren Sie „Patientencompliance".
135. Wie werden Sie dem Patienten die Selbstbehandlung mit der Manuellen Lymphdrainage beibringen?
136. Nennen Sie die „Verhaltensmaßregeln", die der Lymphödempatient unbedingt einhalten sollte.
137. Wann sollte der Patient unbedingt seine Selbstbehandlung mit der MLD abbrechen? Welche Schritte sollte der Therapeut unbedingt berücksichtigen, wenn er dem Patienten die Selbstbandage beibringt?
138. Welches sind die unerwünschten, schädlichen Wirkungen der Selbstbandage, die der Patient kennen sollte?
139. Welche Empfehlungen geben Sie Ihrem Patienten in Bezug auf sportliche Aktivitäten?
140. Wie findet der Therapeut gemeinsam mit seinem Patienten heraus, was seine individuelle Behandlungsfrequenz in der Phase II der KPE ist?
141. Der Patient sollte sein Lymphödem immer aufmerksam beobachten. Bei welchen Veränderungen sollte er unbedingt seinen Arzt oder Therapeuten aufsuchen?
142. Was verstehen wir unter Lymphangiospasmus, wann kommt er vor?
143. Nennen die beiden wichtigsten Eiweißfraktionen im Blut und ihre jeweilige Funktion.
144. Warum entwickelt eine Entzündung ein Ödem?
145. Nenne relative Kontraindikation zur Kompressionsbandage.

3 Sachwortverzeichnis

A

Ablatio mammae 56, 204
    beidseitige 207
ableitende Verfahren 87
    Anlage lymphonodulärer oder lymphovenöser Anastomosen 87
Abwehrmechanismen 44
Acrylkleber 242
Adipoblasten 54
Adipositas, ernährungsbedingte 77
Amplitude 38
Angiosarkom 55, 59
Ankerfasern 20, 38
Anschwellung, plötzliche 71
Antibiotikabehandlung 74
Antigenpräsentation 43
Antikörperbildung 44
apparative Kompressionstherapie 79, 88
Armlymphödem 204, 207
    sekundäres 267, 312
Arm- oder Beinnervenplexus 75
Arthritis 85
Arthrose 167
Arztgespräch 283
Ärztliche Verordnung KPE Phase I 207
Asdonk 16
Aszites 70
Atmung 40
Atrophie blanche 80
Aufgaben des Arztes 241
Auswickelung 89
Autoimmunerkrankungen 66
Axillarrevision 56

B

Bandagematerial 89, 130, 301
    Dochtwirkung 89
Bandagetechnik 134
Basaliom 55
Basalmembran 20
Basisdiagnostik 58
Bauchatemgriffe 125
Baumeister 87
Befunde aus der ambulanten Praxis 309
Befunderhebung beim Bandagepatienten 135
Behandlungskonzept 282
Behandlungssystematiken 204
Beinlymphödem
    beidseitiges 214
    sekundäres 210, 315
Beschwerdeerleichterung 93
Bestrahlung 267
Bewegungsmangel 225
Bewegungs- und Trainingsgrundlagen 267
Bewegungsübungen 267
    Grundregeln für die Durchführung 270
Bindegewebsproliferationen 52, 102
Bindegewebsvermehrung 51
Bindegewebszellen 53
Bisgaard'sche Kulisse 80
Blockade der Lymphpumpe 67
Blumberg 69
Blutfließgeschwindigkeit 31
Blutgefäßsystem, arterielles und venöses 31
Blutkapillarbereich 31
Blutkapillardruck 34
Blutliquorschranke 33
Body Mass Index 77
bombierter Fußrücken 309
Brauer 61
Brown'sche Molekularbewegung 31
brusterhaltende Operationstechniken 151
Brustkrebs 267
Brustkrebsbehandlung, chirurgische 47
Brustlymphödem 204, 207, 253
Bundesfachschule für Orthopädie-Technik 164

C

Cajal-ähnliche Zellen 38
Carrierfunktion 42
Carrierproteine 32
Chemotherapie 267
chronische venöse Insuffizienz 79, 225
    Stadien nach *Widmer* 80
    Ursachen 79
Chylomikrone 51
Chylorrhoe 70
Chylus 23, 41, 70
Cisterna chyli 23
Compliance 240
Corona phlebectatica paraplantaris 80

D

Daily Life Activities 268
Dermatoliposklerose 81, 310
Deutschen Gesellschaft für Lymphologie 17
diätetische Maßnahmen 89
Diät (MCT-Diät®) 70
Differenzialdiagnostik 77
Diffusion 31
Diffusionsstrecke, verlängert 51
Diuretika 41, 88
Doppelbestrumpfung 166
Druckschmerzhaftigkeit 167
Ductus lymphaticus dexter 23
Ductus thoracicus 19, 22
Durchfälle 70

E

Eiweißablagerung 51
Eiweißanstieg im Interstitium 42
eiweißproduzierende Organe 42
Elephantiasis 14, 58, 212
Endkontrolle 182
Endothelzellen 20, 38
    schwingende Zipfel 20, 38
Entlassmanagement 258
Entzündungsmediatoren 46
Erstbefundung 283
Erysipel 57, 58, 71, 74, 102, 312
Erythrozyten 41
Extremitätenwurzel 88

F

Fadenimplantation 86
Fascia clavipectoralis 245
Fenestrationen 32
Fettabsaugung 79
Fettsäuren, kurz- und mittelkettige 70
Fettschutzfilm 89
Fettsucht, stammbetonte 77
Fettverteilungsstörung, symmetrische 76
Fettgewebevermehrung, zonale 76
Fibroblasten 53
Fibrosarkom 55
Fibrose 53, 88
    radiogene 59, 95, 223, 316
Fibrosklerose 54
Filtrat, mikrovaskuläres 33

Filtration 31, 32, 35
    gesteigerte 42
    kapilläre 41
Filtrationsdruck 36
Filtrationsmenge, kapilläre 36
Filtrationsvolumen 36
Flachstrickmaschine 181
Flecken, hämatomartige 73
Flüssigkeitsaustausch 31
Flussumkehr 70
Földi 19, 47
Fotodokumentation 296
Fragen zur Selbstreflexion 280
Frank-Starling-Mechanismus 39
funktionelle Reserve 42, 43, 45, 65
Funktions-Lymphszintigraphie,
    standardisierte 56, 58, 61, 76
funktionsspezifische Unterstützung 245
Fuszinose 54

G

Gamma-Kamera 61
Gap Junctions 32
gefäßchirurgische Eingriffe 65
Gefäßzellen 54
Gelenkpumpe 40
Gelenkrheumatismus 167
Gelenkverletzungen 232
Genitallymphödem 65, 86, 87, 217
Genitalorgane 70
Gesellschaft für Manuelle Lymphdrainage
    nach Dr. Vodder 16
Gewebedeformitäten 166
Gewebedilatation 20
Gewebefibrose 54
Gewebeflüssigkeit 20
Gewebekonsistenz 168
Gewebemauserung 42
Gewebeproliferation 58
Gewebeveränderungen 60
Gewebevermehrung 58
    lobuläre 58
Gewebshormone 38
Gewichtsreduktion 78, 89
Glykokalix 32
Glymphatics 20
Gütezeichengemeinschaft Medizinische
    Kompressionsstrümpfe 179

H

Hals-Lymphödem 220
Halsvenenwinkel 23
Hämatom 76, 319
Hämosiderineinlagerung 80
Handley 86
Handlymphödem 321
Hautfalte, verbreitert 52
Hautfaltenvergleich 60, 294
Hautfaltenvertiefung 58, 60
Hautkrebs 55
Hautmetastase 73
Hautpflege und Lymphödem 89, 206
Hautpilzerkrankung 58
Hautrötung 74
Hautveränderung 59
Hautverdickung 52, 53
Hemiparese nach Schlaganfall 85
Herniotomie 65
Herpertz 77
Herzerkrankung 45
Herzinsuffizienz 49
  dekompensierte 102
Herzpumpe 40
Herz-Thorax-Saugpumpe 79
Hilfsmittelnummer 179
Hilfsmittelverzeichnis 179
Hirnhäute 20
Hirnparenchym 20
Hitzestau 171
Hochvolumeninsuffizienz 45
hormonelle Dysbalance 82
Hosenträgerkompression 218
hydrostatische Drücke 35
  Interstitium 33
Hygiene 148
Hyperämie 33
  aktive 36, 42, 68
  passive 36, 68, 79
Hyperkeratose 53, 54, 89
Hyperkeratosis lymphostatica 93, 309
Hyperpigmentierung 53
Hypoproteinämie 36, 45, 70

I

ICD-10-Code-Beispiele 298
immunologische Abwehr 58
  gestört 58
Immunschwäche, lokale 44
Indocyaningrün-Fluoreszenz-Lymphographie 61
Induration 310
Infektion, akute bakterielle 102
Inspektion 58, 59
Insuffizienz 68
Interendothelialzellfugen 20, 38
intermittierende pneumatische Kompression 79, 88
  Mehrkammergerät 79
interstitieller Druck 35
interstitielle Eiweißkörper 42
interstitielle Flüssigkeit 20, 38
Interstitium 13, 20
  Flüssigkeitsbelastung 41
Ischiasanastomose 26

K

Kapillarmembran 32
Kapillarwandstörung 76
Kastenzehen 52, 309
kephalisches Bündel 26
Kieblergriff 102
Killerzellen, natürliche 267
Klippel-Trénaunay-Syndrom 85
Kolitis 70
kollagene Fasern 20
Kollateralgefäßentwicklung 65
Kollateralvenen, oberflächlich sichtbare 94
Kollateralvenenzeichnung 73
kollegiale Intervision 285
kollegiale Fortbildung 285
Kollektorbündel
  Engstellen 26
  mediane 24
  radiale 24
  ventromediale 26
Kollektoren 19
Kollektorsystem des Armes 24
Kolloidosmose 34
kolloidosmotischer Druck 33, 34, 36
Kompetenzgefälle 281

Komplexes Regionales Schmerzsyndrom
  (CRPS I) 66, 234
  spontaner und Bewegungsschmerz 69
komplexe Schmerztherapie 236
Komplexe Physikalische Entstauungstherapie
  14, 90
  ambulante 91
  Armbehandlung 204, 207
  Beinbchandlung 210, 214
  chronische venöse Insuffizienz 225
  Genitallymphödem 217
  Komplexes Regionales Schmerzsyndrom
  (CRPS) 234
  Kopf-Halsbereich 220
  lymphatisches Kind 237
  Phase I der Entödematisierung 90
  Phase-I-Therapie 91
  Phase II der Konservierung und
  Optimierung 91
  posttraumatisches/postoperatives
  Ödem 229
  Strahlenschäden 222
  Komplikationen und Lymphödemtherapie
  93
Komplikationsmanagement 257
Kompressionsarmstrumpf mit Schulterkappe
  187
Kompressionsbandage 128. 130
  Armbandage 139
  Arbeitsdruck 129
  Beinbandage 143
  Kontraindikationen, absolute 74, 130
  Kontraindikationen, relative 130
  Materialkunde 130
  Mikromassagewirkung 149
  Polsterung, unruhige und ruhige 132,
  133, 207
  spezielle 148
  Wirkung 131
Kompressionsbermuda 161, 158, 167
Kompressions-BH 153
Kompressionshandschuh 177
Kompressionsjacke 65
Kompressionsklasse 164
  falsche 168
Kompressionsmaske 151
Kompressionsstrumpf 301

Kompressionsstrumpfanmessung 168
  Fehler 168
  Maßbandbreiten 183
  Maßblatt 175
Kompressionsstrumpf mit halber Hose 178
Kompressionsstrumpfversorgung 89, 163
  Abschnürungen 167
  Bolero-Rückenteile 173
  Caprihose 167
  Einschnürungen 172
  falsche Versorgungsart 170
  fehlerhafte 168
  flachgestrickte 79, 164
  rundgestrickte 164, 166
  Fußteile, kurze 172
  grobporige Nahtware 166
  Haftband 165
  Hosenträger 173
  kontrollierter Trageversuch 174
  nach Maß mit Naht 165
  Mieder, gepolstert 65
  Radlerhosen 158
  Qualität 174
  Scheuerstellen 167
  schneller Versand 182
  schräggestrickter Abschluss 187
  Serienstrümpfe 179
  zu langes Leibteil 173
Kompressionstherapie 206
Kompressionszehenkappen 166
Kompression und Bewegung 132
Konfektionierung 181
körpereigene Abwehrmechanismen 92
körperliche Fitness 292
körperlicher Sicht- und Tastbefund 58
kosmetische Aspekte 79
Kraftbelastung, Einschätzung 276
Kräftigung der Armmuskulatur 273
Kräftigung der Handmuskulatur 275
Kräftigung der Rückenmuskulatur 271
Kräftigung der Schultermuskulatur 272
Krankheitsgeschichte 58
Kubik 19, 26
Kuhnke 18

L

Labien 217
Lähmung 167

Langzeitergebnisse 87
Laplace'sches Gesetz 132
Lappenplastiken, ausgedehnte 86
Latenzstadium 56
Laufband 61
Lebererkrankungen 49
Leberzirrhose 76
Leistungsfähigkeit, Zunahme 269
Lipektomie 79
Lipödem-Syndrom 60, 76, 228
    reithosenartiges 76
Lipohypertrophie 77, 309
Lipolymphödem 76
Lipoperoxide 53
Liposarkom 55, 316
Liposuktion in Tumeszenz-Lokalanästhesie 79
Lockerungsgriffe 102
Luftdurchlässigkeit 167
Lymphabflussstörung 66
    begleitende 67
    passagere 66
    plötzliche 62
Lymphadenologie 13
Lymphangiektasie 70
Lymphangiogenese
    Genetik 19
    stimulierende Faktoren 88
Lymphangiologie 13
Lymphangiomotorik 36, 38, 42, 57, 62
    Anregung 106
    Einschränkung 57
Lymphangion 21
Lymphangioneogenese 19
Lymphangiopathie 56
    mit noch suffizienter Lymphdrainage (Latenzstadium) 47, 65
Lymphangiosis carcinomatosa 59, 72
Lymphangiospasmus 38, 67
lymphatisches Kind 82, 83, 237
    Beziehung Mutter-Kind 239
lymphatische Engstellen 70
lymphatische Wasserscheiden 28
Lymphbildung 20, 37
    Störung 66
Lymphdrainage
    physiologische 44
    therapeutische 17

Lymphe 33, 70
    Eiweißgehalt 33
    wasserklare 54
Lymphfistel 54, 70
Lymphflussrichtung 21
lymphgefäßarme interterritoriale Zone 28
Lymphgefäße 19
    Aplasie 63
    dauerhafte Zerstörung 69
    Bündelung 70
    Fehlen 63
    Hyperplasie 63
    Hypoplasie 63
    initiale 20
    Klappen 21
    Klappenschlussfunktion mangelhaft 46
    meningeale 20
    Überentwicklung 63
    Unterentwicklung 63
    Zentralnervensystem 20
Lymphgefäßfehlanlage, primäre 63
Lymphgefäßnetz
    oberflächiges kutanes 28
    tiefer gelegenes 20
Lymphgefäßspasmus 15
Lymphgefäßsystem 13, 33, 48
    Anatomie 19
    Aufgaben 40, 43
    dynamische Insuffizienz 45
    Fehlentwicklung 63
    funktionelle mechanische Insuffizienz 46
    immunologische Aufgabe 43
    Insuffizienzformen 45
    kombinierte Insuffizienz 46, 68
    nervöse Versorgung 21, 22
    Neoangiogenese 62
    Niedrigvolumen-Insuffizienz 46
    mechanische Insuffizienz 42, 45, 46, 51
    mechanische organische Insuffizienz 46, 57
Lymphgefäßtransplantation 87
Lymphgefäßverstopfung 71
Lymphkapillare 20
Lymphknoten 13
    axilläre 24
    inguinale 26
    nächstgelegene freie 60
    popliteale 26
    regionäre 22, 60

Lymphknotendissektion
    inguinale 26
    der Leiste 65
Lymphknotenexstirpation 65
    axilläre 250
Lymphknotenmetastasen 72
Lymphknotenstaging 250
Lymphknotentransplantation, autologe 88
Lymphkollektoren 20
Lymphödem 43, 52, 56, 75, 84
    akutes 47, 57, 65. 319
    Anamnese 58
    anlagebedingtes 56
    apparative Diagnostik 61
    artifizielles 71
    benignes 64
    chirurgische Behandlung 86
    chronisches 69
    chronisches posttraumatisches 65, 69
    chronisches postoperatives 69
    Erysipel 74
    familiäres 63
    Frühstadium 58
    Hautpflege 89, 206
    Darm 70
    Klassifikation 62
    klinische Zeichen 51, 52
    Kombinationsformen 76
    Kontrolle 288
    malignes 59, 71, 72, 92
    medikamentöse Behandlung 88
    non pitting lymphedema 86
    Palliativbehandlung 92
    postoperatives 65
    posttherapeutisches 64
    posttraumatisches 42, 46, 66
    posttraumatisch apparentes 63
    primäres 19, 47, 56, 58, 63
    Reflux 70
    Resektionsmethoden 86
    schmerzendes 71
    sekundäres 56, 57, 64, 210, 267
    sekundäre Hautveränderungen 53, 60
    spontan reversibel 56
    Stadieneinteilung 56
    Stadium I 56
    Stadium II 58
    Stadium III 58

Lymphödempatient
    multimorbider 242
    Verhaltensmaßregeln 289
Lymphoedema praecox 63
Lymphoedema tardum 63
lymphoepitheliale Organe 83
lymphogene Tumorzellaussaat 42
Lymphographie
    indirekte 61
    ölige 59, 61
lymphokutane Fisteln 93
Lymphologie 19
lymphologische Kompetenz 168
Lymphologischer Kompressionsverband 89, 148
Lymphologische Physiotherapeutische Schwerpunktpraxis 287
lympholymphatische Anastomosen 28, 62
Lymphorrhoe 54
Lymphostase 52, 70
    Antworten des Körpers 62
    chronische 54
lymphostatische Enteropathie 70, 89
lymphostatische Elephantiasis 58
lymphostatisch gestaute Bauchhaut 54
lymphovenöse Anastomose 28, 87
Lymphozyten 41
lymphpflichtige Last 13, 40, 43, 51
    Anstieg 66
lymphpflichtige Substanzen 41
Lymphsinus 20
Lymphstamm (Truncus lymphaticus) 19, 22
Lymphtape 242
Lymphtransport
    Hilfsmechanismen 40, 269
Lymphtransportkapazität
    Einschränkungen 47, 57, 68
Lymphvarizen 54, 94
Lymphzeitvolumen 38, 42, 43
    Erhöhung 41
Lymphzysten 54, 60, 70, 94, 310

M

Makrophagen 41
maligner Prozess 56
Kommunikation, mangelnde 168

Manuelle Lymphdrainage 14, 102, 106
  bei Erkrankungen des rheumatischen
  Formenkreises 67
  Behandlung Arm 118
  Behandlung Bauch 122
  Behandlung Bein 114
  Behandlung Brust 120
  Behandlung Gesicht 108
  Behandlung Hals 107
  Behandlung Lende 113
  Behandlung Rücken 111
  Behandlungsablauf 315
  Drehgriff 102
  Griffe der MLD 18, 102
  Griffreihenfolge der MLD 106
  Grifftechniken 18
  Grundgriffe der MLD 15, 102
  Kontraindikationen, absolute 67, 74, 103, 290
  Kontraindikationen, relative 103
  prophylaktische 91
  Selbstbehandlung 290
  Therapieversagen 97
  Voraussetzungen Selbsbehandlung 290
  Wirksamkeit 67
Mascagni 19
Massage 14
Massagedruck 14
Matratzenphänomen 77
Mazerationen 90
MCT-Diät® 89
Melanomen 55
Melanozyten 53
Membran, semipermeable 34
Metastasen-Entwicklung 92
Milz 13
Mittelohrentzündungen 84
Mons-pubis-Lymphödem 217
Morbus Crohn 70
Morbus Sudeck (CRPS I) 68
Morbus Whipple 70
Multiple Sklerose 85
Mundatmung 83
Mundinnendrainage 126, 221
Muskelfaserriss 319
Muskelpumpe 40
Mykosen 90, 93
myokutaner Lappen 251
Myxödem 85

N

Nagelwuchs 58
Nahrungsresorption der Darmwand 42
Narbe 93
Neckdissektion 220
Nekrose 47
Nervensystem, vegetatives 38
neurogene Entzündung 69
neurologischer Formenkreis 85
Niereninsuffizienz 49
NK-Zellen 267
Nozizeptoren 69

O

Oberarmbündel
  medianes 24
  dorsolaterales und dorsomediales 24
Oberflächenwirkung 165
Ödem 14, 20, 45
  akutes 49
  akutes posttraumatisches 65, 68
  chronisches 49
  dellenhinterlassendes 45, 52, 56, 77
  eiweißarmes 48
  eiweißreiches 48
  extrazelluläres bzw. interstitielles Ödem 49
  generalisiertes 70
  idiopathisches (zyklisches) 82
  Klinik 49
  postoperatives 66
  posttraumatisches/postoperatives 229
  retromalleoläres 80
  Symptom 49
  zelluläres 49
  zentral betontes 73
Ödemanamnese 49
Ödembefund 49
Ödembereitschaft 47, 56
Ödemgriff 102
Ödementstehung, mögliche Ursachen 50
Ödemform, konische 193
Ödemkrankheitsbilder 204
Ödemmanagement, postoperatives 250
Ödemneigung, orthostatische 76
ödemresezierenden Operation 86
Ödemspezialist 280
Ödemtagebuch 292

G Anhang

Ödemtherapie 280
    personenzentrierte 283
    Spezialisierung 280
    Standards 280
Ödemzuordnung zu Insuffizienzformen 48
onkoplastische Mammakarzinom-
    Operationen 251
onkoplastische Chirurgie 250
Open Junctions 20
Orthostase 36, 45
Osmose 34
Österreichische Gesellschaft für MLD
    nach Dr. Vodder 17

P

Pachydermie 53, 54, 60, 89
Palpation 58, 60
Papillomatose 53, 89
Papillom 60
parasympathisches Nervensystem 22
Patientencompliance 292
Patientenedukation 204
Patienteninformation 291
Patienten-Therapeuten-
    Therapiezielvereinbarung 282
Penisverband 158
peripherer Widerstand 34
Permeabilität des Blutkapillarsystems 31, 32, 42
    vermehrt 76
Peyer'schen Plaques 13
Phlebo-Lymphödem/phlebo-lymphostatisches Ödem 79, 81
phlebo-lymphodynamische Insuffizienz 80
phlebo-lymphostatische Insuffizienz 81
Physikalische Therapie 18
physikochemische Austauschvorgänge 34
physiotherapeutische Diagnose 204
Pigmentationen 60
Pilzerkrankungen 93
Pinozytose 31
Plasmaproteine 34, 42
Plasmaproteinkonzentration 34
Plexusschädigung 71
Poliomyelitis 85
Portwechsel 312
postoperative Bestrahlung 96

posttraumatisches/postoperatives Ödem 229
    Therapieplan in drei Phasen 231
präkapillare Arteriole 34
präkapilläres Sphinktersystem 34
Präkollektoren 20
prälymphatische Kanäle 20
prämenstruelles Syndrom 82
präoperative Planung 256
Praxisteam 285
primär chronische Polyarthritis 66, 85
Primärlymphe 33
Primärtumor unbekannt 72
Prognose 317
prophylaktische Therapiemaßnahmen 56
Prostatakarzinom-Behandlung 76
Prozesskette 280
Psoriasis vulgaris 66, 168
Pubertät 47
Pulsation 40
Pulsvergleich 136
Pumpgriff 102

Q

Quadrant 28
qualitatives Handeln 281
Qualitätsaspekte 280
Qualitätsmanagement, therapeutisches 280

R

Radikale, freie 43, 44, 53
Radioderm, akutes 222
radiogene Fibrose 59, 95, 223, 316
    nicht verschiebbar 223
    verschiebbar 223
radiogene Plexusschädigung 96
radiogener Plexusschaden 75
radiogenes Ulkus 95
Rahmenlehrplan 18
RAL-Gütezeichen 179
Reabsorption 31, 32, 35
Reabsorptionsdruck 36
Rechtsherzinsuffizienz 36, 50
Reflux 70
Resektion überschüssiger entödematisierter
    Hautlappen 86
Resorption mikrovaskulären Filtrats 33
Rezept 301

Rezepttextvorschläge 298
rheumatischer Formenkreis, Erkrankungen 85
Rouvière 15
Ruhedruck 129
Rumpfwandlymphödem 60, 208

S

Sappey 15, 19
Saugadern 38
Säureschutzmantel 89
Schilddrüse, Unterfunktion 85
Schleusenmechanismus 32
Schmerzen, chronische 57
Schmerzrezeptoren 69
Schnittstellenmanager 286
Schöpfgriff 102
Schrittmacher 22
Schulter 88
Schüttelfrost 74
Schwangerschaft 47
Schwellungen Mund-Nasen-Rachenraum 83
sekundärer Wiederaufbau 252
Sekundärkomplikationen 59
Selbstbandage 291
Selbstbehandlung 206, 240
    Anleitung 289
Selbstmanagement 240, 283
seltene Erkrankungen 84
Sentinel-Lymphknoten-Technik 64, 151
Sentinel-Node-Biopsie 250
Serom 257
Seromucotympanon 83
Sicherheitsreserve 42
Sicherheitsventilinsuffizienz 47
Sichtbefund 59
Silikonimplantat 251
Sklerodermie 66, 85
Skrotum- und Penisverband 155
Spasmus der abführenden Lymphgefäße 69
Spasmus der Lymphangione 236
Spasmus der Lymphgefäßmuskulatur 46
Sphinkter 34
Sportphysiotherapie 233
Sprachentwicklungsstörung 83
Sprunggelenkpumpe 40
Standortbestimmung 303
Starling 35

Starling'sches Gleichgewicht 35
    Störungen 36
stationäres Management 256
Stehender Kreis 102
Stemmer'sches Zeichen 52
sterile Entzündung 67
Stewart-Treves-Syndrom 55
Stoffaustausch 32
Strahlenschäden 95, 222
    abdominale 224
    Therapie 222
Streptokokken 75
Supervision 285
sympathische Reflexdystrophie 68

T

Tape-Anlage 243, 245
Taping, funktionell elastisches 242
Tastbefund 60
Teleangiektasien 95, 313
Territorialzonen 28
textilelastische Kurzzugbinde 128
textilelastische Mittelzugbinde 128
therapeutisches Qualitätsmanagement 280
Therapiekonzept 234
Therapiemanagement 280
Therapieplan 231, 282
Therapieplanung 228
Therapieprognose 282
Thoraxbandage 65
Thorax-Kompressionsverband 154
Thoraxlymphödem 312
Thoraxwandlymphödem 253
Thymus 13
Tonsillektomie 84
Tonsillen 13, 83
Training, aerobes 269
Trainingsaufbau und Planung 277
Trainingsbelastungsbeispiel 277
Trainingshinweise 278
Trainingsmöglichkeiten 268
    bei Erschöpfungszuständen nach
        Tumorbehandlung 268
    mit Thera-Band®-Übungsbändern 269
Trainingsplan, persönlicher 276
transmuraler Flüssigkeits- und Stoffaustausch 31
Transport, aktiver 32

G Anhang

Transportfunktion 42
Transportkapazität 42, 43
   Minderung 56
   passagere Einschränkung 57, 68
Transzytose 31
Trauma
   akutes 66
   auslösendes 63
Truncus gastrointestinalis 23
Truncus lumbales 23
trockene Haut 89
trophische Störungen 51
Tuberkulose 70
Tumorbehandlung 268
Tumoreigenschaften 92
Tumorentstehung 55
   begünstigende Faktoren 56
Tumorinfiltration 72
Tumorrezidiv 59, 64, 72
Tumorzellaussaat 44
Tunica externa 21
Tunica intima 21
Tunica media 21
Turner-Syndrom 84

U

Übergewicht 225
Ulcus cruris venosum 81, 227
Umfangsmessung 298
Umfangsänderung, bewegungsbedingte 169
Unterarmbündel 24
Unterleibskrebsoperation 210, 214

V

van der Molen 89
Varikose,
   primäre 79
   sekundäre 79
variköse Lymphangiektasie 94
Vasa vasorum 21
VEGF-C 88
Vehikelfunktion 42
Venenerkrankung 45
   akute 102
Venenthrombose 36, 79
Venenwinkel 33
venöse Abflussstörungen 50

venöses Blutgefäßsystem 31
venöse Hypertension 79
venöser Rückstau 36
venöser Rückfluss 31
Verband Physikalische Therapie 18
Verfettung, zonale 54
Verhornung 53
Vermittlung von Immunität 43
Verordnungstext 232
Verschiebegriff 102
Verschleppung von Tumorzellen 72
Versumpfung der Gewebe 46
Virchow-Robin-Räume 20
Visuelle Analogskala 309
Vodder 15
Volumenmangel, akuter 41
Volumenvermehrung, postoperativ 241
Vordehnung der Muskelfasern 39

W

Wächterlymphknoten 250
Wächterlymphknotentechnik 64
Waldeyer'schen Rachenring 83
Wangenlymphödem 312
Wasserscheide, transversale 28
WHEL-Studie 253
Winiwarter 14, 89
Wirtschaftlichkeit 281
Wittlinger, Günther 17
Wundheilung 58, 65
Wundroseinfektion 58, 74

Y

Yellow-Nail-Syndrom 85

Z

Zellproliferation 53
Zentralnervensystem 19
zentripetale Abflussrichtung 38
Zeugungsfähigkeit 162
Zivilisationserkrankung 225
Zytokine 53
Zytopempsis 31

4 Verzeichnis

4.1 Autorenverzeichnis

Peter Gerstlauer
Assistenzlehrer MLD
Therapieleiter Physiotherapie
Städtische Rehakliniken Bad Waldsee
Maximilianstr. 13, 88339 Bad Waldsee
P.Gerstlauer@waldsee-therme.de

Oliver Gültig
Fachlehrer für Manuelle Lymphdrainage,
Geschäftsführer
Lymphologic® med. Weiterbildungs GmbH
Im Neurod 2, 63741 Aschaffenburg
info@lymphologic.de

Monika Hörner
Fachärztin für Frauenheilkunde und
Geburtshilfe, Ärztliches Qualitätsmanagement
Frauenklinik und Perinatalzentrum
Zertifiziertes Brustzentrum (DIN ISO und DKG)
Klinikum Sindelfingen-Böblingen
Kliniken Böblingen
Bunsenstr. 120, 71032 Böblingen
m.hoerner@klinikverbund-suedwest.de

Nicole Pötzl
c/o Zentrum für Manuelle Lymphdrainage
Goethestr. 17, 79183 Waldkirch

Hans Pritschow
Fachlehrer für Manuelle Lymphdrainage
Zentrum für Manuelle Lymphdrainage
Goethestr. 17, 79183 Waldkirch
zmlpritschow@t-online.de

Kirsten Pritschow
Führungs- und Betriebspädagogin,
Lehrsupervisorin
Pragerweg 4, 73527 Schwäbisch Gmünd
www.KirstenPritschow.de

Dr. med. Christian Schuchhardt
Internist, Hämatologe, klinischer Onkologe,
Lymphologe
Eggstr. 18, 79117 Freiburg
chrischuchhardt@web.de

Ulrike Schwarz
Fachlehrerin für Manuelle Lymphdrainage
Am Jürgenfeld 6, 87645 Schwangau
Schulli4@gmx.de

Angela Vollmer
Orthopädietechnikerin (Bandagistenmeisterin)
Tivolistr. 11, 79104 Freiburg
AngelaVollmer@aol.com

Priv. Doz. Dr. med. Erich Weiss
Chefarzt Frauenklinik und Perinatalzentrum
Zertifiziertes Brustzentrum (DIN ISO und DKG)
Klinikum Sindelfingen-Böblingen
Kliniken Böblingen
Bunsenstr. 120, 71032 Böblingen
e.weiss@klinikverbund-suedwest.de

4.2 Lymphologische Institutionen

Deutsche Gesellschaft für Lymphologie (DGL)
Lindenstr. 8, 79877 Friedenweiler
post@dglymph.de
www.dglymph.de

Gesellschaft Deutschsprachiger
Lymphologen (GDL)
Kontakt: Dr. med. Michael Oberlin
Rösslehofweg 2-6, 79856 Hinterzarten
info@gdlymph.eu
www.gdlymph.eu

International Society of Lymphology (ISL)
M. H. Witte, MD
The University of Arizona College of Medicine
Department of Surgery, P.O. Box 245200
1501 N. Campbell Avenue, Room 4406
Tucson, Arizona 85724-5200 USA
grace@medcenter.arizona.edu
www.u.arizona.edu/~witte/ISL.htm

Lymphdrainage-Schulen:
www.Lymphdrainageschulen.de

Lymphdrainage-Therapeuten:
www.dglymph.de/kontaktlisten

Fachkliniken für Lymphologie und
Ödemkrankheiten:
www.dglymph.de/kontaktlisten

Lymphologisch tätige Ärzte:
www.dglymph.de/kontaktlisten

LymphNetzwerk (Patientenportal)/
Datenbank lymphologischer Adressen:
www.lymphnetzwerk.de

Lymphologische Foren:
www.med-foren.de